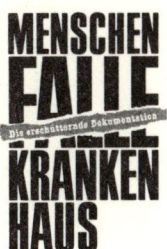

MENSCHEN FÄLLE

Die erschütternde Dokumentation

KRANKEN HAUS

Dr. med. Dr. jur. Klaus Schöne

MENSCHEN FALLE

Die erschütternde Dokumentation

KRANKEN HAUS

- ◆ über die täglichen Kunstfehler unserer Ärzte
- ◆ über ein krankes System und dessen Nutznießer
- ◆ über die rechtlichen Chancen der Geschädigten

Orac

ISBN 3-7015-0174-2
Copyright © 1989 by ORAC Buch- und Zeitschriftenverlag
Gesellschaft m.b.H., Wien
Alle Rechte vorbehalten
Schutzumschlag: Thomas Frik
Lektorat: Leo Mazakarini
Gesamtherstellung: Ebner Ulm

Durch die Ärzte kommen viel mehr Menschen um,
als mit ihrer Hilfe gesund werden.

GIACOMO CASANOVA

Man sollte auch mal den Äskulapstab über die Ärzte brechen.

HANS-HORST SKUPY

INHALTSVERZEICHNIS

2. KAPITEL

Behandlungsfehler

3. KAPITEL
Verstöße gegen die Aufklärungspflicht

4. KAPITEL
Medikamente – Nebenwirkungen und Erprobung

5. KAPITEL
Staatlicher Dirigismus führt zu mangelhafter Ausbildung

6. KAPITEL
Erstattung von Rechnungen durch Privatkassen und Beihilfestellen

ANHANG

I. Kapitel

MEDIZINBETRIEB UND RECHTSPRECHUNG

WEGWEISER ODER PROVOKATION?

*Ich schmähe die medizinische Wissenschaft so wenig wie die Mathematik;
ich fürchte nur, daß diese Burschen ihr Einmaleins nicht beherrschen.*

MICHEL DE MONTAIGNE

Dieses Buch schildert die Schwachstellen des Medizinbetriebes in Deutschland und in Österreich; es vermittelt auch einen Blick in die Schweiz.

Der Autor klärt den Patienten über jene Spielregeln auf, die unser wertvollstes Gut betreffen: die Gesundheit.

Der Autor klärt den Patienten über seine Rechte in diesem Medizinbetrieb auf.

Er will die Patienten, die Ärzte und die Gerichte auf die Schwachstellen im Krankenhaus und in der Arztpraxis hinweisen, will aufzeigen, wie Schaden von den Patienten abgewendet werden kann – oder falls dieses Anliegen nicht gelingt –, wie der Geschädigte zu seinem Recht kommt.

Der Verfasser klärt auch auf, warum so viel in Krankenhäusern schiefgeht und schiefgehen muß. Die häufigen Kunstfehler sind vor allem eine zwingende Folge der Weiterbildungsordnung für die Ärzte. Manche Privatkassen und Beihilfestellen erstatten häufig Rechnungen nicht korrekt. Auch diese Praktiken werden aufgedeckt und Verfahren gezeigt, wie der Versicherte und der beihilfeberechtigte Beamte sein ihm zustehendes Geld erhält.

Die hier aufgezeichneten Berichte über die Pfuschereien in Kliniken kann der Leser vielleicht für übertrieben halten. Zutiefst nachdenklich aber stimmt etwa eine Schlagzeile auf der Titelseite in der bekanntesten internationalen Ärztezeitung, der *Medical Tribune*[1]:

Es wird zu viel gemurkst!

Nur wenig zurückhaltender waren andere Überschriften in der Mediziner-Fachpresse:

Haftpflichtfragen haben Hochkonjunktur[2]
Flüchten die Ärzte in die Defensivmedizin?[3]
Sind Geburtshelfer das größte Geburtsrisiko?[4]
Nur jeder zehnte Patient wird richtig behandelt[5]

Nochmals: Diese Feststellungen finden sich in Publikationen für Ärzte.

15

Sehr nachdenklich sollte Patienten, Juristen und Ärzte die Überschrift in der Ärzte Zeitung stimmen:
„Behandlungsfehler: Über 90 Prozent der Schadensgutachten sind falsch". [6]

HANDWERKER – ÄRZTE:
UNTERSCHIED BEI GERICHT?

Das fast neue Fernsehgerät ist defekt. Ein Handwerker muß kommen, einer, der etwas von technischem Gerät versteht; und das möglichst bald. Er läutet tatsächlich irgendwann an der Tür und der Schaden wird behoben. Teuer kam die Reparatur, obwohl nur ein kleiner Chip defekt war, 389 Mark.

Ach ja, die Anfahrt, der Stundenlohn, man gibt dem Handwerker 400 Mark, muß sich ja mit ihm gut stellen, falls wieder mal etwas Ähnliches passiert.

Soweit ist heile Welt beim Kunden und beim Handwerker. Aber dann geschieht das Unerwartete: Das gute Gerät versagt nach einem Tag abermals seine Dienste, obwohl doch ein ganz neuer Chip . . .

Unmut kommt auf: Dieser Bursche hat doch gestern erst 400 Mark kassiert. Also ran ans Telefon . . .

Jetzt können die Ereignisse grundsätzlich zwei verschiedene Verläufe nehmen: Zum einen kann der erfolglose Techniker den Schaden endgültig beheben, kostenlos oder gegen ein vernünftiges Entgelt. Zum anderen kann er zu seinem tiefen Bedauern „gerade bei diesem Gerätetyp" . . .

Hörer aufgelegt, so nicht. Wofür gibt es Gerichte! Man hat doch seine Rechtsschutzversicherung. Also das läßt man sich nicht gefallen! Der Rechtsanwalt wird eingeschaltet, Gewährleistung, Garantie, Werkvertrag. Irgendwie wird die Angelegenheit mit oder ohne Gericht, eventuell mit einem Gutachter oder dem Schiedsgericht der Handwerkskammer, zum Ende gebracht. In aller Regel zur Zufriedenheit, wenn auch mit Ärger. Der Anwalt hat geraten, nach Verstreichen einer kurzen Frist „Ersatzvornahme" zu veranlassen, also eine andere Firma mit der Reparatur zu beauftragen. Leider muß dieser Handwerker nun auch bezahlt werden. Aber der tüchtige Rechtsan-

walt hat diese Kosten, sogar einen Teil der ersten Handwerker-
kosten und noch ein paar Mark für die Telefonate und das
Porto, wieder hereingebracht.

Ein alltäglicher Fall, alltäglich für den Handwerker Nr.1, den
Handwerker Nr.2, den Gutachter, das Schieds- oder das Amtsgericht, die Anwälte. Nicht ganz alltäglich für den Kunden, für
diesen sogar ganz schön ärgerlich. Und darüber hinaus die
Angst, die Ungewißheit, wie die Sache ausgeht. Sie ging ja gut
aus. Doch das Kostenrisiko wäre beträchtlich gewesen, wäre
keine Rechtsschutzversicherung im Hintergrund gestanden.

RECHT IST TEUER

Im Jahre 1987 wurden in der BRD die Anwaltsgebühren (Bun-
desrechtsanwaltsgebührenordnung-BRAGO) angehoben: in
Zivilsachen um etwa 9 Prozent, in Strafsachen um rund 15 Prozent. Gleichzeitig wurden auch die Gerichtskosten erhöht: um
20 Prozent.

Was kostet nun der Weg zum Recht in Mark und Pfennig, in
Schilling und Groschen, in Franken und Rappen? Der „Preis"
richtet sich beim Zivilrecht nach der Summe, um die gestritten
wird. Schon bei einem Streitwert von lediglich eintausend
Mark sind in der ersten Instanz achthundert Mark für Gerichtskosten und Anwaltsgebühren (beider Parteien) fällig.
Geht man gegen das Urteil in die Berufung, so beläuft sich die
Rechnung auf rund 1800 Mark. Der Weg durch zwei Instanzen kostet bei einem Streitwert von zehntausend Mark bereits
mehr als die Summe, um die es geht. Und bei einem Prozeß um
hunderttausend Mark beträgt das Kostenrisiko 36.000 Mark.
Geht der Fall bis zum Bundesgerichtshof (BGH) in Karlsruhe
oder bis zum Obersten Gerichtshof (OGH) in Wien, so sind am
Schluß 54.000 Mark fällig. Reisekosten für die Zeugen und die
Rechnungen der medizinischen Sachverständigen und Gut-
achter sind dabei nicht berücksichtigt. Erst das Urteil, anschlie-
ßend die Rechnung: So funktioniert die Justiz leider nicht.
Sondern genau umgekehrt: Ohne Vorschüsse an Anwalt und
Gerichtskasse läuft überhaupt nichts, „ohne Schuß kein Jus".
Die Kosten zahlt am Schluß der Unterlegene für den langen
Weg durch die Instanzen.

Streitwert		Kostenrisiko	
	1.Instanz	2 Instanzen	3 Instanzen
ca. DM	ca. DM	ca. DM	ca. DM
1000.-	800.-	1800.-	-
10000.-	4400.-	10100.-	-
50000.-	10300.-	23000.-	35000.-
100000.-	16000.-	36000.-	54000.-
250000.-	24000.-	54000.-	81000.-

Die Kosten eines Rechtsstreits in Österreich kann niemand im voraus beziffern, da dort das Gebührenrecht anders als das deutsche aufgebaut ist. Das Honorar des österreichischen Anwalts richtet sich auch nach der Höhe des Streitwerts, wird aber nach der Zahl der angefangenen Prozeßstunden berechnet. Für Klagen, Schriftsätze und Rechtsmittel gelten die gleichen Ansätze wie für Verhandlungsstunden. Es läßt sich also das Kostenrisiko nicht voraussagen, da man nicht weiß, wie viele Stunden verhandelt wird. Für jede auswärtige Tätigkeit, etwa vor einem Rechtshilfegericht, bekommt der Anwalt doppelte Gebühr. Die Anwaltsgebühren (Rechtsanwaltstarifgesetz-RATG) wurden 1985 um 15 Prozent erhöht.

HILFLOSER PATIENT?

Elende Helfer, die nicht helfen können, ohne zugleich zu schaden.
JOHANN WOLFGANG VON GOETHE

Das Folgende ist ernst, bitter, traurig: Gesundheit, Krankheit, Tod.
Wer war schon einmal in einem Klinikum, war schwer krank?
Nein, nur in einem Krankenhaus, damals mit dem Blinddarm?
Aber ... man will nicht an den Tod des Vaters erinnert werden ...
Wie war das mit dem Freund, der sich beim Skilaufen den Knöchel verstaucht hatte ...?
Warum quält man die arme Oma der Nachbarn schon seit über einem Jahr ...?

Daran will man nicht gern denken, ist froh, daß es einem selbst gutgeht. Krankheit und Unfall sind Schicksalsschläge, die man am liebsten verdrängt. Wird alles schon gutgehen, hoffentlich; denn gegen Kliniken und Ärzte kommt man ja doch nicht an, selbst wenn die etwas verpfuschen. Warum auch soll man etwas dagegen unternehmen: Davon wird der Betroffene nicht mehr gesund, nicht mehr lebendig. „Die Ärzte halten doch alle zusammen, man kann denen nie einen Fehler nachweisen."

Richtig, dem ist oft so. Muß aber nicht so sein. Man darf die Fehlbehandlung nicht einfach hinnehmen, kann sich durchaus zur Wehr gegen die „Arzt-Mafia" [51] setzen. Man muß es nur richtig machen. Was bringt das? Dem einen vielleicht eine sachgerechte Behandlung, dem anderen Schmerzensgeld oder Rente; vielleicht auch Genugtuung, wenn man weiß, daß der Behandlungsfehler nicht durch Unerfahrenheit begangen wurde, sondern aus Arroganz oder Profilierungssucht eines Professors, eines Halbgottes in Weiß. „Wir sind keine Götter mehr, sondern nur noch Halbgötter", klagte kürzlich ein Chefarzt.

ARZTHAFTUNG – RECHT UND GESETZ

Die Leute von Lahontan vermieden allen Umgang mit der benachbarten Welt, um nicht die Reinheit ihrer Verfassung zu beflecken. Bis einer seinen Sohn Jurisprudenz und ein anderer Medizin studieren ließ. Da überfiel sie das Verderben; denn beide trieben Handel mit Frieden und Leben.
MICHEL DE MONTAIGNE

Oft wird von einem ärztlichen „Kunstfehler" gesprochen. Aus vielen Gründen, die noch dargelegt werden, ist es besser, vom „Behandlungsfehler" zu sprechen.

Die grundlegenden Zusammenhänge der Arzthaftung sind folgende:

Die gesamte, zunächst sehr kompliziert erscheinende Rechtsprechung dreht sich nur um drei Begriffe:

Körperverletzung

Aufklärung

Behandlungsfehler

Die entsprechenden Paragraphen der Gesetzestexte sind im Anhang aufgeführt.

Die juristische Literatur zu Fragen der ärztlichen Haftung für Fehler oder Versäumnisse ist fast unübersehbar. Einige Zeitschriften widmen sich fast ausschließlich diesem Thema, Loseblattwerke werden immer umfangreicher. Aber die Rechtssicherheit scheint eher geringer als größer zu werden. Der Eindruck wächst, daß die Handlungsfreiheit des Arztes in zunehmendem Maße beschnitten wird, daß Handlungsweisen, die gestern noch selbstverständlich waren, heute von Gerichten gerügt werden. Und das alles, ohne daß irgendein Gesetz, das klare Maßstäbe vorgibt, geändert worden ist.
Dieser Eindruck von der Rechtsentwicklung ist eine Folge davon, daß fast das gesamte Arztrecht sogenanntes „Richterrecht" ist, also eine Umsetzung von Rechtsprinzipien auf den konkreten Fall der Rechtsbeziehungen zwischen Arzt und Patient.
Der Petitionsausschuß des Bundestages hat im Januar 1986 beschlossen, die Bundesregierung aufzufordern, darüber zu berichten, ob eine Änderung des Patient-Arzt-Verhältnisses im Rahmen des Bürgerlichen Rechts geboten ist, um den Patienten bei ärztlichen Fehlern die Durchsetzung ihrer Haftungsansprüche zu ermöglichen beziehungsweise zu erleichtern. Im Mai 1988 legte das Bundesjustizministerium seinen Bericht vor und kam darin zu folgender Erkenntnis: **Die Patienten haben im Falle eines ärztlichen Kunstfehlers oder anderer Schädigung durch den Arzt ausreichende Möglichkeiten, Schadenersatzansprüche oder andere Forderungen durchzusetzen.** Nach Ansicht des Ministeriums ist es nicht nötig, die Stellung des Patienten durch Gesetzesänderungen oder neue Vorschriften zu verbessern. Das Arzthaftungsrecht soll also in der BRD nicht geändert werden.
Das Bundesjustizministerium weist in seinem Bericht über den derzeitigen Stand des Arzthaftungsrechts darauf hin, daß für diesen Bereich als Paragraphen nur die des Bürgerlichen Gesetzbuches zur Verfügung stehen, die auch für Vertragsgestaltungen und Verantwortlichkeiten in anderen Zusammenhängen – sei es im Umgang mit Handwerkern, Kunden oder Geschäftsinhabern bis hin in den privaten Bereich gelten. Die

Anwendung dieser allgemeinen Rechtsgrundsätze im Einzelfall ist jeweils den Gerichten überlassen, wobei es verständlich ist, wenn die fahrlässige Beschädigung eines Kleidungsstückes in der Reinigung anders gewertet wird als die irrtümliche Entfernung einer gesunden statt einer kranken Niere.

Die Gerichte, besonders der Bundesgerichtshof und die Oberlandesgerichte, haben die Möglichkeit, ihre Rechtsprechung den sich wandelnden Auffassungen der Gesellschaft anzupassen. So hat sich die Abkehr vom Bild des Arztes als „Halbgott in Weiß" nicht zuletzt in Urteilen niedergeschlagen, die das Selbstbestimmungsrecht des Patienten und damit die Aufklärungspflicht des Arztes verstärkt in den Vordergrund rückten. Da Urteile des Bundesgerichtshofes den Rechtsprechungstrend für alle Gerichte bis hinab zum Amtsgericht vorgeben, hat sich so manches für den Patienten und den Arzt gewandelt. [7]

Die Rechtsprechung in Deutschland und jene in Österreich im Hinblick auf die Arzthaftung sind einander ähnlich. Die österreichische Rechtsprechung folgt neuerdings auch bezüglich der Aufklärungspflichten des Arztes der deutschen.

In der Rechtsprechung gibt es keine festen Normen. Es gibt zwar Gesetzbücher, denen zu entnehmen ist, welche Strafe bei dieser oder jener Handlung verhängt wird. Oder im Zivilrecht, daß durch eine bestimmte Handlung ein Schadenersatzanspruch begründet wird. Das nennt man den „Tatbestand". Der Tatbestand steht also im Gesetzbuch.

Ein Vergleich aus der Musik: Das Gesetzbuch ist nur das Musikinstrument. Die Musik machen die Gerichte. Man findet in keinem Gesetzbuch die Worte „Kunstfehler" oder „mangelnde Aufklärung". Die Noten zum Musikstück sind vorliegende rechtskräftige Gerichtsurteile. Der Dirigent – gemeint ist der Richter – kann nach seinen Noten Musik machen, und zwar mit einem sehr großen Ermessensspielraum.

Streiten sich zwei Parteien vor Gericht, so wird im Zivilprozeß jede vertreten durch ihren Rechtsanwalt versuchen, dem Richter klarzumachen, daß der im Gesetzbuch stehende Tatbestand nicht zutreffe, sondern ein anderer, weil nämlich die Sache „ganz anders" war. Das nennt man: „den Sachverhalt darlegen".

Im Zivilprozeß versucht der Patient, einen von ihm behaupteten Schadenersatzanspruch gegen den beklagten Arzt durchzusetzen. Für den Arzt übernimmt jedoch in der Regel dessen Haftpflichtversicherung die Führung des Prozesses. **Wird der Arzt verurteilt, trägt die Haftpflichtversicherung sämtliche Kosten. Gewinner oder Verlierer des Prozesses ist also eigentlich der Patient.** Für den Arzt hat der Ausgang des Zivilverfahrens keine wesentlichen Auswirkungen.

Im Strafprozeß hingegen stehen sich einander nicht zwei Parteien gegenüber, sondern ein Staatsanwalt eröffnet dem Angeklagten mit seinem Verteidiger, worauf er seine Anklage stützt. Der Verteidiger wird versuchen, die Sache anders zu erklären, also zu argumentieren, der Sachverhalt stelle sich anders dar und sei damit nicht dem angenommenen Tatbestand des Staatsanwaltes zugrundezulegen. Der Richter oder auch die Geschworenen fällen dann ein Urteil.

Der Arzt ist bei einem Strafverfahren im Gegensatz zum Zivilverfahren unmittelbar persönlich betroffen. Das staatsanwaltschaftliche Ermittlungsverfahren richtet sich ausschließlich gegen ihn. Keine Versicherung kann ihm das Risiko einer Verurteilung abnehmen. Im Falle einer Verurteilung oder einer Einstellung des Verfahrens gegen Zahlung einer Geldbuße ist diese Geldstrafe ausschließlich vom Arzt selbst aufzubringen. Noch schwerwiegender trifft den Arzt eine Freiheitsstrafe, auch wenn diese meist zur Bewährung ausgesetzt wird.

SCHMERZENSGELD – EIN LOTTERIESPIEL?

Was nützt mir der ganzen Erde Geld?
Kein kranker Mensch genießt die Welt.
JOHANN WOLFGANG VON GOETHE

Täglich berichtet die Presse über Prozesse gegen Ärzte und Kliniken. Täglich liest man Schlagzeilen über skandalöse Pfuschereien in Krankenhäusern, täglich hört man über die traurigen Schicksale von Gelähmten, Verkrüppelten oder amputierten Patienten, deren Leben durch ärztliches Versagen nicht mehr lebenswert ist.

Einmal wird berichtet, daß Patienten, denen nachweislich durch Kunstfehler schwerer körperlicher Schaden entstanden ist, nur ein paar tausend Mark Schmerzensgeld erhalten haben: ein anderes Mal, daß etwa in Amerika Eltern über drei Millionen Dollar bekommen hätten, weil die Schwangerschaft einer Frau nicht sachgerecht überwacht wurde.

Warum gibt es in Deutschland und in Österreich für ein amputiertes Bein allenfalls Schmerzensgeld in Höhe eines Mittelklasse-Autos, warum wird dagegen in Amerika für eine gebrochene kleine Zehe ein Schmerzensgeld von 20.000 Dollar bezahlt. Und warum wird in Großbritannien dem Opfer eine Entschädigungssumme von 3,1 Millionen Mark für einen Operationsfehler angewiesen?

Die juristischen Ausdrücke „pain and suffering" (Schmerzensgeld) und „punitive damages" (erhöhter Schadenersatz) sind in den USA die Formel moderner Alchimisten geworden, mit der sich jeder Schaden in pures Gold verwandeln läßt. Patienten verklagen ihre Ärzte und die Hersteller von Produkten. Eine Umverteilung des Wohlstandes durch die Justiz findet statt.

Es gibt hunderttausend Anwälte in den USA, und alle wollen sie beschäftigt sein. Einer Hellseherin wurde fast eine Million Dollar zugesprochen, weil sie nach einem Krebstest „ihre prophetische Gabe" verloren hatte.

Ein New Yorker Slum-Kind bekam 900.000 Dollar Schmerzensgeld; es hatte sich in einem ungenügend abgesicherten Schlagloch geringfügig verletzt; seine Mutter konnte aber belegen, daß sich anschließend sein Persönlichkeitsbild gesellschaftsschädigend verändert hatte.

In den USA weigern sich viele Ärzte, solche Rechtsanwälte und deren Ehefrauen medizinisch zu versorgen, die schon einmal einen Kunstfehlerprozeß gegen einen Kollegen geführt hatten. In Los Angeles haben Ärzte eine Datenbank eingerichtet, in der jene Patienten gespeichert sind, die in der Vergangenheit Kollegen vor Gericht gezerrt haben.

Manche Staaten der USA legten neuerdings Höchstgrenzen für Schmerzensgeldforderungen fest. Diese liegen in Kalifornien bei 250.000 Dollar, in Florida bei 400.000 Dollar, in New Hampshire bei 875.000 Dollar. [8]

Die amerikanische Rechtsprechung darf wegen des völlig anderen Prozeßrechtes nicht mit der europäischen verglichen werden. Der grundlegende Unterschied bei den Arzthaftungsprozessen zwischen den deutschsprachigen Ländern trotz verschiedener Prozeßordnungen und den Vereinigten Staaten ist: Ein amerikanischer Anwalt erhält ein Erfolgshonorar. Dieses wird vor dem Prozeß ausgehandelt und beträgt in der Regel und bei hohen Forderungen bis zu siebzig Prozent der erstrittenen Summe. Verliert der Anwalt den Prozeß, so muß ihm der Kläger nichts bezahlen.

Vereinfacht ausgedrückt: Ein amerikanischer Anwalt kann Klagen in fast unbegrenzter Höhe einbringen, ohne daß dem Kläger Kosten entstehen. Angenommen, ein solcher Rechtsanwalt führt eintausend Klagen im Jahr, verliert 999 Prozesse und gewinnt einen einzigen mit einer Forderung von zwei Millionen Dollar: Also hat er weit über eine Million als Honorar erhalten. Davon kann er sicherlich einige Zeit gut leben. Hierbei ist von Interesse, daß in den USA immer mehr Prozesse zugunsten der Kläger enden. Der durchschnittlich bezahlte Schadenersatz beträgt etwa bei Haftpflichtfällen der Frauenärzte 300.000 Dollar. Also verdient der amerikanische Rechtsanwalt, der nur **einen** „üblichen" Fall gewonnen hat, dabei ca. 200.000 Dollar. Dies erklärt, warum der Anwalt großes Interesse hat, eine möglichst hohe Summe einzuklagen und auch den Prozeß zu gewinnen.

Ganz anders ist die Sachlage in der Bundesrepublik Deutschland. Dem Rechtsanwalt kann es dort letztlich gleichgültig sein, ob er einen Prozeß gewinnt oder verliert. Er erhält immer das gleiche Honorar; schlimmstenfalls leidet sein Ruf, wenn er Prozesse in der Regel verliert.

In Anlehnung an den Dichter *Ludwig Thoma* und die Prozesse des *Königlich Bayerischen Amtsgerichts* erklärt der verlierende Anwalt seinem Mandanten, daß er zwar recht gehabt, daß er dem Richter und der Gegenseite dies auch lautstark erklärt habe: Leider habe aber der Richter ein falsches Urteil gefällt. Für den Kläger ärgerlich, doch beim Rechtsanwalt stimmt die Kasse trotzdem. Vielleicht wird dann noch geraten, Berufung einzulegen und das Urteil der nächsten Instanz abzuwarten; wie auch immer: Der Anwalt erhält sein Honorar.

Selbstverständlich soll den Rechtsanwälten nicht unterstellt werden, daß ihnen das Ende eines Prozesses gleichgültig sei, nur weil sie sowieso das gleiche Honorar erhielten. Die

Schwierigkeit, in Deutschland eine hohe Forderung durchzusetzen, liegt im Zivilprozeß darin, daß die klagende Partei (bzw. deren Anwalt) hellseherische Fähigkeiten haben muß, welche Höhe der Forderung der Richter anerkennt. Natürlich will der Anwalt das Beste für seinen Mandanten.

Ein einfaches Beispiel: Der Kläger und sein Rechtsanwalt sind der Meinung, daß, aus welchem Grunde auch immer, vom Gericht ein Schmerzensgeld von 50.000 Mark zugesprochen werden müßte. Der Grund für das Schmerzensgeld, eine falsche ärztliche Behandlung, wird von der Gegenseite nicht bestritten. Der Richter gelangt jedoch zur Erkenntnis, daß 50.000 Mark Schmerzensgeld zu viel seien, daß 20.000 Mark genügten. Das ist ja auch eine schöne Summe, könnte man denken, und im Hinterkopf kreisen bereits die Gedanken, ob die langersehnte Reise in die Karibik gebucht oder ob ein neues Auto gekauft wird. Ein böses Erwachen aus diesen Träumen wird einige Wochen später die Abrechnung der Prozeßkosten bereiten. Der Kläger hat nämlich den Prozeß zu drei Fünfteln verloren, d.h., er muß zu ³⁄₅ seinen eigenen Anwalt, den Gegenanwalt, die Kosten der Sachverständigen und die Gerichtskosten bezahlen.

Tausend Mark Gerichts- und Anwaltskosten müssen berappt werden. Die Kosten für den Sachverständigen sind da gar nicht enthalten. Sollte der Prozeß in zweiter Instanz geführt worden sein, so belaufen sich die vom Verlierer zu berappenden Kosten auf 20.000 Mark. Es bleibt also kein Pfennig über, obwohl das Gericht festgestellt hat, daß falsch behandelt wurde, und dem Geschädigten 20.000 Mark zugesprochen wurden.

Es ist sehr gefährlich, eine Schmerzensgeldklage einzubringen, auch wenn die Gegenseite ihre Schuld voll anerkennt.

Der verantwortungsvolle Rechtsanwalt kann ungefähr taxieren, welche Chancen mit welcher Forderung er bei Gericht hat. Man sei also dem eigenen Anwalt gegenüber mißtrauisch, wenn er zu einer Klage mit einem zu hohen Streitwert rät. Natürlich ist es für den Laien schwer, zu beurteilen, ob sein Anwalt richtig vorgeht. **Ratsam ist es, ihn vor der Klage nach der Schmerzensgeldtabelle und nach Urteilen in ähnlich gelagerten Fällen zu fragen.**

In Deutschland kann die Schmerzensgeldforderung auch unbeziffert bleiben, der Kläger kann die Höhe des Schmerzensgeldes in das Ermessen des Gerichts stellen.

Gibt es nun gar keinen Ausweg aus dieser Zwickmühle, daß man einerseits im Recht ist, andererseits aber durch die Prozeßkosten um das zustehende Schmerzensgeld gebracht wird?

Natürlich gibt es einen Ausweg, und zwar einen sehr einfachen: die **Rechtsschutzversicherung**. Besteht solch eine **Rechtsschutzversicherung**, sind die Kosten des Prozesses, also die Kosten des Anwaltes, des Gegenanwaltes, des Sachverständigen und des Gerichtes dem Kläger gleichgültig. Die Rechtsschutzversicherung bezahlt alle.

Da es leider auch den erfahrensten Anwälten nicht möglich ist, den Ausgang eines Zivilprozesses vorherzusagen, weil die Gerichte mit einem großen Ermessensspielraum des Richters urteilen können, ist es ratsam, sich in einen Prozeß nur dann einzulassen, wenn vorher eine Rechtsschutzversicherung abgeschlossen worden ist. Die Kosten dafür sind nicht hoch. Das vielzitierte Sprichwort sollte über der Türe eines jeden Gerichtes oder Anwaltes in Leuchtschrift zu lesen sein:

„Auf hoher See und bei Gericht ist man allein in Gottes Hand."

Sollte der Patient keine Rechtsschutzversicherung haben, ist beim Anwalt nachzufragen, wie hoch die gesamten Prozeßkosten sein könnten. Dieser muß dann für einige Varianten des Prozeßausganges diese Kosten errechnen.

Der Patient ist leider häufig gezwungen, eine an sich viel zu niedere Forderung – stellt er die Höhe des Schmerzensgeldes nicht in das Ermessen des Gerichts – einzubringen, nur damit er nicht auf den Kosten sitzenbleibt.

Anders in Österreich: Dem Kläger erwächst kein finanzieller Nachteil, wenn er vom Gericht nicht die geforderte Summe zugesprochen bekommt. Eine Überklagung bis zu hundert Prozent hat keine Kostenfolgen. Die Kosten für Anwälte und Gericht werden aus der Summe errechnet, die im Urteil festgelegt wurde. Der österreichische Patient hat also nicht das Risiko des deutschen Klägers, der eventuell des Schmerzensgeldes verlustig geht, weil trotz erwiesener Schuld des Arztes die Forderung zu hoch war und die Prozeßkosten das wenige zugesprochene Schmerzensgeld aufzehren.

Das Schmerzensgeld ist die bedeutendste Entschädigung für einen ideellen Schaden. Es soll dem Geschädigten einen Ausgleich für entgangene Lebensfreude bieten und dadurch zur Überwindung seiner Unlustgefühle beitragen.

Der Richter hat das Schmerzensgeld nach Art und Dauer der erlittenen Schäden und unter Berücksichtigung der Umstände des einzelnen Falles zu bestimmen. Die Rechtsprechung ist bemüht, bei vergleichbaren Verletzungen annähernd gleiche Schmerzensgelder zu gewähren. In Österreich hat sich ein sogenanntes **Tagessystem** etabliert. Der medizinische Sachverständige ermittelt die Schmerzperioden, wobei regelmäßig zwischen leichten, mittleren und starken Schmerzen unterschieden wird. Die Bemessung des Schmerzensgeldes erfolgt, indem man diese unterschiedlichen Schmerzen bewertet ("Tagessätze") und mit den festgestellten Perioden multipliziert. [9]

Eine annähernd vorhersehbare Bemessung des Schmerzensgeldes ist an Hand von Schmerzensgeldtabellen möglich. Für Österreich und für Deutschland stehen je zwei Nachschlagewerke zur Verfügung, für die Schweiz eines. [10]

In Österreich werden pro Tag etwa folgende Tagessätze zugesprochen:

leichte Schmerzen	1000.– öS
mittlere Schmerzen	1400.– öS
starke Schmerzen	2000.– öS

Bei schweren Verletzungen mit Dauerschäden, die meist Folge ärztlicher Behandlungsfehler sind, kann nicht mit diesen Tagessätzen abgerechnet werden. Es ist, wie in Deutschland, eine Globalentschädigung unter Berücksichtigung der körperlichen und auch seelischen Beeinträchtigungen zu bezahlen.

Vergleicht man die österreichischen Gerichtsentscheidungen mit den deutschen, insbesondere bei den schweren und schwersten Verletzungen, so ist der Schmerzensgeldbetrag in der Alpenrepublik zahlenmäßig in österreichischen Schillingen etwa gleich hoch wie der deutsche in Mark, also dem Wert nach siebenmal so gering. Die höchste Summe von einer Million Schilling Entschädigung wurde infolge eines ärztlichen Kunstfehlers bezahlt: Ein Kind hatte einen Gehirnschaden mit Verlust des Seh-, Hör- und Sprechvermögens erlitten. Dem

Kind steht lebenslanges Dahinvegetieren unter dem Niveau eines intelligenten Tieres bevor. Das Schmerzensgeldbegehren lautete auf 1,5 Millionen öS. [11]

In der Schweiz werden Schmerzensgeldansprüche als „Genugtuungsansprüche" mit dem Artikel 47 oder Artikel 49 des Obligationenrechts (OR) geltend gemacht. Die vom Bundesgericht zugesprochenen Summen liegen deutlich unter dem deutscher Gerichte.

Vergleiche von Schmerzensgeldzahlungen in Deutschland, Österreich und der Schweiz sind deshalb nicht aussagekräftig, weil in Österreich

- der Grad des Verschuldens des Schädigers,
- die wirtschaftlichen und sozialen Verhältnisse des Schädigers,
- die wirtschaftlichen und sozialen Verhältnisse des Geschädigten,
- das Verhalten des Schädigers nach dem Ereignis, und
- die Hinauszögerung der Schadensregulierung durch die Versicherungsgesellschaften

keine Rolle spielen.

In Deutschland und in der Schweiz werden diese Umstände von den Gerichten bei der Höhe des Schmerzensgeldes berücksichtigt.

In der Schweiz wird für leichtere Verletzungen kein Schmerzensgeld bezahlt. Dazu zählen nach schweizerischer Rechtsprechung einfache Knochenbrüche, Gehirnerschütterung und Wirbelsäulenstauchungen. Diese Regelung wird einerseits damit begründet, daß jedermann ein gewisses Risiko im täglichen Leben zu tragen habe, andererseits damit, daß die Versicherungen den Schwerverletzten das Doppelte an Entschädigung bei gleicher Versicherungsprämie bezahlen können, wenn die Bagatellzahlungen bis etwa 1.500 Franken entfallen. Auch in Österreich und Deutschland ist diese Tendenz in der neueren Rechtsprechung deutlich zu erkennen. In Deutschland werden Schmerzensgeldansprüche bei leichteren Verletzungen abgelehnt.

Müssen die Versicherungen keine Schmerzensgelder bis nur 500 Mark mehr bezahlen, können die Beträge über 50.000 Mark um über die Hälfte ohne Erhöhung der Versicherungsprämie gesteigert werden.

28

ZUNAHME DER ARZTHAFTUNGSPROZESSE

Ärzte werden gehaßt aus Überzeugung und aus Ökonomie.
MARIE VON EBNER-ESCHENBACH

Warum in den USA so viele Prozesse mit Forderungen in Höhe von einigen Millionen Dollar geführt werden, ist bekannt. Der Geschädigte kann viel Geld bekommen. Aus täglichen Presseberichten ist zu entnehmen, daß auch in Deutschland zunehmend mehr Arzthaftungsprozesse geführt werden. Warum?
Fachleute sind sich darüber einig, daß Deutschland, Österreich und die Schweiz zu jenen Ländern der Welt gehören, die neben den USA den am höchsten entwickelten Standard der Medizin haben. Warum wird aber trotzdem so viel „gepfuscht"?
Sind die Ärzte und Kliniken schlechter geworden als früher, sind die Patienten mutiger, gegen die manchmal auch arroganten und hochmütigen Klinikchefs etwas zu unternehmen? Es gibt für das Ansteigen der Prozesse hinsichtlich des Medizinbetriebes mehrere Ursachen:
Die Patienten wurden durch Presse, Rundfunk und Fernsehen besser über ihre Rechte aufgeklärt und haben nun auch den Mut, ihre vermeintliche oder gerechtfertigte Forderung anzumelden. Die Rechtsprechung der letzten Jahre hat dazu beigetragen, in aller Regel den Patienten zu ihrem Recht zu verhelfen, vor allem dadurch, daß die neuere Rechtsprechung die „Beweislastumkehr" (siehe unten) eingeführt hat. Die Zahl der Haftpflichtverfahren hat sich gegenüber dem Stand vor fünf Jahren verdreifacht. Die Patienten zitieren Ärzte deshalb jetzt öfter vor den Kadi, weil bei vielen das Kostenrisiko durch eine Rechtsschutzversicherung entfällt. Die Zahl der Rechtsanwälte ist gestiegen. Natürlich sind auch die Behandlungsmethoden in den Kliniken risikoreicher geworden. Aber es wurden dem Patienten sozusagen im Gegenzug von den Gerichten mehr Kontrollmöglichkeiten über die ärztlichen Handlungen eingeräumt, wie beispielsweise das Einsichtsrecht in die Krankenunterlagen. Die erhöhte Prozeßfreudigkeit von Patienten liegt mit Sicherheit auch darin begründet, daß vor allem in den Großkliniken derart unpersönliche Verhältnisse herrschen, daß der Patient selbst bei einer sachgerechten Behandlung die Klinik in aller Regel wütend verläßt.

Die *Süddeutsche Zeitung* veröffentlichte das bezeichnende Ergebnis einer gesundheitspolitischen Studie: Viele Patienten seien noch unmündig. In der Studie sei deutlich geworden, daß Ärzte ihre Patienten nicht ernst nehmen und kurz abspeisen. Besonders Kranke mit psychosomatischen Symptomen würden oft von Arzt zu Arzt oder von Klinik zu Klinik geschickt, ohne daß ein Erfolg erzielt würde.[12]

Felix Austria – glückliches Österreich: Dieses Wort drängte sich bis vor kurzem dem Leser österreichischer Urteile auf, wenn er die Arzthaftung gerade im Vergleich zur deutschen Lage verfolgte. Glückliches Österreich, jedoch nicht für die Patienten.

Glückliches Österreich: für die Ärzte und Krankenhäuser.

Arzthaftungsprozesse wurden verhältnismäßig selten ausgefochten. Bei den entschiedenen Fällen handelt es sich zum Großteil um eindeutige Kunstfehler. Auffallend war, daß die österreichische Rechtsprechung der Aufklärung bei weitem nicht jenen Stellenwert einräumte, den die Rechtsprechung des deutschen BGH für angemessen hält.

Österreich ist im Vergleich zu Deutschland als Insel der Seligen für die Ärzte bezeichnet worden. Der schweizerische Arzt kann sich im Vergleich zu Deutschland und Österreich wie im siebten Himmel vorkommen. Kunstfehlerprozesse gibt es in der Schweiz sehr viel weniger als in den Nachbarländern. Das Verhältnis zwischen Arzt und Patient ist dort besser als in Deutschland, der Patient scheint seinem Arzt mehr Vertrauen entgegenzubringen. Zudem gibt es in der Schweiz auch noch keine Juristenschwemme.

BETRIEB IN GROSSKLINIKEN

Am Krankenhaus in Niederschöneweide hängt überm Eingang eine Tafel:
LASST ALLE HOFFNUNG, IHR, DIE IHR EINTRETET, FAHREN!
                                                    KURT TUCHOLSKY

Patienten nehmen Demütigungen und Erniedrigungen durch Klinikärzte nicht mehr in dem Ausmaß wie früher hin. Sie akzeptieren vielleicht noch, daß sie in Großkliniken nur eine

Computernummer sind. Sie nehmen es aber nicht mehr hin, daß sie teilweise keinen Ansprechpartner mehr haben, sei es nun ein Stationsarzt oder eine Stationsschwester.

Sie nehmen nicht mehr hin, auf Fragen die Antwort zu erhalten, die Ärzte wüßten schon, was sie zu tun hätten, und der Patient würde das sowieso nicht verstehen.

Die Patienten nehmen nicht mehr hin, daß in Großkliniken der Jargon eines Bahnhofslokals herrscht: „Kollege kommt gleich."

Sie nehmen auch nicht mehr hin, daß sie stundenlang in Betten auf den Gängen vergessen werden, sei es, daß sie vom Operationssaal nicht mehr zur Station zurückgebracht werden, sei es, daß sie wegen einer Röntgenaufnahme auf Korridoren herumliegen müssen.

Die Patienten werden in Zukunft nicht mehr die Arroganz eines jungen chirurgischen Assistenzarztes hinnehmen, der dem nach einer Operation auf dem Gang vergessenen Patienten auf dessen Beschwerde hin erklärt, daß es ihm völlig egal sei, wie lange der da auf dem Gang liege. Seine Verantwortung gehe nur bis zur Glastüre seiner Station oder bis zur Türe des Operationssaals. Was auf den Wegen zwischen Operationssaal und Station passiere, interessiere ihn nicht. Dafür sei der Transportdienst zuständig.

Viele tausend Patienten werden über den „Trapo" in Großkliniken berichten können. So wird z.B. in einem Klinikum der Transportdienst (d.h. das Schieben der Betten oder Rollstühle in den Operationssaal, zu Funktionsproben, zum Röntgen, zum EKG usw.) meist von Zivildienstleistenden ausgeführt. Diese erhalten über Funk den Auftrag, den Patienten durch die Labyrinthe des Großklinikums zu fahren. Diese zweifellos motivierten und gutmütigen Zivildienstleistenden sind zwar durchaus willig, die angeforderten Aufträge auszuführen, aber eben in der Reihe des Eingangs. Für 1500 Betten sind manchmal nur sechs Zivildienstleistende im Transportdienst. Die Wartezeiten betragen also im Regelfall eine bis zwei Stunden, wenn der Auftrag korrekt ausgeführt wird. Wird er dagegen vergessen, oder wird durch einen Übertragungsfehler im Funk eine falsche Station oder ein falscher Name verstanden, so liegt der Patient eben viele Stunden lang auf dem Gang. Er spricht zwar dann, falls er dazu in der Lage ist, jede Schwester, jeden

Pfleger und jeden Arzt an, die zu Dutzenden an ihm vorbeilaufen. Er erhält aber immer die gleiche Antwort: daß dafür jemand anders zuständig sei. Gleichgültig, ob der Kranke sich vor Schmerzen im Bett krümmt, ob er am Ersticken ist oder im Sterben: Es werden Dutzende von Weißkitteln vorbeigehen und ihre Unzuständigkeit erklären. Zuständig sei ja der Transportdienst bzw. jener, der den Transport veranlaßt hat. Wer das ist, kann der Patient nicht wissen. Böse Zungen prophezeien, daß es nicht mehr lange dauern wird, bis einige vergessene Patienten in Großkliniken auf den Gängen verhungern ...

Zwischen Patienten und Kliniken sind Konflikte zwingend vorprogrammiert, welche ihre Ursachen in der mangelhaften Organisation der Klinik haben. Neben diesem Organisationsverschulden der Großkliniken ist aber die Konfliktbereitschaft der Patienten zu Recht deshalb gestiegen, weil sie nicht mehr bereit sind, neben den mitunter autoritären Chefarztauftritten den Dilettantismus und die Arroganz gewisser Klinikärzte zu ertragen. **Gerade so manche in der Facharztausbildung stehende junge Mediziner kompensieren ihre Unerfahrenheit, ihre Unsicherheit und ihr Unwissen mit frechem und überheblichem Auftreten.** Der Chefarzt ist mit Verwaltungsaufgaben und zahlreichen Ehren-, Vorstands- und Präsidialposten in ärztlichen Vereinen und Vereinigungen ausgelastet. Dafür gibt es jetzt in der Klinik Dutzende von sogenannten Ober- und Funktionsärzten, welche nicht selten auch ihren Professorentitel am Kittel vorzeigen. Diese professoralen Ärzte haben manchmal kein Interesse mehr an der Arbeit, denn sie teilen den Patienten unverfroren mit, daß sie ja daran nichts verdienen würden, wenn sie mehr leisteten. Sie bezögen nur Gehalt.

Da bei der Professorenschwemme nicht jeder Oberarzt zum Chefarzt aufsteigen kann und nicht in jeder Klinik ein Honorarpool das Gehalt aufbessert, ist die Motivation, sich dem Patienten zuzuwenden, nicht immer ausgeprägt. Seine wissenschaftlichen Fähigkeiten hat man bewiesen, man hat ja bereits seinen Titel erhalten. Im übrigen ist man furchtbar schwer zu erreichen, für niemanden zu sprechen, auch nicht in dringendsten Fällen.

Da gibt es doch eine Abhilfe, sollte man meinen, das Funkgerät im Kittel. Erstaunlich, daß gewisse Oberärzte in manchen Großkliniken selbst über Funk fast nie erreichbar sind. Die Armen sind anscheinend schrecklich überbeschäftigt. Ja, so könnte man meinen, wenn man nicht wüßte, daß in manchen Krankenhäusern der Piepser vom Arzt abgeschaltet werden kann oder, daß zwar nach außen sichtbar der Schalter eingeschaltet, aber die Batterie abgeklemmt ist. Gegen dieses Abklemmen und damit Unerreichbarsein haben sich andere, kleinere Krankenhäuser mit Erfolg zur Wehr gesetzt, indem sie Piepser anwenden, bei welchen der Akku für den Träger nicht ohne weiteres freizulegen ist und der Träger die Verpflichtung hat, den Piepser nach Dienstende z.B. bei der Pforte abzugeben; dort wird er dann in das Ladegerät gesteckt. In einem süddeutschen Großklinikum ist der Träger des Piepsers für die Aufladung selbst verantwortlich. Traurige Zufälle, daß häufig der Akku leer wurde, obwohl doch der Träger ganz gewissenhaft seinen Piepser selbst aufgeladen hatte.

KEINE COMPUTERNUMMER – KEINE HILFE FÜR STERBENDEN

Die Tragik der Verbindung von Computernummer und Transportdienst zeigt folgender Fall: Ein Mann wird vom Transportdienst zur Röntgenabteilung gebracht. Er sitzt im Rollstuhl. Sein Gesicht ist blau verfärbt, auf seinem Kopf: Schweißperlen; er ringt nach Luft. Niemand kümmert sich um den schwerstkranken Mann. Stöhnend hängt er mehr als eine Stunde lang im Stuhl. Andere Patienten, die nach ihm kamen, werden geröntgt. Ein mitleidiger Patient macht eine Assistentin der Röntgenabteilung auf den sterbenden Mann aufmerksam. Zwei Röntgenassistentinnen besichtigen ihn und fragen in vorwurfsvollem Ton, was er denn hier wolle und wie er heiße. Röntgenassistentinnen haben es nicht gerne, wenn sie von den Apparaten weg zu den Wartezimmern gerufen werden. Dem Mann geht es schlecht. Er kann keine Antwort mehr geben. „Ein Ausländer, der versteht ja kein Deutsch", sagt eine weißbekittelte Dame zur anderen. Diese Äußerung hat den schwerstkranken Mann doch sehr getroffen. Obwohl jedem Laien ersichtlich ist, daß der Mann infolge seiner Krankheit kaum mehr in der Lage ist zu sprechen, stöhnt er, daß er „Müller" heiße. Antwort: „Auch das noch! Wo kommen Sie her, wo ist Ihr Röntgenzettel? Bei uns liegt kein Röntgenzettel mit dem Namen Müller." Der Sterbende sagt, daß er nicht wisse, was geröntgt werden solle. Sein Schlafanzug und Morgenrock sind inzwischen von Schweiß durchnäßt. Antwort der freundlichen Damen: „Wenn Sie schon nicht wissen, was geröntgt werden soll, so müssen Sie wenigstens Ihre Station und ihre Zimmernummer kennen." Mit Tränen in den Augen stöhnt der Mann, daß er sie nicht kenne. Er sei ja erst in der letzten Nacht mit dem Krankenwagen in die Landeshauptstadt gebracht worden. „Da können wir Ihnen dann auch nicht mehr helfen, wenn Sie keine Computernummer haben und nicht wissen, zu welcher Station Sie gehören!"

Die freundlichen Damen waren schon dabei, sich wieder zu entfernen. Da hat dann doch ein anderer Patient eingegriffen und den weißen Engeln in unmißverständlicher Weise mitgeteilt, daß sie für diesen sterbenden Mann verantwortlich seien. Schnippisch schüttelten die beiden ihre Köpfe: Sie müßten erst ihre Arbeit als Röntgenassistentinnen erledigen. Es sei doch möglich, die Station und die Zimmernummer dadurch zu ermitteln, daß der zentrale Transportdienst gefragt werde, von wo ein Patient Müller in die Röntgenabteilung gebracht wurde. Ja, darauf wären die intelligenten Damen nie von alleine gekommen! Die Nachforschung beim „Trapo" ergab dann, daß in die Röntgenabteilung Herr Müller vor über einer Stunde gebracht worden war. Dies sei aber wegen eines Hörfehlers geschehen. Müller hätte gar nicht dorthin gefahren werden sollen. Aus diesem Grunde besitzt er eben auch keinen Zettel für die Röntgenabteilung. Müller wäre in der EKG-Abteilung erwartet worden.

So etwas kann einem Patienten in allen Großkliniken widerfahren. Möge jeder davor bewahrt werden, mit einem Namen wie Huber, Maier, Schmitt oder Müller nachts in ein Großklinikum eingeliefert zu werden. Möge jeder davor bewahrt werden, daß sein Gesundheitszustand so schlecht ist, daß er dringend ärztliche Hilfe benötigt, diese ihm aber nicht zuteil wird, weil er seine Computer- oder Stationsnummer nicht kennt.
Ein häufiger Name in Verbindung mit einer schweren Krankheit kann leicht zum Tod führen, wenn etwa Müller stunden-

lang auf den Gängen vergessen wird. Die Station kümmert sich nicht darum, ob ein Patient abgeht. Die Station weiß ja, daß es einige Stunden dauert, bis ein Patient auch von einer harmlosen und kurzen Untersuchung zurückkommt. Zwei Stunden für den Hinweg, weitere zwei Stunden für den Rückweg sind bei dem überlasteten Transportdienst keine Ausnahme. Es gehört auch sicher nicht zur wünschenswerten Versorgung, wenn ein Patient nach einer Operation, vielleicht sogar einer fehlerfreien Operation, stundenlang auf dem Gang vergessen wird, weil der Transportdienst ein falsches Häkchen auf seine Liste setzte.

Es ist nichts gegen ausländische Arbeitnehmer einzuwenden, es ist aber unverantwortlich, wenn neben den Ersatzwehrdienstleistenden auch ausländische Arbeitnehmer beschäftigt werden, die der deutschen Sprache kaum mächtig sind und die dann per Funk Anweisungen erhalten, lebensbedrohlich erkrankte Patienten an irgendeiner Stelle im Klinikum abzuholen oder sie dorthin zu bringen. „Ich nix verstehen, was EEG, ich aber wissen, wo EKG" (EEG = Hirnstromuntersuchung auf der Neurologischen Abteilung, EKG = Herzstromuntersuchung auf der Inneren Abteilung).

„Das war schon immer so, da kann man nichts machen, das wird auch so bleiben." Das vernimmt der Patient am Tage von Dutzenden von Angestellten, seien es Ärzte, Schwestern, Pfleger, technisches Hilfspersonal oder der Transportdienst. „Wir können es nicht ändern, da sind wir nicht zuständig dafür."

Es wird Zeit, daß ein Strafrichter endlich einmal die Verantwortlichen für diese Organisationsfehler zur Rechenschaft zieht. Es geht nicht an, daß zwar die Haftpflichtansprüche vom Steuerzahler – Universitätskliniken und manche kommunalen Krankenhäuser sind nicht haftpflichtversichert – beglichen werden müssen, daß aber die wahren Verantwortlichen für die schwerwiegenden Organisationsfehler niemals zur Rechenschaft gezogen werden. Keiner kann sich darauf berufen, daß ihm diese Zustände in zahlreichen Großkliniken nicht bekannt seien.

Aus Fehlern kann man aber auch lernen. Die Bereitschaft dazu ist jedoch gering. Was ist denn schon ein Menschenleben wert. Unsere Klinik ist doch so gut, daß sie immer voll ist. Das ist ja der beste Beweis, daß wir super sind. So lautet das häufige Eigenlob der Chefärzte. Unbestritten gibt es in solchen Kliniken auch hervorragende Ärzte und Stationen. Wenn aber in einer Klinik die Organisation, die Ärzte und das Pflegepersonal in sträflicher Weise versagen und ihre Arbeit nur als „Job" betrachten und nicht als Dienst am Kranken, so ist jedermann besser beraten, wenn er solche Kliniken meidet.

GEFÄHRDUNG DURCH PERSONALMANGEL

Jeden Morgen müssen wir überlegen, wer heute operiert werden kann und wer weiter auf die Warteliste gesetzt werden muß.
PROF. GALL, DIREKTOR DER ERLANGENER UNIVERSITÄTSKLINIKEN

Müssen wirklich erst Menschen sterben, weil sie von einem Krankenhaus abgewiesen werden, ehe die öffentliche Hand handelt?
RALF BRUNHÖBER, CHEF DER BAYERISCHEN ÖTV

Traurig ist es, wenn auf einer Chirurgischen Station einem Patienten der rechte Arm und die rechte Hand eingegipst wurde und er deshalb kein Messer benutzen kann, um das Fleisch auf seinem Teller zu schneiden. Was macht so ein Patient? Er bittet die Schwester, ob sie dies nicht für ihn tun könnte . . .
Antwort: „Das ist nicht meine Aufgabe. Wir werden Sie auf flüssige Kost umstellen oder Sie mit einer Infusion ernähren."
Ein Unfallopfer mit gesundem Appetit muß also flüssige oder durchgedrehte Pampe zu sich nehmen, nur weil der Patient nicht in der Lage ist, seine rechte Hand zu gebrauchen. Besser Flüssigkost, als an einem Dauertropf zu hängen. So geschehen auf der Chirurgischen Privatstation einer süddeutschen Universitätsklinik.
Durst ist schlimmer als Hunger. Über das Elend in Münchens Krankenhäusern berichtet eine Tageszeitung auf der Titelseite. Alte Menschen und Unfallopfer werden aus Zeitersparnis einfach an den „Tropf" gehängt, anstatt ihnen beim Trinken zu helfen. Frischoperierte werden zum Waschen nachts um zwei Uhr aus dem Schlaf gerissen – weil tagsüber niemand für sie Zeit hat. Geistig verwirrte Schwerkranke werden mit Psychopharmaka „ruhiggestellt" – damit sie nicht soviel Arbeit machen. 7500 Schwestern klagten über diese unmenschlichen Zu-

stände in einer Unterschriftenaktion.[13] Diese Zustände sind nicht nur in Bayern zu beklagen, sondern in allen Ländern. So kritisiert die Gewerkschaft Öffentliche Dienste, Transport und Verkehr (ÖTV) die Arbeitsbedingungen in den vier baden-württembergischen Universitätskliniken Heidelberg, Tübingen, Ulm und Freiburg. Die Auslastung einzelner Kliniken sei unverantwortlich, weil die Patienten darunter zu leiden hätten. Bettlägerige Patienten müßten, weil es an Räumen fehle, mitunter auf Fluren untergebracht werden. Damit werde der Patient zum Ausstellungsstück.[14] Der urologischen Abteilung der Poliklinik der Universität Gießen droht die vorübergehende Schließung. Der Chefarzt, *Prof. Rothauge*, begründet den möglichen Aufnahmestopp mit der außerordentlich angespannten Personalsituation. Dem gegenüber sieht der Dekan der Universität, *Prof. Baumann*, die Drohungen des urologischen Chefarztes nur als Versuch, sich Vorteile zu verschaffen. Der Mangel an Pflegepersonal gehöre zum Alltag in einer Klinik.

Wegen des akuten Mangels an Pflegepersonal wurden in Augsburg zwölf Betten auf der Intensivstation und drei Operationssäle außer Betrieb genommen. In städtischen Krankenhäusern in München und im Klinikum Großhadern sind seit Monaten Betten „stillgelegt", bis genügend Personal für die Versorgung der Patienten eingestellt wird.[15]

Vierzehn überstundengeschädigte Assistenzärzte vom Münchener Klinikum Großhadern verklagen den Freistaat Bayern wegen Verletzung der Fürsorgepflicht. Denn obwohl allein in der bayerischen Landeshauptstadt 2000 Mediziner auf einen Job warten, müssen Assistenzärzte vom „Klinikum rechts der Isar" zwischen 100 und 140 Überstunden pro Monat in Kauf nehmen.

Daß die Schlagzeile: *Münchner Krankenhäuser lebensgefährlich – Chirurgen operieren bis zur Erschöpfung* ausgerechnet zum 105. Kongreß der Deutschen Gesellschaft für Chirurgie den Titel einer Münchner Boulevardzeitung beherrschte, war kein Zufall. 70 bis 80 Prozent der Mediziner an den Universitätskliniken sind Beamte auf Zeit und fallen damit unter die Limitierung der Mehrheit von nur bis zu 40 bezahlten Stunden. Bayern hat jedoch in dieser Regelung den Zusatz:

„. . ., außer es geht aus dienstlichen Gründen nicht anders".
Ursprünglich habe der Gesetzgeber diese Regelung – seit
1.1.1988 nur noch vierzig bezahlte Überstunden – mit dem Ziel
getroffen, neue Planstellen zu schaffen. Bei einer richtigen Regelung entspräche die Zahl der Überstunden genau einer Plan-
stelle, die jedoch aus finanziellen Gründen nicht besetzt werde.
Ins Rollen kam diese Klage, weil die 14 Assistenzärzte aus
Großhadern exakt ihre Überstunden notiert hatten. So kam
einer innerhalb von neun Jahren auf 6767 Stunden. Andere ab-
solvierten zwischen 1523 und 5578 unbezahlte Überstunden.
Gerade in einer Klinik wie Großhadern, so ein Sprecher der
Chirurgen, käme man in einen moralischen Zwang, durchzuar-
beiten, besonders an Feiertagen und in Urlaubszeiten, wo es
ohnehin eng sei. Außer den Notfällen habe man noch die nach
dem Arzt-Patienten-Schlüssel festgelegte Anzahl Betten zu betreuen. Zudem sei ein Mediziner in einer Universitätsklinik
nicht nur für die Patientenbetreuung zuständig, sondern auch
für Forschung und Lehre. In den bayerischen Hochschulklini-
ken haben die Ärzte anschließend an den Nachtdienst keine
Ruhezeit, obwohl eine achtstündige Ruhepause laut Tarifver-
trag vom Januar 1983 obligatorisch sei. Auf einen Acht-Stun-
den-Tag und achtstündigen Nachtdienst müßten die Ärzte wegen Personalmangels weitere acht Stunden Tagschicht absolvieren. Eine Situation, die für Arzt wie für den Patienten
unzumutbar ist.
Eine kräftige Watschen hat sich nun der Freistaat Bayern als
oberster Dienstherr der Universitätskliniken des Landes im
Streit um die Bezahlung von nicht abgegoltenen oder ausgegli-
chenen Überstunden bei Gericht abholen dürfen. Schuldig der
Verletzung der Fürsorgepflicht gegenüber seinen Beamten be-
fanden ihn die Richter des Bayerischen Verwaltungsgerichts-
hofes (VGH) und verurteilten den Freistaat zu einer kräftigen
Schadenersatzzahlung.
Geklagt hatten zunächst zwei ehemalige Assistenzärzte des
Münchener Universitätsklinikums Großhadern. Beiden war
während ihrer mehrjährigen Weiterbildungszeit sowohl Freizeitausgleich als auch finanzielle Abgeltung für mehrere tausend angeordnete Überstunden verweigert worden.
In erster Instanz vor dem Bayerischen Verwaltungsgericht waren sie gescheitert. Fehlender Freizeitausgleich, so hatten die

Richter im April 1987 befunden, sei zwar im Sinne von entgangener Freizeit als Schaden zu betrachten – allerdings als immaterieller. Für den aber sieht das Bürgerliche Gesetzbuch keinen Ausgleich vor. Dem folgten die Richter des VGH in der Berufungsverhandlung nicht.

Der Kläger habe „einen auf Fürsorgepflichtverletzung beruhenden Anspruch auf Schadenersatz wegen nichtvergüteter beziehungsweise -abgegoltener Mehrarbeitsstunden", lautet das Urteil in beiden Fällen. Die Staatskasse muß zusammen rund 60.000 Mark nachzahlen.

Die Richter stellten in ihrer schriftlichen Begründung fest, daß „die Überstunden wegen permanenten Personalmangels an der Chirurgischen Klinik im Klinikum Großhadern fortwährend ohne Rücksicht darauf angeordnet wurden, ob und wann für den Kläger innerhalb eines zeitlich befristeten Beamtenverhältnisses auf Widerruf ein Freizeitausgleich in Betracht kam".

Der Sinn der Begrenzung der vergütbaren Mehrarbeitsstunden auf vierzig pro Monat, so belehrten die Richter den Freistaat, bestehe ja gerade darin, die Beamten vor einer Überforderung ihrer Leistungsfähigkeit zu schützen. Dazu gehöre auch, daß dennoch notwendige Mehrarbeit ausschließlich und alsbald durch Freizeit ausgeglichen werde.

Und die Richter sattelten noch eins darauf: Die jahrelange Duldung des ärztlichen Personalnotstandes mit der dadurch zwangsläufig verbundenen Mißachtung der eigenen Arbeitszeitvorschriften sei offensichtlich auf einen recht erheblichen Organisationsmangel bei der Ausstattung dieser Klinik zurückzuführen.

Wegen der grundsätzlichen Bedeutung der Entscheidung ließen die Richter jedoch Revision zu. Davon hat der Freistaat inzwischen Gebrauch gemacht. Sollte allerdings das Bundesverwaltungsgericht in Berlin der Vorinstanz folgen, dürfte auf den Freistaat eine Flut von Schadenersatzansprüchen in Millionenhöhe zukommen.

Aber nicht nur in Bayern sitzen Ärzte in den Startlöchern für einen Prozeß, auch in anderen Bundesländern rührt sich ganz kräftig der Widerstand. Das trifft nicht nur die Unikliniken. Ärzte in Diensten anderer öffentlicher Arbeitgeber sind die Überstunden wegen Personalmangels nämlich genauso leid. In Frankfurt beispielsweise klagen alle 22 Assistenzärzte der chirurgischen Klinik des Städtischen Krankenhauses Höchst die Stadt Frankfurt. Sie wollen die Neueinstellung von vier weiteren Assistenzärzten durchsetzen. Grund: fehlender Freizeitausgleich nach Ableistung eines 14stündigen Bereitschaftsdienstes.

Derzeit müssen die Ärzte diesen nächtlichen Dienst in der chirurgischen Ambulanz regelmäßig zwischen zwei Tagdiensten leisten. Dadurch sind 34-Stunden-Dienste ohne längere Pause keine Seltenheit. Die Ärzte sehen durch eine derartige Überbelastung die Qualität der Patientenversorgung in Gefahr.[16]

Der Schauspieler *Joachim Fuchsberger* ("Blacky") nannte in seinem Buch *Erinnerungen an eine Krankheit – Erlebtes – Ertragenes* ungestraft die Namen der Klinik und seiner behandelnden Professoren. Fuchsberger war fast zu Tode gekommen (er schildert seinen Leidensweg in einem süddeutschen Universitätsklinikum), weil Rivalitäten unter Professoren bestanden. Sein ihn optimal behandelnder Arzt war selbst erkrankt, so daß der Rivale nun das Szepter in die Hand nahm und Fuchsberger fast in den Sarg brachte. Die betreffenden Namen der Professoren der Medizinischen Abteilung dieses Großklinikums können nachgelesen werden.

BETRUG VON ÄRZTEN UND SCHWESTERN

Man muß so viel von der Arznei und der Sternkunst wissen, daß man weder von den Ärzten noch von den Sterndeutern betrogen wird.
CHRISTINA VON SCHWEDEN

Die Chirurgische Abteilung des Klinikums Großhadern hat keine spezielle unfallchirurgische Abteilung. Natürlich werden auf der Chirurgischen Abteilung auch die bei einem Unfall erlittenen Verletzungen operiert. Mit Traumatologen (Unfallchirurgen) besetzte Spezialabteilungen gibt es jedoch unter dem derzeitigen Chefarzt der Chirurgischen Abteilung nicht. Der Laie muß wissen, daß der international gute Ruf des Klinikums bezüglich der Unfallchirurgie sich nur auf die Neurochirurgische Abteilung bezieht, also auf Operationen, die von Neurochirurgen bei Kopf- und Rückenmarksverletzungen

durchgeführt werden. Jüngere Ärzte, die sich auf die Unfallchirurgie spezialisiert haben, haben unter der Leitung des derzeitigen, bald 70jährigen Chefarztes keine Chance, eine eigene
Abteilung aufzubauen. Höchstqualifizierte Unfallchirurgen
haben deshalb diese Klinik verlassen. Der Chefarzt der chirurgischen Abteilung hat eine große Zahl von Posten, Mandaten
und Ehrenämtern zu verwalten; daher ist seine Zeit begreiflicherweise für die Ausbildung der Ärzte und für die Versorgung
der Patienten begrenzt. Ein Privatpatient (natürlich ist in der
Behandlung kein Unterschied, welchen Verpflegungssatz der
Patient in Anspruch nimmt), der wegen der Folgen eines Unfalls stationär liegt, bekommt innerhalb von fünf Monaten
doch rund ein Dutzendmal den Chefarzt persönlich zu sehen.
Daß dieser selbst kein Unfallchirurg ist, hat er nie verleugnet.
Den Patienten, die wegen eines Unfalls in dieser Klinik aufgenommen und operiert werden, sollte aber zumindest Aufklärung darüber zuteil werden, daß bei notwendigen Folgeopera-
tionen es auch in dieser Stadt einige Kilometer entfernt
Spezialabteilungen eben dieser Universitätsklinik unter Leitung eines anderen Chefarztes gibt, die Unfallverletzte optimal
versorgen. Selbstverständlich gibt es auch in dieser Großstadt
unfallchirurgische Abteilungen in den Städtischen und den
Kreiskrankenhäusern, die teilweise sehr guten Ruf genießen.
Dort wird nicht nur operiert. Dort werden auch die Arztrechnungen korrekt ausgestellt. Mit Erstaunen konnte ein Patient
nämlich feststellen, daß auf der Chefarztrechnung aufgeführt
war, daß an fünf verschiedenen Tagen dem Patienten Fremdkörper unter der Haut operativ entfernt wurden. Eine Rück-
frage ergab, daß doch bei schwer verunfallten Patienten immer
Verletzungen durch Glassplitter, verursacht durch die Auto-
scheibe, vorliegen und diese in den folgenden Tagen und Wochen entfernt werden müssen. Der Patient hatte zwar einen
schweren Unfall erlitten, jedoch nicht einen Autounfall. Da
gab es auch keine Fremdkörper zu entfernen. Interessanterweise erhielt der Patient eine Rechnung darüber, daß er in der
ersten Nacht in der Intensivstation behandelt worden sei. Erstaunlich, daß man von diesem Patienten unmittelbar nach
dem Aufwachen aus der Narkose 100 Mark in bar verlangte,
weil sich eine Sitzwache in der Nacht um den Patienten hatte
kümmern müssen, zumal die Intensivstation belegt war. Richti-

gerweise hat die Krankenkasse die Erstattung des Betrages dieser 100 Mark unter Hinweis auf den einschlägigen Paragraphen der Bundesverpflegungssatzordnung abgelehnt. Anständigerweise hatte die Krankenkasse angenommen, daß der Patient doch auf der Intensivstation gelegen war und somit die extra berechneten 184 Mark bezahlt. Die Berechnung von 100 Mark Sitzwache war daher unzulässig. Auf die Diskrepanz hingewiesen, wurden vom Chefarzt kommentarlos die 100 Mark dem Rechtsanwalt des Patienten zurücküberwiesen. Der Patient hatte also keinen Schaden, die Krankenkasse mußte zusätzlich zum Verpflegungssatz von 458 Mark pro Tag und den Operationen und Narkosen auch die Benutzung der Intensivstation mit 184 Mark begleichen. Das Interesse an der Lektüre der vier Seiten langen Rechnung wurde beim Patienten besonders auch dadurch geweckt, daß er hier erfuhr, er sei nach zwei späteren Operationen wieder zweimal auf der Intensivstation behandelt worden. Diese Behandlungen hatten aber weder der Patient noch dessen Verwandte und Besucher bemerkt. Selbstverständlich wurde auch die „Wahlleistung" des Privatzimmers in Rechnung gestellt, obwohl der Patient angeblich auf der Intensivstation gelegen war. Diese unerlaubte Doppelberechnung konnte die Krankenversicherung nicht bemerken, da das Krankenhaus die Tagessätze mit der Vereinigten Krankenversicherung AG München direkt abrechnete und die Privatliquidation des Chefarztes mit der Berechnung „Intensivmedizinische Überwachung auf Intensivstation 184 Mark" erst drei Monate später an den Patienten gerichtet war.

Überraschend fanden sich auf der Rechnung die Gebührenziffern für zwei intraarterielle Dauertropfinfusionen; die sind in der GOÄ (Gebührenordnung der Ärzte) natürlich viel höher bewertet als die wirklich verabreichten intravenösen Dauertropfinfusionen. An vier Tagen wurde eine über zwölf Stunden dauernde Beatmung des Patienten berechnet, die nicht stattgefunden hatte. Der Chirurg verlangte den höchsten erlaubten Gebührensatz, obwohl er selber fast nie in der Klinik war und selbst nie operierte. Fortbildungspflichten in den USA erklärten wochenlange Abwesenheit.

Sollte dieser Ordinarius solch großzügiges Gebaren bei der Rechnungsstellung auch Beamten gegenüber ausüben, so kann die interessante Frage erörtert werden, wie er es mit der Treuepflicht dem Staat gegenüber hält. Immerhin schädigt er ja dann seinen Arbeitgeber und den Träger der Universität dadurch, daß er beihilfeberechtigten Patienten nicht korrekte Rechnungen ausstellt und der Staat und somit letztlich die Steuerzahler dafür aufkommen müssen.

Die unkorrekte Rechnungsstellung hat nicht den Patienten, sondern die Krankenkasse geschädigt.

Schlimme Zeiten brachen aber für den Patienten aus, als er es wagte, dem Stations- und dem Chefarzt Mißstände mitzuteilen, die das Einschreiten eines Staatsanwaltes gerechtfertigt hätten. Die behandelnden Ärzte hatten nämlich angeordnet, daß dem Patienten wegen der ihn plagenden Schmerzen Morphium injiziert werden solle. Eine Schwester hat ihm dann, entgegen der Anordnung, nicht Opiate, sondern ein harmloses Schmerzmittel injiziert, behauptete aber, es handele sich um die verordnete Injektion (Dipidolor). Dem Patienten lag nicht daran, ein Morphiumpräparat zu bekommen. Doch die verordnenden Ärzte wußten über die fast unerträglichen Schmerzen und hatten deshalb ihre Anordnungen getroffen.

Der Patient bemerkte, daß die Spritze keinerlei Wirkung zeigte. Die Schwester behauptete auf seine Reklamation hin jedoch, sie habe das Morphium injiziert. Der Patient verlangte nun einen Becher für eine Urinprobe und forderte eine Blutentnahme, um vom Staatsanwalt und der Gerichtsmedizin feststellen zu lassen, ob ihm die angegebene Injektion wirklich verabreicht worden sei. Daraufhin fühlte sich die Schwester in die Enge getrieben, brach in Tränen aus und gab zu, daß die verbuchte Morphiumampulle nicht verabreicht wurde. Der Patient gab sich mit der Erklärung zufrieden und verzichtete auf ein Ermittlungsverfahren durch den Staatsanwalt, setzte jedoch den Stationsarzt und den Chefarzt von dem Verhalten der Krankenschwester in Kenntnis. Es lag ja immerhin ein schwerer Verstoß gegen das Betäubungsmittelgesetz vor.

Man könnte nun glauben, daß der Chefarzt und sein Team dies betreten zur Kenntnis nahmen und sich für das Verhalten der Krankenschwester entschuldigten. Genau das Gegenteil war der Fall: Der Professor forderte in lautem Tone den Patienten auf, jedwede Kritik an seiner Abteilung zu unterlassen. Das Vertrauensverhältnis sei dadurch zerstört, und er werde sich bemühen, den kritisierenden Patienten so schnell wie möglich auf eine andere Station zu verlegen.

Als dem Ordinarius der Chirurgie diese Vorgänge auf seiner Privatstation zur Kenntnis gebracht wurden, wollte auch er sofort eine „Strafaktion" starten. Nach dem Verlassen des Krankenzimmers brüllte er seine Mitarbeiter an, daß einem Patienten, der es wage, Kritik an seiner Station zu üben, ab sofort das Einzelzimmer zu entziehen sei. Das Pech für den lautstarken Chef war, daß Besucher im Gang warteten und diese unschönen Äußerungen des Chefarztes hörten.

Man muß also Unkorrektheiten und auch strafbare Handlungen hinnehmen, oder man entzieht dem Patienten seine Rechte.

Im kleinsten Kreiskrankenhaus ist ein Chirurg verpflichtet, innerhalb weniger Stunden dem Wunsch einer anderen Abteilung Folge zu leisten und einen Patienten zu besuchen. In einem Großklinikum funktioniert das nicht. Da kann man – selbst als Privatpatient – erwiesenermaßen 18 Tage auf die Visite eines Chirurgen warten. Die Begründung des professoralen Chefarztvertreters lautet dann, man habe eben keine Zeit; er würde auch nicht mehr verdienen, wenn er öfter operieren würde. Auf die erstaunte Frage des Patienten, ob der operierende Oberarzt und Chefvertreter denn nicht seine Tätigkeit dem Patienten in Rechnung stellen könne, wird diese Frage mit einem klaren „Nein" beantwortet. In dieser bestimmten Klinik gäbe es keinen Honorarpool. Alle Honorare würde der Chefarzt persönlich einschieben. Vielleicht wurde deshalb eine dringend erforderliche Operation am Abend vorher ohne Angabe von Gründen abgesagt? Der Patient mußte dann entlassen werden und sich in einer anderen Klinik der Universität operieren lassen. Vielleicht sogar zu seinem Vorteil, zumal in besagtem Krankenhaus Assistenzärzte ohne Aufsicht Tätigkeiten ausüben, die sie noch nicht beherrschen. Sie haben keine Facharztqualifikation. Obwohl dem Patienten mitzuteilen ist, daß der betreffende Assistenzarzt sich noch in der Facharztausbildung befindet, wird nichts gesagt.

Solch ein Assistenzarzt mag sich wahrscheinlich schon darüber im klaren sein, wann er einen Patienten verpfuscht hat. Er ändert nämlich im Krankenakt die entsprechenden Befunde, allerdings derart dilettantisch, daß selbst ein Student der Medizin in den ersten Semestern den Arztbrief (Bericht an den nachbehandelnden Arzt) als widersprüchlich bezeichnen würde.

Wenn man sich schon in einem Arztbrief Rückendeckung verschaffen will, muß man dazu auch in der Lage sein, Befunde zu übermitteln, die zumindest theoretisch glaubhaft sein können.

Mit dem Versuch, seine eigenen Fehler durch unsinnige, weil einfach medizinisch nicht mögliche Aussagen vertuschen zu wollen, legt sich also der Assistenzarzt selbst die Schlinge um den Hals.

Selbstverständlich wird der Arztbrief auch vom Chefarzt gegengezeichnet, sicherlich zunächst eine gute Entlastung für den Assistenzarzt, aber eine Belastung für den Chef.

SKANDAL IN DER PSYCHIATRIE

Das Fernsehmagazin Praxis machte mit seiner Dokumentation „Notstand Psychiatrie" auf die unzulängliche räumliche und personelle Versorgung psychisch Kranker aufmerksam.

Wenn man bedenkt, daß in vielen Häusern auf 200 bis 300 Patienten ein Psychiater kommt; wenn man bedenkt, daß die pflegerische Betreuung nicht einmal ausreicht, um die notwendigsten Aufgaben der Grundpflege zu erfüllen; wenn man bedenkt, daß die Psychiatrie ein Arbeitsfeld ist, wo menschliche Beziehungen und dauerhafte Kontakte entscheidend wichtig sind, dann kann man ermessen, wie groß der Schaden ist, den die psychisch Kranken bis heute hinnehmen müssen.

Rund 130.000 psychisch kranke Menschen werden in deutschen psychiatrischen Kliniken versorgt, manchmal auch behandelt, wenn eben die Zeit reicht. In der erwähnten Dokumentation berichtet ein Patient stellvertretend für viele, daß innerhalb von zwei Wochen sein Arzt nur einmal eine Viertelstunde Zeit für ihn hatte, obwohl er den Doktor dringend nötig gehabt hätte. Immerhin war er depressiv, mit stark suizidaler Tendenz. Da breitet sich Zorn aus, da werden die Patienten erregt und aggressiv. Und weil kein Ausweg vorhanden ist, werden sie halt „niedergespritzt". Dann „herrscht wenigstens Ruhe" auf der Station.

Doch welch trügerische Ruhe: Tagsüber hängen die Patienten

– schläfrig von der Spritze – auf der Station herum, unfähig, irgend etwas zu tun, wahrzunehmen; schon das Essen bereitet größte Anstrengung. Und wenn es Nacht wird, klingt die Wirkung der Spritze oder der Tabletten langsam ab. Die Patienten werden unruhig und müssen wieder sediert werden – tagaus, tagein.

Kreative Arbeit, Beschäftigungstherapie, künstlerische Therapie, Soziotherapie, Psychotherapie, behutsames Führen und Lenken heraus aus der Krankheit und hinein in die Umwelt: All das und noch viel mehr bleibt auf der Strecke.

Psychiatrische Behandlung ist gleichbedeutend für ein Leben im „Siechenhaus". „Die Menschenrechte machen vor den Türen der Psychiatrie halt", sagte in der *Praxis*-Dokumentation eine Schwesternschülerin, und die befragten Chefärzte psychiatrischer Kliniken bestätigten, daß die Psychiatrie eine Behandlung zweiter Klasse darstellt.[17]

WÜNSCHELRUTE IN DER KURKLINIK

Wer eine Kur macht, muß gesund sein.
MICHEL DE MONTAIGNE

Gemurkst, um bei dem Ausdruck der *Medical Tribune* zu bleiben, wird nicht nur in vielen Universitäts- und Großkliniken. Hier wird mit einer Übertechnisierung und einer Apparatemedizin ein Fall oft nur noch als Computernummer behandelt: hier wird häufig vergessen, daß „der Fall" ein Patient ist, der unter seiner Krankheit leidet und auch einen Ansprechpartner dringend nötig hat.

Gegenteiliges kann man in einer Kurklinik erleben. Zwar nicht gerade in der sagenhaften Fernseh-"Schwarzwaldklinik", sondern etwas hinter dem Schwarzwald in Südwestdeutschland überkamen einen Patienten starke Schmerzen in der linken Bauchseite, die sich dann auf den gesamten Bauch ausbreiteten.

Der Kurarzt und Seniorchef untersuchte den Patienten mit einer Wünschelrute. Er war Anhänger der hier üblichen Naturheilverfahren. Die Wünschelrute schlug über dem Bauch des

46

Patienten aus. Der Kurarzt schloß daraus, daß die Bauchspeicheldrüse erkrankt sei. Drei Tage später aber wurde festgestellt, daß die Bauchspeicheldrüse schon wieder fast normal reagiere. Dann war bald auch schon die Kurzeit des Patienten beendet. Er suchte wegen seiner starken Schmerzen den Hausarzt auf. Der signalisierte höchste Alarmstufe.

Der Patient wurde umgehend operiert. Im Bauch fanden sich zwei Abszeßhöhlen. Die großen Eiteransammlungen konnten in einer lebensrettenden Operation abgesaugt werden.

Die Postbetriebskrankenkasse hatte hier – mit ihren Mitgliedsbeiträgen – einen Kuraufenthalt in einer Klinik bezahlt, in welcher mit unzureichenden Methoden Diagnostik betrieben wird. Sie bezahlte also für ein Mitglied ihrer Krankenkasse sechs Wochen einer sehr sonderbaren Kur und sodann eine lebensrettende Operation. [18]

APPARATEMEDIZIN IN GROSSKLINIKEN

Man kann nicht mehr den Satz vertreten: Das Leben ist des Menschen höchstes Gut. Ein Leben muß lebbar, und der Kranke muß lebensfähig sein.
PROF. PICHLMAIER, CHIRURG

Wachsende Kritik an den Krankenhäusern spiegelt sich nicht nur in der Presse wider. Auch Rundfunk und Fernsehen nehmen sich dieser Themen laufend an.

Im Rundfunk wird sehr oft über die Zustände im Gesundheitswesen berichtet, fast jede Woche befassen sich Fernsehsendungen in den Hauptprogrammen mit skandalösen Zuständen im Medizinbetrieb. Der ORF strahlte im März 1988 die Sendung *Betrifft: Gefährliche Arzneien – Der mißbrauchte Patient* aus, die ARD brachte im April 1988 zur besten Sendezeit *Veto – Wochenendschlampereien im Krankenhaus*, und das Bayerische Fernsehen beschäftigte sich in seiner Sendung *Die Sprechstunde* im Mai 1986 mit dem Thema: *Wie aufgeklärt ist der Patient?*

Der Norddeutsche Rundfunk war ebenfalls im Mai 1986 mit dem Nachmittagsmagazin *NDR 2 Radiotelefon* im Göttinger Universitätsklinikum zu Gast. Einen halben Tag lang stand die Großklinik im Mittelpunkt der Hörfunksendung. Der Norddeutsche Rundfunk unternahm erstmals den Versuch, das Nachmittagsmagazin direkt aus einem Krankenhaus zu übertragen in dem Bemühen, sich ernsthaft mit der Problematik der „Apparatemedizin" auseinanderzusetzen.

Immer wieder bemängelten Patienten und Pflegekräfte, daß die meisten Kliniken mit viel zu wenig Personal ausgestattet seien und daß deshalb für den einzelnen Patienten nicht genügend Zeit bleibe.

„Die Ärzte nehmen sich kaum die Zeit zu erklären, was man eigentlich hat", meinte ein Anrufer aus der Universitätsklinik Göttingen in der Live-Sendung. Ein Pfleger aus einer Hamburger Klinik berichtete, daß in der Nachmittagsschicht auf seiner Station für 26 schwerkranke Patienten nur eine einzige examinierte Pflegekraft und ein Auszubildender eingesetzt wären und daß bis zu sechzig Überstunden im Monat durchaus üblich seien.

„Also, ich stehe auf kleine Krankenhäuser", sagte ein Hörer, der in solchen Kliniken „erstklassig von Mensch zu Mensch behandelt wurde". Der Klinikumspfarrer des Göttinger Universitätsklinikums räumte ein, daß dieses Institut mit seinen 1500 Betten und 5000 Beschäftigten vor allem für Menschen vom Lande „erschlagend" wirke; doch zum Glück gebe es ehrenamtliche Helfer, die neuen Patienten bei der ersten Orientierung an die Hand gingen.

Der stellvertretende ärztliche Direktor des Göttinger Universitätsklinikums: „Die Medizin kann nicht als einzige Institution auf dem Stand der Jahrhundertwende stehenbleiben. Auch Ärzte haben mal einen schlechten Tag. Die menschliche Betreuung im Krankenhaus soll offenbar die fehlende Familie und die fehlende religiöse Bindung mit ersetzen. Damit sind wir häufig echt überfordert".[19]

Die von *Heinz Burghart* moderierte Fernsehsendung *Ärztliche Kunst – Ärztlicher Pfusch?*[20] befaßte sich mit dem Schicksal geschädigter Patienten.

Aus den zum Teil dramatischen Schilderungen (zweimal riefen Bettennachbarn um Hilfe) wurde deutlich, daß dem Geschehen wesentlich auch organisatorische Mängel zugrunde lagen.

Der Patient mit Unterschenkelbruch wurde Freitag abend eingeliefert. Die Nagelung nahm man am Montag vormittag vor.

Eine Patientin hat am Freitag abend leichte Wehen und Fruchtwasserabgang. Samstag und Sonntag verbringt sie unter Dauerinfusion und mit Wehenschreiber. Als sie am Montag Morgen um zwei Uhr vor Schmerzen stöhnt, sagt eine herbeigerufene Schwester, daß sie vor vier Uhr den Arzt nicht holen dürfe. Bei der Kaiserschnitt-Geburt mußte die Patientin dann vom Kreißsaal im dritten Stock-Neubau in den Operations-Saal im ersten Stock-Altbau transportiert werden. Der einzige Lift war zu jenem Zeitpunkt blockiert, weil zu ihm jedermann Zutritt hatte.

Auch wurde die Frage erörtert: Wie steht es mit der Bereitschaft der Ärzte, an der Aufdeckung beziehungsweise Klärung von Kunstfehlern mitzuwirken?

Der geschäftsführende Arzt der Bayerischen Landesärztekammer, *Dr. Frenzel*, verwies in dieser Sendung auf die Schlichtungsstellen, die geschaffen wurden, um die Position der geschädigten Patienten zu erleichtern.

Dem Moderator Heinz Burghart und den Fernsehzuschauern wurde natürlich verschwiegen, daß die Schlichtungsstelle bei der Bayerischen Landesärztekammer von den Beiträgen der Ärzte und von den Haftpflichtversicherern finanziert wird.

Nach Ansicht des langjährigen Gutachters *Prof. Stoffregen* funktioniert der Ausgleich im Schadensfalle auch lediglich dann, wenn sich die Summen in Grenzen halten. Bei höheren Summen oder wenn Folgekosten hinzutreten, sieht es anders aus. Die Haftpflichtversicherer beantragen dann Gutachter, deren Expertise laut Stoffregen in aller Regel nicht zugunsten des Patienten ausgeht.

Über diese Fernsehsendung berichtete der *Praxis-Kurier*[21] sachlich neutral und emotionslos. Mit polemischen Angriffen reagierte dagegen das *Deutsche Ärzteblatt*. Das ist das offizielle Publikationsorgan der Bundesärztekammer und der Kassenärztlichen Bundesvereinigung. Die Sendung ging dem Herausgeber dieser Pflichtlektüre für die deutschen Ärzte anscheinend so nahe, daß die Kritik an dieser Sendung auf „Seite Eins" abgedruckt wurde: „ Der Titel dieser Sendung *Ärztliche Kunst – ärztlicher Pfusch?* muß mit Entschiedenheit beanstandet werden. Die Ärzte haben zumindest ein Anrecht darauf, daß von der Regel und nicht von der Ausnahme ausgegangen wird. Die Regel: das ist ohne jeden Zweifel der in Diagnostik und Therapie erfolgreiche ärztliche Einsatz zum Wohl des Patienten. Die Ausnahme: das ist die ärztliche Fehlleistung zu seinem Schaden. Zielscheibe blieben die Ärzte, auf die sich überdies ein gutachtender Arztkollege und ein auf Patientenschutz spezialisierter Rechtsanwalt so einschossen, daß ein Sprecher der Landesärztekammer Mühe hatte, auch nur die anerkannt unparteiisch funktionierende bayerische Schlichtungsstelle ins Gespräch zu bringen. Der Behauptung, die Ärzte seien an der Aufklärung von Irrtümern und Fehlleistungen überhaupt nicht interessiert, konnte er sich nur schwer erwehren. Diese Fernsehsendung aus München hat erneut erkennen lassen, wie dubios das Unterfangen ist, ärztliches Verhalten beziehungsweise Fehlverhalten aus der Sicht einzelner Laien abgrenzen und beurteilen zu wollen."[22]

Das *Deutsche Ärzteblatt* bezeichnet also eine hervorragend moderierte Sendung, bei der neben den Geschädigten ein Arzt, ein Rechtsanwalt und der Geschäftsführer der Bayerischen Landesärztekammer mitwirkten, als dubioses Unterfangen. Autoritär wird behauptet, daß die Bayerische Schlichtungsstelle „anerkannt unparteiisch funktioniere". Über die Schlichtungsstellen wird an späterer Stelle ausführlich zu berichten sein.

WOCHENENDSCHLAMPEREIEN IM KRANKENHAUS

Eine weitere Fernsehsendung aus München befaßte sich mit dem Medizinbetrieb am Wochende. Verwandte von zu Tode gebrachten Patienten schilderten die Wochenendschlampereien. Ein Anwalt, der Präsident der Bundesärztekammer, der Justitiar der Krankenhausgesellschaft und ein Politiker nahmen an der Diskussion teil.

Ein Fallbeispiel: Am 17. Juni 1982 bekam ein 18jähriger plötzlich Leibschmerzen. Am Tag darauf verschlechterte sich sein Zustand. Der Junge wurde in ein Krankenhaus gebracht, dort wurde eine Blinddarmentzündung festgestellt. Es war ein Freitag. Der junge Mann hatte Fieber und enorme Schmerzen. Der Arzt verordnete Eisbeutel. Am Samstag erschien ein Oberarzt: am Montag werde operiert ... Das ganze Wochenende über wurde keine einzige Untersuchung vorgenommen. Am Montag wurde endlich der längst durchgebrochene Blinddarm operiert. Und vier Tage später verstarb der Patient an den Folgen des Blinddarmdurchbruchs.

Oder: Am Pfingstsamstag 1987 verblutete eine Patientin im Krankenhaus München-Bogenhausen auf der Wachstation. Die Infusionskanüle war aus dem Arm gerutscht, aber die Hände waren angebunden, daher konnte die Patientin nicht zur Klingel greifen. Das Krankenhaus versuchte, die Ansprüche damit abzuwehren, daß fünf verschiedene Personen für die Überwachung der Patientin zuständig gewesen seien und daß eventuell das Überwachungsgerät defekt gewesen sei. Das Krankenhaus sieht kein Organisationsverschulden.

Kurz vor Weihnachten erwartete eine Frau ihr drittes Kind. Die Frau war zu einer Kontrolluntersuchung in der Klinik. Dort wurde ihr eröffnet, daß man sie da behalten und die Geburt einleiten wolle. Durch die künstliche Einleitung kam es zu einem Gebärmutterriß. Mutter und Kind schwebten in höchster Lebensgefahr, die Gebärmutter mußte durch eine Notoperation entfernt werden, das Kind wurde operativ lebend entbunden. Nach wochenlangem Krankenhausaufenthalt wurden Mutter und Kind entlassen. Erst dabei teilte man ihr mit, daß das Kind vermutlich einen Geburtsschaden erlitten habe und geistig behindert bleiben werde.
Ursache des Gebärmutterrisses war eine medizinisch nicht indizierte Geburtseinleitung. Die Geburt war so früh eingeleitet worden, weil Weihnachten vor der Türe stand.

Über zwei behinderte Kinder, eine Zwillingsgeburt, berichtete eine Mutter. Die Frau wurde mit einem Rettungswagen an einem Sonntag um vier Uhr früh in eine Klinik gebracht: mit Wehen im Abstand von zwei Minuten. Die Anmeldung in der Klinik war nicht besetzt. Also mußte die Patientin in der Halle eine dreiviertel Stunde lang warten – bei voll eingetretener Wehentätigkeit. Obwohl bekannt war, daß die Frau Zwillinge erwartete, wurde dann nur ein Kind mit dem Wehenschreiber überwacht. Dabei stellte man ein bedrohliches Absinken der Herzfrequenz fest. Die Mutter bemerkte, daß die Herztöne aussetzten. Sie rief nach der im Nebenraum sitzenden Schwester. Diese las. Ohne nach der Patientin zu sehen, erklärte sie, der Chefarzt habe doch erst gestern eine Zwillingsentbindung durchgeführt und müsse jetzt schlafen. Das Abfallen der Herztöne habe mit den Wehen zu tun. Erst als um 5.30 Uhr keine Herztöne mehr hörbar waren, wurde der Chefarzt des Krankenhauses gerufen. Die Zwillinge wurden durch Kaiserschnitt entbunden und der Mutter als gesunde Kinder mit nach Hause gegeben. Erst nach über zwei Jahren wurde festgestellt, daß beide Kinder Spastiker, gehörlos und zu hundert Prozent behindert sind.

Am Sonntag, 6. Juli 1986, wurde ein 14jähriges Mädchen mit einer weder lebens- noch gesundheitsbedrohenden leichten Überdosierung von Beruhungsmitteln in ein Krankenhaus gebracht. Ein junger Arzt nahm eine Magenspülung vor. Eine halbe Stunde später war das Mädchen tot.
Spätere Gutachten stellten fest, daß die Magenspülung unnötig gewesen war und viel zu lange ausgeführt wurde. Der Arzt hatte die Speise- mit der Luftröhre verwechselt und das junge Mädchen gewaltsam ertränkt. Es dauerte monatelang, bis das Krankenhaus die Adresse des Arztes bekanntgab.

Dr. Jörg Hoppe, Vorsitzender des Marburger Bundes, nahm an der Diskussion nicht teil. Sein Statement wurde in die Sendung eingeblendet: „Aus der Arbeit der Gutachterkommissionen bei den Landesärztekammern wissen wir, daß sich mehr Patienten über Wochenendtage beklagen als über andere Arbeitstage. Das ist auch verständlich, weil am Wochenende wesentlich weniger Personal wesentlich mehr leisten muß."
Dr. Becker, Bundestagsabgeordneter in der Diskussion: „Das hängt damit zusammen, daß die Personalsituation an den Wochenenden angespannt ist. Eine künftige Verkürzung der Arbeitszeit wird das Krankenhaus vor noch mehr Probleme stellen."
Dr. Karsten Vilmar, Präsident der Bundesärztekammer: „Die

Arbeitszeitregelung läßt es einfach nicht zu, an sieben Tagen der Woche eine volle Besetzung im Krankenhaus zu haben. Es wird in Zukunft Probleme geben, die nicht lösbar sind. Ein Betrieb läßt sich wochentags nur dann aufrechterhalten, wenn am Wochenende ausgedünnt wird. Das kann natürlich nicht entschuldigen, daß dann im Einzelfall etwas passiert. Aber man kann nicht sieben Tage in der Woche Maximalversorgung haben und gleichzeitig Kostendämpfung oder Kostensenkung durchführen. Jeder einzelne Krankenhausträger hat in seinem Haus das Organisationsrecht. Mit dem vorhandenen Stellenplan – mehr wird von den Krankenkassen nicht genehmigt – ist eine Maximalbesetzung sieben Tage rund um die Uhr nicht zu gewährleisten, weil tarifrechtliche, arbeitsvertragsrechtliche und arbeitsgerichtliche Entscheidungen dem entgegenstehen. Es ist eine politische Entscheidung, wieviel uns unser Gesundheitswesen wert ist."

Dr. Georg Meinecke, Rechtsanwalt: „ Der Strom der Patienten, seien es Verunfallte oder Kranke, kann nicht am Freitag wie ein Fließband zum Stillstand gebracht werden. Andere Dienstleistungsbetriebe, die weit geringeren Rechtsgütern als der Gesundheit dienen – zum Beispiel die Bundesbahn, die Hotellerie, Gaststätten, Schwimmbäder, Sportplätze – all das, was für das Vergnügen da ist, funktioniert am Wochenende. Es gibt keinen Bundesbahnnotdienst oder einen Notdienst in Hotels oder am Fußballplatz. Da funktioniert das am Wochenende genauso oder noch besser. Das erwartet ein Patientenanwalt aber auch für die Patienten und für die Allgemeinheit. Es kann kein Verständnis dafür geben, daß die Krankenhäuser wegen personeller Unterbesetzung an Wochenenden zu tödlichen Patientenfallen werden können." [23]

Wie bei der früheren Sendung *Ärztliche Kunst – Ärztlicher Pfusch?* reagierte die offizielle ärztliche Standespresse sofort. Der Verfasser der Kritik im *Deutschen Ärzteblatt* „Seite Eins" ist nicht genannt. Im *Bayerischen Ärzteblatt*, herausgegeben von der Bayerischen Landesärztekammer und der Kassenärztlichen Vereinigung Bayerns, schreibt Prof. Sewering, Präsident der Landesärztekammer und Vorstand der Kassenärztlichen Vereinigung, wie zahlreiche Standesfürsten mit der Bewältigung seiner NS-Vergangenheit beschäftigt [24], man habe in der Sendung bemerkt, daß das Thema nicht differenziert, sondern leider verallgemeinernd und einseitig behandelt werden sollte. Der Bayerische Rundfunk hätte keine Mühe und kein Geld gescheut, „Opfer der Wochenendschlamperei" aus der ganzen Bundesrepublik herbeizuholen. Die Diskussionsteilnehmer an der anderen Seite des Tisches, der Präsident der Bundesärztekammer *Dr. Vilmar*, der Abgeordnete des Deutschen Bundestages und Arzt *Dr. Becker* und der Justitiar der Deutschen Krankenhausgesellschaft *Robbers* seien vom Moderator *Burghart* wie von einem Staatsanwalt zur Stellungnahme aufgerufen worden. [25] Im Leser-Forum einer Ärztelektüre beklagt der Standesfürst *Prof. Sewering* unter der Überschrift *TV-Dresche: Der Moderator wollte uns doch anklagen!* das Fazit für den Zuschauer dieser Fernsehsendung: Der Kläger und sein Anwalt haben recht . . . Kein Zweifel, der Moderator wollte anklagen. Man muß aber leider zugeben, daß er bei seinen Gesprächspartnern leichtes Spiel hatte. [26]

KRANKHEITEN HÄUFIG DURCH ÄRZTE VERURSACHT

Viele Krankheiten gäbe es nicht, wenn es keine Ärzte gäbe.
CHRISTIAN ZIMMERMANN, ANÄSTHESIST,
PRÄSIDENT DES ALLGEMEINEN PATIENTEN-VERBANDES

Für Ärzte und Wissenschaftler war das Ergebnis einer kürzlich erschienenen Schweizer Studie nicht überraschend. Es wurden alle während eines Jahres aufgetretenen iatrogenen Krankheiten registriert. Iatrogene (wörtlich übersetzt: durch den Arzt bedingte) Krankheiten sind durch diagnostische oder therapeutische medizinische Maßnahmen hervorgerufene Krankheiten.
Bei 70 Prozent aller Patienten, die im Laufe eines Jahres stationär behandelt werden, ist mit solchen iatrogenen Krankheiten zu rechnen. Rund zwei Drittel dieser Gesundheitsstörungen werden im Krankenhaus verursacht, ein Drittel durch Maßnahmen der Hausärzte. Bei 4,2 Prozent dieser Patienten halten die Autoren es nicht für ausgeschlossen, daß der Tod durch Krankheiten verursacht wurde, die erst durch ärztliche Medikation entstanden waren.

Die häufigsten waren Hauterkrankungen durch Medikamente, Harnwegsinfekte bei Dauerkatheterträgern und Vergiftungen durch Herzmedikamente, vor allem durch Digitalis. [27]

Auch in anderen Ländern wurden derartige Untersuchungen über iatrogene Krankheiten durchgeführt; die Schweizer veröffentlichten ihre Arbeit, um die Ärzte auf dieses Problem aufmerksam zu machen und sie zur Selbstkontrolle anzuregen.

Diese Studie war auch für die Tagespresse von so großer Bedeutung, daß die Süddeutsche Zeitung auf der ersten Seite mit der Überschrift „Jeder sechste erleidet Schäden durch ärztliche Behandlung" ihre Leser informierte. [28]

DER TOD LAUERT IN DEN KRANKENHÄUSERN

Wenn Ärzte an die Wiederkehr der Toten glaubten,
würden sie ihren Beruf schleunigst wechseln.
                    MARKUS M. RONNER

Der Tod lauert in Krankenhäusern. Dieser Titel stand über einem nur 19 Zeilen kurzen Aufsatz in einer viel gelesenen medizinischen Zeitschrift.

In den Krankenhäusern der Bundesrepublik sterben jährlich zwischen 15.000 und 30.000 Patienten an Infektionen, die sie erst in den Krankenhäusern bekommen haben. Dies berichtet der Leiter des Hygiene-Institutes der Universität Münster. Die erschreckende Zahl der Todesfälle, so betonte der Wissenschaftler, sei aber keine Folge von Nachlässigkeit des Krankenhauspersonals. Meist handele es sich bei den im Krankenhaus erworbenen Infektionskrankheiten um unvermeidbare Ansteckungen. [29]

Krank durchs Krankenhaus. So lautete eine Überschrift in der gleichen Fachzeitschrift. Den Patienten drohen da zusätzlich Gefahren: Jährlich werden in den Kliniken eine Million „erworbene" Krankheiten registriert, die nichts mit dem ursprünglichen Grund der Einweisung zu tun haben. Auf dieses Risiko haben Fachärzte der Laboratoriumsmedizin in Frankfurt während eines Kongresses hingewiesen. Für die erworbenen Krankheiten auf den Stationen sind unter anderem Pilze, Parasiten und Viren die Ursache. [30]

Ähnliche Zahlen veröffentlichte die *Süddeutsche Zeitung*, wenn auch nur in einem relativ kleinen Bericht: „Katastrophaler Hygienemangel in Krankenhäusern".

Hochrechnungen zufolge infizieren sich jedes Jahr in der Bundesrepublik 80.0000 von elf bis zwölf Millionen stationär behandelten Patienten im Krankenhaus. 40.000 von ihnen sterben daran. In der Statistik der Todesursachen nimmt die Infizierung im Krankenhaus damit den fünften Rang ein.

Bei sehr guter Betreuung ließe sich die Zahl der Krankenhausinfektionen um 70 Prozent vermindern. Diese Ansicht äußerte Thomas Eikmann, Leiter des erst kürzlich am Aachener Klinikum eingerichteten „Zentralbereichs für Krankenhaushygiene". Auf die Frage, ob das gravierende Ausmaß der Krankenhausinfektionen auf Schlamperei zurückzuführen sei, antwortete er: „Schlamperei würde ich das nicht nennen, eher Nichtwissen. Es gibt erhebliche Wissenslücken. Die versuchen wir aufzufüllen." Als Beispiele nannte er präzise Anweisungen für den richtigen Umgang mit Kathetern, die sorgfältige Ausführung von Venenpunktionen und die systematische Überwachung technischer Einrichtungen wie der Klimaanlage. [31]

In den 3100 Kliniken in der BRD werden in 674.000 Betten jährlich ca. 13 Millionen Patienten behandelt.

Krankenhausinfektionen haben sich zu einem der großen Probleme der zeitgenössischen Medizin entwickelt. In den USA sterben heute jährlich mehr Menschen an solchen nosokomialen Infektionen (80.000) als an Verkehrsunfällen (49.000).

Nach einer Studie der Weltgesundheitsorganisation (WHO) in Genf, an der zwischen 1983 und 1985 in 14 Ländern 55 Krankenhäuser beteiligt waren, liegt die durchschnittliche Infektionsrate bei 8,4 Prozent, mit Schwankungen je nach Land zwischen 3,1 und 20,7 Prozent.

Trotz Kenntnis der hohen Infektionsraten hat sich jedoch, wie der WHO-Experte *Dr. Wahba* betont, kaum eine Besserung erzielen lassen. Als Gründe führt er an, daß die Bekämpfung entweder gar nicht oder nur mit unwirksamen Mitteln durchgeführt wird.

Nach Darstellung des Freiburger Klinikhygienikers *Prof. Dr.*

Daschner ergaben Untersuchungen an etwa 100.000 Patienten in der Bundesrepublik eine durchschnittliche Infektionsrate von 4 bis 8 Prozent. Auf Intensivstationen beträgt die Infektionsrate zirka 30 Prozent.

In der Bundesrepublik Deutschland erwirbt somit jeder zwanzigste Patient und auf Intensivstationen sogar jeder fünfte Patient eine Krankenhausinfektion. Damit erleiden 500.000 bis 800.000 Menschen jährlich nosokomiale Infektionen. Die Kosten dafür betragen nach der Hochrechnung eines Gutachtens für das Bundessozialministerium etwa 259 Millionen Mark im Jahr.

Eine Studie in den USA hat ergeben, daß mit einem gezielten Kontrollprogramm die Häufigkeit der wichtigsten Krankenhausinfektionen um 27 bis 35 Prozent gesenkt werden kann. In Kliniken ohne ein solches Programm steigt dagegen die Zahl der hausgemachten Infektionen weiter an.

Die postoperative Infektion ist „der wesentliche limitierende Faktor des Fortschrittes in der Chirurgie". Die meisten rein operationstechnischen Probleme scheinen gelöst, immer ausgedehntere Eingriffe, auch an vorgeschädigten und älteren Patienten, sind möglich.

„Dagegen ist die Infektion nach einer Operation eine Katastrophe, die nicht selten die gesamten Bemühungen der Operationsvorbereitung, der ausgefeilten Operationstechnik und der intensivmedizinischen Nachsorge in Frage stellt." Der Hamburger Chirurg *Dr. Wittmann* belegt dies mit Zahlen, die auf internationalen Statistiken beruhen:

- Nach 4,7 bis 13,6 Prozent der operativen Eingriffe treten Wundinfektionen auf
- Lungeninfektionen wurden nach bauchchirurgischen Eingriffen in 8,2 Prozent der Fälle festgestellt
- Über Harnwegsinfektionen schwanken die Angaben zwischen 10 und 39 Prozent
- Insgesamt 30 Prozent der Todesfälle in der Chirurgie sind auf postoperative Infektionen zurückzuführen, in der Neurochirurgie sogar 41 Prozent.

Bei einer Oberschenkelfraktur steigen die Rentenkosten um 500 Prozent, falls eine Infektion auftritt.

Zusatzkosten für die Wundinfektionen: 250 bis 500 Millionen Mark jährlich. [32]

Die Universität Marburg kam in einer Studie zu dem Ergebnis, daß jeder achte Patient nach einer Operation eine Infektion bekomme. Diese Infektionen verlängern den Krankenhausaufenthalt von 7,8 auf durchschnittlich 26,2 Tage und sind somit ein erheblicher Kostenfaktor. [33]

Bei „sauberen" Eingriffen, also der Operation eines Leistenbruches oder einer Kropfoperation, ergab sich eine Wundinfektionsrate von 4,5 Prozent. Bei Eingriffen mit Eröffnung des oberen Bauchraumes stieg die Quote auf 8,1 Prozent an, bei Darmoperationen sogar auf 13,5 Prozent. Bei Durchbrüchen von Hohlorganen (z.B. Gallenblase) wurde ein Wert von 42,5 Prozent ermittelt.

Privatdozent *Dr. Horeyseck* von der Universität Marburg stellt fest, daß sich die Hoffnungen auf eine infektionsfreie Operation bei weitem noch nicht erfüllt haben. Während der vergangenen zwanzig Jahre war kein Rückgang der Häufigkeit von Wundinfektionen festzustellen.

Neben der physischen und psychischen Belastung der Patienten ergeben sich als Folge der Komplikationen direkte Mehrkosten von 6.500 Mark pro Patient durch die zeitlich verlängerten stationären Aufenthalte. In diese Rechnung sind Einkommens- und Produktionsminderung noch nicht einmal eingegangen. Somit stellt die Wundinfektion einen beträchtlichen volkswirtschaftlichen Faktor dar, der während der viermonatigen Untersuchungsdauer an einer einzigen mittelgroßen Klinik mit knapp 600.000 Mark zusätzlicher Pflegekosten beziffert werden muß. [34]

Die sträfliche Vernachlässigung der Hygienevorschriften in deutschen Kliniken führt dazu, daß jährlich etwa 600.000 Patienten im Krankenhaus an einer Infektionskrankheit erkranken. Wegen des geschwächten Organismus müsse jeder fünfte bis zehnte Patient an den Folgen einer solchen Infektion sterben.

Diese Zahlen nannten in Marburg Hygiene-Fachleute als Ergebnis einer Hochrechnung zum Auftakt des 3. Internationalen Kongresses über angewandte Krankenhaushygiene. Für die Therapie dieser Krankenhausinfektionen müssen die Krankenkassen im Jahr zwei Millionen Tagessätze an zusätzlichen Heilungskosten aufbringen. Mehr als 90 Prozent aller

Kliniken würden aus Kostengründen nicht über eine hauptamtliche Hygienefachkraft verfügen, kritisierte *Prof. Knoll*, Universität Marburg.[35]

Erstaunlich lange dauerte es, bis die in Medizinerkreisen allgemein tolerierten skandalösen Zustände einer breiten Öffentlichkeit bekannt wurden. *DER SPIEGEL* berichtete über Infektionen in der Klinik in seiner Titelgeschichte „Krank durchs Krankenhaus" erst im Mai 1988 mit der gleichen Überschrift wie die Ärztelektüre *Der Kassenarzt* im Jahre 1987. *DER SPIEGEL* veröffentlicht in dem einwandfrei recherchierten, wissenschaftlich fundierten Bericht das bekanntgewordene Zahlenmaterial: es wird eher zu nieder als zu hoch wiedergegeben. In den 3100 westdeutschen Krankenhäusern ziehen sich 500.000 bis 800.000 Patienten jährlich eine Zweitkrankheit zu, bis zu 13.000 Patienten sterben an der Todesursache „Krankenhausinfektionen" mehr Menschen, als durch Verkehrsunfälle umkommen.

Als Wundinfektion nach Operationen, als Blasen-, Lungenoder Hautentzündung befällt das unerwartete Übel den Krankenhauspatienten, der sich laienhaft unter „Infektion" nur so etwas wie Grippe oder Masern vorstellt. Daß die Entfernung eines Blinddarms eine folgenschwere Bauchfellentzündung nach sich ziehen kann, daß über Harnkatheter und künstliche Venenzugänge Bakterien in den Körper vordringen können, ahnt kaum jemand. Doch aktuelle Beispielfälle aus westdeutschen Anwaltspraxen beweisen es:

Ein Reutlinger Rentner erlitt nach einer bakteriellen Infektion, die sich über eine Dauerkanüle in der Vene ausgebreitet hatte, eine vorübergehende Querschnittslähmung mit Langzeitschäden.

In einem süddeutschen Krankenhaus zog sich ein junger Mann eine tödliche Infektion zu, der nach einer Bandscheibenoperation mit noch offener Wunde gebadet worden war. Ein Jodzusatz, hatte der Arzt gemeint, mache das Wasser keimfrei.

Ein 72jähriger Münchner Studienrat starb an einer allgemeinen Vereiterung, die er sich als Folge einer Hüftgelenksentzündung zugezogen hatte.

Unter dem Stichwort „Barmbeker Krankenhaus-Skandal" geriet eine Serie von schweren ärztlichen Versäumnissen Anfang der achtziger Jahre in die Schlagzeile: Dutzende von Patienten hatten am Hamburger Allgemeinen Krankenhaus Barmbek nach orthopädischen Eingriffen schwere und schwerste Infektionen erlitten – vom Rollstuhl aus kämpften einige von ihnen auf dem Hamburger Rathausmarkt um ihr Recht.

Als ärztliche Kardinalfehler, die sich direkt auf die Wundheilung auswirken können, gelten immer noch mangelhaftes Händewaschen und ungenügende Desinfektion der Hände, schlechte Operationstechnik, bei der das Gewebe zusätzlich geschädigt und damit für Infektion anfälliger wird, falsche Prophylaxe und Therapie mit Antibiotika sowie ungenügende Disziplin im Operationssaal.

Die viel verdächtigte Klimaanlage, der Fußboden oder gar die anatolische Putzfrau spielen die geringste Rolle. Nur etwa zehn Prozent aller von außen verursachten Hospitalinfektionen gehen auf solche Quellen zurück.

Die empfindsame Psyche der Chirurgen ist offenbar das größte Hindernis bei der Einführung wirksamer Infektionskontrollprogramme, wie sie in den USA oder in Schweden praktiziert werden: Eine Infektion als Folge ihres Eingriffs wird von den elitebewußten Medizinern als persönlicher Makel empfunden.

Die Ärzte, als Anfänger meist erst von der Stationsschwester in die Regeln der Hygiene eingewiesen, waschen sich „deutlich seltener und schlechter die Hände als das Pflegepersonal". Nur etwa jede zehnte Schwester hatte, nach einer Studie an amerikanischen Kliniken, Bakterien aus dem Stuhl an den Händen; die potentiellen Krankheitserreger fanden sich jedoch bei 42 Prozent der untersuchten Ärzte. Andere Hände-Tests, beispielsweise am Freiburger Klinikum, bestätigten diese Erfahrungen.

Der Freiburger *Professor Daschner*, gleichsam der Hygiene-Papst im Lande, scheut sich nicht, die Kollegen auch mal zu schocken. Er berichtete auf der Frankfurter Tagung über Hygiene-Forschung im stillen Örtchen: Keimproben von 3200 Klo-Brillen, ob in Krankenhäusern, in Büros oder an Autobahnen, ergaben nur geringe bakterielle Verschmutzungen: An 5,2 Prozent der Toiletten hafteten unappetitliche Bakterien. „Man kann sich ruhig auf jedes deutsche Klo setzen," formulierte es überspitzt ein Hygieniker, „aber man sollte sehr vorsichtig sein, einem deutschen Doktor die Hand zu geben." [36]

Mit den schmutzigen Händen eines Arztes und der dadurch entstandenen Infektion nach einer Spritze in das Ellenbogengelenk mußte sich ein Oberlandesgericht befassen.

Nachdem ein Chirurg die Injektionsnadel tief eingeführt hatte, löste sich die Nadel von der Spritze. Der Arzt zog die Nadel aus dem Arm heraus und befestigte sie wieder. Die Beweisaufnahme hat ergeben, daß der Chirurg nach der Untersuchung zweier anderer Patienten die Injektion im Bereich des Ellenbogens vorgenommen hat, ohne zuvor seine Hände desinfiziert zu haben. Bei ärztlichen Eingriffen, zu denen auch Injektionen gehören, ist eine gründliche Desinfektion eine der unerlässlichen Vorbereitungsmaßnahmen vor dem Hintergrund der bekannten Infektionsgefahren. Hauptaufgabengebiete der Desinfektion sind die Desinfektion der Hände des behandelnden Arztes und die Desinfektion des Eingriffsfeldes. Versäumnisse des Arztes in bezug auf die Desinfektion seiner Hände vor einer Injektion stellen einen Verstoß gegen elementare Behandlungsregeln, einen groben Behandlungsfehler dar. [37]

Im Nachbarland Holland sterben sechs Prozent aller Menschen, die im Krankenhaus den Tod finden, an einer Krankenhausinfektion. Nach den Ergebnissen einer Utrechter Studie besteht die größte Wahrscheinlichkeit, sich zu infizieren, auf den Stationen der Inneren Medizin, der Chirurgie und der Intensivmedizin. Nach einem Bericht des „NRC Handelsblad" hat sich an der Lage vieler niederländischer Kliniken, in denen Ärzte häufig mit verunreinigten Nadeln arbeiteten, bisher kaum etwas geändert. Ergebnisse einer Klinikinspektion der Gesundheitsbehörde hätten gezeigt, daß manche Sterilisiergeräte eine Temperatur von höchstens dreißig Grad entwickelten. [38]

HAFTUNGSGRÜNDE

Nur die Ärzte können uns umbringen und bringen uns um, ohne Furcht und ruhigen Fußes, ohne ein anderes Schwert zu zücken als das des Rezeptes.
MIGUEL DE CERVANTES

Um die Prinzipien des Arzthaftungsprozesses zu verstehen, muß erklärt werden, worauf sich ein Haftungsanspruch gründet.

Gleich vorweg sei klargestellt, daß die kommenden Ausführungen sich auf einen Zivilprozeß beziehen. Vielen Patienten und auch Ärzten ist der Unterschied zwischen Strafrecht und Zivilrecht nicht klar. So meinen viele, daß eine strafrechtliche Verurteilung des Arztes Einfluß auf die Höhe des zu erwartenden Schmerzensgeldes habe. Andererseits glauben wieder Ärzte, wenn gegen sie ein Zivilprozeß geführt wird, daß sie auch eine Strafe zu befürchten haben.

In erster Linie geht es doch dem Patienten um Wiedergutmachung – dies ist jetzt juristisch gemeint – des erlittenen Schadens. Er will Schmerzensgeld, eine Rente, eine Entschädigung für seine Aufwendungen. Der körperliche Schaden kann in den meisten Fällen leider nicht wieder gutgemacht werden, also muß eine Entschädigung in Geld bezahlt werden. Diese Ansprüche setzt man im Zivilprozeß durch.

Im Strafprozeß wird der Arzt zu einer bestimmten Strafe, sei es nun Gefängnis oder eine Geldstrafe, verurteilt, der betroffene Patient hat davon aber keinen Vorteil außer der Genugtuung, daß das ihm zugefügte Unrecht eventuell gesühnt wurde. Der Strafprozeß hat also mit dem Zivilprozeß nichts zu tun. Die Höhe der zivilrechtlichen Entschädigung hat keinerlei Auswirkung auf das Strafmaß in einem Strafprozeß. Was taktisch klüger ist, also die Einleitung eines Strafprozesses oder die Einleitung eines Zivilprozesses, hängt vom jeweiligen Fall ab.

Welche Haftungsgründe kommen in Frage?

Es gibt in Deutschland zwei zivilrechtliche Haftungsgrundlagen:

1. Anspruch aus unerlaubter Handlung (§ 823 BGB). Dieser

Anspruch verjährt in drei Jahren (§ 852 BGB). Vor allem dieser deliktische Anspruch besitzt wegen des Schmerzensgeldanspruches große Bedeutung (§ 847 BGB).

2. Schuldhafte Verletzung des Behandlungsvertrages durch den Arzt. Dieser Anspruch verjährt in 30 Jahren.

Der vertragliche Anspruch basiert auf einer sogenannten positiven Vertragsverletzung des zwischen Arzt und Patienten abgeschlossenen Dienstvertrages. Der Abschluß dieses Dienstvertrages kommt automatisch zustande, wenn der Patient sich in die Behandlung eines Arztes oder eines Krankenhauses begibt, auch wenn niemals ein Vertrag unterschrieben wurde. In der früheren Rechtsprechung wurde unterschieden, ob der Vertrag ein Dienstvertrag (§ 611 BGB) oder ein Werkvertrag (§ 631 BGB) ist. Diese Unterscheidung hat in der neuen Rechtsprechung keine wesentliche Bedeutung mehr. Beim Dienstvertrag verpflichtet sich der Vertragspartner, also der Arzt, seine Dienste zur Verfügung zu stellen, beim Werkvertrag verpflichtet sich der Vertragspartner, eine bestimmte Leistung zu erbringen. Eingangs war die Rede von einem Handwerker, welcher ein Fernsehgerät mangelhaft reparierte. Hier handelt es sich um einen Werkvertrag: Der Kunde wollte nicht die Dienste des Handwerkers in Anspruch nehmen, sondern hat den Auftrag gegeben, daß das Fernsehgerät wieder funktionieren müsse. Wenn das Fernsehgerät nicht funktioniert, hat der Handwerker seinen Werkvertrag nicht erfüllt. Der Werkvertrag kann (es gibt einige Ausnahmen) nicht auf den Medizinbetrieb angewendet werden, da prinzipiell ein Arzt nicht den Erfolg einer Behandlung garantieren kann, etwa bei einem Krebskranken.

Ganz grundsätzlich besteht also keine Verpflichtung des Arztes zur Herstellung eines werkvertraglichen Erfolges, sondern allenfalls zum Tätigwerden.

Was schuldet der Arzt nun aus diesem Vertrag? Oder andersherum gefragt, welche Verpflichtungen kann er mit der Folge der Schadenersatzpflicht verletzen?

Aus dem Behandlungsvertrag ergeben sich für jeden Arzt vier Verpflichtungen:

– Sachgerechte ärztliche Verrichtung

- Aufklärung über Umfang und Risiken der Behandlung
- Dokumentationspflicht
- Wirtschaftliche Beratungspflicht

Die Haftungsgründe sind in Österreich die gleichen wie in Deutschland. Anspruchsgrundlage ist § 1295 und § 1325 ABGB. Es wird nicht zwischen vertraglicher und deliktischer Haftung unterschieden.

KUNSTFEHLER ODER SORGFALTSPFLICHTVERLETZUNG?

Bei der sachgerechten ärztlichen Verrichtung kann unterschieden werden in
● Kunstfehler und
● allgemeine Sorgfaltspflichtverletzung.
Der Begriff des ärztlichen Kunstfehlers ist dem Gesetz nicht bekannt und wird auch in der juristischen Literatur uneinheitlich verwendet. Es kann sich um ein Tun oder Unterlassen handeln, also um die Vornahme eines nicht richtigen Eingriffs oder um die Nichtvornahme eines notwendigen Eingriffs. Unrichtige Entscheidungen des Arztes kommen genauso in Betracht wie Fehlverhalten bei der Diagnose oder bei der Behandlung.
Die Rechtsprechung versteht nach wie vor den Kunstfehler als einen Verstoß gegen die allgemein anerkannten Grundsätze der ärztlichen Wissenschaft. Der Kunstfehler, auch Berufsfehler genannt, stellt ein Abweichen von allgemein üblichen Behandlungsformen dar.
In einer großen Zahl von Entscheidungen hat die Rechtsprechung den Rahmen für die ärztliche Sorgfaltspflicht abgesteckt, die zu jedem Zeitpunkt der Heilbehandlung gilt. Typische Behandlungsfehler der einzelnen Facharztgebiete werden anhand von meist letztinstanzlichen Urteilen in den beiden folgenden Kapiteln dargelegt.
Mit dem **Begriff der Verletzung der ärztlichen Sorgfaltspflicht** werden viele menschliche und organisatorische Fehlleistungen erfaßt, insbesondere in den Fällen, wo die ärztliche Maßnahme nicht einen typischen Kunstfehler beinhaltet.

64

Die Rechtsordnung fordert von jedem Arzt grundsätzlich diejenige Sorgfalt, die man von einem ordentlichen, pflichtbewußten Durchschnittsarzt erwartet (§ 276 BGB). Im Zivilrecht wird also interessanterweise abweichend vom Strafrecht kein individueller, sondern ein auf die allgemeinen Verkehrsbedürfnisse ausgerichteter objektiver, abstrakter Sorgfaltsmaßstab angewendet. Dies klingt etwas schwer verständlich; es soll heißen, daß das Gesetz von „erforderlicher", nicht von „üblicher" Sorgfalt spricht. Eingerissene Schlampereien in einer Klinik und Nachlässigkeit fast aller Ärzte entschuldigen den Beklagten im Zivilprozeß daher nicht. Natürlich werden Anschauungen anderer Ärzte und deren Urteil über das zu fordernde Maß der Sorgfalt im Zivilprozeß auch berücksichtigt. Diese Anschauungen anderer Ärzte sind dann die Meinungen von Sachverständigen und Gutachtern.

Mit dem Grad der Gefährlichkeit eines Eingriffs oder eines Medikamentes steigt auch das Maß der notwendigen Sorgfalt.

LANGE WARTEZEITEN – DER ARZT SCHULDET DEM PATIENTEN SCHADENERSATZ

Nicht immer geht es bei einer Verletzung der Sorgfaltspflicht um so schwerwiegende Vorwürfe wie Behandlungsfehler oder Kunstfehler. Eine Störung des Behandlungsvertrages liegt auch vor, wenn der Arzt verspätet mit der Sprechstunde beginnt.

Ein Handelsvertreter im Anzeigenverkauf für die *Bild-Zeitung* übte seine Tätigkeit sowohl im Außendienst als auch im Innendienst (d.h. zu Hause) aus. Er vereinbarte bei einem Internisten, der eine Bestellpraxis führte, einen Termin. Der Internist gibt für bestimmte Behandlungszeiten Termine, und zwar entweder für die Vormittags- oder für die Abendsprechstunde. Am frühen Nachmittag macht er Krankenbesuche. Für den 5.1.1984 hatte der Arzt zwischen 7.00 Uhr und 13.45 Uhr bei einer Mittagspause von 45 Minuten 28 Patiententermine in Abständen von 10 bis 15 Minuten ausgegeben. Die Abendsprechstunde sollte um 17.00 Uhr beginnen. Für 18.30 Uhr hatte der Vertreter beim Internisten einen Termin. Am 5.1.1984 verzögerte sich bereits die Vormittagssprechstunde erheblich, so daß der Internist nach Erledigung einiger Krankenbesuche mit der Abendsprechstunde erst um 18.15 Uhr begann. Der Vertreter erschien um 18.30 Uhr. Nach 45 Minuten Wartezeit beschwerte er sich an der Anmeldung des Arztes. Um 19.45 wurde dem Vertreter ein Behandlungszimmer zugewiesen.

Als die Behandlung nach weiteren ca. 10 Minuten noch nicht begonnen hatte, ließ sich der Patient seinen Krankenschein zurückgeben und verließ nach ca. weiteren 5 Minuten die Praxis des Arztes.

Mit der Klage fordert der Vertreter Schadenersatz vom Arzt für die vergeblich aufgewandte Zeit für den Arztbesuch.

Das Gericht hat den beklagten Arzt zur Zahlung von 70 Mark verurteilt.

Es gehört zu den Sorgfaltspflichten eines Arztes, seine Patienten über voraussichtliche längere Wartezeiten deutlich und hinreichend konkret zu informieren. Unterläßt der Arzt eine solche Information, so stellt dies grundsätzlich ein Organisationsverschulden dar, für das der Arzt haftet.

Auch wenn noch kein endgültiger Behandlungsvertrag zwischen Arzt und Patient zustande gekommen ist, muß der Arzt Patienten über Verzögerungen in der vereinbarten Behandlungszeit informieren, soweit diese 30 Minuten überschreiten.[39]

Es muß darauf hingewiesen werden, daß dieser Fall vor einem Amtsgericht verhandelt wurde und daher nicht als für die Rechtsprechung richtungsweisend zu bezeichnen ist. Ein höchstgerichtliches Urteil, also ein Urteil des Bundesgerichtshofes (BGH) oder eines Oberlandesgerichtes (OLG), wie es fast allen in diesem Buch angeführten Fällen zugrunde liegt, gibt es zu dieser Problematik noch nicht. Vorsicht also bei einer geplanten Nachahmung! Immerhin war dieses Urteil eines Amtsgerichtes in der *Neuen Juristischen Wochenschrift* abgedruckt, in welcher extrem selten die Rechtsprechung eines Amtsgerichts wiedergegeben ist.

Man braucht aber keine Angst zu haben, daß im umgekehrten Fall das Gericht den Patienten zu Schadenersatz verurteilt, wenn er zu einem vereinbarten Termin nicht erscheint. Aber auch dieses Urteil wurde nicht von einem Höchstgericht gesprochen, sondern von einem Landgericht:

Ein Patient erschien zu zwei vereinbarten Terminen nicht in der Zahnarztpraxis. Da der Arzt eine Bestellpraxis betrieb und insgesamt drei Stunden vorgesehen hatte, klagte er 800 Mark ein. Er argumentierte, der Patient habe sich in Annahmeverzug befunden. Deshalb sei er berechtigt, die Vergütung, jedenfalls aber Schadenersatz zu verlangen.

Das Gericht wies ihn jedoch ab. Die Gebühr sei grundsätzlich dann noch nicht entstanden, wenn der Patient den verabredeten Termin versäumt, da im Zweifel nur davon ausgegangen werden könne, daß durch die Terminabsprache ein zeitgerechter Behandlungsablauf gesichert werden soll. Dem Arzt stünden auch deshalb keine Schadenersatzansprüche zu, weil der Patient nach § 621 [5] des BGB jederzeit mit sofortiger Wirkung den Behandlungsvertrag hätte kündigen können. Die Richter zogen daraus den Schluß: Ist der Patient rechtlich in der Lage, jederzeit den Behandlungsvertrag zu kündigen, ohne mit Schadenersatzforderungen des Arztes rechnen zu müssen, dann gilt dies auch für den Fall, daß die Behandlung nicht durchgeführt werden kann, weil der Patient den Termin versäumt. Mit anderen Worten: Das Risiko, die erwartete Vergütung doch nicht zu bekommen, trägt der Arzt. [40]

BEHANDLUNGSFEHLER IN 64 FACHGEBIETEN DER MEDIZIN

Traut keinem Arzt, sein Gegengift ist Gift.
WILLIAM SHAKESPEARE

Ein Gerichtsmediziner packt aus: eine Überschrift in einer der bekanntesten Ärztezeitungen. [41]

Es wird berichtet, daß seit rund zwei Jahrzehnten Kunstfehlerklagen stetig zunehmen, daß am Institut für Gerichtliche Medizin der Universität Tübingen die Gutachten wegen Kunstfehler seit 1964 um mehr als das zehnfache angestiegen sind. Die Kunstfehler-Gutachten wurden nicht nur deswegen herangezogen, weil durch den medizinischen Fortschritt auch die Risiken gewachsen waren. Nachlässigkeit und unverständlich grobe Behandlungsfehler trugen gleichfalls dazu bei. Nach Ansicht des Gerichtsmediziners seien aber auch solche Fehler durchaus nützlich: Man könne aus ihnen lernen. Schlimm sind sie nur für den geschädigten Patienten, für den der Lernprozeß der Mediziner einen Leidensprozeß bedeutet.

Ärzte aus Instituten für Gerichtliche Medizin (jetzt werden sie auch häufig als Institute für Rechtsmedizin bezeichnet) erhalten täglich Gutachtenaufträge von Gerichten. In dem angeführten Aufsatz legt ein Gerichtsmediziner an Hand von haarsträubenden Beispielen dar, daß auch der beste Anwalt eines Arztes in solchen Fällen vor dem Kunstfehlervorwurf kapitulieren muß.

Da das Wort „Kunstfehler" nicht genau definiert ist, wird künftig die Bezeichnung „Behandlungsfehler" verwendet. Unter Kunstfehler kann man allgemein grobe Schnitzer verstehen, die in aller Regel auch zu einer strafrechtlichen Verurteilung des Arztes führen. Ein Behandlungsfehler muß nicht zwangsläufig zur Bestrafung des Arztes führen, der Arzt muß aber Schadenersatz leisten und Schmerzensgeld bezahlen.

Die Behandlungsfehler verteilen sich auf verschiedene Facharztbereiche.

Es existieren inzwischen **28 Facharztbereiche**, weitere **18 Teilgebietsbereiche** und dazu noch **18 Zusatzbezeichnungen**. Es gibt also nach der Weiterbildungsordnung für die Ärzte 64 verschiedene Disziplinen!

Die verschiedenen Fachärzte in Deutschland, man nennt sie jetzt „Gebietsärzte", werden hier aufgelistet, um eine Vorstellung zu vermitteln, wie viele Fachgebiete es in der Medizin gibt, und damit, falls erforderlich, auch der richtige Sachverständige oder Gutachter ausgewählt werden kann.

GEBIETE, TEILGEBIETE UND BEREICHE DER ÄRZTLICHEN WEITERBILDUNG

Der Arzt kann sich in folgenden Gebieten und Teilgebieten weiterbilden:

Allgemeinmedizin
Anästhesiologie
Arbeitsmedizin
Augenheilkunde
Chirurgie
  Teilgebiete:
  Gefäßchirurgie
  Kinderchirurgie
  Plastische Chirurgie
  Thorax- und Kardiovaskular-
  chirurgie
  Unfallchirurgie
Frauenheilkunde und Geburtshilfe
Hals-Nasen-Ohrenheilkunde
  Teilgebiet:
  Phoniatrie und Pädaudiologie
Haut- und Geschlechtskrankheiten
Hygiene
Innere Medizin
  Teilgebiete:
  Endokrinologie
  Gastroenterologie
  Hämatologie
  Kardiologie
  Lungen- und Bronchialheilkunde
  Nephrologie
  Rheumatologie
Kinderheilkunde
  Teilgebiet:

Kinderkardiologie
Kinder- und Jugendpsychiatrie
Laboratoriumsmedizin
Lungen- und Bronchialheilkunde
Mikrobiologie und Infektionsepide-
miologie
Mund-Kiefer-Gesichtschirugie
Nervenheilkunde (Neurologie und
Psychiatrie)
Neurochirurgie
Neurologie
Nuklearmedizin
Öffentliches Gesundheitswesen
Orthopädie
  Teilgebiet:
  Rheumatologie
Pathologie
  Teilgebiet:
  Neuropathologie
Pharmakologie und Toxikologie
  Teilgebiet:
  Klinische Pharmakologie
Psychiatrie
Radiologie
  Teilgebiet:
  Strahlentherapie
Rechtsmedizin
Urologie

In folgenden Bereichen kann eine Weiterbildung zur Erlangung des Rechts auf Führen einer Zusatzbezeichnung erfolgen:

Allergologie
Balneologie und medizinische
Klimatologie
Betriebsmedizin
Chirotherapie
Flugmedizin
Homöopathie
Medizinische Genetik
Medizinische Informatik
Naturheilverfahren

Physikalische Therapie
Plastische Operationen
Psychoanalyse
Psychotherapie
Sozialmedizin
Sportmedizin
Stimm- und Sprachstörungen
Transfusionsmedizin
Tropenmedizin

Eine Versicherung untersuchte die Fachgebietsverteilung bei schuldhaften Behandlungsfehlern:[42]
Es wurden 1796 Schadensfälle untersucht und die Zahl der

Schadensfälle ermittelt, die von den einzelnen Facharztgruppen bzw. auch Ärzten ohne Fachgebietsbezeichnung verursacht wurden:
(Doppelverteilung möglich, d.h. ein Behandlungsfehler verteilt sich auf zwei Gebietsärzte)

Allgemeinarzt	58	3,2 %	Kieferarzt	4	0,2 %
Anästhesist	103	5,7 %	Nervenarzt	28	1,5 %
Arbeitsmediziner	3	0,2 %	Neurochirurg	6	0,3 %
Augenarzt	70	3,9 %	Orthopäde	122	6,7 %
Chirurg	540	30,0 %	Pathologe	1	0,1 %
Hautarzt	25	1,4 %	Radiologe	54	3,0 %
Frauenarzt	198	10,9 %	Rechtsmediziner	1	0,1 %
Hals-Nasen-Ohrenarzt	67	3,7 %	Urologe	34	1,9 %
Internist	144	8,0 %	Sanatorien	70	3,9 %
Kinderarzt	48	2,7 %	Ohne Fachgebiets-		
Laborarzt	2	0,1 %	bezeichnung	225	12,4 %
Lungenarzt	8	0,4 %			

Eine ähnliche Verteilung der Behandlungsfehler der einzelnen Facharztgruppen ergab die Auswertung der Zahlen der Gutachterkommission für ärztliche Behandlungsfehler bei der Landesärztekammer Nordrhein.
Die von dieser Gutachterkommission anerkannten 279 Behandlungsfehler verteilten sich auf die Gebietsärzte folgendermaßen (Doppelverteilung möglich, d.h. ein Behandlungsfehler verteilt sich auf zwei Gebietsärzte):

Allgemeinarzt	20	7,4 %	Kinderarzt	2	0,7 %
Anästhesist	4	1,4 %	Kieferarzt	1	0,4 %
Chirurg	116	40,5 %	Neurochirurg	5	1,8 %
Frauenarzt	44	15,9 %	Neurologe	1	0,4 %
Hals-Nasen-Ohrenarzt	13	4,8 %	Orthopäde	26	9,6 %
Hautarzt	3	1,1 %	Radiologe	13	4,8 %
Internist	25	9,3 %	Urologe	5	1,8 %

190 Fehler betreffen Krankenhäuser (= 69 Prozent), 89 Fehler niedergelassene Ärzte (= 31 Prozent).[43]

EIN GERICHTSMEDIZINER PACKT AUS

Kunstfehlerprozesse erreichen zwar in der Bundesrepublik Deutschland noch nicht die Häufigkeit wie in den USA, jedoch ist seit 1974 eine kontinuierliche Zunahme von Verurteilungen, Vergleichen und Einstellungen des Verfahrens mit grundsätzlichem Schuldanerkenntnis festzustellen. Zu diesem Ergebnis kommt *Prof. Mallach*, Gerichtsmediziner an der Universität Tübingen, bei der wissenschaftlichen Auswertung von 246 Gutachten, die in seinem Institut erstellt wurden.

Als Behandlungsfehler wird allgemein angesehen:
- die Verweigerung der ärztlichen Hilfe oder
- die Vernachlässigung eines Kranken,
- der diagnostische Irrtum,
- die falsche Behandlung trotz zutreffender Diagnose,
- die Unterlassung eines notwendigen Eingriffs,
- die fahrlässige Verbreitung von Krankheiten
- das gewissenlose Experimentieren an Kranken,
- die kritiklose Übernahme von apparativ erhobenen Befunden.

Ein besonderer Schwachpunkt ärztlicher Diagnostik ist das Nichterkennen von Schädelhirnverletzungen trotz entsprechender Hinweise in der Vorgeschichte. In einem Teil der Gutachtensfälle war dem behandelnden Arzt mit hinreichender Sicherheit nachzuweisen, daß der Patient hätte überleben können, wenn er stationär beobachtet worden wäre. *Prof. Mallach*: „Der Leichtsinn oder die Unbekümmertheit, mit der dieser oder jener Arzt seiner Anhiebsdiagnose, es handele sich um einen hochkarätig Betrunkenen, folgt und diesen den Rausch ausschlafen oder ihn sogar zur Ausnüchterung in Polizeigewahrsam überführen läßt, kann nur das Ansehen des Ärztestandes schmälern."

Bei der Beurteilung akuter Bauchschmerzen wird den Ärzten vorgeworfen, daß sie manchmal zu lange zögerten, statt zu handeln.

Narkosezwischenfälle führten oft dann zur Verurteilung, wenn Aufklärungsgespräch, Untersuchung und Prämedikation durch einen anderen als den anästhesierenden Arzt erfolgte. Auch an großen Kliniken stünden nicht immer erfahrene Fachleute für die Narkose bei komplizierten Eingriffen zur Verfügung, was den Vorwurf der Fahrlässigkeit induziere.

Verstöße gegen das Betäubungsmittelgesetz sind ebenfalls häufig Anlaß zu Kunstfehlerprozessen, kombiniert mit dem Vorwurf fahrlässiger Tötung, wenn ein Patient durch eine Überdosis des ärztlich verordneten Arzneimittels stirbt.

Schließlich weist *Prof. Mallach* auf nicht erkannte Lungenentzündungen hin. Vielen jungen Ärzten sei das Krankheitsbild offenbar nicht mehr ausreichend bekannt, was in fünf Fällen zur Verurteilung wegen eines nicht entschuldbaren diagnostischen Irrtums führte.

Insgesamt endeten 27 der 246 Gutachtenfälle mit einem Schuldnachweis, wobei der prozentuale Anteil in den letzten beiden Jahren der Erhebung, 1978 und 1979, auf 20 Prozent angestiegen ist. In weiteren 29 Prozent seien Kunstfehlervorwürfe sicherlich nicht unberechtigt gewesen, der Beweis habe aber nicht mit der notwendigen Sicherheit geführt werden können. [44]

Die Hochkonjunktur im Arzthaftungsrecht wird den Ärzten nun allmählich von ihrer Standespresse vor Augen geführt. Die *Münchner Ärztliche Anzeigen*, herausgegeben vom Ärztlichen Kreis- und Bezirksverband München, einer Körperschaft des öffentlichen Rechts, bieten als offizielles Publikationsorgan den Ärzten kostenlose Aufklärung über das Arzthaftungsrecht an. Seit dem Jahr 1986 fand sich in dieser Ärztezeitung häufig eine Anzeige des Herausgebers mit folgendem Text: „Das Arzthaftungsrecht ist ein ebenso wichtiges wie kompliziertes Rechtsgebiet. Es basiert auf den Bestimmungen des Bürgerlichen Gesetzbuches. Die Einzelheiten sind im Laufe der Jahre vornehmlich von den Gerichten festgeschrieben worden, wobei es vor allem in den unteren Instanzen z.T. gravierende Unterschiede gegeben hat und weiterhin gibt.

Über die Grundlagen und den aktuellen Stand der Entwicklung informierte *Die Neue Ärztliche* in einer Serie, deren einzelne Teile vom Ärztlichen Kreis- und Bezirksverband München in einem Sonderdruck zusammengefaßt wurden. Mitglieder können diese Edition kostenlos anfordern."

Die Münchner Standesvertretung der Ärzte geht also sicher den richtigen Weg, wenn sie Aufklärung bei den Ärzten betreibt. Der Mangel an Wissen über die Arzthaftung muß schon sehr groß sein, wenn den Ärzten kostenlos Sonderdrucke zur Verfügung gestellt werden. Interessant wäre zu wissen, ob auch Ärzte aus Großkliniken ihr Wissensdefizit durch Anforderung dieser Lektüre aufbessern.

In mindestens 5000 bis 6000 Fällen jährlich werden Ärzte in der Bundesrepublik mit Haftpflichtansprüchen wegen Fehlern bei der Heilbehandlung konfrontiert. Schätzungen zufolge wird jeder zweite Anspruch zu Recht erhoben. Tendenz: steigend.

Nach Angaben der Winterthur-Versicherung hat sich die Schadenshäufigkeit, also das Verhältnis der Schadensfälle zur Anzahl der versicherten Ärzte, von 1975 bis 1985 um 44 Prozent erhöht.

Der durchschnittliche Schadensaufwand pro Schadensfall stieg in den letzten zehn Jahren in der Arzthaftpflicht allgemein um 121 Prozent, bei den Radiologen um 178 Prozent.

Im Durchschnitt kostet ein vom Arzt verursachter Schaden 167.000 Mark. Im Vergleich: In der Kraftfahrzeug-Haftpflichtversicherung beträgt der durchschnittliche Aufwand pro Schaden 3.700 Mark. Eliminiert man die Bagatellschäden, etwa eine falsche Brillenverordnung, werde der Schadensaufwand in der Arzthaftpflichtversicherung, so die Winterthur, wesentlich höher.[45]

AUFKLÄRUNG – DIE FALLE FÜR ÄRZTE

Es ist beschämend, wie bei der Aufklärung des Patienten tagein und tagaus gelogen wird.

PROF. ROLF SAUER, ERLANGEN

Ärzte werden häufiger wegen Verstoßes gegen die Aufklärungspflicht verurteilt als wegen eines Kunstfehlers oder einer Sorgfaltspflichtverletzung. Bei den Rechtsanwälten macht folgender Satz die Runde:

„Ein nicht aufgeklärter Patient ist so schön wie ein Auffahrunfall."

Die Advokaten wollen damit sagen, daß bei einem nicht aufgeklärten Patienten genauso sicher das Geld in der Kasse klingelt wie bei einem Autounfall, wenn der Hintermann das Heck des vorderen Fahrzeuges zerknautschte. Ein Prozeß gegen einen

73

Arzt oder eine Klinik wegen mangelnder Aufklärung kann kaum verloren werden.

Die Rechtsprechung verlangt ganz allgemein von der ärztlichen Aufklärung, daß der Patient die Diagnose und die sich daraus ergebenden Gefahren für Leib und Leben kennen müsse und daß er über die geplante Behandlung und deren Heilchancen und die damit zusammenhängenden Risiken informiert werden muß.

Die Aufklärung bezieht sich also nicht nur auf operative Eingriffe, sondern auf sämtliche ärztliche Behandlungen und Tätigkeiten.

Diese Verpflichtung des Arztes, den Patienten über seinen Gesundheitszustand sowie über die möglichen und geplanten Therapiemaßnahmen vollständig zu informieren, wird aus dem Behandlungsvertrag abgeleitet.Der Grund für die Verpflichtung des Arztes zur Aufklärung ist das im Grundgesetz garantierte Selbstbestimmungsrecht.

Ein weiterer Grund für die Aufklärungspflicht – in Deutschland – liegt deshalb vor, weil zunächst im Gesetz jeder ärztliche Eingriff den Tatbestand der Körperverletzung erfüllt. Diese ist für den Arzt nur deshalb nicht strafbar, weil der Patient seine Einwilligung zur Behandlung gegeben hat. Der ärztliche Eingriff ist dann nicht mehr rechtswidrig. Der Patient kann aber nur dann rechtsgültig seine Einwilligung zu einer Operation oder Behandlung geben, wenn er vorher über alle wesentlichen Punkte seiner Krankheit und der geplanten Behandlung aufgeklärt ist. Er muß über alle Risiken einer geplanten Operation aufgeklärt werden, auch darüber, was geschieht, wenn er sich der Behandlung nicht unterziehen würde. Dem Patienten muß also ein umfassendes Wissen über seine Erkrankung vermittelt werden, damit er seine Entscheidung völlig frei treffen kann.

Kein Arzt hat das Recht, sich die Rolle eines Vormundes des Patienten anzumaßen mit der Begründung, er wisse schon, was für den Patienten richtig sei. Einzig und allein der Patient entscheidet, was für ihn richtig ist. Um diese Entscheidung treffen zu können, muß er in verständlicher Weise aufgeklärt werden. Verständlich heißt, daß der Arzt sich nach dem Bildungsgrad und der Auffassungsgabe des Patienten richten muß. Er darf keinesfalls mit Fremdwörtern um sich werfen, die nicht verstanden werden. Der Patient soll immer nachfragen, wenn er den Ausführungen des Arztes nicht folgen kann. Darüber hinaus muß der Arzt auch unaufgefordert über seltene Operationsrisiken Mitteilung machen. Er muß das Aufklärungsgespräch immer personenbezogen führen und nicht irgendein vorgedrucktes Formular zur Unterzeichnung vorlegen und sich dann darauf berufen, der Patient sei aufgeklärt worden. Diese Praktiken gerade in den großen Kliniken geben dem Geschädigten die Chance, einen Prozeß wegen mangelnder Aufklärung zu gewinnen, auch wenn er ein entsprechendes Formular unterzeichnet hat. Personenbezogene Aufklärung meint, daß sich der Arzt die Mühe machen muß, den Eingriff z.B. gerade wegen eines vom Patienten ausgeübten Berufes näher zu erläutern. Ein Opernsänger muß wesentlich umfangreicher über das Risiko einer Stimmbandlähmung bei einer Kropfoperation aufgeklärt werden als ein Pianist. Umgekehrt muß der Pianist auch über die seltensten Risiken einer an sich harmlosen Operation eines Fingers aufgeklärt werden.

Grundsätzlich gilt das Prinzip, daß der Umfang der Aufklärung im umgekehrten Verhältnis zur Dringlichkeit des Eingriffes steht. Je dringlicher also ein Eingriff ist, z.B. bei einem durchgebrochenen Blinddarm, um so geringer ist die Aufklärungspflicht des Arztes. Es wäre nicht sinnvoll, den Patienten eine Stunde lang über alle möglichen Risiken der wahrscheinlich tödlich verlaufenden Bauchfellentzündung aufzuklären, wenn dadurch wertvolle Zeit bei der sofort notwendigen Operation verlorenginge.

Im allgemeinen muß auch rechtzeitig aufgeklärt werden, also zu einem Zeitpunkt, an dem noch Gelegenheit ist, in Ruhe, auch mit Angehörigen, nach angemessener Überlegung eine Entscheidung zu fällen. Unwirksam kann ein Aufklärungsgespräch dann sein, wenn am Morgen der Operation oder auch am Vorabend schnell auf mögliche Komplikationen hingewiesen wird. Eine Mandeloperation wird kaum jemals von heute auf morgen geplant, die Entscheidung, sich die Mandeln entfernen zu lassen, wurde ja bereits einige Wochen vor dem Operationstermin gefällt. Der Patient muß also auch einige Wochen vor der Operation über die Risiken aufgeklärt worden sein, sonst ist seine Einwilligung zur Operation nicht rechtsgültig.

Aufklären sollte in der Regel derjenige, der die Operation vornimmt. Das muß aber nicht immer sein. Aufklären kann oder muß auch der Hausarzt. (46, 47) Schreibt dieser etwa bei der Klinikeinweisung den Auftrag, daß die Mandeln entfernt werden müßten, so haftet der Hausarzt für die Aufklärung, und nicht der Operateur. Der Operateur, der einen klaren Auftrag erhalten hat, die Mandeln zu entfernen, darf sich darauf verlassen, daß der Hausarzt über die Risiken einer Mandeloperation aufgeklärt hat. Anders liegt der Fall, wenn der Hausarzt den Patienten zur Abklärung einer Mandelerkrankung zum Operateur oder ins Krankenhaus schickt. Dann hat sich der Hausarzt nämlich nicht festgelegt, ob die Operation notwendig sei oder nicht; dann muß der HNO-Arzt aufklären.

Der Geschädigte soll sich im Streitfall nicht nur die Krankenakte herausgeben lassen, sondern auch darauf bestehen, daß von der Verwaltung oder von der Krankenkasse der Einweisungsschein oder das Schreiben des Hausarztes vorgelegt wird. Der Patient hat dann die Möglichkeit, im Falle, daß er den Prozeß gegen die Klinik verliert, auf den einweisenden Arzt zurückzugreifen.

Der Patient sollte immer auch nach den Erfolgsaussichten einer vorgesehenen Behandlung fragen, wenn der Arzt nicht ohnehin unaufgefordert die Erfolgsaussichten erläutert hat. Natürlich kann niemand eine exakte Prozentzahl angeben. Aber er ist insbesondere dann verpflichtet, in höchstem Umfang aufzuklären, wenn der Heilungserfolg zweifelhaft ist oder es gar aussichtsreichere oder weniger gefährliche Behandlungsmöglichkeiten gibt. Besonders intensiv muß aufgeklärt werden, wenn neuartige Behandlungsmethoden zur Anwendung kommen, die an Experimente grenzen. Ein sehr hohes Maß an Aufklärungspflicht besteht auch bei der klinischen Prüfung von neuen Medikamenten.

Das Krankenhaus (bzw. der dort behandelnde Arzt) ist auch verpflichtet, über die apparative Ausstattung des Krankenhauses und über die Ausbildung und Erfahrung der behandelnden Ärzte unaufgefordert Kenntnis zu geben. Natürlich wird ein Chefarzt eines kleinen Krankenhauses nicht gerne zugeben, daß die notwendigen Einrichtungen für die Behebung einer Komplikation nicht vorhanden sind. Trotzdem ist er aber verpflichtet mitzuteilen, ob in dem Krankenhaus die Möglichkeiten vorhanden sind, eine Herzrhythmusstörung oder eine Lungenembolie zu behandeln, falls diese Komplikationen bei der vorgesehenen Operation auftreten können. Dies hat nämlich gar nichts mit der fachlichen Qualifikation des Operateurs zu tun, dem der Patient sein Vertrauen entgegenbringt. Was nutzt der beste Chirurg, wenn man in einem kleinen Belegkrankenhaus liegt und dort im Notfall weder nachts noch an Wochenenden ein Internist erreichbar ist.

Vor der Krankenhausaufnahme soll man also den Chirurgen, Orthopäden, Frauenarzt oder Augenarzt befragen, ob in seiner Klinik gewährleistet ist, daß im Komplikationsfall andere Fachärzte zur Verfügung stehen. Gefragt werden muß, ob das Krankenhaus eine Intensivabteilung hat. Gefragt werden muß, wer nachts und an Wochenenden Dienst hat. **Gefragt werden muß, ob der Dienstplan vorsieht, im Notfall einen Arzt außerhalb der Klinik anzurufen, oder ob der Arzt in der Klinik sofort zur Verfügung steht. Gefragt werden muß, ob in der Klinik überhaupt ein Labor vorhanden ist.**

In zahlreichen Kliniken, die sich nur auf operative Eingriffe spezialisiert haben, gibt es nicht die Möglichkeit, im Komplikationsfall notwendige Laboruntersuchungen vorzunehmen.

Kleinere Kliniken lassen die vor einer Operation wichtigen Untersuchungen entweder vom Hausarzt vornehmen, oder sie beauftragen damit ein Labor außerhalb der Klinik. Da operative Kliniken keine Laborleistungen abrechnen dürfen bzw. der Verpflegsatz so kalkuliert, daß ein Labor unrentabel ist, verfügen diese Kliniken auch über keines. Selbst wenn Geräte in einer Ecke herumstehen, gibt es keine Laborantin, die die Laborbestimmungen durchführen kann. Das ist der Nachteil von kleinen Belegkrankenhäusern; sie haben zwar oft erfahrenere und bessere Spezialisten als ein großes Krankenhaus. Es fehlt ihnen aber aus finanziellen Gründen die für einen Patienten oft lebensentscheidende apparative Ausstattung.

Bei Minderjährigen macht das Gesetz die Einsichtsfähigkeit und damit die Aufklärungspflicht nicht von festen Altersgrenzen abhängig. Kinder sollten „kindgerecht" aufgeklärt werden, sobald sie in groben Zügen das Geschehen begreifen können. Dies ist spätestens ab dem Schulalter der Fall. Auch ein Kind hat Persönlichkeitsrechte, die es zu respektieren gilt. Ab dem 12. Lebensjahr etwa kann es über Verlauf und Risiken des geplanten Eingriffes informiert werden. In diesem Alter können

Minderjährige auch selbständig über kleine Eingriffe (Blutabnahme, Grippeschutzimpfung) entscheiden. Ab dem 16. Lebensjahr sollten Minderjährige „erwachsenengerecht" aufgeklärt werden.

Ob bei Eingriffen, die Minderjährige betreffen, auch die Sorgeberechtigten zustimmen müssen, hängt außer von der Einsichtsfähigkeit des Patienten vor allem von der Schwere des Eingriffes und den möglicherweise weitreichenden Folgen ab. Wann immer der Minderjährige nicht oder nicht allein in die ärztliche Maßnahme einwilligen kann, sind auch die Sorgeberechtigten aufzuklären. [48]

Bei lebensgefährlichen Operationen an minderjährigen Patienten müssen Ärzte vorher die Einwilligung beider Elternteile einholen. Operiert der Arzt bei vorliegender Einwilligung nur eines Elternteils, haftet er selbst bei erfolgreicher Operation wegen Verletzung des Arztvertrages, entschied der BGH. Damit wurde in letzter Instanz der Klage eines inzwischen elfjährigen Jungen gegen einen Arzt stattgegeben, der das Kind 1984 am Herzen operiert hatte. Die Operation verlief erfolgreich und hatte auch bisher keine nachteiligen Folgen für das Kind.

Das Gericht stellte fest: Grundsätzlich dürfe davon ausgegangen werden, daß der mit dem Kind beim Arzt vorsprechende Elternteil aufgrund einer „allgemeinen Funktionsaufteilung" zwischen den Eltern ermächtigt sei, für den abwesenden Elternteil die Ermächtigung in Heileingriffe mitzuerteilen. Der Arzt werde in Grenzen auf eine solche Ermächtigung vertrauen dürfen, solange ihm keine entgegenstehenden Umstände bekannt seien. In etwas schwereren Fällen müsse sich der Arzt darüber hinaus vergewissern, ob der erschienene Elternteil die Ermächtigung des anderen habe und wie weit diese reiche. Er dürfe aber letztlich eine wahrheitsgemäße Auskunft des erscheinenden Elternteils unterstellen. Bei sehr schweren Operationen – wie im vorliegenden Fall – dürfe der Arzt jedoch nicht auf das Vorliegen einer Ermächtigung des abwesenden Elternteils vertrauen. Er könne sich nicht darauf verlassen, „der ihm gegenüber auftretende Elternteil habe frei Hand", solche schwierigen Entscheidungen allein zu treffen. Deshalb müsse sich der Arzt die Gewißheit verschaffen, daß der nicht erschienene Elternteil einverstanden sei.

Ursprünglich war mit beiden Eltern des mongoloiden, seit Geburt herzkranken Jungen besprochen worden, daß zunächst eine weniger riskante und erst einige Jahre später die eigentliche „Korrekturoperation" erfolgen sollte. In Absprache mit einem Kinderkardiologen kam der beklagte Chefarzt und Direktor der Abteilung für Thorax- und kardiovaskuläre Chirurgie einer Universitätsklinik zu dem Ergebnis, die Korrekturoperation vorzuziehen. Das besprach der Chefarzt jedoch nur mit der Mutter des Kindes, die eine entsprechende Einwilligungserklärung unterzeichnete. Die Operation gelang, aber später klagte der Junge, vertreten durch seine Eltern, vor dem Zivilgericht auf Feststellung, wer ersatzpflichtig sei, falls in Zukunft doch noch negative Spätfolgen der Operation auftreten. Ziel des Urteilsspruchs war es unter anderem, Eigenmächtigkeit von Ärzten zu verhindern und den Eltern volle Entscheidungsfreiheit zu sichern. Gerade wenn, wie in diesem Fall, auch der Vater außerordentlich engagiert um das Kind bemüht sei, gehe es nicht an, ihn aus dem Entscheidungsprozeß über die Terminverschiebung auszuschließen, zumal kein akuter Notfall vorlag. [49]

Es genügt aber nicht, nur die Eltern aufzuklären. Ein 16jähriger, der sich in seiner Fußballmannschaft Aufstiegschancen ausgerechnet hat, will von seinem Operateur erfahren, wie es um sein Knie nach einer Meniskusoperation bestellt ist. Das kann für seine Zukunftspläne entscheidend werden. Es kann nämlich durchaus sein, daß sich die Eltern insgeheim wünschen, daß ein kleiner Schaden am Kniegelenk bleibt, damit der Sohn einen anderen Beruf ergreifen soll. Die Eltern werden dann sicherlich dem Sohn nicht mitteilen, welches Operationsrisiko im Hinblick auf Profi-Fußballspielen vorliegt.

Liegt eine Verletzung der Aufklärungspflicht vor, so ist der Arzt oder der Krankenhausträger für alle späteren Folgen des Eingriffes verantwortlich, auch dann, wenn ihn kein Verschulden am Mißlingen einer Operation trifft, und auch dann, wenn die Operation erfolgreich war.

Zur Aufklärungspflicht wird nun endlich die längst überfällige Überarbeitung der Musterberufsordnung von der Bundesärztekammer aufgenommen.

Der Medizinrechtler *Franzki*, Präsident des Oberlandesgerich-

tes Celle, hat für einen neuen Paragraphen „Aufklärungspflicht" der Musterberufsordnung einen Formulierungsvor-
schlag im Auftrag der Bundesärztekammer erarbeitet. Nach
Auffassung Franzkis ist die neue Vorschrift unbedingt erforderlich, denn immer wieder werden Mediziner verurteilt, weil
sie die Aufklärungspflicht verletzt hatten.

In seiner detaillierten Begründung erklärt *Franzki* unter anderem, daß nicht nur Operationen, sondern sämtliche therapeutischen oder diagnostischen Eingriffe – etwa Injektionen, Trans-
fusionen oder Bestrahlungen – die Einwilligung des Betroffenen erfordern. Dabei könne eine stillschweigende Zustimmung
des Patienten allerdings ausreichen. Grundsatz: Je nachteiliger
und dauerhafter sich ein Mißerfolg oder eine unerwünschte
Nebenwirkung auswirken könne, um so notwendiger sei die
Information auch über sehr selten auftretende Risiken.

Der Arzt sei darüber hinaus verpflichtet, möglichst frühzeitig
und in verständlicher Form aufzuklären. Dabei dürften Risiken auch bei ängstlichen Patienten nicht verharmlost werden.
Zu seinem eigenen Schutz sollte der Arzt Aufklärung und Einwilligung in Stichworten schriftlich festhalten. Denn bei späteren Auseinandersetzungen trage grundsätzlich der verantwortliche Mediziner die Beweislast.

Allerdings ist es unklar, ob der vorbildliche Entwurf in dieser
Form in die Musterberufsordnung aufgenommen wird. Es
hatte nämlich ein Mitglied des Berufsordnungsausschusses der
Bundesärztekammer vorgeschlagen, sich lediglich auf eine
kurze Erwähnung der Aufklärungspflicht zu beschränken. [50]

Bei den „Berner Tagen für die juristische Praxis" legte der Direktor des Gerichtlich-Medizinischen-Instituts der Universität
Bern, *Prof. Dr. Dr. Zink,* die Grundzüge der schweizerischen
Arzthaftung in einem Referat dar:
„Möge es uns in der Schweiz erspart bleiben, daß, wie in anderen Ländern, fehlende Aufklärung als Ersatz für einen nicht
nachzuweisenden Kunstfehler herzuhalten hat. Wir Mediziner
fügen uns unwillig so weit als nötig, weil nun einmal die Juristen die Urteile machen. Zufrieden sind wir damit aber nicht.
Untersuchungen haben ergeben, daß auch bei guter Aufklärung von erfahrenen Ärzten, die sich Zeit nahmen und über
Eingriffe aufklärten, die nicht besonders schwierig zu erklären

erschienen, die Patienten nur ganz wenig begriffen haben. Bei einer Abfrage über das Gemerkte war nur ein geringer Anteil der Informationen des Aufklärungsgespräches von den Patienten behalten worden und nicht einmal das Wichtigste, sondern zum Teil irgendwelche Nebensächlichkeiten. Ich glaube, wir alle, Mediziner wie Juristen, machen uns falsche Vorstellungen über die Möglichkeiten, einem Patienten die für eine Einwilligung nötigen medizinischen Grundkenntnisse zu vermitteln. Wenn das so einfach wäre, müßte das Medizinstudium nicht sechs Jahre dauern. Bei der Aufklärung wird in Deutschland zur Zeit der Bogen wohl überzogen. Wenn bei einer Komplikationsdichte von nur 0,15 Prozent noch eine Aufklärung für nötig gehalten wird, so ist das Risiko etwa so unwahrscheinlich wie die Chance, bei einer Autofahrt von Bern nach Zürich einen Unfall zu erleiden."[51]

Nach der neuesten Tendenz der Rechtsprechung des Deutschen Bundesgerichtshofs können Ärzte nun offenbar auf mehr Verständnis rechnen als vor Gerichten niedriger Instanzen. Bei Prozessen um die Eingriff- und Risikoaufklärung des Patienten bleibt die Aufklärungsrüge in der letzten Instanz meist erfolglos. Der Vorsitzende Richter des VI. Zivilsenats des BGH, *Dr. Steffen*, erklärte bei einem Symposium, daß „in der ganz überwiegenden Zahl der Fälle die Aufklärungsrüge bei uns ohne Erfolg bleibt". Der Patient dringe heute nicht mehr so leicht mit der Behauptung durch, er hätte bei ordnungsgemäßer Aufklärung den Eingriff abgelehnt. Schließlich sei mit der Feststellung eines Versäumnisses bei der Aufklärung der Prozeß für den Patienten noch längst nicht gewonnen, er gehe nämlich leer aus, falls er durch einen Verzicht auf die Behandlung ähnlich schwer geschädigt worden wäre wie durch die Behandlung selbst.
Steffen räumte ein, daß die Instanzgerichte nicht immer den Auffassungen des BGH folgen. Die eigentliche Weichenstellung findet aber heute auf anderen Feldern statt, etwa bei den Beweisgrundsätzen für Behandlungsfehler und bei der Dokumentation der Behandlung.[52]

DER ARZTHAFTUNGSPROZESS

Im Arzthaftungsprozeß kann es um sehr viel Geld gehen. Nicht nur um Geld, das der Geschädigte als Schadenersatz oder Schmerzensgeld bekommt, sondern auch um sein eigenes, wenn er den Prozeß ganz oder teilweise verliert.

Natürlich muß ein Rechtsanwalt in Anspruch genommen werden. Man sollte aber trotzdem vor dem ersten Gang zum Anwalt über die Tatsachen Bescheid wissen, die Grundlage für jeden Arzthaftungsprozeß sind.

Einige wenige Paragraphen des österreichischen Allgemeinen Bürgerlichen Gesetzbuches (ABGB), des deutschen Bürgerlichen Gesetzbuches (BGB) und des Strafgesetzbuches (StGB) genügen für das Verständnis der Anspruchsvoraussetzungen zur Klagebegründung.

Wer einen Arzt oder ein Krankenhaus verklagen will, muß vor Gericht begründen, auf welche Rechtsnorm er sich beruft.

Die folgende Abhandlung mag sehr fachlich und schwer zugänglich klingen, soll hier aber dennoch, weil notwendig, ihren Platz finden.

Die Rechtsnormen, die den Schadenersatz und das Schmerzensgeld regeln, sind die Anspruchsgrundlagen.

Die Anspruchsgrundlage wegen einer Gesundheitsschädigung kann in Deutschland „deliktischer" oder „vertraglicher" Natur sein. Im österreichischen Recht ist dieser Unterschied für die Schmerzensgeldforderung ohne Belang, in Deutschland ist wegen des Schmerzensgeldanspruchs und der verschiedenen Verjährungsfristen darauf zu achten.

Die Haftung aus dem Arztvertrag und die Haftung auf deliktsrechtlicher Basis setzen eine schuldhafte Pflichtverletzung voraus; insoweit laufen beide Haftungsformen parallel. Vorsatz oder Fahrlässigkeit sind die entscheidenden Haftungsgründe.

In aller Regel wird ein Arzthaftungsfall auf fahrlässiges Verhalten des Arztes oder des Klinikpersonals gestützt. Als Fahrlässigkeit ist dabei (nach § 276 BGB) die Außerachtlassung der im Verkehr erforderlichen Sorgfalt definiert. Die Sorgfaltsanforderungen ergeben sich aus dem Standard der ärztlichen Wissenschaft. **Erwartet wird dabei die Behandlung nach den**

Maßstäben, die zum Zeitpunkt der Behandlung dem Stande der medizinischen Wissenschaft entspricht. Der Sorgfaltsmaßstab ist im allgemeinen objektiv typisierend und nicht objektiv individuell; es kommt also nicht auf die individuellen Fähigkeiten des behandelnden Arztes, sondern auf die im Verkehrskreis der Ärzte oder Fachärzte für eine bestimmte Disziplin erwarteten Fertigkeiten und Fähigkeiten an.

Mit der Schadenersatzklage wird die Zahlung eines Geldbetrages gefordert. Der Schadenersatz umfaßt ein Schmerzensgeld in Form eines einmaligen Geldbetrages, oder seltener, in Form einer Schmerzensgeldrente, ferner vermehrte Aufwendungen als Folge des Gesundheitsschadens und Verdienstausfalls.

Die Klage sollte einen weiteren Antrag enthalten, nach dem durch Urteil festgestellt werden soll, daß der Arzt auch für bis zum Zeitpunkt der Klageerhebung noch nicht feststellbare Schäden, die auf der fehlerhaften Behandlung beruhen und in Zukunft zu Tage treten werden, haften muß. Diesen Feststellungsantrag schätzen die Haftpflichtversicherungen gar nicht, weil die Haftung für Zukunftsschäden ein nicht kalkulierbares Risiko ist. Deshalb beinhaltet ein von der Versicherung angebotener Vergleich meistens auch die Abgeltung des Zukunftsschadens. Der Patient hat damit in der Regel alle künftigen Ansprüche verloren.

VERTRAGLICHE HAFTUNG

Hat sich ein Patient in ärztliche Behandlung begeben, so kam ein Behandlungsvertrag zustande, selbstverständlich auch dann, wenn niemals ein Schriftstück unterzeichnet wurde. Es ist gleichgültig, ob der Patient nach einer Terminabsprache den Arzt aufsuchte, oder ob ein bewußtloses Unfallopfer ins Krankenhaus gebracht wurde.

Der Behandlungsvertrag kommt in dem Moment zustande, in dem der Arzt irgendeine Äußerung oder Handlung dem Patienten gegenüber tat. Der Behandlungsvertrag kam auch dann zustande, wenn der Arzt nur sagte, man solle erst nächste Woche zu ihm kommen.

In Österreich ist die Anspruchsgrundlage für einen Arzthaftungsprozeß in § 1295 ABGB geregelt, der Schmerzensgeldanspruch stützt sich auf § 1325 ABGB, ein eventueller Anspruch wegen „Verunstaltung" stützt sich auf § 1326 ABGB.

Ersatzansprüche gegen Ärzte sind auch nach österreichischem Recht vor den Zivilgerichten durch Klage geltend zu machen. Bis Streitwert 30.000 Schilling sind die Bezirksgerichte zuständig, bei Streitwerten über 30.000 Schilling die Landes- und Kreisgerichte. Bei letzteren besteht Anwaltszwang. Es ist jedoch dringend zu empfehlen, sich von Anfang an (also auch im vorgerichtlichen Bereich) durch einen Rechtsanwalt vertreten zu lassen.

Der Anspruch aus Vertragsverletzung wird in Deutschland mit einer sogenannten positiven Vertragsverletzung des zwischen Arzt und Patienten abgeschlossenen Vertrages begründet.

Bezüglich der positiven Vertragsverletzung gibt es keinen Paragraphen im Gesetzbuch. Das Nichteinhalten des Behandlungsvertrages wurde aber in zahlreichen Urteilen der letzten Jahre als positive Vertragsverletzung gewertet.

Warum wird zwischen deliktischer Haftung und vertraglicher Haftung unterschieden?

Für den Schadenersatzprozeß ist es im Arzthaftungsprozeß ohne Bedeutung, ob der Arzt wegen deliktischer oder vertraglicher Haftung verklagt wird. Wird die Klage mit dem Vorwurf eines Behandlungsfehlers oder einer fehlenden oder mangelhaften Aufklärung begründet (deliktische Haftung), so liegt auch eine vertragliche Haftung vor, einfach deshalb, weil ganz automatisch ein Behandlungsvertrag zugrunde lag. Wie sollte denn ein Arzt tätig geworden sein, ohne daß dieser Vertrag zustande kam?

Für die Anspruchsgrundlage der Haftung ist es also gleichgültig, ob die Klage auf deliktische oder auf vertragliche Haftung gegründet ist.

Beim **Schmerzensgeld** und bei der **Verjährung** sind jedoch wesentliche Unterschiede zu beachten. Schmerzensgeld kann nur im Falle eines Behandlungsfehlers oder mangelnder Aufklärung verlangt werden. Das Gericht spricht kein Schmerzensgeld zu, wenn sich die Klage nur auf positive Vertragsverletzung stützt. Dies gilt für Deutschland. In Österreich wird nicht zwischen deliktischer und vertraglicher Haftung unterschieden.Bei einem Behandlungsfehler oder bei einem Verstoß ge-

gen die Aufklärungspflicht liegen also gleichzeitig vertragliche
und deliktische Ansprüche vor, und somit ist auch ein Schmerzensgeldanspruch vorhanden.

DELIKTISCHE HAFTUNG

Hat in Deutschland ein Arzt oder ein Krankenhaus eine unerlaubte Handlung vorgenommen, so wird der Kläger sein Recht
unter Bezugnahme auf § 823 BGB durchsetzen. Diese zivilrechtliche Schadenersatzpflicht hat nichts damit zu tun, ob der
Arzt wegen seiner Handlung bestraft wurde oder nicht. Im Zivilprozeß geht es um die Durchsetzung von Schadenersatzansprüchen und Schmerzensgeld, im Strafprozeß darum, ob der
Arzt bestraft wird.
Handelt es sich in erster Linie darum, eine Wiedergutmachung
des entstandenen Schadens durchzusetzen und Schmerzensgeld zu bekommen, so wird ein Zivilprozeß geführt. Vielleicht
ist es dem Geschädigten auch gleichgültig, ob der Arzt bestraft
wird.
Der gesundheitliche Schaden kann auch durch einen Organisationsfehler im Krankenhaus entstanden sein, für den der einzelne Arzt nicht einzustehen hat, jedoch der Träger des Krankenhauses.

SCHWEIGEPFLICHT UND
ZEUGNISVERWEIGERUNGSRECHT

Schweigepflicht

Die Strafgesetzbücher und die Prozeßordnungen Deutschlands und Österreichs unterscheiden sich bezüglich dieser Thematik nur geringfügig.
Für Deutschland gilt: § 203 StGB stellt die Verletzung der **ärztlichen Schweigepflicht** unter Strafe. Diese umfaßt alle Informationen, die den persönlichen Lebens- und Geheimnisbereich
des Patienten betreffen: also nicht nur seine Krankheitsbe-
funde, sondern auch sonstige persönliche Mitteilungen, die im

Rahmen dieses Vertrauensverhältnisses dem Arzt bekannt geworden sind. Die Schweigepflicht besteht gegenüber jedem dritten, insbesondere auch gegenüber anderen Ärzten, Familienangehörigen des Patienten und des Arztes sowie gegenüber Behörden und sonstigen Institutionen.

Vielen Ärzten ist nicht bewußt, daß auch Mitteilungen an einen anderen Arzt gegen die Schweigepflicht verstoßen. Hierbei ist es unerheblich, daß auch der andere Arzt an die Schweigepflicht gebunden ist. Eine ausdrückliche Einwilligung des Patienten, die den Arzt zur Mitteilung der Patientendaten berechtigen würde, liegt meist nicht vor. Dennoch ist im Regelfall davon auszugehen, daß der Patient stillschweigend mit der Weitergabe seiner Daten an den Haus- oder Gebietsarzt einverstanden ist. Sobald dem Arzt jedoch Umstände bekannt werden, die an dieser üblicherweise stillschweigend erteilten Einwilligung Zweifel aufkommen lassen, muß er von Mitteilungen auch an andere Ärzte Abstand nehmen.

Die Schweigepflicht endet nicht mit dem Tod des Patienten. Da ein höchstpersönliches Rechtsgut geschützt wird, können die Angehörigen die Einwilligung in die Weitergabe von Informationen nicht erteilen.

Die Verletzung der Schweigepflicht kann zudem zu Schadenersatzansprüchen des Betroffenen führen. Der Arzt darf das ihm Anvertraute oder Bekanntgewordene nur preisgeben, wenn der Patient seine Einwilligung gibt oder gesetzliche Bestimmungen die Offenbarung des Geheimnisses vorschreiben, beispielsweise das Gesetz zur Bekämpfung der Geschlechtskrankheiten oder, wenn ein Patient mit einem Kraftfahrzeug am Straßenverkehr teilnimmt, obwohl er wegen seiner Erkrankung nicht mehr fähig ist, ein solches zu führen, ohne sich und den öffentlichen Verkehr zu gefährden. Wird ein Arzt von einem Patienten wegen eines Behandlungsfehlers geklagt, so muß der Arzt die Möglichkeit haben, sich gegen diese Vorwürfe wehren zu können. Aus diesem Grunde ist es gerechtfertigt, daß der Arzt – zum Zwecke der Rechtsverteidigung – seine Unterlagen seinem Haftpflichtversicherer oder Rechtsanwalt aushändigt, soweit sie Aufzeichnungen über die Krankheit des betreffenden Patienten enthalten. Auch darf er die für die Rechtsverteidigung notwendigen Informationen geben. Da die Tätigkeit des Arztes, die Gegenstand des Schadenersatzanspruchs ist, be-

stimmte Erkrankungen des Patienten betroffen hat, muß es
möglich sein, darüber entsprechende Ausführungen zu machen. Anderenfalls wäre ein Rechtsverteidigung nicht möglich
(§ 193 StGB).

Eine sehr wesentliche Pflicht des Arztes ist die der **Verschwiegenheit**. Im Zusammenhang mit der Schweigepflicht sei auch
auf das Zeugnisverweigerungsrecht des Arztes hingewiesen. [53]

Für Österreich gilt: Der § 121 des österreichischen Strafgesetzbuches behandelt die „**Verletzung des Berufsgeheimnisses**".
Schuldig macht sich, wer ein Geheimnis offenbart oder verwertet, das den Gesundheitszustand einer Person betrifft und dessen Offenbarung oder Verwertung geeignet ist, ein berechtigtes
Interesse der Person zu verletzen, die seine Tätigkeit in Anspruch genommen hat.

Der Täter ist dann nicht zu bestrafen, „wenn die Offenbarung
oder Verwertung nach Inhalt und Form durch ein öffentliches
oder ein berechtigtes privates Interesse gerechtfertigt ist".

Der Täter wird nur „auf Verlangen des in seinem Interesse an
der Geheimhaltung Verletzten verfolgt".

Dafür gibt es Freiheitsstrafen bis zu einem Jahr oder Geldstra-
fen bis zu 360 Tagessätzen. (Der Tagessatz beträgt mindestens
20 Schilling, höchstens 3000 Schilling, § 19 StGB)

Während sich das Strafgesetzbuch auf die Preisgabe von Ge-
heimnissen im Hinblick auf den Gesundheitszustand beschränkt, schützt § 26 des Ärztegesetzes alle dem Arzt „in Ausübung seines Berufes anvertrauten oder bekanntgewordenen
Geheimnisse". Ausgenommen sind allerdings auch hier jene,
deren Offenbarung „nach Art und Inhalt durch Interessen der
öffentlichen Gesundheitspflege oder der Rechtspflege gerechtfertigt ist." Ebenso ausgenommen ist die Meldung des Arztes
über den Gesundheitszustand bestimmter Personen, soferne
gesetzliche Vorschriften hierüber bestehen und wenn die Aus-
künfte „an Träger der Sozialversicherung erforderlich sind".
Selbstverständlich entfällt die Schweigeverpflichtung, wenn
der Arzt vom Patienten von der Geheimhaltung entbunden
worden ist. [54]

Das Zeugnisverweigerungsrecht

Deutschland: Der Arzt hat aus beruflichen Gründen ebenso wie zahlreiche andere Berufe (§ 53 StPO) grundsätzlich ein **Zeugnisverweigerungsrecht.** Im Gegensatz zum Geistlichen entfällt für den Arzt, aber auch für die anderen Berufsgruppen, das Recht zur Zeugnisverweigerung, wenn er von der Verpflichtung zur Verschwiegenheit entbunden wurde. In diesen Fällen muß er aussagen. Die Entbindung von der Schweigepflicht kann nur durch den Geheimnisherrn, beim Arzt in der Regel durch den Patienten, und nicht etwa durch ein Gericht erfolgen.

Österreich: Im österreichischen Strafverfahren kann sich der Arzt unter keinen Umständen auf seine Verschwiegenheitspflicht berufen. Nach der österreichischen Strafprozeßordnung besteht absoluter Zeugniszwang. Eine Verweigerung der Zeugenaussage kann mit Beugestrafen bis zu 5000 Schilling und bei weiterer Weigerung in wichtigen Fällen mit Verhängen einer Beugehaft bis zu sechs Wochen geahndet werden.
Nach der österreichischen Zivilprozeßordnung ist der Zwang zur Aussage kein absoluter. Der Arzt kann sich zunächst auf seine Verschwiegenheitspflicht berufen. Der § 321 der ZPO besagt nämlich unter anderem, daß die Aussage von einem Zeugen verweigert werden darf... in bezug auf Tatsachen, über welche der Zeuge nicht würde aussagen können, ohne eine ihm obliegende staatlich anerkannte Pflicht zur Verschwiegenheit zu verletzen, insoferne er hievon nicht gültig entbunden wurde. Die Entbindung kann in erster Linie durch die geschützte Person selbst erfolgen. Das Gericht kann allerdings beschließen, daß über bestimmte, für das Gericht wichtige Punkte auszusagen ist. [55]
Probleme gibt es bezüglich der Schweigepflicht manchmal bei Minderjährigen, wenn nämlich die Erziehungsberechtigten glauben, sie hätten Anspruch auf Auskunft. Die Rechtsprechung setzt kein bestimmtes Alter fest, ab welchem die Schweigepflicht auch den Eltern gegenüber besteht. Es wird immer auf den einzelnen Fall, also auf die geistige und körperliche Reife des Jugendlichen, abgestellt. In der Praxis treten diese Probleme meist bei jungen Mädchen auf, die ein Rezept für die

Antibaby-Pille brauchen. Die Rechtsprechung tendiert dazu, das Arzt-Patientenverhältnis bei Minderjährigen oder Jugendlichen zu schützen.

Die ärztliche Schweigepflicht gilt auch gegenüber anderen Ärzten. Ein Arzt darf also keine Krankenunterlagen oder auch Kenntnisse über anvertraute Tatsachen oder Vorgänge ohne Zustimmung des Patienten an einen anderen Arzt weitergeben, auch nicht an staatliche Stellen, beispielsweise an das Gesundheitsamt. Der Grund hierfür liegt weniger im subjektiven Interesse des Patienten als im Gedanken der Aufrechterhaltung des Vertrauens in das Verhältnis zwischen Arzt und Patient. Es gibt keine staatlichen Befugnisse auf Überlassung der Krankenunterlagen, wenn ein Amtsarzt oder das staatliche Gesundheitsamt Überlassung der Krankenunterlagen anfordert. In jedem Fall kann nämlich die entsprechende Behörde selbst die nötigen Untersuchungen vornehmen, ohne zwingend auf die Unterlagen des behandelnden Arztes zurückgreifen zu müssen. Es besteht ein objektiv berechtigtes Interesse des Patienten an der Geheimhaltung der Unterlagen. Allein der rechtliche Umstand, daß das Gesundheitsamt oder ein anderer Arzt selbst unter Umständen zur Einhaltung der Schweigepflicht verpflichtet wären, rechtfertigt nicht den Anspruch auf Überlassung der Krankenunterlagen. Das gilt auch für Anfragen von Betriebsärzten, Arbeitsämtern und allen Behörden, sofern keine schriftliche Entbindung von der Schweigepflicht der Anfrage beiliegt.

Bei Behörden wie dem staatlichen Gesundheitsamt München nehmen es die Ärzte mit der Schweigepflicht nicht so genau: Eine 23jährige Studentin spendete im Gesundheitsamt München Blut. Es wurde AIDS festgestellt. Einen Tag nachdem der Patientin die Diagnose mitgeteilt wurde, fuhr die Polizei mit Blaulicht vor die Wohnung, durchsuchte diese ohne Durchsuchungsbeschluß und verbrachte die junge Frau gegen ihren Willen in die geschlossene Aufnahmestation einer Nervenklinik. Dort wurde sie wegen vermeintlicher Selbstmordgefahr zwei Tage in einem mit Videokamera überwachten Raum festgehalten.

Obwohl das Gesundheitsamt der Studentin Anonymität zugesichert hatte, war den Polizeibeamten die AIDS-Infektion bekannt.

Der Anwalt der jungen Frau, die von den Polizisten vor den Augen des Postboten aus der Wohnung gezogen wurde, stellte Strafantrag wegen Freiheitsberaubung und Bruchs der ärztlichen Schweigepflicht.[56]

Die ärztliche Schweigepflicht bezieht sich nicht nur auf die Krankheit oder auf die Behandlung des Patienten, sondern auch auf dessen persönliche Daten. Die Herausgabe von Patientendaten an die Polizei, die einen alkoholisierten Autofahrer im Krankenhaus ausfindig machte, verstößt gegen die ärztliche Schweigepflicht. Der Fall: Ein betrunkener Autofahrer verursachte einen Unfall, bei dem er selbst verletzt wurde. Per Notarztwagen wurde er ins nächste Krankenhaus gefahren. Weil Zeugen die „Fahne" des Unfallfahrers gerochen hatten, hefteten sich zwei Polizeibeamte an seine Fersen. Während der Autofahrer im Krankenhaus versorgt wurde, ließen sich die Polizisten vom Krankenhauspersonal die Papiere des Mannes geben. Ohne jede Berechtigung, wie das Gericht deutlich hervorhob.

Ein Polizeibeamter begann danach, die Daten des Unfallfahrers zu notieren. Außerdem soll er ein Beschlagnahme-Formular für den ausgehändigten Führerschein ausgeschrieben haben. Als nun aber der Arzt an den beiden Beamten vorbeiging und die Papiere sah, nahm er sie an sich. Den energisch protestierenden Polizisten machte er klar, daß eine Herausgabe der Papiere mit seiner ärztlichen Schweigepflicht kollidiere und daß er nichts über die Identität seiner Krankenhauspatienten sagen dürfe. Damit lag er vollkommen richtig, wie ihm das Gericht attestierte.

Das Schöffengericht verurteilte den Mediziner dennoch. Sobald nämlich Personalunterlagen in die Hände der Polizei gelangt sind, darf der Arzt sie nicht mehr unter Berufung auf seine Schweigepflicht wegnehmen. Für die Verurteilung war entscheidend, daß das Gericht die Beschlagnahme der Papiere bereits als vollzogen ansah. Der Arzt hätte dies anhand der auf dem Tisch ausgebreiteten Formulare auch erkennen müssen.

Der Angeklagte dagegen behauptete, ihm seien die Papiere von einem der Beamten entgegengehalten worden, als ob sie ihm ausgehändigt werden sollten. Zwar bestätigte eine Krankenschwester diese Aussage, doch schenkte das Gericht den Beobachtungen der Polizeibeamten mehr Glauben.[57]

STRAFANTRAG UND STRAFPROZESS

Sind der Patient oder die Hinterbliebenen der Meinung, daß das Verhalten des Arztes unverantwortlich war, so können sie den Strafantrag meist mit folgenden Verstößen begründen:
- fahrlässige Tötung
- fahrlässige Körperverletzung
- unterlassene Hilfeleistung

Die Justiz muß sich in letzter Zeit verstärkt mit Strafanzeigen gegen Ärzte beschäftigen. Zirka 7000 Fälle pro Jahr werden in der BRD rechtsanhängig.[58] Das sind also fast dreißig Strafanzeigen pro Werktag.

Im Strafverfahren geht es nicht um die Interessen des Patienten, sondern um den Strafanspruch des Staates. Das Verfahren liegt weitgehend in den Händen der Staatsanwaltschaft. Gegenstand des Verfahrens ist nicht ein auf Geldzahlung gerichteter Anspruch, sondern die Person des Arztes als Straftäter.

Ausgangspunkt strafrechtlicher Verfahren sind meist Anzeigen unzufriedener Patienten. Der Staatsanwalt wird jedoch auch von sich aus tätig, wenn er, etwa bei Todesfällen, Anzeichen für strafbare Handlungen bemerkt.

Zunächst leitet die Staatsanwaltschaft ein **strafrechtliches Ermittlungsverfahren** ein. In diesem Stadium weiß der betroffene Arzt in der Regel noch nicht, daß gegen ihn ermittelt wird. Die strafrechtliche Ahndung von fehlerhafter Diagnostik und Therapie erfolgt zwar in 14 Prozent der Vorwürfe, jedoch nicht durch Strafurteil, sondern durch Zahlung einer Geldbuße. Der Gesetzgeber hat (mit dem § 153 a StPO) eine Regelung getroffen, aufgrund derer auch ärztliche Verfehlungen mit der Zahlung einer Geldbuße ohne Gerichtsverhandlung und ohne Eintrag ins Bundeszentralregister geahndet werden. Da das Strafrecht aber für den Beweis die an Sicherheit grenzende Wahrscheinlichkeit erfordert, gehen 28 Prozent ärztlicher Verfehlungen ohne strafrechtliche Ahndung aus.

Die Ermittlungsverfahren werden häufig sehr zögernd und

langsam geführt. Es können zwei Jahre vergehen, bis erste Vernehmungen stattfinden. Aber auch vier Jahre, bis wichtigste Personen für das Strafverfahren erstmals vernommen werden, so etwa ein im Krankenhaus tätiger Pfleger.

Die Wahrscheinlichkeit einer strafrechtlichen Verurteilung ist verschwindend gering. Von hundert Strafanzeigen gegen Ärzte führt nur eine einzige zur Bestrafung. [20]

Staatsanwalt *Billner* von der Staatsanwaltschaft beim Landgericht München I erklärte bei einer Ärztetagung in München, daß die Zunahme von Strafanträgen gegen Ärzte wegen tatsächlicher und vermeintlicher Kunstfehler weit geringer sei, als von der Ärzteschaft oft befürchtet wird. Am Landgericht München I laufen zur Zeit etwa hundert Ermittlungsverfahren jährlich wegen angeblicher ärztlicher Kunstfehler oder Anklagen wegen unterlassener Hilfeleistung. Die Möglichkeit, das Verfahren (nach § 170 (2) der StPO) einzustellen, wird aber zur Zeit voll ausgeschöpft: Nur sechs dieser Verhandlungsfälle enden pro Jahr durchschnittlich vor dem Richter, alle übrigen werden eingestellt.

Gegen eine strafrechtliche Verfolgung von Kunstfehlern ist der Arzt relativ gut geschützt. Bei einem Strafantrag ist der Kläger nicht nur verpflichtet, das ärztliche Verschulden nachzuweisen, sondern auch die Kausalität von ärztlichem Behandlungsfehler und Folgeschaden. Im Einzelfall kann das bedeuten: Selbst wenn der Patient durch fehlindizierte oder falsch angewandte ärztliche Behandlung stirbt, wird ein Strafantrag von Angehörigen nur erfolgreich sein, wenn kausal nachgewiesen ist, daß der Patient bei einer anderen Behandlung noch am Leben wäre. Dieser Schutz für den Arzt vor Strafverfolgung kann recht groteske Blüten treiben: Selbst wenn er Behandlungsfehler eingesteht, bleibt er zumindest strafrechtlich unbehelligt, solange die Kausalität von Fehlbehandlung und Gesundheitsschaden oder Tod des Patienten nicht schlüssig bewiesen ist.

Auch bei strafbarer Handlung des Arztes bleiben ihm noch einige Türen offen. So ist es (nach § 153 a der StPO) möglich, das Ermittlungsverfahren gegen Zahlung einer Geldbuße im gegenseitigen Einvernehmen einzustellen. Dieses Vorgehen hat für den Arzt den erheblichen Vorteil, daß eine Eintragung ins Bundeszentralregister unterbleibt. Die strafrechtliche

Hauptverhandlung findet nicht statt, es folgt weder eine klare Schuldzuweisung an den Arzt noch eine Vorstrafe.

Falls auch auf dieser Ebene keine Einigung zu erzielen ist, bleibt noch der Weg, dem Arzt im Rahmen des abgekürzten Verfahrens einen Strafbefehl zu schicken. Damit läßt sich ebenfalls eine Hauptverhandlung vor der Strafkammer mit erheblichen Folgekosten umgehen. Nutzt allerdings der Arzt diese letzte Chance einer Einigung nicht, ist ein Strafprozeß unvermeidbar.[59]

Der Strafantrag kostet keinen Pfennig und kann auch ohne Zuhilfenahme eines Rechtsanwaltes der zuständigen Staatsanwaltschaft übergeben werden.

Im Falle der Einstellung des Strafverfahrens gegen den Arzt hat der Kläger im Zivilprozeß bei der Durchsetzung seiner Schadenersatzansprüche allgemein keine Nachteile. Auch wenn der Arzt strafrechtlich nicht verurteilt wurde, kann der Zivilprozeß gewonnen werden. Das eine hat mit dem anderen nichts zu tun. Der Strafantrag gegen einen Arzt bewirkt aber etwas anderes, was viele Patienten nicht bedacht haben. Wurde nämlich ein Strafantrag gegen einen Arzt gestellt, so wird er sich mit allen ihm zur Verfügung stehenden Mitteln, d.h. mit den besten Rechtsanwälten, verteidigen. Der Arzt wird sich darum bemühen, Gutachter zu finden, die sein Handeln als richtig darstellen. Für ihn ist es höchst unangenehm, in einem Strafprozeß verurteilt zu werden, weil er dann vielleicht vorbestraft ist. Das ist nicht gerade von Vorteil für den Ruf.

Geht es aber in erster Linie nicht um Rache oder Genugtuung, will man also Schmerzensgeld und Wiedergutmachung des Schadens, so wird der Arzt sofort seine Haftpflichtversicherung informieren, meist auch mit dem Hinweis, daß diese den Schaden regeln soll. Der Arzt gesteht viel lieber seiner Versicherung gegenüber einen Fehler ein als im Strafprozeß. Häufig wird die Versicherung auch, wenn der Fall nicht absolut klar ist, eine Schlichtungsstelle oder Gutachterkommission um ihr Urteil bitten. Der Arzt hat also wegen seines Fehlers, den er häufig bereit ist zuzugeben, keinen Imageverlust. Die nicht unumstrittenen Schlichtungsstellen können auch ohne Zuhilfenahme eines Anwaltes angerufen werden.

Wurde jedoch ein Strafantrag gestellt, so ist der Weg zur Schlichtungsstelle nicht mehr offen. Diese darf keine Gutachten erstellen, wenn ein Strafantrag anhängig ist. Nachdem man die Schlichtungsstelle angerufen und ein Gutachten erhalten hat, kann man immer noch einen Strafantrag stellen, wenn die Frist es noch erlaubt. Die Bearbeitungszeiten der Schlichtungsstellen sind jedoch häufig so lange, daß die Frist für die Stellung eines Strafantrages abgelaufen ist.

Nach erlangter Kenntnis von der strafbaren Handlung muß der Strafantrag innerhalb von drei Monaten gestellt werden.

Sollte, was natürlich sehr selten der Fall ist, absolut unbegründet ein Strafantrag gegen einen Arzt gestellt worden sein, so kommt möglicherweise auf den Antragsteller ein Prozeß zu, den der Arzt gegen ihn wegen Verleumdung anstrengt.

Mit dem Recht auf Einsicht in die Unterlagen und der Möglichkeit, ein Gutachten durch eine Gutachter oder Schlichtungsstelle bei den Ärztekammern zu erlangen, erscheint es manchen Richtern mutwillig, eine Strafanzeige auf den vagen Verdacht nicht richtiger Behandlung zu gründen. Der Anwalt kann sich bei Unterlassung entsprechender Nachforschungen nicht auf die Wahrung berechtigter Interessen berufen. Vielmehr sind der Anzeigende, insbesondere auch der Rechtsanwalt, dann dem Arzt zum Schadenersatz und gegebenenfalls zum Schmerzensgeld verpflichtet.[60]

Zurück zur **deliktischen Haftung**: Prinzipiell können, wie ausgeführt, zwei verschiedene Handlungen des Arztes oder des Krankenhausträgers widerrechtlich sein:
● der Arzt hat einen Behandlungsfehler begangen,
● der Arzt hat gegen die Aufklärungspflicht verstoßen; somit lag keine wirksame Einwilligung in den ärztlichen Eingriff vor.

Was dem Krankenhaus oder dem Arzt vorgeworfen wird, hängt vom jeweiligen Fall ab. Es ist aber ratsam, nicht nur einen Behandlungsfehler geltend zu machen, sondern vorsorglich auch zu argumentieren, daß der Behandlung oder der Operation nicht zugestimmt worden wäre, wenn gerade über die eingetretenen Folgen aufgeklärt worden wäre. Es ist nämlich nicht abzuschätzen, welches Urteil ein Gericht bezüglich eines Behandlungsfehlers fällen wird. Das hängt letztlich von der Aussage der Gutachter ab. Es gibt eine große Anzahl von Gerichtsentscheidungen, die dem Patienten Schadenersatz und

Schmerzensgeld zusprechen, auch dann, wenn kein Behandlungsfehler vorlag oder der Behandlungsfehler nicht mit Sicherheit nachgewiesen werden konnte.

Bevor der Geschädigte sich an einen Rechtsanwalt oder an eine Schlichtungsstelle wendet, sollte er unbedingt alle zugänglichen Beweise sichern.

ÄRZTEKAMMERN UND KASSENÄRZTLICHE VEREINIGUNGEN VERZÖGERN ERMITTLUNGSVERFAHREN

Der Clan – Logen – Lobby – Zusammenhalt der Ärzte ist eine an Mittelalter und Diktatur gemahnende Krankheit unserer Zeit, ein totalitäres Reservat innerhalb der Demokratie.

HANS WEIGEL

Fehlt dem Staatsanwalt das erforderliche Sachwissen, einen medizinischen Fall zu beurteilen, so beauftragt er im allgemeinen einen Sachverständigen, also einen Arzt, der in dem betreffenden Gebiet Erfahrung hat, ein Gutachten zu erstellen. Die Staatsanwaltschaft kann aber auch einen anderen Weg beschreiten, um die fehlenden Sachkenntnisse zu erlangen. Im Wege der Amtshilfe kann der Staatsanwalt von der Landesärztekammer oder von der Kassenärztlichen Vereinigung eine Stellungnahme verlangen. Diese Verfahrensweise bietet sich dem Staatsanwalt beispielsweise bei der komplizierten Materie der umfangreichen Abrechnungsbetrügereien – sei es den gesetzlichen Krankenkassen, sei es den Privatversicherern gegenüber – an.

Dabei wird häufig der Bock zum Gärtner gemacht.

In unverantwortlicher Solidarität zu den schwarzen Schafen der Medizinbranche versuchen in Deutschland eine Landesärztekammer und die Bezirksstelle einer Kassenärztlichen Vereinigung, Ermittlungsverfahren vom Staatsanwalt dadurch zu boykottieren, daß sie die Anfragen des Staatsanwaltes lange Zeit gar nicht und dann höchst mangelhaft beantworten. *Prof. Sewering* als Präsident der Bayerischen Landesärztekammer ließ mit seinem Geschäftsführer einen ermittelnden Staatsan-

95

walt monatelang auf eine Fachauskunft warten. Diese wurde dann so vage gegeben, daß der Staatsanwalt nachhaken mußte. Ähnlich zögerte der Vorsitzende der Kassenärztlichen Vereinigung Bayerns, Bezirksstelle München, *Dr. Winkelhann*, die vom Staatsanwalt erbetene Auskunft hinaus. Dieser Bezirkstellenvorsitzende erdreistete sich sogar in einem Wahlbrief im November 1987 an Kassenärzte, sich für die Wiederwahl als Vorsitzender der größten deutschen Bezirksstelle einer Kassenärztlichen Vereinigung zu empfehlen und um Unterstützung der Ärzte zu bitten, weil die Kassenärztliche Vereinigung Bayerns – mehr als jede andere Kassenärztliche Vereinigung – ihre Mitglieder vor staatsanwaltlichen Eingriffen schütze. Kommentar einer Landtagsabgeordneten in der Süddeutschen Zeitung: „Nicht einmal die Mafiabosse in Palermo würden es wagen, die Strafverfolgungsbehörden öffentlich derartig zynisch zu verhöhnen."[61]

Auf der Jahresmitgliederversammlung der Münchener Kassenärzte am 25.10.1988 brüstete sich *Dr. Winkelhann* als Vorsitzender damit, daß es noch keine einzige Strafanzeige der Krankenkassen wegen Abrechnungsbetruges zur Staatsanwaltschaft in München gegeben habe, weil es eine Abmachung zwischen Krankenkassen und dem Vorsitzenden der Bezirksstelle München gebe, daß der Staatsanwalt bei Abrechnungsmanipulationen nicht eingeschaltet werde. Zu einem nachgewiesenen Abrechnungsbetrug in Höhe von 140.000 Mark teilte der Ärztefunktionär bei laufenden Tonbändern mit, er habe verhindert, daß dem betrügenden Arzt die Kassenzulassung entzogen wurde. Immerhin seien die durch Betrug erzielten Einnahmen versteuert worden, da bliebe dem Kollegen ja auch nicht mehr soviel in der Tasche! Winkelhann erklärte der *Süddeutschen Zeitung*: „Alles erlogen und erstunken. Es ist Ermessenssache, was man als Betrug bezeichnen will."[61]

„KV Intern – Informationen für den Münchner Kassenarzt", herausgegeben von diesem Bezirksstellenleiter, bezeichnet „das Vorgehen der Staatsanwaltschaften in anderen Bundesländern also außerhalb Bayerns als unverhältnismäßig. Man kann sich nicht darüber wundern, daß in den Praxen der niedergelassenen Ärzte die Furcht vor Diskriminierung und Kriminalisierung umgeht."[62]

Die mangelnde Kooperationsbereitschaft des wiedergewählten

Vorsitzenden *Winkelhann* – mehrere Klagen zur Wahlanfechtung sind gerichtsanhängig[63] – ergibt sich auch daraus, daß er einem vom Gericht bestellten Sachverständigen eine prozeßnotwendige Zahlenangabe mit Schreiben vom 24.2.1988 verweigerte. Auskunft gebe der Vorsitzende nur dem Gericht im Wege der Amtshilfe, nicht dem gerichtlichen Sachverständigen. Dieser Funktionär weiß, daß das eine probate Methode ist, Prozesse zu verzögern. So ein vom Vorsitzenden der größten Bezirksstelle Deutschlands unterschriebener Bescheid ist bezeichnend und bedarf keiner Erläuterung. Warum der gleiche Bescheid nochmals vom stellvertretenden Vorsitzenden gut zwei Wochen später, am 11.3.1988, erging, bleibt unklar. Das Gericht bestellt den Sachverständigen gerade deshalb, um ein umfassendes Gutachten zu bekommen. Es vermeidet aber aus prozeßökonomischen und nicht zuletzt aus Kostengründen, jeweils Einzelfragen an verschiedene Sachverständige oder etwa beteiligte Körperschaften der Ärzteschaft zu stellen.

Durch dieses Boykottverhalten der Präsidenten und Vorsitzenden ärztlicher Standesorganisationen, die Körperschaften des öffentlichen Rechts sind, wird die Durchsetzung von gerechtfertigten Ansprüchen geschädigter Patienten wirkungsvoll hinausgezögert. Diese Standesfunktionäre sind sich nicht darüber im klaren, daß sie mit ihrem Verhalten aus falsch verstandener Solidarität nicht nur den Patienten Schaden zufügen, sondern auch der gesamten Ärzteschaft und der Justiz.

Während eines Strafprozesses in Bochum wegen ärztlichen Abrechnungsbetrugs (mehr als einhunderttausend Mark) war ein Tag in diesem Verfahren von kritischen Plädoyers geprägt, die das Verhältnis der Kassenärztlichen Vereinigung zur Justiz erhellten. Oberstaatsanwalt *Dr. Koenen* trug in diesem Prozeß vor, daß Kassenärztliche Vereinigungen in Bayern sich rühmten, die Ärzte vor dem Zugriff des Staatsanwaltes zu schützen.

Vom Ermessungsspielraum der Kassenärztlichen Vereinigungen (KV) war in dem Verfahren viel die Rede. Wenn Unregelmäßigkeiten offenbar würden, so die Position der KV, bestehe keine Pflicht, die Staatsanwaltschaft einzuschalten. Innerhalb der Rechts- und Standesorganisationen werde dies geregelt, hieß es. Damit aber, so die Staatsanwaltschaft, werde der Millionenbetrug zu Lasten aller ehrlichen Beitragszahler gerechtfertigt und bagatellisiert.

Koenen: Es hat sich wieder einmal gezeigt, wie kriminell ein Berufsstand gehandelt hat und wie untauglich das Abrechnungswesen, „das in der Welt einmalige Selbstbedienungssystem made in Germany", sei, und *Koenen* schloß sein Plädoyer über „die weiße Lobby", die die Aufklärung von Skandalen verhindere: „Mein Resümee nach mehrjähriger Tätigkeit in diesem Bereich lautet: Pfui." (64, 65)

In der Rundfunksendung *Der Staatsanwalt im Sprechzimmer – Wie falsch rechnen Ärzte ab?* wurde kürzlich die Thematik Abrechnungsbetrug Kassenärztlicher Vereinigungen dargestellt. Auch der ebenso geschätzte wie gefürchtete Kölner Oberstaatsanwalt Bosche weiß auf die Frage, warum in einigen Gegenden der Bundesrepublik weniger oder gar nicht wegen Abrechnungsbetrugs ermittelt wird, keine zuverlässige Antwort.

Für die Einrichtung besonderer Staatsanwaltschaften sieht der Sprecher des Bayerischen Justizministeriums, Regierungsdirektor Glocker, im Freistaat keinen Handlungsbedarf.[66]

BEWEISSICHERUNG

Die Beweissicherung ist entscheidend für den Ausgang eines Prozesses. 99 Prozent aller Verkehrsunfälle werden von den Versicherungen ohne Prozeß geregelt. Dies ist nur deshalb möglich, weil am Unfallort eine Beweissicherung durchgeführt wurde, sei es durch die Unfallbeteiligten oder durch die herbeigerufene Polizei.

Die Beweissicherung ist für geschädigte Patienten schon deshalb so schwer, weil sie häufig vom Eintritt des Schadens nicht sofort Kenntnis erlangen und bei der Beweissicherung ohne Hilfe gegen eine Mauer des Schweigens anrennen müssen. Eltern wird von Klinikärzten lächelnd mit kräftigem Händedruck zur Entbindung eines gesunden Kindes gratuliert. Erst nach Monaten oder Jahren bemerken die Eltern, daß sie ein geistig schwerst behindertes Kind haben. Durch einen Behandlungsfehler bei der Geburt kann es infolge Sauerstoffmangels zu einer Gehirnschädigung des Kindes gekommen sein. Die Beweissicherung ist für die Eltern deshalb kaum möglich, weil die Mutter während der Geburt in Narkose war und somit nichts mitbekommen hatte. Wichtig kann bei solchen Fällen die Anschrift der Bettnachbarn sein. Diese können wenigstens Aussagen darüber machen, wie lange die Mutter im Entbindungssaal oder im Operationssaal gelegen war.

Wichtig sind auch die Namen der Schwestern und Pfleger der Station. Ein Arzthaftungsprozeß kann sich über Jahre hinziehen, und nach einigen Jahren weiß der geschädigte Patient oft nicht mehr, welche Schwestern auf der Station Dienst hatten, die bezeugen können, was in der Klinik vorgefallen war.

Der Klinik ist es durchaus zumutbar, den Namen von Mitpatienten zu nennen. Zwar unterliegen Namen und Anschriften von Klinikpatienten den datenschutzrechtlichen Beschränkungen. Die Krankenhausverwaltung darf jedoch betroffene Personen anschreiben und um ihr Einverständnis zur Bekanntgabe ihrer Daten an frühere Mitpatienten nachsuchen. Die Bitte eines früheren Patienten, ihm die Adressen bestimmter seinerzeitiger Mitpatienten zu nennen, dürfe nicht aus Geheimhaltungsgründen abgelehnt werden, ohne daß die der Klinik mit wenig Aufwand mögliche Befragung durchgeführt worden ist.[67]

Auf der 66. Jahrestagung der Gesellschaft für Rechtsmedizin riet der Lübecker Rechtsmediziner *Prof. Pribella* richtigerweise zur Beweissicherung. Erkennt ein Arzt einen Behandlungsfehler, sollte er alle Beweismittel sichern und den Fall sofort der Haftpflichtversicherung melden. Bei Auskünften an deren Mitarbeiter empfiehlt sich jedoch ein Rechtsbeistand, denn die Versicherungsmitarbeiter hätten kein Zeugnisverweigerungsrecht.[68] Natürlich ist auch hier der Arzt bei der Beweissicherung im Vorteil, da er meist den Behandlungsfehler viel eher erkennt als der in Narkose liegende Patient.

DOKUMENTATIONSPFLICHT

Ärzte sind schon immer ein Berufsstand gewesen,
der sich gerne Kontrollen entzieht.
Dr. Kirchhoff, Zahnarzt, Marburg

Der Arzt und das Krankenhaus sind verpflichtet, alle für die
Behandlung wichtigen Umstände aufzuzeichnen und diese
Aufzeichnungen sowie sonstige anläßlich der Behandlung anfallenden Krankenunterlagen aufzubewahren. Die Dokumentationspflicht des Arztes beziehungsweise des Krankenhauses
ist eine vertragliche Nebenpflicht aus dem Arzt- oder dem
Krankenhausaufnahmevertrag. Wesentlich ist die Dokumentation für die Durchsetzung möglicher Schadensersatzforde-
rungen. Ärztliche Aufzeichnungen sind nicht nur Gedächt-
nisstützen für den Arzt, sie dienen auch dem Interesse des
Patienten an einer ordnungsgemäßen Dokumentation.
Für den Kassenarzt gibt es noch zusätzliche Vorschriften über
die Fertigung von Aufzeichnungen.
Diese von der Berufsordnung und von der Rechtsprechung
eindeutig geregelte Dokumentationspflicht wird aber von vielen Ärzten schon deshalb nicht so ernst genommen, weil ärztliche Standesfunktionäre glauben, daß die Vorschriften zur
Dokumentation nicht so ernst zu nehmen sind.
In unverständlicher Weise wird zu diesem Thema im Infor-
mationsblatt „KV Intern" der Kassenärztlichen Vereinigung
Bayerns, Bezirkstelle München, Stellung genommen. In dieser Postille, herausgegeben vom 68jährigen Vorsitzenden *Dr.*
Winkelhann, gibt der 71jährige Schriftleiter *Dr. Lenk-Osten-*
dorf den Ärzten folgendes zur Dokumentationspflicht bekannt: „Viele Kolleginnen und Kollegen sind hierdurch insoweit verunsichert, daß sie aus Angst vor Diskriminierung, ja
Kriminalisierung, die Dokumentation in geradezu abenteuer-
licher Weise übertreiben, während diese in Wirklichkeit dazu
dienen soll, daß ein Vertreter nahtlos weiter arbeiten, beziehungsweise, daß der Doktor selbst einen Vorgang noch nach
Jahren rekonstruieren kann ... Nimmt man das unverhältnis-
mäßige Vorgehen der Staatsanwaltschaften in anderen Bundesländern hinzu, so kann man sich nicht darüber wundern,
daß auch bei uns in den Praxen der niedergelassenen Ärzte

die Furcht vor Diskriminierung und Kriminalisierung umgeht . . ."[69]
Die überalterten Standesfunktionäre verschweigen aus Gründen der Bequemlichkeit und mangelnder Kenntnis der Rechtsprechung, daß die eigentliche Weichenstellung beim Arzthaftungsprozeß bei den Beweisgrundsätzen zur Dokumentation
der Behandlung stattfindet.[52]

**Die Dokumentationspflicht erstreckt sich auf Anamnese,
Diagnose und die getroffenen therapeutischen Maßnahmen
und deren Wirkungen.** Die Pflicht des Arztes zur Dokumentation dient nicht nur der Realisierung möglicher Schadenersatzansprüche des Patienten, sie ist darüber hinaus für die Aufklärung des Patienten über seinen Zustand von Bedeutung und
hilft natürlich auch einem anderen Arzt bei einer Weiterbehandlung. Die ordnungsgemäße Erfüllung der Dokumentationspflicht muß daher an den Kriterien der Vollständigkeit,
Wahrheit und Klarheit gemessen werden. Danach unterliegen
der Dokumentationspflicht alle für die Behandlung der Krankheit nach den Regeln der medizinischen Wissenschaft wesentlichen medizinischen und tatsächlichen Feststellungen, die getroffenen therapeutischen und alle sonstigen Maßnahmen, die
für die Mit- oder Weiterbehandlung durch einen anderen Arzt
oder für die vom Patienten selbst im Rahmen der Behandlung
zu treffenden Entscheidungen von Bedeutung sind.

Die Dokumentationspflicht ist keine Leistungspflicht des Arztes, die der Patient selbständig einklagen kann. Ihre Verletzung
kann aber vor allem Schadenersatzansprüche oder prozessuale
Rechtsnachteile für den Arzt auslösen. Im Einzelfall kommen
auch straf- oder disziplinarrechtliche Sanktionen oder Maßnahmen nach dem Ordnungswidrigkeitengesetz in Betracht.
Führt die unterlassene oder unvollständige Dokumentation zu
einem Behandlungsfehler, so hat der Arzt für den Schaden zi-
vil- und strafrechtlich einzustehen. Das Fehlen oder die Unrichtigkeit oder Unzulänglichkeit der ärztlichen Dokumentation kann beweisrechtliche Konsequenzen haben, im Arzthaftungsprozeß können sich für den Patienten Beweiserleichte-
rungen bis hin zur Beweislastumkehr ergeben.
Für den Kassenarzt stellt die nicht ordnungsgemäße Doku-

mentation gleichzeitig eine Verletzung seiner kassenärztlichen Pflichten dar, die zu disziplinarrechtlichen Maßnahmen und sogar zum Entzug der Kassenzulassung führen kann. [70]

Der Krankenhausarzt, insbesondere auch der Berufsanfänger, muß den Ablauf der von ihm selbständig durchgeführten Operation auch bei Routineeingriffen in den wesentlichen Punkten dokumentieren. [71]

Die unterlassene Dokumentation wird demnächst häufigstes Prozeßthema sein. *Prof. Schewe*, Leiter des Institutes für Rechtsmedizin der Universität Kiel, bringt künftige Arzthaftungsprozesse auf folgenden Nenner: Die Aufklärungspflichtverletzung ist tot – es lebe die Dokumentationspflichtverletzung. [72]

EINSICHTSRECHT IN KRANKENUNTERLAGEN

Das Krankenhaus und jeder Arzt sind verpflichtet, den Patienten vollständige Einsicht in die Krankenunterlagen zu geben. Der Bundesgerichtshof urteilt, daß der Patient gegenüber Arzt und Krankenhaus auch außerhalb eines Rechtsstreites Anspruch auf Einsicht in die ihn betreffenden Krankenunterlagen habe. Der Patient kann die Einsicht in die Krankenakte verlangen, wenn er berechtigtes Interesse hat. Das ist immer dann vorhanden, wenn die Aussichten eines Haftpflichtprozesses wegen fehlerhafter Behandlung prüfen will. [73] Dies gilt für Aufzeichnungen über objektive physische Befunde und Berichte über Behandlungsmaßnahmen, also Laborwerte, Röntgenbilder, EKGs, verordnete Medikamente, Operationsberichte usw. Dies gilt jedoch nicht für persönliche Aufzeichnungen des Arztes, insbesondere auch bei psychiatrischen Behandlungen. [74]

Das Einsichtsrecht in die Krankenunterlagen steht nur dem Patienten oder dessen Anwalt zu. Es ist ein persönliches Recht; Verwandte, Ehegatten oder auch die Erben des Verstorbenen können dieses Recht nicht ausüben. [75]

Einsichtsrecht heißt, daß der Patient gegen Kostenerstattung Fotokopien aller Krankenunterlagen verlangen kann, auch Kopien von Röntgenbildern. [76] Da der Patient ein Recht auf Einsicht in seine Krankenunterlagen hat, wird dies häufig auch gar nicht verweigert.

102

Der Geschädigte darf aber nicht glauben, daß er nun taugliches Beweismaterial in Händen hat. Fast nie erhält er die vollständigen Unterlagen. Zufällig fehlen meist die für den Beweis des Behandlungsfehlers erforderlichen Papiere.

Das Verlangen auf Einsichtnahme läßt sofort rote Warnlichter beim betroffenen Arzt oder Krankenhaus blinken. Diese können nun in aller Ruhe fehlende oder für sie günstige Eintragungen in den Krankenblättern vornehmen. Das ist keine bösartige Unterstellung, sondern eine sehr häufige Handlungsweise. Kommt ein Staatsanwalt einmal dahinter, daß die Eintragungen nachträglich geschrieben wurden, so behauptet der betreffende Arzt meist, daß es sich nur um die Übertragung handschriftlicher Notizen in eine leserliche Form handle.

Der Patient – oder auch sein Anwalt – soll sich also genau überlegen, wieviel Beweisstücke er bereits in Händen hat, bevor er eine Anfrage an das Krankenhaus oder den Arzt tätigt.

Leider bleibt derzeit nur der Ausweg, über einen Strafantrag an die Krankenunterlagen zu kommen. Der Staatsanwalt beschlagnahmt sämtliche Krankenunterlagen in der Regel ohne vorherige Ankündigung.

Es muß jedoch davor gewarnt werden, nach Erhalt der Krankenunterlagen, sei es durch den Staatsanwalt oder auch durch eigene Initiative, daraus Schlüsse auf eine Fehlbehandlung zu ziehen. Im allgemeinen ist weder der Rechtsanwalt noch der Geschädigte in der Lage, den Behandlungsfehler richtig zu beurteilen. Dies kann nur ein qualifizierter medizinischer Gutachter. Nur er kann feststellen, was beispielsweise an Krankenunterlagen fehlt, welche Untersuchungen gar nicht vorgenommen wurden und warum dadurch eine falsche Diagnose gestellt wurde. Allerdings ist es noch schwieriger, einen geeigneten Gutachter zu finden, als selbst die Beweissicherung vorzunehmen.

Einsicht in die Krankenpapiere einer Klinik hat der Patient nicht nur, wenn er Ansprüche wegen fehlerhafter Behandlung oder Verstoßes gegen die Aufklärungspflicht geltend machen will; dem Patienten müssen auch dann alle ärztlichen Behandlungsunterlagen zur Einsicht gegeben werden, wenn er den Verdacht hegt, daß Leistungen berechnet worden sind, die nicht erbracht wurden. [77]

VERJÄHRUNG

Für die Frage der Verjährung ist es wichtig, ob es sich um einen vertraglichen oder um einen deliktischen Anspruch handelt.

● Der deliktische Anspruch verjährt nach drei Jahren (§ 852 Abs.1 BGB)
● Der vertragliche Anspruch verjährt erst nach dreißig Jahren (§ 195 BGB)

Da eine Forderung nach Schmerzensgeld nur mit unerlaubter Handlung begründet werden kann (mit §847 Abs.1 BGB), verjährt der Anspruch auf Schmerzensgeld nach drei Jahren.

Verjährung heißt, daß der Anspruch, der durchaus zu Recht besteht, nach der im Gesetz bestimmten Zeit abgelaufen ist. Er ist also nicht mehr gerichtlich durchzusetzen.

Die Verjährung gibt dem Arzt die Möglichkeit, eine Einrede gegen den Haftpflichtanspruch zu erheben. Der Anspruch als solcher existiert mithin nach wie vor, er kann nur nicht mehr mit Erfolg gerichtlich durchgesetzt werden, wenn der Arzt sich auf die Einrede der Verjährung beruft.

Normalerweise beginnt der Lauf der Verjährung mit der Entstehung des Anspruches. Erfreulicherweise ist jedoch bezüglich der deliktischen Haftung die Verjährung im Gesetzbuch geregelt, so daß sie durchaus länger sein kann. Die Verjährungsfrist beginnt erst ab dem Zeitpunkt, in dem der Verletzte von dem Schaden und der Person des Ersatzpflichtigen Kenntnis erlangt hat. Was heißt das im Arzthaftungsprozeß?

Es kann durchaus möglich sein, daß der Geschädigte erst zwei Jahre nach der Operation erfährt, daß er falsch operiert worden ist. Ab dem Zeitpunkt dieser Erkenntnis beginnt also die Verjährungsfrist zu laufen. Bei diesem Beispiel kann bis fünf Jahre nach der Operation ein Schadenersatzanspruch aus unerlaubter Handlung eingeklagt werden.

Es kann auch durchaus sein, daß der Patient erst lange Zeit nach der Operation erfahren hat, daß nicht der Chefarzt, sondern ein Oberarzt oder ein Assistent operiert hat. Also beginnt die Verjährungsfrist ab dem Tag zu laufen, an dem man erfahren hat, wer damals operierte. Die Verjährungsfrist läuft also erst ab der konkreten Kenntnis des Behandlungsfehlers. Erst wenn der Patient ohne weitere Ermittlung verborgener Fakten seine Prozeßaussichten einschätzen kann, kann von einer Kenntnis im Sinne von § 852 BGB ausgegangen werden. [78] Der Patient muß vor allem den Ablauf der Behandlung und die beteiligten Personen kennen. Er kann sich aber nicht bewußt oder unbewußt in Unkenntnis lassen und so den Verjährunglauf hindern. Es genügt, wenn er sich über den Behandlungsablauf hätte sachkundig machen können. Er darf sich sehenden Auges nicht den Erkenntnisquellen verschließen. [79] Liegt also der Verdacht nahe, daß irgend etwas schiefgegangen ist, sollte möglichst bald ein Gutachten in Auftrag gegeben werden. Die Erstellung dieses Gutachtens erfolgt meist nicht sehr schnell, man muß mit drei bis sechs Monaten und länger rechnen. Die Verjährungsfrist beginnt aber erst dann zu laufen, wenn das Gutachten vorliegt, und nicht mit dem Zeitpunkt, an welchem der Auftrag erteilt wurde. Denn der Geschädigte erhält ja erst dann Kenntnis vom Behandlungsfehler, wenn er das Gutachten einsehen kann. Dies gilt jedoch nur, wenn man einen ärztlichen Fehler vermutete und man diese Vermutung durch einen Gutachter überprüfen ließ. Wußte der Geschädigte jedoch, daß ein Behandlungsfehler oder eine Aufklärungspflichtverletzung vorlag, und läßt er dies nur in dem Gutachten entsprechend darlegen, dann beginnt die Verjährungsfrist bereits ab dem Zeitpunkt zu laufen, an dem er wußte, daß etwas schiefgegangen war.

Die Verjährungsfrist kann auch gehemmt werden, und zwar dann, wenn der Patient mit dem Arzt oder dem Krankenhaus in Verhandlungen – es heißt also nicht: gerichtlicher Verhandlung – steht. Aber auch dann, wenn der Fall einer ärztlichen Gutachterkommission oder Schlichtungsstelle vorgelegt wird. Unterbrochen wird die Verjährung durch Einreichen der Klage.

Also aufpassen, wenn knapp drei Jahre abgelaufen sind!

Die Verjährung kann durch das Anrufen einer Schlichtungsstelle gehemmt werden; dabei ist aber darauf zu achten, daß diese mit eingeschriebenem Brief verständigt wird. Nicht gehemmt wird die Verjährungsfrist, wenn der Patient beim Arzt oder dem Krankenhaus seine Ansprüche anmeldet. Im Gesetzestext steht nämlich, daß die Verjährung nur dann gehemmt ist, wenn Verhandlungen über den zu leistenden Schadenersatz

schweben: also nach konkreten Besprechungen mit dem Kran-
kenhaus oder dem Arzt, in denen das Krankenhaus oder der
Arzt mitgeteilt haben – das muß bewiesen werden –, daß sie zu
Schadenersatz bereit sind.

Erhält der Patient vom Arzt oder Krankenhaus keine Antwort
oder ein Schreiben, daß die Forderung abgelehnt wird, so ist
dies im juristischen Sinne kein „Schweben von Verhandlungen". Die Verjährung läuft also weiter.
Es tut sich jedoch eine üble Falle auf, wenn versucht wird, die
Verjährung über Schlichtungsstellen zu hemmen. Die Hemmung bezieht sich nämlich nur auf die am Verfahren Beteiligten. Zum Beispiel: Ein Arzt stellt die falsche Diagnose einer
Blinddarmentzündung, und der Chirurg operiert. Später stellt
sich heraus, daß es sich um einen Nierenstein gehandelt hat. In
Unkenntnis der Zusammenhänge versucht nun der Patient,
sein Recht vor der Schlichtungsstelle zu erkämpfen, in der Meinung, der Chirurg habe einen Fehler gemacht. Doch dieser
hatte jedoch nur im Auftrag des Arztes gehandelt. Die Verjährungsfrist wurde durch das Verfahren nur im Hinblick auf den
Chirurgen gehemmt. Der Patient erhält nach vielen Monaten
von der Schlichtungsstelle den Bescheid, der Chirurg habe keinen Fehler gemacht. Da sich die Hemmung der Verjährungsfrist aber nur auf die Beteiligten bezieht, ist es durchaus möglich, daß ein Schmerzensgeldanspruch aus deliktischer Haftung gegen den die Fehldiagnose stellenden Arzt nicht mehr
durchzusetzen ist.
Das sicherste Mittel, die Verjährung zu unterbrechen, ist, eine
Klage einzureichen. Man sollte nie vergessen, daß sich die
Ärzte, Krankenhäuser und deren Versicherungen ebenfalls
sehr gute Anwälte leisten können. Es kommt sehr häufig vor,
daß ein Arzt (oder ein Krankenhaus) in Verhandlungen über
einen Schadenersatzanspruch eintritt. Das Krankenhaus oder
der Arzt (ganz besonders häufig deren Versicherungen) versuchen dabei in geschickter Weise, Zeit zu gewinnen. In ausge-
klügelten Schreiben, die inhaltlich nicht über den Schadenersatz handeln, wird versucht, an die Dreijahresgrenze hinzu-
kommen. Ganz typisch für Versicherungs- oder Anwaltsant-
worten sind: dieser Fall bedürfe einer eingehenden Prüfung,
und man werde unaufgefordert über das Ergebnis der Prüfung

schriftlich informieren. Nach einigen Monaten erhält der geschädigte Patient ein Schreiben, daß sich die Prüfung hinauszögere, weil die Akten noch nicht vollständig eingetroffen seien. Es werde aber höflich um Geduld gebeten. Nach abermals einigen Monaten schreibt die freundliche Versicherung, daß der Gutachter, der den Fall bearbeiten sollte, leider erkrankt sei; man bemühe sich jedoch, einen Ersatzgutachter zu finden. Es folgen Entschuldigungen in ausgesucht höflicher Form ...

Immer wieder wird der Patient um Geduld gebeten, weil sich die Bearbeitung des Falles verzögere. Mit keinem Wort wird jedoch mitgeteilt, daß man bereit sei, irgendeine Zahlung zu leisten. Es ist nur davon die Rede, daß der Fall eingehend geprüft werde. Die Versicherung weiß ganz genau, daß dies keine Verhandlung im Sinne des § 852 Abs. 2 BGB ist. Nach zwei Jahren, elf Monaten und einigen Tagen erhält der Geschädigte dann von der Versicherung ein Schreiben, daß seine Ansprüche abgelehnt werden. Wird nun nicht schnellstens ein Anwalt aufgesucht und bringt dieser nicht noch innerhalb der Dreijahresfrist die Klage ein, hat der Patient seine Ansprüche verloren. So verfahren die Versicherungen häufig. Das geht so weit, daß der geschädigte Patient das Schreiben der Versicherung genau am vorletzten Tag der Dreijahresfrist erhält.

Die Gutmütigkeit der Patienten, die keinen Anwalt in Anspruch genommen haben, weil sie entweder so viel Vertrauen in die Versicherung gesetzt hatten oder weil sie dafür kein Geld hatten, wird rücksichtslos ausgenützt.

Sollte jemand zu jener Gruppe von Patienten gehören, die sich keinen Anwalt leisten können, und so gutgläubig sein, in Versicherungen ein ungerechtfertigtes Vertrauen zu setzen, so kann man diesen nur raten, dem Gegner wenigstens rechtzeitig eine Frist zu stellen, bis zu der ein Vorschlag bezüglich der Höhe des Schmerzensgeldes schriftlich oder mündlich vor Zeugen abgegeben sein muß.

WEGWEISER IM SCHADENSFALL

Wie so häufig im Leben, hängt die Durchsetzung des Rechts von der finanziellen Lage ab. Sorglos aber kann man sein, wenn man eine Rechtsschutzversicherung hat. Dann gibt es keine schlaflosen Nächte wegen der nicht voraussehbaren Kosten für den eigenen Anwalt, für Gutachter, für das Gericht und eventuell für die Anwälte der Gegenseite.

Hat der Patient keine Rechtsschutzversicherung und auch nicht die finanziellen Mittel, einen Prozeß aus eigener Tasche bezahlen zu können – man muß auch immer damit rechnen, einen Prozeß zu verlieren oder nur teilweise zu gewinnen –, so kann man die im folgenden aufgezeigten Wege gehen. Es entstehen damit keine Kosten. Der Patient hat durchaus die Möglichkeit, seine Chancen für einen Arzthaftungsprozeß auszuloten, ohne finanzielle Verluste zu erleiden.

Erste Möglichkeit

Man schreibt – ohne an der Einschreibgebühr zu sparen – an den Arzt oder an das Krankenhaus und meldet Schadenersatzforderungen und Schmerzensgeldansprüche an. Der Geschädigte ersucht den Arzt oder das Krankenhaus, ihm mitzuteilen, ob grundsätzlich die Bereitschaft besteht, die Forderung anzuerkennen. Der Patient soll nie eine bestimmte Summe Schmerzensgeld verlangen, auch keine als Schadenersatz. Darüber kann zu einem viel späteren Zeitpunkt verhandelt werden.

Der Gegner hat nun drei verschiedene Möglichkeiten:

1) Er antwortet nicht. Es erübrigt sich dann, nochmals an die Erledigung des Briefes zu erinnern. Man kann den Fall bei einer Schlichtungsstelle oder Gutachterkommission bei der Landesärztekammer vorbringen.

2) Der Gegner antwortet und lehnt die Forderung ab. Auch dann ist der nächste Weg der zur Schlichtungsstelle.

3) Der Gegner ist prinzipiell verhandlungsbereit und meldet den Vorfall seiner Haftpflichtversicherung.

Jeder Arzt ist haftpflichtversichert. Viele Krankenhäuser ebenfalls. Manche sind „Selbstversicherer", d.h., daß der Träger des Krankenhauses, wie z.B. bei den Universitätskliniken in Bayern, für Schäden haftet. Der Krankenhausträger und Versicherer ist hier der Freistaat Bayern.

Der Arzt oder das Krankenhaus darf zunächst – wegen der allgemeinen Versicherungsbestimmungen – gar nicht den Haftpflichtanspruch anerkennen oder befriedigen: es ist wie bei einem Autounfall. Man darf dem Unfallgegner nicht ein Schuldanerkenntnis abgeben, darf ihm lediglich bescheinigen, daß man etwa aufgefahren ist. Es ist dem Versicherungsnehmer (Arzt) untersagt, einen Haftpflichtanspruch ganz oder teilweise oder vergleichsweise anzuerkennen oder zu befriedigen.

Der Versicherer muß vorher zustimmen.

Demgegenüber gibt der Medizinrechtler *Dr. Weissauer* unter der Überschrift: „Tips von Experten: Wenn der Patient seinen Arzt verklagt" den Ärzten den zwar guten, aber doch problematischen Rat, im Zweifelsfall Schadenersatzansprüchen der Patienten immer zuzustimmen (Vergleich), wobei die ärztlichen Haftpflichtversicherungen dann meist problemlos zahlten. Strafprozesse, die auch im Falle eines Freispruches eine äußerst belastende Angelegenheit für den Arzt darstellen, würden auf diese Weise weitgehend verhindert.[80]

Erst kürzlich haben die Versicherungen darauf hingewiesen, daß zahlreiche Ärzte unterversichert sind. Die üblichen Deckungssummen von einer oder zwei Millionen Mark reichen nicht mehr aus. Übersteigen die Schadenersatzforderungen von Patienten als Folge eines ärztlichen Behandlungsfehlers diese Deckungssumme, haftet der Arzt nach dem BGB mit seinem persönlichen Vermögen. So hat der Bund Deutscher Anästhesisten deshalb die Empfehlung ausgesprochen, Zusatzversicherungen mit einer Deckungssumme zwischen zwei und fünf Millionen Mark abzuschließen, auch wenn im zivilrechtlichen Verfahren die unterstellten Mitarbeiter einer Klinik über den jeweiligen Chefarzt bzw. über die Klinik selbst haftpflichtversichert sind. Erst bei der entsprechenden Zusatzversicherung könne der Klinikarzt ruhig schlafen.

Der bayerische Landesvorsitzende des Bundes Deutscher Anästhesisten, *Dr. Zierl*, legte bei einer Informationsveranstaltung seiner Organisation im Münchner Universitätsklinikum Großhadern seinen Kollegen dar, daß die Versicherung des Chefs nichts nütze, wenn ein strafrechtliches Verfahren gegen einen Arzt angestrengt wurde. Selbstverständlich müsse der Beschuldigte sich dann selbst einen Strafverteidiger nehmen.

Die Möglichkeit, in einen Strafprozeß verwickelt zu werden, schätzen die Narkoseärzte doch sehr hoch ein, denn ausschließlich für seine Mitglieder bietet deshalb der Bund Deutscher Anästhesisten eine Strafrechtsschutzversicherung an. Bei einer Selbstbeteiligung von 1000 Mark übernimmt diese Versicherung im allgemeinen die Kosten des Strafverteidigers. [81]

Man muß sich schon wundern, daß auf den Fachkongressen der Ärzte, insbesondere bei Veranstaltungen, die die operativen Fächer und die Narkose betreffen, immer häufiger über Haftpflichtprozesse und deren Abwehr diskutiert wird. Wünschenswert wäre es, wenn die verantwortlichen Ärzte sich eher darüber Gedanken machen würden, wie sie Behandlungsfehler vermeiden könnten, und nicht darüber, wie sie möglichst ungeschoren aus einem Prozeß herauskommen.

Letztlich fürchten sie ja nur einen Strafprozeß. Zivilrechtlich haftet meist eine Versicherung oder der Krankenhausträger. Dieser, also beispielsweise für das Universitätsklinikum Großhadern der Freistaat Bayern, haftet als Selbstversicherer. Der Steuerzahler bezahlt also die Schmerzensgelder, Schadenersatzforderungen, Gerichtskosten und Anwaltskosten.

Falls die Versicherung dem Geschädigten einen Geldbetrag anbieten sollte, kann er diesen durchaus annehmen, jedoch unter der Voraussetzung, daß er diese Zahlung nur als Anzahlung betrachtet. Niemals darf eine Abfindungserklärung unterschrieben werden.

Darin steht häufig in sehr großer Schrift, daß man soundsoviel Mark von der Versicherung erhält. Und in kleiner Schrift steht dann meist auf dem Formular, daß mit der Unterschrift ein Verzicht auf alle weiteren Ansprüche erklärt werde.

Ist der Gegner verhandlungsbereit, muß ein Rechtsanwalt aufgesucht werden. Dieser kann die Höhe der Forderung besser taxieren. Für den geschädigten Patienten entstehen voraussichtlich keine Kosten, da der Gegner ja bereits indirekt seine Schuld eingestanden hat.

Zweite Möglichkeit

Der Fall wird sofort einer Schlichtungsstelle bei der Ärztekammer vorgetragen. Verneint die Schlichtungsstelle einen Behandlungsfehler oder einen Verstoß gegen die Aufklärungspflicht, so hat der Geschädigte schlechte Karten in der Hand. Ist er gänzlich unvermögend, hat er immer noch die Möglichkeit, bei Gericht Prozeßkostenhilfe (früher Armenrecht) zu beantragen.

Bejaht die Schlichtungsstelle die Vorwürfe, so kann auch jener Patient zuversichtlich zum Rechtsanwalt gehen, der keine Rechtsschutzversicherung und kein Vermögen hat. Der Prozeß wird ihn nichts kosten, da er gewonnen wird.

Man muß jedoch bedenken, daß die Ärztekammern Schutzfunktionen für ihre Zwangsbeitragszahler wahrnehmen. Hamburger Ärzte, die in Zukunft wegen eines vermeintlichen Behandlungsfehlers von der kürzlich eröffneten Patientenberatungstelle in der Verbraucherzentrale angeschrieben werden, können sich Rat bei der Kammer holen. Wie es dazu in einem Rundschreiben der Kammer an alle Ärzte heißt, will man auf diesem Wege die Mitglieder „vor unberechtigten Forderungen nach Schadenersatz und Schmerzensgeld schützen".[82]

Dritte Möglichkeit

Es wird innerhalb von drei Monaten ein Strafantrag gestellt.

Diese kurze Frist beginnt am Tage, an dem der Patient erfahren hat, daß ihm ein Schaden zugefügt wurde, und ihm der Name des Arztes zur Kenntnis gelangt ist.

Wird der Arzt nicht bestraft, so kann man die Schlichtungsstelle in Anspruch nehmen. Allerdings ist nicht jeder Behandlungsfehler strafbar.

Wird der Arzt bestraft, lag also ein strafrechtliches Verschulden vor, so kann der Geschädigte beruhigt einen Rechtsanwalt aufsuchen. Die Verjährungsfristen müssen jedoch immer beachtet werden.

Vierte Möglichkeit (geplant)

Eventuell leistet die Krankenkasse Hilfestellung. Bei Behandlungsfehlern von Ärzten sollen künftig die gesetzlichen Krankenkassen für ihre Mitglieder Gutachten des „Medizinischen Dienstes" (bisher: Vertrauensärztlicher Dienst) einholen können. Diese sollen helfen, Rechtsansprüche (wie etwa Schmerzensgeld) durchzusetzen.

Das Gutachten muß der Versicherte bei der Krankenkasse beantragen. Der Antrag ist – nach dem Referentenentwurf des Bundesarbeitsministeriums – allerdings abzulehnen, wenn ein Verfahren vor einer Vermittlungsstelle für ärztliche Behandlungsfehler möglich ist. [83]

Gegen diesen vorgesehenen „Medizinischen Dienst" haben sich der Marburger Bund und der Bundesverband der Ärzte des öffentlichen Gesundheitsdienstes entschieden ausgesprochen. Im Gegensatz zum vertrauensärztlichen Dienst bisheriger Prägung, der in kollegialer Zusammenarbeit mit niedergelassenen Ärzten sowie den Krankenkassen die Aufgabe hatte, vermeintlich ungerechtfertigte Ansprüche zu überprüfen, erhalte der vorgesehene Medizinische Dienst eine von der Sache her nicht erforderliche Kontrollfunktion, die zu einem deutlichen Schritt in Richtung sozialisiertes Gesundheitswesen führe. [84]

Es bleibt also abzuwarten, wie sich der Medizinische Dienst der gesetzlichen Krankenkassen hierzu stellt. Den Pferdefuß bei diesem neuen Entwurf – nämlich daß die Krankenkassen kein Gutachten erstellen, wenn ein Verfahren vor einer Schlichtungsstelle möglich ist – könnte man umgehen, indem ein Strafantrag gestellt wird. Dann ist ein Vermittlungsverfahren vor der Schlichtungsstelle nicht mehr möglich.

BEWEISLAST: GERICHTE HELFEN DEM PATIENTEN IM ARZTHAFTUNGSPROZESS

Der Geschädigte muß dabei, wie in jedem Zivilprozeß, den Beweis erbringen, daß er durch den Arzt oder das Krankenhaus zu Schaden kam. Diese Beweisführungspflicht kann ihn oft in erhebliche Schwierigkeiten bringen. Er kommt zwangsläufig in Beweisnot, weil ihm die Vorgänge während der Operation gar nicht bekannt sein können, da er in Narkose lag; aber auch, weil ihm die für die Prozeßführung notwendigen medizinischen Kenntnisse fehlen. Die Gerichte haben aber erkannt, daß für einen medizinischen Laien die Waffengleichheit im Prozeß gegen einen Arzt oder ein Krankenhaus nicht gewährleistet ist. In bestimmten Fällen haben sie daher den Klägern die Erleichterung verschafft, daß nicht sie den Behandlungsfehler beweisen müssen, sondern daß der Arzt beweisen muß, daß er keinen Fehler gemacht hat.

Waffengleichheit als Ausprägung der Rechtsstaatlichkeit und des allgemeinen Gleichheitssatzes ist im Zivilprozeß zu verstehen als die verfassungsrechtlich gewährleistete Gleichwertigkeit der prozessualen Stellung der Parteien vor dem Richter. Der Richter hat im Hinblick auf die grundrechtlich gesicherte Verfahrensgarantie [aus Art. 103 Abs. 1 Grundgesetz (GG)] den Prozeßparteien im Rahmen der Verfahrensordnung gleichermaßen die Möglichkeit einzuräumen, alles für die gerichtliche Entscheidung Erhebliche vorzutragen und alle zur Abwehr des gegnerischen Angriffes erforderlichen prozessualen Verteidigungsmittel selbständig geltend zu machen.

„Es ist Pflicht des Richters, die Gleichstellung der Parteien durch eine objektive, faire Verhandlung zu wahren."(85)

Was heißt das nun im Klartext? Den benachteiligten Parteien sollen im Prozeß gewisse Beweislasterleichterungen zugute kommen.

Zwei Möglichkeiten der Beweislasterleichterung gibt es:
– den Anscheinsbeweis
– die Umkehr der Beweislast

DER ANSCHEINSBEWEIS

Diesen nehmen die Gerichte dann an, wenn ein Sachverhalt nach der Lebenserfahrung auf einen typischen Verlauf hinweist.

Die Regeln des Anscheinsbeweises bewirken, daß dem Arzt nicht mehr nachgewiesen werden muß, daß er einen Fehler gemacht hat. Der Patient muß auf eine Tatsache hinweisen, die so schwerwiegend ist, daß aufgrund dieser der Schluß gezogen werden kann, der Arzt hat schuldhaft einen Behandlungsfehler begangen. Der Arzt muß dann nicht nur die Möglichkeit eines anderen Verlaufs darlegen, sondern dies dem Gericht auch beweisen.

Ein einfaches Beispiel mag dies erläutern: Seit einer Bauchoperation hat der Patient täglich Bauchschmerzen. Nach einigen Wochen läßt er eine Röntgenaufnahme anfertigen. Auf dem Röntgenbild ist eine 16 cm lange und 8 cm breite Klemme im Bauch zu sehen. Dieser Befund läßt also den Anscheinsbeweis zu, daß die Bauchschmerzen durch die vergessene Klemme hervorgerufen worden sind. Der **Anschein** spricht zunächst dafür, daß diese Schmerzen durch die zurückgebliebene Klemme bedingt sind.

Der Anscheinsbeweis kann auch dann zur Anwendung kommen, wenn feststeht, daß der Arzt einen Fehler gemacht hat und ein medizinischer Erfahrungssatz besagt, daß gerade dieser Fehler typischerweise die eingetretenen Folgen verursacht hat.

Bei einer Leberpunktion (es wird mit einer Nadel – in örtlicher Betäubung – zwischen den Rippen in die Leber gestochen, um eine kleine Menge Gewebematerial zu entnehmen) wurde die Gallenblase angestochen. Dies ist eine seltene Komplikation, die bei einer korrekten Ausführung der Leberpunktion nicht vorkommt: also ein typischer Fehler des Arztes. Dadurch, daß die Gallenblase anpunktiert wurde, konnte der Kläger den Anscheinsbeweis vorbringen, daß seine Gesundheitsschädigung auf den Fehler des Arztes zurückzuführen ist. [86]

Während einer intramuskulären Injektion in das Gesäß trat sofort ein Schmerz im Bein auf. Der erste Anschein spricht dafür, daß der Arzt durch eine Injektion an falscher Stelle den Ischiasnerv beschädigt hatte. [87]

Ebenso spricht der erste Anschein für das Verschulden eines Zahnarztes, wenn ihm eine kurze Nervnadel bei der Reinigung der Wurzelkanäle entgleitet. [88]

Tragische Folgen erlitt ein fünfjähriges Kind nach einer Kiefer-höhlenoperation in Vollnarkose. Nach Beendigung der Nar-kose atmete es nicht, Herzstillstand trat auf, die Wiederbele-bungsversuche waren jedoch erfolgreich. Durch die Sauer-stoffunterversorgung war es aber zu einer Hirnschädigung mit schweren körperlichen und geistigen Gebrechen gekommen. Die Grundsätze über den Beweis des ersten Anscheins wurden im Prozeß angewandt.

Treten bei einem Patienten nach einer Operation Atemstörung und Herzstillstand auf, so ist der Vorwurf eines groben Be-handlungsfehlers in der Regel begründet, wenn der zuständige Anästhesist den Patienten verläßt, bevor die Atemstörung be-hoben oder die Verantwortung von einem ebenso kompetenten Arzt übernommen worden ist. [89]

Bei der Haftung wegen einer Infektion trägt der Infizierte für die haftungsbegründenden Tatsachen zunächst die Darle-gungs- und Beweislast. Insbesondere hat er die Kontaminie-rung mit dem Mikroorganismus und die Verbindung der In-fektion mit dem Anspruchsgegner darzulegen. Angesichts der Unauffälligkeit der Mikroorganismen, der schleichenden In-fektion und der Latenzzeit ist der Beweis der Kausalität nicht leicht zu führen. Doch kommt dem Opfer der Infektion der Anscheinsbeweis zu Hilfe.

Nach ständiger Rechtsprechung kann aus dem Ergebnis eines üblicherweise typischen Geschehens auf dessen Ablauf ge-schlossen werden. Der Richter begnügt sich dann mit dem Nachweis jener Tatsachen, aus denen er auf die unmittelbar zu beweisende Tatsache schließt. Der „Prima-facie-Beweis" fin-det auch bei der Infektion Anwendung.

Aus der Natur der Sache, nämlich der geringen Größe und der schwierigen Verfolgbarkeit der Mikroorganismen, ist eine na-turwissenschaftliche Beweisführung der Ansteckung durch eine bestimmte Person oder deren Verhinderung durch eine bestimmte Maßnahme oft nicht möglich. Relativ häufig greift deshalb die Rechtsprechung auf den Anscheinsbeweis im Be-reich der Zurechnung von Infektionen zurück. Klassischer Fall ist der Krankenhausaufenthalt im gleichen Zimmer mit einem ansteckenden Patienten. So hat schon das Reichsgericht zwei-mal festgestellt, daß der Aufenthalt im gleichen Krankenzimmer mit einem an einer ansteckenden Krankheit leidenden Patienten den Anschein dafür erbringt, daß ein anderer Patient sich dort angesteckt hat, wenn er alsbald die gleichen Symptome entwickelt.

Das Oberlandesgericht Köln hat einen an Hepatitis B leidenden Zahnarzt, der infektiös im Sinne eines Dauerausscheiders war, als anscheinend kausal für die Hepatitis B-Erkrankung von Patienten seiner Praxis angesehen. Dabei stand fest, daß zahlreiche Patienten dieses Zahnarztes an Hepatitis B erkrankt waren. Die Vielzahl der Infektionen war die Grundlage des ersten Anscheins.[90]

Sturz in der Praxis

Eine 89jährige Frau ging ohne fremde Hilfe den etwa 800 Meter langen Fußweg vom Altenheim zu einer Arztpraxis. Nachdem sie die Praxisräume betreten hatte, wurde sie von der Sprechstundenhilfe in ein Untersuchungszimmer gebeten. Dort half ihr diese beim Ausziehen. Anschließend setzte sich die Frau weisungsgemäß auf eine Liege, die etwas höher als ein gewöhnlicher Tisch war. Nachdem sie Platz genommen hatte, verließ die Sprechstundenhilfe das Zimmer und kümmerte sich um andere Patienten. Der Arzt hatte die Praxisräume verlassen. Nach einiger Zeit des Wartens stieg die Frau von der Liege herab, um ein Taschentuch zu holen, das sich in ihrer auf dem gegenüberliegenden Schreibtisch abgestellten Handtasche befand. Beim Herabsteigen stürzte sie und zog sich einen Oberschenkelhalsbruch zu. Dies machte einen stationären Krankenhausaufenthalt von knapp drei Wochen erforderlich. Anschließend war die Frau wegen der erlittenen Verletzungen nicht mehr gehfähig, sie war ein Jahr an den Rollstuhl gefesselt und in der Folgezeit ständig bettlägerig.

Vor Gericht behauptete der Arzt, die Frau sei auf dem Weg zum Schreibtisch gestürzt und nicht beim Herabsteigen von der Liege. Das Gericht half der Patientin bei ihrer unbewiesenen Behauptung, daß sie beim Herabsteigen vom Untersuchungstisch gefallen sei, mit der Annahme eines Anscheinsbeweises. Wegen der Tatsache, daß die betagte Patientin den 800 Meter langen Fußweg zur Praxis des Arztes allein habe zurücklegen

116

können, räumte das Gericht der Klägerin die Erleichterung des Anscheinsbeweises ein. Für das Gericht war ausreichend, daß die Klägerin uneingeschränkt gehfähig war und daß nicht der geringste Anhaltspunkt dafür bestand, daß sie nach dem Herabsteigen von der Behandlungsliege erst auf dem Weg zum Schreibtisch infolge Gebrechlichkeit oder anderer nicht vom Arzt zu vertretender Umstände zu Fall gekommen ist. [91]

BEWEISLASTUMKEHR

Im Zivilprozeß muß der Kläger seinen Anspruch vor Gericht beweisen. **Beweislastumkehr** bedeutet, daß nicht die klagende Partei, also der Patient, den Beweis zu führen hat, sondern die beklagte Partei, also der Arzt oder das Krankenhaus.
Das Bundesverfassungsgericht hat dem Patienten in besonderen Fällen aus Gründen der Waffengleichheit die Beweislastumkehr eingeräumt.
Es gibt keine gesetzliche Vorschrift darüber, wann ein Gericht die Beweisführung im Prozeß zu erleichtern hat. Die Gerichte haben jedoch in ihrer Rechtsprechung ganz bestimmte Sachverhalte herausgearbeitet, bei denen eine Umkehr der Beweislast zugunsten des Patienten vorgenommen wird.

Demnach findet eine Beweislastumkehr zugunsten des geschädigten Patienten bei folgenden Sachverhalten statt:
- Grober Behandlungsfehler oder grob fahrlässiges Verhalten des Arztes;
- unzulängliche, unrichtige oder fehlende Dokumentation in den Krankenunterlagen; Vernichtung der Krankenunterlagen;
- mangelhaft oder nicht funktionierende Geräte;
- unterlassene oder unvollständige Aufklärung.

Beweislastumkehr bei grobem Behandlungsfehler

Die Beweislastumkehr kommt nur dann zur Anwendung, wenn ein grober Behandlungsfehler des Arztes vorliegt. Dieser Fehler muß geeignet sein, genau den Schaden herbeizuführen, den der Patient geltend macht. Der Arzt muß also beweisen, daß auch ohne seinen groben Fehler der Schaden entstanden wäre.

Ein Mann wurde am Blinddarm operiert. Nach der Operation sank sein Blutdruck bedrohlich ab, der Arzt erkannte nicht, daß eine innere Blutung vorlag. Der Patient verstarb.

Den Klägern wurde (gemäß § 286 ZPO) die Beweislastumkehr eingeräumt. Das Gericht wertete es als grob fahrlässig, daß der Arzt die ausgeprägte Symptomatik der inneren Blutung verkannt hatte. [92]

Eine Frau erhielt in einer Diagnostikklinik eine Infusion. Eine Stunde danach traten Schüttelfrost, hohes Fieber sowie Beklemmungs- und Schmerzbeschwerden in Magen, Brust und Rücken auf. Die Frau geriet in einen Schock und mußte intensiv ärztlich versorgt werden.

Ursache für den Schockzustand war eine Verunreinigung der Infusionslösung durch Bakterien. Als Dauerschaden blieb eine teilweise rechtsseitige Lähmung zurück.

Auch hier wurde der Patientin vom Gericht die Beweislastumkehr eingeräumt; der Krankenhausträger muß beweisen, daß der Fehler nicht durch sein Organisations- oder Personalverschulden verursacht wurde. [93]

Die Verunreinigung der Infusionslösung war kein Herstellungsfehler der Firma und auch kein Lagerschaden. Mithin war die Lösung erst bei ihrer Bereitstellung oder während der Lagerung im Stationszimmer bis zur Anwendung bei der Patientin unsteril geworden. Die Verabreichung dieser unsterilen Lösung hat dann die Gesundheitsschädigung bewirkt. Damit war ein ursächlicher Zusammenhang zwischen einer objektiv fehlerhaften Herstellung und der Körperverletzung gegeben. Der Schaden beruhte auf einem Fehler des in der Klinik hergestellten „Produkts", das bei seiner medizinischen Anwendung bakteriell verseucht war. Unter diesen Umständen war es nicht Sache des Patienten zu beweisen, daß ihm kein Verschulden zur Last fiel, das zu der bakteriellen Verseuchung der Infusionslösung geführt hatte.

Überhaupt sprach im fraglichen Fall alles für ein Fehlverhalten des Krankenhauses. Die Infusionslösung hätte, gerade um eine für den Patienten gefährliche Bildung von Bakterien in ihr zu vermeiden, äußerstenfalls eine knappe Stunde vor der Applikation angesetzt werden dürfen. Die Einhaltung dieser Regel war aber nicht gewährleistet. Gegen sie wurde sogar regelmäßig verstoßen, was nur auf mangelnde ärztliche Anweisung und Kontrollen zurückzuführen war. Die Infusionen waren im allgemeinen älter als eine Stunde. Das bedeutete, daß die zuständigen Ärzte und das ärztliche Hilfspersonal wichtige und selbstverständliche Grundregeln für die Sterilhaltung der Infusionslösung nicht nur unbeachtet gelassen, deren Beachtung vielmehr noch durch die getroffene Arbeitsverteilung geradezu unmöglich gemacht hatten. Eine ärztliche Kontrolle über den Zeitpunkt der Vorbereitung der Lösung hatte offensichtlich gefehlt.

Das Krankenhaus hätte mindestens dartun müssen, welche Sicherheitsmaßnahmen getroffen worden waren, um Infusionslösungen bis zu ihrer Verwendung steril zu halten, und daß die Maßnahmen ausreichten und ihre Einhaltung überwacht wurde. An all dem fehlte es.[94]

Im Prozeß nach einer fehlgeschlagenen Sterilisation trifft grundsätzlich den Arzt die Beweislast dafür, daß er einen vereinbarten operativen Eingriff überhaupt vorgenommen hat.

Eine Frau ließ sich zum Zwecke der Unfruchtbarmachung die Eileiter unterbinden. Sie hatte bereits vier eheliche Kinder zur Welt gebracht. Drei Jahre nach der Sterilisationsoperation wurde die Frau von einem weiteren Kind entbunden.

Die Eheleute verklagten den Krankenhausträger und Chefarzt, einerseits weil der Sterilisationseingriff fehlerhaft durchgeführt worden war, andererseits weil sie nicht darüber aufgeklärt wurden, daß trotz des Eingriffes die Möglichkeit einer Schwangerschaft bestanden habe. Die Eheleute forderten von den Beklagten als Gesamtschuldnern Zahlung des bisher bezahlten Unterhaltsaufwandes für das Kind sowie für die Zukunft Freistellung vom Unterhaltsaufwand, die Ehefrau ferner ein Schmerzensgeld wegen der ungewollten Schwangerschaft, die nach ihrer Behauptung zu behandlungsbedürftigen Depressionen geführt hatte.

Auch hier mußten nicht die klagenden Eheleute den Beweis führen, sondern der Krankenhausträger und der Chefarzt, daß die Sterilisationsoperation überhaupt durchgeführt wurde und ob die Patientin über die Versagerquote aufgeklärt worden war. [(95)]

Die Übertragung einer selbständig durchzuführenden Operation auf einen dafür noch nicht ausreichend qualifizierten Assistenzarzt ist ein Behandlungsfehler. Ist die Gesundheit des Patienten bei der Operation durch einen nicht ausreichend qualifizierten Assistenzarzt geschädigt worden, so trifft die Beweislast dafür, daß dies nicht auf der mangelnden Qualifikation des Arztes beruht, den Krankenhausträger und die für die Einteilung zur Operation verantwortlichen Ärzte. [(96)]

Beweislastumkehr bei mangelhafter Dokumentation

Vernichtet ein Arzt die Krankenakte oder gibt er sie nicht heraus, so hat er unklug gehandelt. Dem klagenden Patienten wurde die Möglichkeit genommen, anhand der Akten zu beweisen, daß ein Behandlungsfehler vorlag. Das Gericht vermutet dann in einer Umkehr der Beweislast das Verschulden des Arztes; jetzt muß er also beweisen, daß er keinen Fehler gemacht hat.

Da nach der Berufsordnung der Ärzte eine Verpflichtung besteht, Krankenunterlagen zehn Jahre, Röntgenbilder dreißig Jahre aufzubewahren, wird es nicht sehr häufig vorkommen, daß ein Arzt seine Krankenunterlagen vernichtet. Häufiger kommt jedoch vor, daß nachträglich Eintragungen und Korrekturen vorgenommen werden, wenn der Arzt Kenntnis davon erlangt, daß ein Haftungsprozeß gegen ihn geplant wird. Gar nicht selten werden jedoch Aufzeichnungen über den Krankheitsfall überhaupt nicht oder schlampig und unzureichend gemacht.

Eine Frau litt an einem Sonntag unter heftigen Leibschmerzen. Da der Hausarzt keine eindeutige Diagnose stellen konnte, verwies er die Kranke an ein Belegkrankenhaus. Die dort anwesende Ärztin führte eine Blinddarmoperation durch. Vor der Operation hatte die Ärztin im Krankenhaus keinerlei Blutuntersuchungen vorgenommen, es wurde nicht einmal der Urin untersucht. Am Sonntag war nämlich in dem Belegkrankenhaus das Labor nicht besetzt. Am darauffolgenden Tag, also am Montag, als das Labor wieder besetzt war, wurde dann eine Urinuntersuchung vorgenommen, die einen sehr schwerwiegenden Befund ergab. Aufgrund der Urinuntersuchung mußte erkannt werden, daß die Frau an einer schweren Nierenkrankheit litt. Nach elf Tagen starb die Frau im Krankenhaus.

In dem von der Ärztin selbst ausgestellten Totenschein gab sie als unmittelbare Todesursache „akute Herz- und Kreislaufschwäche" an, als wesentlichen Krankheitszustand zur Zeit des Todes aber auch „Nierenentzündung" und „Verdacht auf Lungenembolie".

In dem Arztbrief an den Hausarzt erwähnte sie die Nierenerkrankung nicht, sie bezeichnete vielmehr wahrheitswidrig den Urinbefund der verstorbenen Patientin als „o.B." (ohne krankhaften Befund).

Die Fieberkurve mit etwaigen Angaben über Befunde, Medikationen usw. hat die Ärztin vernichtet; sie hat nachträglich eine neue Fieberkurve „ins reine geschrieben".

Diese Reinschrift enthielt als grobe Unrichtigkeit, daß die erst am folgenden Tage, also am Montag, erhobenen Laborbefunde schon am Operationstag vorgelegen hätten. Den krankhaften Urinbefund hat die Ärztin in ihrem Schreiben an den Hausarzt abgeleugnet. Da die teilweise gefälschte Krankenakte (die Originalakte wurde vernichtet) für den Prozeß besonders beweisrechtliche Konsequenzen hatte, billigte das Gericht den klagenden Angehörigen Beweislastumkehr zu.

Als besonders erschwerend für die Ärztin wurde vom Gericht gewertet, daß der einweisende Hausarzt in dem Glauben belassen wurde, in dem Belegkrankenhaus habe am Sonntag ein Labor zur Verfügung gestanden. Der Hausarzt war so erfahren, daß er eine Blinddarmentzündung nicht für wahrscheinlich hielt. Da er aber in seiner Praxis nicht die Diagnose der ihm unklaren Erkrankung stellen konnte, hat er in dem Glauben die Patientin an das Krankenhaus überwiesen, daß das Krankenhaus über eine Apparatur verfüge, die er selbst nicht habe. Es war sicher nicht die Absicht des Hausarztes, die Patientin zur Blinddarmoperation in das Krankenhaus zu bringen. Die Ärztin wollte dem Hausarzt gegenüber einerseits vertuschen, daß sie die Diagnose der Nierenentzündung nicht gestellt hatte, obwohl tags darauf die entsprechenden Befunde vom

Labor kamen; andererseits wollte sie den Hausarzt durch die Fälschung der Krankenakte in dem Glauben lassen, daß das Krankenhaus auch am Sonntag arbeite. [97]

Im Rechtsstreit mit einem Zahnarzt wurde einer Klägerin die Umkehr der Beweislast vom Gericht zugebilligt, weil der Zahnarzt die angefertigten Röntgenaufnahmen dem Gericht nicht vorlegte.
Da die Frau nur anhand dieser damals angefertigten Röntgenaufnahmen einen Oberkieferbruch hätte nachweisen können, führte das Gericht aus, daß bei arglistiger oder fahrlässiger Unterdrückung eines wesentlichen Beweismittels eine sogenannte Beweisumkehr Platz greifen kann.
Der Sachverständige führte aus, daß Kieferbrüche in dieser Region innerhalb von sechs Wochen bis vier Monate abheilen können und nach einem Jahr röntgenologisch nicht mehr feststellbar seien.
Da der Zahnarzt die Röntgenbilder nicht vorlegte, hatte er zu beweisen, daß es zu keinem Oberkieferbruch bei der Behandlung gekommen war. [98]

Eine 74jährige Patientin forderte Schmerzensgeld, weil sie nach einem Schlaganfall im Krankenhaus ein Durchliegegeschwür bis zur Größe einer Männerfaust bekommen hatte. Sie behauptete – unter Angebot der Vernehmung ihrer Angehörigen –, das Pflegepersonal habe keinerlei Vorbeugemaßnahmen zur Verhinderung solcher Geschwüre getroffen. Das Krankenhaus hat das abgestritten. Der Bundesgerichtshof hat der klagenden Patientin Beweiserleichterung zugestanden, weil erforderliche Aufzeichnungen über Maßnahmen der Krankenpflege fehlten, die nicht normale Grundpflege beträfen, sondern wegen eines aus dem Krankheitszustand des Patienten folgenden spezifischen Pflegebedürfnisses Gegenstand ärztlicher Beurteilung und Anordnung seien. Ebenso wie die vom Arzt angeordnete Medikation in das Krankenblatt aufzunehmen sei, seien auch ein derartiges besonderes Pflegebedürfnis und die aus diesem Anlaß erforderlichen Maßnahmen zu dokumentieren.
Da Eintragungen über diese Behandlungen im Krankenblatt fehlten, liege der „Schwarze Peter" beim Krankenhaus. Die

bisher vorliegenden Aussagen des behandelnden Arztes und der Krankenschwester darüber, was im allgemeinen mit solchen Patienten geschehe, reichten nicht aus, um hier einen Entlastungsbeweis zu führen. [99]

Eine 37jährige Mutter von vier Kindern unterzog sich mit Billigung der Gutachterkommission der zuständigen Ärztekammer einer beiderseitigen Tubensterilisation, um weiteren Nachwuchs zu vermeiden. Im Anschluß an die Operation traten Lähmungserscheinungen auf. Die Frau ist seither weitgehend gehunfähig und auf Krücken und einen Rollstuhl angewiesen. Die auf eine Strafanzeige angeordnete Beschlagnahme der Krankenunterlagen ergab weder einen Operationsbericht noch Aufzeichnungen über die Nachbehandlung.
Da die Dokumentation sowohl hinsichtlich des Operationsvorganges als auch des doch sehr auffälligen weiteren Verlaufes sehr unzulänglich war, räumte das Gericht der Klägerin die Beweislastumkehr wegen Verletzung der ärztlichen Dokumentationspflicht ein.
Die unterlassene Dokumentation selbst ist keine Anspruchsgrundlage für eine Klage. Diese Unterlassung kann nur dazu führen, daß dem Patienten der durch sie erschwerte Beweis eines behaupteten Behandlungsfehlers erleichtert wird. Damit bleibt es aber Voraussetzung des Anspruches, daß ein schuldhafter Behandlungsfehler als Ursache des auszugleichenden Gesundheitsschadens ernstlich in Frage kommt. Dies ist zunächst vom Patienten schlüssig zu behaupten, wobei an die Begründung keine allzu großen Anforderungen gestellt werden dürfen. [100]

Beweislastumkehr bei mangelhaften Geräten

Hierzu sei auf den ausführlich geschilderten Fall an späterer Stelle (siehe Seite 166) verwiesen: Bei dem Narkosegerät war ein Schlauch eingeklemmt. Auch hier wurde den Klägern vom Gericht die Beweislastumkehr eingeräumt. [101]

Beweislastumkehr bei mangelhafter Aufklärung

Später werden Fälle geschildert werden, bei denen Ärzte wegen Verstößen gegen die Aufklärungspflicht verurteilt wurden. In jedem dieser Prozesse kam es zur Beweislastumkehr: Der Arzt mußte beweisen, daß er aufgeklärt hatte, nicht der Patient mußte die mangelnde Aufklärung beweisen.

Nicht immer wird die Beweisführungspflicht dem Patienten vom Gericht abgenommen. Denn es gilt stets noch, daß im Zivilprozeß der Geschädigte den Beweis dafür zu erbringen hat, er sei durch den Arzt oder das Krankenhaus zu Schaden gekommen. Dies mußte eine Patientin in einem BGH-Urteil zur Kenntnis nehmen.

Erkundigt sich eine schwangere Frau bei ihrem Arzt, ob eine Fruchtwasseruntersuchung auf körperliche Mißbildungen des Embryos erforderlich ist, muß sie umfassend aufgeklärt werden. Verletzt ein Arzt diese Beratungspflicht, macht er sich schadenersatzpflichtig. Andererseits ist die Patientin, die wegen unvollständiger Beratung Ersatz des Unterhaltsaufwandes für ein mongoloides Kind verlangt, mit der Beweispflicht belastet. Sie muß nachweisen, daß es ihr gelungen wäre, rechtzeitig für einen erlaubten Schwangerschaftsabbruch eine Fruchtwasseruntersuchung machen zu lassen.

Im entschiedenen Fall hatte die 35jährige Schwangere ihre Ärztin gefragt, ob angesichts ihres Alters eine Fruchtwasseruntersuchung zu empfehlen sei. Die Ärztin hatte – mit dem Hinweis auf die Gefahren einer solchen Untersuchung – davon abgeraten. Die Frau gebar ein mongoloides Mädchen und verlangte daraufhin von der Ärztin Ersatz des Unterhaltsaufwandes für das Kind. Diese verweigerte die Zahlung mit der Begründung, eine Fruchtwasseruntersuchung hätte nicht mehr rechtzeitig vorgenommen werden können, da das zuständige Humangenetische Institut in Bremen überlastet gewesen sei, und auch nicht auf andere Institute hätte ausgewichen werden können. Das Oberlandesgericht Bremen hatte gleichwohl den Zahlungsanspruch der Patientin für gerechtfertigt gehalten. Dieses Urteil wurde nun vom Bundesgerichtshof aufgehoben. Die Frau müsse beweisen, daß eine rechtzeitige Fruchtwasseruntersuchung möglich gewesen sei. Nur wenn ihr dies gelinge, sei ihr Anspruch begründet. [102]

ÄRZTLICHE SCHLICHTUNGS- UND
GUTACHTERSTELLEN – BESCHWICHTIGUNGSSTELLEN

. . .zu den Ärzten ist nichts zu bringen. Man weiß niemals, ob sie etwas geheimhalten oder ob sie selbst nicht wissen, woran sie sind.
JOHANN WOLFGANG VON GOETHE

Die Landesärztekammern in Deutschland haben Schlichtungs- und Gutachterstellen eingerichtet. Wie bereits der Name sagt, soll also geschlichtet bzw. ein Gutachten erstellt werden. Beim Lesen der sieben Anschriften der Landesärztekammern – siehe Anhang – fällt auf, daß diese Einrichtungen der Landesärztekammern sieben verschiedene Namen tragen; letztlich dienen sie jedoch trotz der verschiedenen Etikettierung dazu, ein Gutachten zu erstellen; in München und Hannover wird auch ein Schlichtungsvorschlag unterbreitet.

Die Gutachterkommissionen und Schlichtungsstellen sollen das Ziel verfolgen, dem Patienten bei der Durchsetzung seiner begründeten Haftungsansprüche behilflich zu sein.
Der Patient kann durch einen formlosen Antrag das Verfahren in Gang bringen; übrigens kann auch der Arzt es beantragen. Es kommt allerdings nur dann in Gang, wenn alle Beteiligten, in der Regel also der Patient auf der einen Seite, der Arzt oder das Krankenhaus auf der anderen Seite, zustimmen. In Hannover und in München muß zudem noch der Haftpflichtversicherer seine Zustimmung geben. Weigert sich also der Arzt, die Klinik oder der Haftpflichtversicherer, dem Verfahren vor der Schlichtungsstelle oder Gutachterkommission zuzustimmen, so kann man den Antrag in den Papierkorb werfen.
Warum müssen in Norddeutschland und in Bayern die Haftpflichtversicherungen ihre Zustimmung geben? Weil sie – neben den Ärzten – die Schlichtungsstellen und Gutachterkommissionen finanzieren! Natürlich setzt da bereits eine erste und sehr berechtigte Kritik an den Schlichtungsstellen an. Alle Schlichtungsstellen und Gutachterkommissionen werden von den Ärztebeiträgen über die Landesärztekammern finanziert; in Hannover und München zusätzlich noch von den Haftpflichtversicherern. Da hat begreiflicherweise mancher

Patient schon die Frage gestellt, wie es um die Neutralität einer derartigen Institution bestellt sein mag.

Die Ärztekammer verspricht den Ärzten Schutz. In einem Rundschreiben der Hamburger Kammer an ihre Zwangsmitglieder, also an alle Ärzte, heißt es, daß man sie vor unberechtigten Forderungen nach Schadenersatz und Schmerzensgeld schütze.[82]

Schlichtungsstellen gibt es seit 1975. Ursprünglich waren sie für die niedergelassenen Ärzte gedacht, später haben sich auch viele Krankenhäuser und deren Ärzte den Schlichter-Sprüchen unterworfen. Leider aber nicht alle Kliniken, gerade nicht jene, gegen die sehr häufig Anschuldigungen vorgetragen werden, nämlich die Universitätskliniken und Anstalten, bei denen der Träger der Klinik als „Selbstversicherer" fungiert, beispielsweise im Freistaat Bayern. Der Geschädigte kann sich also in München nicht an die Schlichtungsstelle der Bayerischen Landesärztekammer wenden, wenn er Klagen über Universitätskliniken oder über Krankenhäuser vorzutragen hat, die Schadensansprüche über den kommunalen Schadensausgleich zu regeln haben.

Die Schlichtungsstellen (gemeint sind auch immer die Gutachterkommissionen) müssen Beschwerden über fehlerhafte Behandlung und auch über mangelnde Aufklärung nachgehen.

Bei jährlich ca. 7000 Arzthaftpflichtfällen wenden sich rund 2500 Geschädigte zunächst an die Schlichtungsstelle.

Immerhin stellen diese Institutionen bei ca. 30 Prozent der bearbeiteten Fälle Behandlungsfehler oder eine Verletzung der Aufklärungspflicht fest. Dieser Prozentsatz wird natürlich von den Patientenschutzvertretungen, so vom Deutschen Patientenschutzbund (DPS), zu Recht kritisiert. Der DPS schätzt die Zahl der berechtigten Klagen gegen Ärzte und Krankenhausträger auf 60 Prozent ein.

Aus Anlaß des zehnjährigen Bestehens der Gutachterkommission der Ärztekammer Westfalen-Lippe stellte der Münsteraner Landgerichtspräsident Proppe fest, daß die Gutachterkommission viel Streit von den Gerichten fernhalte. Der Landgerichtspräsident schränkte ein, das Arzt-Patienten-Verhältnis sei mehr und mehr durch Rechtsnormen bestimmt und somit unpersönlicher geworden.

Obwohl die Zahl der Anträge bei der Haftpflicht-Gutachterkommission im Ärztekammerbezirk Westfalen-Lippe ständig ansteigt, wird dies von der Kammer ausdrücklich begrüßt. Denn lediglich jeder fünfte aller Fälle, in denen die westfälische Gutachterkommission eine Sachentscheidung trifft, geht zugunsten der antragstellenden Patienten aus. In zehn Jahren hatten sich 4258 Patienten an die Gutachterkommission gewandt, ein tendenzieller Anstieg der Anträge ist zu verzeichnen. [103]

Prof. Muhr, Universitätsklinik Bochum, führte aus, daß mehr als 70 Prozent aller sachlichen Bescheide der Kommission Westfalen-Lippe operative Eingriffe beträfen, zur Hälfte davon unfall-chirurgische. Dabei hätte sich gezeigt, daß in fast neun von zehn Fällen die unfallchirurgische Behandlung nicht von einem ausgebildeten Chirurgen vorgenommen worden war. Damit verband Muhr die Forderung, daß die Erkenntnisse der Kommission stärker in die ärztliche Aus- und Weiterbildung einbezogen werden müssen, um so als Instrument zur Qualitätssicherung zu dienen. Den Patienten billigte Muhr das Recht zu, gegen Ärzte vorzugehen, nicht um dem Arzt damit zu schaden, sondern um Kompensation für eine erlittene Schädigung zu erhalten. [104]

Die Gutachterkommissionen bestehen in der Regel aus drei oder fünf Mitgliedern. Den Vorsitz führt ein Jurist mit der Befähigung zum Richteramt. Die Beisitzer rekrutieren sich aus Ärzten, von denen mindestens einer in demselben Gebiet tätig sein muß wie der betroffene Arzt.

Die Zusammensetzung der Schlichtungsstellen besteht in Bayern aus vier, bei den fünf norddeutschen Ärztekammern aus fünf Mitgliedern unter Vorsitz eines Arztes und unter Beteiligung je eines von dem Patienten und dem betroffenen Arzt benannten Arztes oder Juristen sowie eines Gebietsarztes des durch den konkreten Sachverhalt angesprochenen Gebietes. Bei den norddeutschen Ärztekammern tritt weiters ein Jurist mit Befähigung zum Richteramt als ständiges Mitglied hinzu.

Die Mitglieder der Schlichtungsstellen, gemeint sind die Herren Doktoren, welche diesen Fall bearbeiten, sind also grundsätzlich Ärzte und Juristen. Gegen den Juristen wird man sicherlich nichts einzuwenden haben, gegen den als Gutachter tätigen Arzt wird naturgemäß eine Portion Mißtrauen im

Raum stehen. „Eine Krähe hackt doch der anderen kein Auge aus", ganz besonders dann, wenn die Gutachter in München und Hannover auch noch von den Haftpflichtversicherern bezahlt werden. Gegen dieses Sprichwort sind die Schlichtungsstellen sehr allergisch, weil der gängigste und auch sehr zutreffende Zweifel die Neutralität eben dieser Schlichtungsstellen betrifft.

Dr. Karsten Vilmar, Präsident der Bundesärztekammer: „Die Schlichtungsstellen arbeiten unabhängig von Weisungen durch die Kammer. Es ist bedauerlich, daß sich manche Krankenhausträger diesen Verfahren nicht anschließen."⁽²³⁾

Rechtsanwälte weisen deutlich darauf hin, daß die Schlichtungsstellen Interessenvertretungen der Ärzteschaft seien, die dem Zweck dienten, Patienten zu „befrieden" und Ärzte vor rechtlicher Inanspruchnahme zu schützen. Es werde immer hinter verschlossener Türe getagt, Gutachter seien nur schwer zu finden und würden häufig die Partei des beschuldigten Arztes ergreifen.

Mit der Qualifikation der Gutachter der ärztlichen Gutachter- und Schlichtungsstellen mußte sich der Bundesgerichtshof befassen. Das Urteil war für die Schlichtungsstellen vernichtend.
Ein Arzt wurde wegen eines Behandlungsfehlers vom Oberlandesgericht Frankfurt verurteilt. Das OLG stützte sich dabei auf Bescheide der Gutachter- und Schlichtungsstelle. Gegen dieses Urteil legte der zum Schadenersatz verpflichtete Arzt Revision ein und berief sich auf die mangelnde Sachkunde der Gutachter- und Schlichtungsstelle. Diese Begründung hielt der Bundesgerichtshof für stichhaltig. Er hob das Urteil des OLG mit der Begründung auf, daß der Richter eine sachverständige Begutachtung durch einen auf dem einschlägigen Fachgebiet erfahrenen Sachverständigen zu veranlassen habe.
Der Bundesgerichtshof entschied also, daß ein beschuldigter Arzt Anspruch auf kompetente Fachgutachter habe. Das sollte auch für die geschädigten Patienten gelten. Der klagende Patient (beziehungsweise der Anwalt) kann aber die Inkompetenz der Schlichtungsstelle kaum glaubhaft machen; dies gelingt eben nur einem fachkundigen Arzt.
Diese Erwägungen des BGH sollten den Landesärztekammern

und den bei ihnen eingerichteten Gutachter- und Schlichtungsstellen Veranlassung geben, ihre bisherige Praxis zu überdenken.

Dem drohenden Einwand mangelnder Sachkunde oder gar
der Befangenheit seitens des Patienten und seines Prozeßbe-
vollmächtigten könnten die Schlichtungsstellen dadurch entge-
hen, daß sich alle Beteiligten im Vorfeld über den zu beauftra-
genden Gutachter einigen. Leider machen die Gutachter- und
Schlichtungsstellen hiervon in der Praxis wenig oder überhaupt nicht Gebrauch. So verständlich dies für die Schlichter
sein mag, so sehr schmälert es letztlich den Wert der Arbeit der
Gutachter- und Schlichtungsstellen insgesamt. [105]

Die Schlichtungsstellen haben aber auch ihre positiven Seiten.
Das Verfahren ist nämlich kostenlos. Des weiteren ist für den
Patienten positiv, daß die Entscheidungen der Schlichtungsstelle unverbindlich sind. Es ist dem Geschädigten also der
Weg zum Zivil- und Strafgericht (Achtung: Verjährungsfrist!)
nicht verwehrt, wenn die Entscheidung der Schlichtungsstelle
nicht seinen Vorstellungen entspricht. Immerhin werden rund
40 Prozent der Schadensfälle der Haftpflichtversicherungen
durch die Schiedsstellen entschieden. Selbstverständlich nicht
immer optimal für den Patienten.

Sollte der Geschädigte keine Rechtsschutzversicherung abgeschlossen haben, ist der Gang zur Schlichtungsstelle aus Gründen der Kostenersparnis zu empfehlen. Die Schlüsselrolle hierbei hat der ärztliche Gutachter. Er ist der Richter in Weiß. [106]

An der Auswahl der Gutachter übt das Institut für Medizinschaden-Begutachtung Tübingen auch entsprechende Kritik:
„Es werden regelmäßig Gutachter ausgesucht, die im Sinne der
Vermittlungsstellen das richtige Vorverständnis bewiesen haben. Die Bestimmungsmacht der Vermittlungsstellen hinsichtlich des Sachverständigen bedeutet eine wirksame Vorsteue-
rung des Verfahrensergebnisses." [107]

An der Universität Göttingen wurde von der Forschungsstelle
für Arzt- und Arzneimittelrecht immerhin befunden, daß 70
Prozent der von den Schlichtungsstellen vorgelegten Gutachten vertretbar seien. Dem stehen 30 Prozent „schwache Gutachten" gegenüber. [108] Während bei der Auswahl der Juristen
Sachverstand und Erfahrung gefragt seien, erfordere die Quali-

fikation der Gutachter keine Ausbildung auf dem Fachgebiet. [109]

Verhaltene Kritik übt auch einer der erfahrensten „Medizin-
richter" in der Bundesrepublik, der Präsident des Oberlandesgerichtes Celle, *Dr. Harald Franzki*, weil die Schlichtungsstellen den Sachverstand ihrer Gutachter zu wenig einsetzten. Der
Vorteil der ärztlichen Schlichtungsstellen gegenüber den rein
juristisch besetzten Gerichten sei doch der, daß die Gutachter
Fragen zu Anamnese, zur möglichen oder unterlassenen Nachsorge und zur Diagnostik viel konkreter stellen können als ein
medizinisch nicht versierter Richter.
Franzki empfiehlt, den Gutachtern einen Fragebogen zu schik-
ken und sie dann auch vor die Schlichterstelle zu laden, um
ihnen gezielt Fragen zu stellen. Diese sollten sich nicht nur auf
den eigentlichen Streitpunkt beziehen, sondern auch das gesamte Umfeld ausleuchten. Zu diesem „Umfeld" gehört nach
Franzki aber auch der Bettnachbar im Krankenhaus, der
Zeuge einer ärztlichen Behandlung wurde oder der gehört hat,
daß der Chefarzt nach der Visite draußen vor der Zimmertüre
seinen Oberarzt zusammenstauchte.
Der Gutachter sollte auch nicht aus dem ärztlichen Umfeld des
betroffenen Mediziners kommen und nach Möglichkeit nicht
der gleichen Schule entstammen. Es sei zu empfehlen, ihn nach
Alternativen und Varianten der Behandlung zu fragen.
„Warum ist der Mißerfolg eingetreten?" – „Hätten Sie selber
so gehandelt?"
Lücken in der Dokumentation dürften dabei nicht zugunsten
des Arztes ausgelegt werden. [110]

Die durchschnittliche Bearbeitungszeit eines Falles bei der
Schlichtungsstelle beträgt 7 bis 14 Monate. Für diese langen
Wartezeiten hat der Bundesgerichtshof den Patienten jedoch
einen anderen Vorteil eingeräumt: er entschied, daß das Anru-
fen einer ärztlichen Schlichtungsstelle die Verjährung hemmt.
Dies gilt jedoch nur im Zivilverfahren, nicht für die Frist beim
Strafantrag.
Hier ist aber auch gleichzeitig ein zusätzlicher Unsicherheits-
faktor, eine große Falle für den Betroffenen tut sich auf. Die
Verjährungsfrist ist nur für die am Verfahren Beteiligten ausge-

130

setzt. Folgt dem Schlichtungsverfahren später ein gerichtliches Verfahren und stellt sich heraus, daß andere Ärzte am Behandlungsfehler schuld waren (z.B. der Narkosearzt und nicht der beschuldigte Chirurg), so können dann andere Ärzte oder medizinisches Pflegepersonal nach Ablauf der Verjährungsfrist nicht mehr für einen Schmerzensgeldanspruch herangezogen werden. ‹

Vor- und Nachteile der Schlichtungsstellen.

Vorteile
- Kostenloses, vergleichsweise unbürokratisches Verfahren
- Im Vergleich zu Gerichten relativ schnelle Verfahrensweise (ca. 1 Jahr)
- Entscheidungen sind unverbindlich

Nachteile
- Mangelnde Neutralität
- Keine öffentliche Verhandlung
- Schutzfunktion der Ärztekammer für ihre Ärzte
- Bescheide werden im Normalverfahren oft nur zwischen je einem Arzt und Juristen aus dem Schlichtergremium abgesprochen, während das Plenum der Schiedsstellen oftmals erst im Widerspruchsverfahren tätig wird
- Unterschiedliche Satzungen bei den verschiedenen Schlichtungsstellen
- Zweifel an der Qualifikation der Gutachter
- Unsicherheitsfaktor bezüglich der Verjährungsfrist, welche nur für die am Verfahren Beteiligten ausgesetzt wird
- Kein mündliches Verfahren
- Keine persönliche Gegenüberstellung der Beteiligten
- Finanzierung der Schlichtungsstellen durch Ärzte und deren Versicherer
- Schwierigkeit, im Ablehnungsfall einen anderen Gutachter zu finden
- Kein Gutachten vom „Medizinischen Dienst", wenn ein Verfahren vor der Schlichtungsstelle möglich ist (Referentenentwurf des Bundesarbeitsministeriums)[111]

Ein Verfahren vor der Schlichtungsstelle trotz der angeführten Nachteile kann nur unter dem Aspekt angestrebt werden, die Fronten zwischen Arzt und Patient ohne Kosten, Öffentlichkeit und Gesichtsverlust abzustecken und gelegentlich manchen langjährigen Prozeß zu vermeiden.

70 Prozent der Ansprüche werden durch die Schlichtungsstellen verneint. In einem späteren Prozeß ist dann aber der Geschädigte bei einem für ihn negativen Gutachten in der schwierigen Situation, einen Gutachter finden zu müssen, der seine Meinung gegen den Gutachter der Schlichtungsstelle vertritt.

Auf jeden Fall sollte der Gang zur Schlichtungsstelle dem Geschädigten selbst überlassen bleiben, es darf kein Zwang ausgeübt werden, die Schlichtungsstelle in Anspruch zu nehmen.
Es erscheint daher nicht richtig, daß ein Gericht einem Patienten nur deshalb die Prozeßkostenhilfe (früher Armenrecht genannt) verweigerte, weil der Kläger vorher seine Ansprüche nicht mit Hilfe einer Schlichtungsstelle durchsetzen wollte. [112]
Es muß dem Bürger freigestellt bleiben, gleichgültig ob er arm oder reich ist, selber die Wahl zu treffen, ob er eine Schlichtungsstelle oder ein Gericht mit der Abklärung seines Falles beauftragt.

Häufig wenden sich Patienten hilfesuchend an die Landesärztekammer, weil sie Probleme mit **überhöhten Arztrechnungen** haben. Das sollten die Geschröpften oder Zahlungsunwilligen lieber nicht tun. So gibt der geschäftsführende Arzt einer Landesärztekammer in der *Münchner Abendzeitung* – in medizinischen oder juristischen Fachzeitschriften sucht man seinen Namen vergebens – unter der Rubrik „Hallo, AZ Bürger-Service, jeder veröffentlichte Tip wird honoriert" den Lesern dieses Blattes den Rat, eine Arztrechnung in Zweifelsfällen nicht zu bezahlen, sondern die Rechnung erst einmal der Ärztekammer vorzulegen. [113]
Anfragen oder Beschwerden über strittige Arzthonorare verbescheidet der Geschäftsführer der Landesärztekammer. Der trifft – zumindest wird in einer der sieben Landesärztekammern so verfahren – seine Entscheidung manchmal nicht nach der Rechtslage, sondern nach freiem Ermessen, je nachdem, ob

ihm der die Rechnung ausstellende Arzt sympathisch ist oder nicht.

Gericht watscht Bayerns Ärztekammer – erforderliche Sachkunde fehlt!

So lautete eine Schlagzeile in der Ärztepresse. Das Landesberufsgericht für die Heilberufe in München „verpaßte der Kammer eine kräftige Watsch'n", weil ihr die erforderliche Sachkunde fehle. In diesem Rechtsstreit[114] ging es darum, daß der Geschäftsführer der Bayerischen Landesärztekammer, wie sehr häufig praktiziert, gleiche Sachverhalte ungleich verbeschied, nämlich daß ein Augsburger Laborarzt das nicht tun dürfe, was einem Münchner Laborarzt erlaubt sei. Der Geschäftsführer kommentierte das Urteil: „Natürlich trifft mich das persönlich, das Urteil ist in der Sache richtig, wir sind im nachhinein schlauer geworden."[115]

In Österreich ist die Ärztekammer derzeit bemüht, die Dienste der Schlichtungsstellen zu aktivieren. Diese Einrichtungen heißen „Interventionsstellen für Beschwerden" und sollen in jeder Ärztekammer eines Bundeslandes eingerichtet sein. Sie bestehen aus jeweils zwei praktizierenden Ärzten beziehungsweise aus zwei Fachärzten aus dem entsprechenden Fachgebiet. Die Dienste einer Interventionsstelle kann man in Anspruch nehmen; es besteht freilich kein Zwang. Man kann also durchaus sofort mit einer Klage vorgehen.

KOMMISSIONSBERICHT EINER GESUNDHEITSBEHÖRDE

Mit der Reportage *Chefarzt operierte uns zu Krüppeln* bescherte die *Hamburger Morgenpost*[116] der Bundesrepublik Deutschland den Anblick eines in ihrer Geschichte bis heute einmaligen Kunstfehlerdramas. Auf diesen Artikel über die Vorkommnisse im Hamburger Krankenhaus Barmbek meldeten sich 93 Patienten mit Schadenersatzansprüchen. Die meisten von ihnen hatten schon resigniert, als sich für sie endlich Schlagzeilen auftaten und Aufmerksamkeit für sie geweckt wurde.

Die Gesundheitsbehörde Hamburg setzte eine Kommission

zur Untersuchung der gegen den Chefarzt und die Klinik erhobenen Vorwürfe ein.

Die Kommission kam zu dem Ergebnis, die Zahl der aktenkundigen Schadensfälle lasse nicht erkennen, daß in dieser Klinik Fehler und Schwierigkeiten häufiger vorgekommen seien als in anderen vergleichbaren ärztlichen Einrichtungen.

Die Stadt Hamburg mußte trotz dieses entlastenden Berichtes bisher fast 14 Millionen Mark Entschädigung an Patienten auszahlen, die in diesem Krankenhaus fehlerhaft operiert und behandelt worden sind. 14 Millionen Mark läßt sich der Finanzsenator fraglos nicht ohne dringendste Gründe entreißen, ein Betrag, der sich durch weitere Entschädigungen noch erheblich erhöhen wird und auch dadurch, daß die Krankenkassen Regreßansprüche für die Mehrkosten verlangen, die die Behandlung nach sich zog.[117]

DER MEDIZINISCHE GUTACHTER:
DER SACHVERSTÄNDIGE ALS RICHTER IN WEISS

Hat ein Auto einen Blechschaden erlitten, so gilt: Wer den Schaden hat, braucht für den Gutachter meist nicht zu sorgen. Kaum ist das Auto in der Werkstatt, so wird man dem Besitzer (angenommen, daß er am Unfall keine Schuld hatte) gleich einen Sachverständigen nennen, der Sachverständige wird den Schaden schätzen. Ganz eifrig bemüht sich der Annehmer in der Autowerkstatt, einen ihm bekannten, besonders tüchtigen Gutachter zu vermitteln: sehr liebenswürdig, vielleicht aber auch nicht ganz ohne den Gedanken an eine kleine Provision. Wird der Unfall über einen Rechtsanwalt reguliert, wird man häufig mit Erstaunen feststellen, daß auch der Herr Rechtsanwalt einen Sachverständigen kennt; er möchte natürlich bewirken, daß dieser das Fahrzeug begutachtet. Wenige Tage später erhält der Fahrzeughalter ein Schreiben der gegnerischen Versicherung, daß auch diese einen Sachverständigen mit der Begutachtung beauftragt hatte. Ein Mangel an Sachverständigen im Kfz-Handwerk besteht also mit Sicherheit nicht.

Das Schlechte am Gutachter und am Sachverständigen ist nur, daß diese beiden Bezeichnungen nicht gesetzlich geschützt sind. Jedermann kann sich als Gutachter oder Sachverständiger bezeichnen – sei er nun fachlich oder persönlich qualifiziert oder nicht.

Ein Möchtegern-Experte, auch ein Betrüger, darf sich als Sachverständiger bezeichnen. „Es gibt zu viele Experten, die keine sind", stellte *Prof. Christophers* in seiner Eröffnungsrede zur Tagung der Deutschen Dermatologischen Gesellschaft fest. Immer häufiger ernennen sich Personen oder Organisationen ohne Kompetenz, jedoch mit vorgeprägten politischen Meinungen zu wissenschaftlichen Experten in Sachen Medizin. [118]

Der Gesetzgeber hat diesen Mangel erkannt und die Rechtsposition des „öffentlich bestellten und vereidigten Sachverständigen" geschaffen. Wer bestellt nun die „öffentlich bestellten und vereidigten Sachverständigen"?

Der Gesetzgeber hat die 69 Industrie- und Handelskammern im Bundesgebiet und die 43 Handwerkskammern zu „Bestellungsbehörden" ernannt. Bei den IHK gibt es fast 10.000 Sachverständige auf über 200 verschiedenen Sachgebieten, die buchstäblich von A–Z reichen. Vergeblich wird man jedoch in den Nachschlagewerken einen medizinischen Sachverständigen oder Gutachter suchen. Gleichgültig ob es das Branchenverzeichnis des Telefonbuches ist oder ein Ärzteverzeichnis, man blättert vergeblich unter dem Buchstaben „G" wie Gutachter oder „S" wie Sachverständiger.

Häufig werden die Begriffe Gutachter und Sachverständiger verwechselt. Gutachter (hier ist natürlich immer der medizinische Gutachter gemeint) kann jeder Arzt sein, der zu einem bestimmten Thema seine Meinung äußert. Er braucht hierzu keine besondere Ausbildung. Ein Gutachten kann also genausogut von einem Hausarzt erstellt werden wie von einem Facharzt oder einem Ordinarius an der Universität.

Als Sachverständiger wird dagegen nur jener bezeichnet, der hierzu vom Gericht ernannt worden ist. Es kann dies nur ein einzelner Arzt sein. Kliniken und Institute können dazu nicht ernannt werden, weil die Sachverständigenpflicht an die vom Gericht benannte Person gebunden ist. Benennt das Gericht einen Sachverständigen, so muß der mit dem Gutachten beauftragte Arzt mit genauem Namen und beruflicher Stellung genannt werden. Der Chefarzt oder sein Vertreter im Amt dürfen dazu nicht ernannt werden.

Kein Arzt in Deutschland kann sich „öffentlich bestellter und vereidigter Sachverständiger" nennen, da die Gerichte den Auftrag zur Erstellung eines Sachverständigengutachtens jeweils nur für einen Fall an einen bestimmten Arzt geben. Der Sachverständige ist also immer nur für einen ganz bestimmten Prozeß bestellt. Anders ist dies in Österreich.

Auch dort muß der Richter einen Sachverständigen heranziehen, wenn er selbst den Fall nicht ausreichend beurteilen kann. Das trifft für Arzthaftungsprozesse praktisch immer zu.

Bei den österreichischen Gerichten werden Listen über Sachverständige aus den unterschiedlichsten Gebieten geführt. Darin sind auch medizinische Sachverständige genannt. Der Kreis der in Betracht kommenden (sachverständigen) Ärzte ist dadurch begrenzt. Ist etwa das Verhalten eines Unfallchirurgen zu beurteilen, so kommt von vornherein lediglich ein Arzt aus diesem Fachgebiet in Betracht.

Das Gericht in Österreich erörtert stets mit den Parteien (Parteienvertretern), welcher Sachverständige bestellt werden soll. Dabei kann etwa auch vorkommen, daß es den Intentionen beider Streitteile entspricht, einen Sachverständigen aus einem anderen Bundesland oder aus dem Ausland zu bestellen.

Die Erfahrung hat gezeigt, daß der medizinische Sachverständige bei Arzthaftungsfällen eine ganz zentrale Rolle einnimmt. Wenn er in seinem Gutachten zu dem Ergebnis gelangt, daß die Regeln der ärztlichen Kunst nicht beachtet worden seien, so hat der beklagte Arzt im allgemeinen nur mehr die Möglichkeit, diese Aussage als unrichtig zu bekämpfen und die Bestellung eines weiteren Sachverständigen zu beantragen. Ansonsten folgt das Gericht regelmäßig dem Standpunkt des Gutachters.

Wenn in den weiteren Ausführungen vom Sachverständigen gesprochen wird, so ist damit immer der für einen bestimmten Prozeß vom Gericht bestellte Gutachter gemeint.

Man bezeichnet diesen auch oft als Gerichtsgutachter – im Gegensatz zum Parteiengutachter.

Der Richter in einem Arzthaftungsprozeß steht vor der schwierigen Aufgabe, ein Urteil über medizinische Vorfälle fällen zu müssen, obwohl er in der Regel selbst von der Medizin nichts versteht. Hat das Gericht keine eigene Sachkunde, so ist der Sachverständigenbeweis erforderlich, um auf einem bestimmten Sachgebiet rechtserhebliche Feststellungen treffen zu können. Im Gegensatz zum Strafprozeß hat der Richter im Zivilprozeß keine Wahrheitsfindungspflicht. Im Zivilprozeß gilt, daß jede Partei das vorträgt, was ihr von Nutzen erscheint. Prinzipiell kann also ein Richter im Zivilprozeß auf einen gerichtlichen Sachverständigen verzichten, wenn eine der Parteien ihre Ausführungen so glaubhaft vorträgt, daß er keinerlei Zweifel mehr hat. Er kann dann leicht sein Urteil fällen. In Schwierigkeiten kommt er dagegen, wenn beide Parteien, also der beklagte Arzt und der Patient, mit medizinischen Gutachten aufwarten. Der Richter ist dann in einer unangenehmen Situation, weil er ohne medizinische Kenntnisse einem der beiden, vermutlich gegenteiligen Gutachten folgen muß. Er muß also im Urteil begründen, warum er der einen Partei recht gibt und nicht der anderen.

Dies kann er in aller Regel nur dann, wenn eines der beiden Gutachten für ihn sehr überzeugend ist und keinen Zweifel offen läßt. Kann der Richter sich selbst kein Urteil über zwei verschiedene medizinische Gutachten bilden, so wird er einen Sachverständigen bestellen. Dieser „Obergutachter" hat keinesfalls die Rolle eines Schiedsrichters, er hat sein Gutachten unabhängig nach bestem Wissen und Gewissen zu erstellen und zu begründen. Der Begriff „Obergutachter" ist nicht juristisch abgesichert, er läßt nur den Schluß zu, daß die Parteiengutachten nicht die für den Richter wünschenswerte Klärung brachten. Es ist ein weit verbreiteter Irrtum zu glauben, daß das Gutachten des gerichtlichen Sachverständigen einen höheren Aussagewert hat als ein Parteiengutachten. Es kommt einzig und allein darauf an, welcher Gutachter den Fall überzeugend und beweiskräftig vorträgt.

Nicht selten folgen Richter den Ausführungen eines Parteien-Gutachters und nicht den Ausführungen des vom Gericht bestellten Sachverständigen. Der medizinische Gehalt des Gutachtens entscheidet also über den Prozeßausgang, und die Qualität des Gutachtens und des Gutachters sind prozeßentscheidend.

Bei Arzt-Gutachten sind die Richter sensibel geworden, so die Überschrift in einer Ärztezeitung. Nicht nur die Rangfolge zwischen Richter und Sachverständigem, sondern vor allem die sachlich zwangsläufige Berufsidentität zwischen dem Sachverständigen und dem Beklagten rufen im Arzthaftungsprozeß nicht zu unterschätzende Spannungen hervor. Leider ist es keine Sache der Vergangenheit, daß Ärzte als gerichtliche Sachverständige ihre Aufgabe falsch verstehen. Dies geht einmal in die Richtung, daß der Arzt glaubt, die rechtlichen Folgerungen aus den medizinischen Wertungen selbst vornehmen zu können. Zum anderen besteht noch immer in gewichtigem Umfang eine irrige Auffassung von Kollegialität. Die Richter sind bei Aussagen medizinischer Sachverständiger wirklich sehr sensibel geworden. Das Gefühl, lange Zeit irregeführt worden zu sein, hat zu einer immer noch anhaltenden Zurückhaltung gegenüber den Aussagen medizinischer Sachverständiger geführt. Es gibt keine ärztliche Standesregel, die dem Arzt untersagt, in einem Gutachten die Handlung eines Kollegen als fehlerhaft zu werten. [119]

Beispielhaft sei eine relativ milde Urteilspassage des Bundesgerichtshofs zitiert:

„Zunächst darf der Tatrichter nicht übersehen, daß auch heute noch eine nicht geringe Zahl medizinischer Gutachter Schwierigkeit hat, sich bei der Ausübung ihres Amtes von überholten, und in diesem Zusammenhang der Rechtsordnung widersprechenden Standesregeln frei zu machen." [120]

Diese falsch verstandene Kollegialität rügte *Prof. Muhr*, Universitätsklinik Bochum, in einem Festvortrag anläßlich des zehnjährigen Bestehens der Gutachterkommission der Ärztekammer Westfalen-Lippe. Schutzbedürftig seien weder die Kollegialität noch die Ansprüche der Patienten, sondern allein die fachliche Objektivität. Muhr forderte die Gutachter auf, sich auch ihrer fachlichen Grenzen bewußt zu sein. Das Vorhandensein mehrerer Behandlungsmethoden wird zu wenig anerkannt, und Außenseitermethoden müssen nicht von vornherein als Fehler dargestellt werden. [121]

„De collegis nil nisi bene" schrieb früher die Berufsordnung vor; man habe also nichts über Kollegen zu sagen außer Gutes. Da kann es nicht verwundern, daß manche Gutachten zu wahren Balanceakten einer Formulierungskunst zwischen Sachverstand und Kollegialität wurden.

Der § 15 der Berufsordnung, welcher die Kollegialität unter Ärzten zur Verpflichtung macht, wurde als Antwort auf das BGH-Urteil geändert. In diesen Paragraphen der Berufsordnung wurde der Satz eingeschoben, daß die Verpflichtung des Arztes nach § 12 der Berufsordnung, in einem Gutachten, auch soweit es die Behandlungsweise eines anderen Arztes betrifft, nach bestem Wissen seine ärztliche Überzeugung auszusprechen, von der Kollegialitäts-Pflicht unberührt bleibt.

Wie kommt der geschädigte Patient nun an einen Gutachter, der sein Anliegen entsprechend vorträgt? Der Moderator Burghart der Fernsehsendung *Ärztliche Kunst – Ärztlicher Pfusch?*[20] erhielt auf diese Frage keine befriedigenden Antworten und schloß die Sendung mit resignierendem Unterton, daß das Thema „Gutachter" eine neue Sendung ausfüllen könnte. Als erstes muß geraten werden, für einen Arzthaftungsprozeß einen geeigneten Anwalt zu finden, bevor Ausschau nach einem Gutachter gehalten wird. Der Anwalt sollte Erfahrung in Arzthaftungsprozessen haben. Sollte ein solcher Anwalt nicht bekannt sein, sei geraten, sich an eine der Patientenschutzorganisationen zu wenden. (Anschriften einiger Patientenschutzorganisationen im Anhang.) Die Rechtsanwaltskammer darf keine Auskunft über Anschriften von Anwälten geben, die Erfahrung in Arzthaftungsprozessen haben. Dagegen kann sich ein Telefonanruf bei örtlichen Anwaltsvereinen durchaus lohnen. Anwaltsvereine haben Listen über Rechtsanwälte, die sich auf bestimmte Gebiete spezialisiert haben. Natürlich gibt es keine Auskunft über die Qualität der Rechtsanwälte.

Anwälte, welche Erfahrung in Kunstfehlerprozessen haben, kennen in aller Regel auch ärztliche Gutachter, die bereit sind, ein Gutachten zu erstellen, das Aussagen oder auch eine Kritik gegen einen Kollegen beinhaltet.

Ein verantwortungsvoller Rechtsanwalt und ein verantwortungsvoller Gutachter werden relativ schnell Auskunft geben können, ob der angestrebte Prozeß Aussicht auf Erfolg hat, oder ob besser nichts unternommen werden soll. Natürlich kann kein Rechtsanwalt und kein medizinischer Gutachter über hellseherische Fähigkeiten verfügen, um das Urteil exakt vorauszusagen.

Schwierig ist die Voraussage bezüglich der Höhe eines Schmer-

zensgeldes, nicht schwierig dagegen die Voraussage, ob das
Gericht den Anspruch verneinen wird oder nicht.

Bevorzugen Gerichte bestimmte Sachverständige? Prinzipiell
ja, und zwar aus folgenden Gründen: Das Gericht kennt den
Sachverständigen und weiß, daß er seine Ausführungen verständlich darlegt, er also Gerichtserfahrung hat.
Die medizinische Qualifikation spielt dabei eine untergeord-
nete Rolle. Er muß aber die Spielregeln bei Gericht kennen.
Der schlimmste Fehler, den ein Sachverständiger machen
kann, ist, daß er ein Wort mehr sagt, als der Richter ihn gefragt
hat. Der Sachverständige darf nur zu den ihm vorgelegten Fragen Stellung nehmen, auch wenn er noch so wichtige Erkenntnisse hat. Für den Sachverständigen ist es quasi tödlich, dem
Gericht etwas mitzuteilen, wonach er nicht gefragt wurde. Eine
der beiden Parteien kann nämlich dann sofort den Sachverständigen wegen Parteilichkeit ablehnen, falls er unaufgefordert Ausführungen macht, die einer Partei zum Nachteil gerei-
chen. Das weiß der gerichtliche Sachverständige meist sehr gut,
darüber stolpert aber häufig der hochqualifizierte wissenschaftliche Sachverständige bei den ersten Prozessen.
Was wird wohl ein Ordinarius der Universität in Zukunft tun,
wenn er einmal als gerichtlicher Sachverständiger einen solchen Fehler machte? Er wird dem Gericht nie mehr als Gutachter zur Verfügung stehen, einfach deshalb, weil er von seinem Fach, also der Medizin, viel versteht, aber nichts von der
Prozeßordnung.
Dies kann aber auch zum Vorteil der Patienten und deren Anwälte sein. Diese Anwälte kennen vielleicht einen hochqualifizierten Gutachter und geben ihm den Auftrag, das Gutachten
zu erstellen. Bestellt sich der Geschädigte als Kläger einen re-
nommierten Gutachter, so kann dieser seine Meinung und
seine Erkenntnisse ungehindert bei Gericht vortragen; als Parteiengutachter ist er durchaus berechtigt, auch die Interessen
des Auftraggebers in dem Umfang zu erläutern, wie er es für
richtig findet.
Häufig hat also die Partei, sei es der Kläger oder der Beklagte,
einen wesentlich qualifizierteren Gutachter zur Hand, als es
der gerichtlich bestellte Sachverständige ist. Sehr oft steht aus
durchsichtigen Gründen der beklagten Klinik oder dem be-

klagten Arzt ein qualifizierterer Gutachter zur Verfügung als dem Kläger. Ganz entscheidend ist auch, daß der gerichtliche Sachverständige nach dem Gesetz über die Entschädigung von Zeugen und Sachverständigen (ZuSEG) bezahlt wird. Die Entschädigung, die der gerichtliche Sachverständige erhält, ist damit unverhältnismäßig geringer als das Honorar, das die Partei für ein Gutachten bezahlen muß.

Der gerichtliche Sachverständige erhält seine Entschädigung nach den geleisteten Stunden. Ab 1987 erhält der medizinische Sachverständige einen Stundenlohn zwischen 40 Mark und 70 Mark. Die Entschädigung richtet sich nach der Schwierigkeit des Gutachtens, nicht nach den Kenntnissen des Sachverständigen.

Glaubt also das Gericht, es handele sich um ein einfaches Gutachten (im Gesetzestext heißt das „Grad der erforderlichen Fachkenntnisse"), so setzt das Gericht die Entschädigung für eine Stunde geleisteter Arbeit mit 30 Mark fest, gleichgültig, ob der Sachverständige in seiner Rechnung vielleicht 70 Mark verlangt hatte. Der gerichtliche Sachverständige riskiert also, daß das Gericht seine Entschädigung mit der Begründung nach unten korrigiert, das Gutachten sei nicht schwierig zu erstellen gewesen. Auch kann das Gericht die in Ansatz gebrachten Stunden streichen, wenn es der Meinung ist, daß der Sachverständige zu langsam gearbeitet habe.

Der Präsident des Landessozialgerichtes Berlin hat die medizinischen Gutachten in vier Schweregrade eingeteilt. Nach dieser Einteilung wurden die „Orientierungsstundensätze" festgesetzt:

Einfache medizinische Gutachten	ca. 27 DM
Mittelschwierige medizinische Gutachten	ca. 35 DM
Schwierige medizinische Gutachten	ca. 42 DM
Äußerst schwierige medizinische Gutachten	
	bis zu 50 DM.[122]

Ein Gericht kann einem ihm unliebsamen Gutachter relativ leicht den Geldhahn zudrehen, aus dem es ohnehin nur spärlich tröpfelt.

Unschwer ist daraus zu erkennen, daß sich nicht viele qualifizierte Sachverständige im Bereich der Medizin zu diesen Stundensätzen den Gerichten zur Verfügung stellen. Ein freiberuflicher Arzt kann unmöglich um einen Stundenlohn von 50 Mark ein Gutachten erstellen, wenn z.B. die Vorhaltekosten seiner Praxis für Personal und Geräte mit 200 Mark pro Stunde kalkuliert sind. Er würde dann ja in seiner Praxis einen Verlust von 150 Mark pro Stunde erleiden.

Deshalb ziehen die Gerichte auch beamtete Ärzte als Gutachter vor. Diese bekommen vom Staat ihr Gehalt, sie werden vom Steuerzahler finanziert und verdienen zusätzlich durch ihre Tätigkeit als gerichtlicher Sachverständiger. Da sieht der Verdienst natürlich ganz anders aus, sie müssen keine Praxismiete und keine Sekretärin bezahlen, das finanziert alles Vater Staat.

Nachdenklich muß Patienten, Ärzte und Juristen die Überschrift in der *Ärzte Zeitung* stimmen: *Über 90 Prozent der Schadensgutachten sind falsch.*

Diese ernüchternde Feststellung traf der Urologe Dr. Rewald in einem Gespräch mit der *Ärzte Zeitung*. Über 90 Prozent der Gutachten sind zugunsten des Arztes ausgestellt. Im Zweifelsfall gilt eben doch noch häufig der früher zitierte alte Grundsatz: „Eine Krähe hackt der anderen kein Auge aus." [123] Gegenteilig äußerten sich Ärzte auf einem Kongreß über Prozeß-Gutachter: „Heutzutage hackt die Krähe der anderen beide Augen aus". Mit dem sprunghaften Anstieg sogenannter Kunstfehlerprozesse, vor allem gegen Gynäkologen, Anästhesisten und Chirurgen, steigt auch die Bedeutung der medizinischen Sachverständigen – zumal bei rasantem Fortschritt.

Besonders angriffslustig sollen sich die Krähen, die den anderen beide Augen aushacken, übrigens dann gebärden, wenn zwischen ihnen ein Generationskonflikt schwelt. Beim Gynäkologenkongreß in München wurde ganz offen kritisiert, daß sich gerade pensionierte Chefärzte, die seit Jahren keinen Operationssaal mehr von innen gesehen hätten, als Richter im Gutachtergewand operierten. Aber genau das sollten sie nach dem Gesetz nicht. [124]

Das oben Gesagte bezüglich der Qualifikation eines vom Gericht bestellten Sachverständigen gilt mit Sicherheit nicht für Gutachten, die aus Rechtsmedizinischen Instituten oder aus Instituten für Gerichtsmedizin kommen. Die dort tätigen Professoren sind ja von Berufs wegen Gutachter, sie arbeiten hauptberuflich an der Universität, um Gerichten bei der Wahrheitsfindung behilflich zu sein.

Gutachten von Rechtsmedizinern oder Gerichtsmedizinern sind in aller Regel „sauber", d.h., daß sie den prozessualen Erfordernissen des Gerichtes entsprechen und daß die medizinische Aussage kompetent ist. Fühlt sich ein Rechtsmediziner in einer medizinischen Frage überfordert, so teilt er dies dem Gericht mit und ersucht es, daß ein weiterer spezialisierter Gutachter zugezogen wird. Der Rechtsmediziner kann also dem Gericht vorschlagen, es möge noch einen Spezialisten z.B. für seltene Bluterkrankungen oder für ein Spezialgebiet der Chirurgie zuziehen. Der gerichtlich bestellte Sachverständige darf selbst keinen anderen Gutachter hinzuziehen, das muß das Gericht tun. Der Rechtsmediziner kann als neutral betrachtet werden, auch wenn er die Handlungen eines Chefarztes einer Universitätsklinik zu begutachten hat.

Die relativ geringe Entschädigung nach dem Zeugen- und Sachverständigenentschädigungsgesetz (ZuSEG) sind für die Existenz dieses Gutachters nicht entscheidend. Er hat sich ja schon früher dafür entschieden, daß er als Beamter in einem Institut der Universität tätig sein wird.

Man darf aber nicht erwarten, daß in einem rechtsmedizinischen Gutachten, das im Auftrag des Gerichtes erstellt wurde, sozusagen das letzte I-Tüpfelchen herausgeholt wird. Wie schon oben angeführt, ist ein derartiges Gutachten neutral. Dies darf nicht nur für Gutachten gelten, die von solchen Instituten erstellt wurden; jeder gerichtlich bestellte Sachverständige muß neutral sein, er ist ja der verlängerte Arm des Gerichtes. Der Richter bestellt den Sachverständigen deshalb, weil ihm selbst die medizinische Sachkundigkeit fehlt.

Demgegenüber darf ein Parteiengutachter (also ein Gutachter, den sich eine Partei ausgesucht hat) durchaus das letzte I-Tüpfelchen für die Partei herausholen, die ihn auch bezahlt. Das Engagement des Parteiengutachters wird in der Regel größer sein als das des gerichtlich bestellten Sachverständigen. Der Parteiengutachter wird sich häufig viel eingehender mit dem Fall befassen, vielleicht auch deshalb, weil er ein persönliches Interesse hat, daß die Partei, die ihn bezahlt, den Prozeß gewinnt.

Die prozeßentscheidenden Gutachten liefern also die medizinischen Sachverständigen. Skeptisch stehen Mediziner und Juristen einem Tübinger Unternehmer gegenüber, der den ärztlichen Gutachtern Konkurrenz macht. Mit seinem „Institut Medizinschaden-Begutachtung" in Tübingen stieß der Jurist Dr. Bernhard Giese, zuvor Rechtsberater bei Prof. Julius Hakkethal, in eine Marktlücke. Er hat sich auf die Umformulierung medizinischer Sachverhalte in juristische Tatbestände spezialisiert. In den ersten fünf Jahren bestellten bei dem Juristen – er ist also kein Arzt und kein medizinischer Sachverständiger – bereits 2000 Kunden sachverständige Privatgutachten zum Preis zwischen 1000 Mark und 2000 Mark.

Die Ärztekammern kritisieren, daß der Jurist Giese in seinen Gutachten auch medizinische Fragen beurteilt. Regelmäßig fordert er von Ärzten bestimmte Verhaltens- und Sorgfaltsregeln, denen er seine Urteilssammlung und medizinische Lehrbücher zugrunde legt. Ärztlichen Gutachtern spricht er die Fähigkeit ab, den Medizinschadensbereich zu überblicken. Er hegt ferner den Verdacht, daß einige Ärzte durch Lügen oder Verschweigen die Rechtsprechung verhindern. Giese wurde wegen strafbarer Werbung vom BGH in letzter Instanz verurteilt.

Diese „Krähentheorie" unterstützt sogar der Bundesgerichtshof in einigen Urteilen: „Beim Lesen und Würdigen von Sachverständigengutachten muß das Gericht davon ausgehen, daß ärztliche Gutachter eine Abneigung gegen vermeidbare Belastung von Mitärzten haben."

Nach einem anderen BGH-Urteil kommt privaten Gutachten, wie etwa denen von Giese, in Arzthaftpflichtprozessen größere Bedeutung zu als sonst, da diese für den Kläger oft die einzige Möglichkeit darstellen, ein für ihn ungünstiges Gutachten überprüfen zu lassen. [125]

Wird für einen Arzthaftungsprozeß ein Gutachter benötigt, so wird der Anwalt das Honorar dieses Gutachters kennen. Bei der Vereinbarung des Gutachterhonorars sollte bedacht werden, daß die verlierende Partei die Gutachterkosten zahlen muß. Hat der Kläger eine Rechtsschutzversicherung, interessieren ihn die Kosten des Gutachters überhaupt nicht. Ein Arzt, der ein medizinisches Gutachten im Auftrag des Rechtsanwaltes anfertigt, steht letztlich wie jeder Geschäftsmann auch unter Erfolgszwang. Als Freiberufler, sei es nun in eigener Praxis oder in der eigenen Klinik, kann er es sich nicht leisten, mangelhafte Gutachten abzugeben. Er riskiert nicht nur, keinen Gutachtenauftrag mehr zu erhalten, er riskiert viel mehr, als Selbständiger seinen guten Ruf zu verlieren.

Man sollte sich nicht scheuen, einen prominenten Arzt mit guter Praxis oder einen allgemein bekannten Chefarzt einer Klinik um ein Gutachten zu bitten. Diese Ärzte haben sich ihren guten Ruf dadurch erworben, daß sie ihre Qualifikation täglich unter Beweis stellen müssen. Im Gegensatz hierzu stehen manche beamtete und angestellte Klinikärzte, die nach dem Motto den Tag verbringen: „Nicht die Arbeit wird bezahlt, sondern die Zeit."

Die *Süddeutsche Zeitung* brachte ihre Meinung über medizinische Gutachten (gemeint waren die Gutachten bezüglich der Strahlenbelastung nach dem Reaktorunfall in Tschernobyl) so zu Papier: „Verwirrung herrscht im Land, nicht zuletzt hervorgerufen durch zahllose wissenschaftliche Expertisen, die sich gegenseitig aufheben. So ist heute nur eines klar: daß man sich in dieser ungeklärten Lage eigentlich auf niemanden verlassen kann. Die dramatische Relativierung von Expertenmeinungen mag freilich nur den verwundern, der sich immer schon gläubig an professorale Gutachten gehalten hat."[126]

Der Unmut geschädigter Patienten über die Schwierigkeiten, einen geeigneten Gutachter zu finden, entlud sich bei einer Demonstration in der Bundeshauptstadt. Massive Kritik an medizinischen Gutachtern und Versicherungsgesellschaften hat die Interessengemeinschaft von Unfallgeschädigten und Behinderten bei einer Demonstration vor dem Bundeskanzleramt in Bonn geäußert. Zahlreiche Unfallopfer seien um Schadenersatz und Schmerzensgeld geprellt, weil Gutachter ihre Expertisen zugunsten der Unfallversicherung anfertigen würden. Die Interessengemeinschaft fordert neutrale Gutachterstellen in jedem Bundesland.[127]

Bei seinem Auftreten in der mündlichen Verhandlung sollte der Sachverständige bedenken, daß fast jeder Patient befürchtet, der Gutachter könnte sich einseitig auf die Seite des Standeskollegen schlagen und dem Grundsatz der Kollegialität den Vorzug vor der Objektivität geben. Gerade im Arzthaftungsprozeß gehört es zu den besonders wichtigen Aufgaben des medizinischen Sachverständigen, jeden Anschein solcher Standessolidarität zu vermeiden, sich um ein Höchstmaß von Objektivität zu bemühen und geduldig auf die Fragen und Einwendungen des Patienten oder seines Anwaltes einzugehen. Es gibt Gutachter, die sicherlich in ihrem Fachbereich höchstes Ansehen genießen, aber psychologisch so ungeschickt auf den Patienten wirken, daß sie einseitig und befangen wirken und ihnen jede Überzeugungskraft fehlt.

Mancher Sachverständige äußert sich in der mündlichen Verhandlung klarer zuungunsten des beklagten Arztes als in einem schriftlichen Gutachten. Das mag an den gezielten Fragen, aber auch daran liegen, daß er sich nach entsprechender Belehrung durch das Gericht und in der Konfrontation mit dem geschädigten Patienten deutlicher seiner Pflichten bewußt wird, vielleicht aber auch eher bereit ist, mit dem flüchtig gesprochenen Wort als im schriftlichen Gutachten etwas Belastendes für den beklagten Arzt zu fixieren. Die richtige Einstellung zu seiner Aufgabe hat der Sachverständige nur dann, wenn er im Gerichtssaal zu den medizinischen Fragen mit derselben Offenheit Stellung nimmt wie in einem Ärztekonsilium oder auf einem Kongreß mit seinen Fachkollegen. Wer als Sachverständiger versucht, Standeskollegen zu helfen und vielleicht einen Fehler zu beschönigen, nur weil ihm selbst schon einmal dieser Fehler unterlaufen sein mag, oder wer den kritischen Fragen auszuweichen versucht, der mag zwar im Einzelfall dem beklagten Arzt zum – unberechtigten – Prozeßsieg verholfen haben, aber dem Ärztestand insgesamt und seinem Ansehen hat er mehr geschadet als genützt. So der Medizinrechtler *Franzki.*

Obwohl nahezu jeder Arzt, der Kliniker ebenso wie der niedergelassene Arzt, von Gerichten als Gutachter verpflichtet werden kann, haben bisher weder die medizinischen Fakultäten in der Ausbildung des medizinischen Nachwuchses noch später die ärztlichen Standesorganisationen genügend getan, um die Ärzte zu unterweisen und auf diese Aufgaben vorzubereiten. Während sämtliche Industrie- und Handelskammern sich zu einem Institut für Sachverständigenwesen e.V. zusammengeschlossen haben, das in ihrem Auftrag gezielt in Seminaren die von ihnen betreuten Berufe auf die Sachverständigenaufgaben vorbereitet, fehlt es anscheinend in der Medizin an solchen Bemühungen. [128]

Bei den „Berner Tagen für die juristische Praxis" führte ein Jurist aus:

Der Stadtpolizist sieht häufig falsch geparkte Diplomatenautos, kann aber wegen der Immunität der Diplomaten nichts dagegen unternehmen. In dieser Situation befindet sich etwa der Jurist, der einen Kunstfehler vermutet, aber gegen die Arzt-Mafia im weißen Kittel nichts unternehmen kann. So ist es in der Regel schwierig, überhaupt einen ärztlichen Gutachter zu finden.

Ein anderer Jurist stellte die Frage, ob die Zahl der Kunstfehler zunehme. Der Direktor des Gerichtlich-Medizinischen-Institutes antwortete, daß die Zahl der Kunstfehler noch zu niedrig seien, um Statistiken erstellen zu können. Die Frage nach dem Vorliegen eines Kunstfehlers beinhalte allerdings nicht unbedingt, daß auch tatsächlich häufig Kunstfehler unterlaufen. Bei der Frage nach den ärztlichen Gutachtern räumte *Prof. Dr. Dr. Zink* ein, daß es schon vorkommen könne, daß eine Krähe der anderen kein Auge aushacke, besonders dann, wenn der vorgesehene Gutachter den behandelnden Arzt persönlich kennt. [51]

In die Haftung genommen werden kann der Gutachter oder sein Dienstherr bei Fehlleistungen, wie es etwa in der Schweiz geschah: Im Juli 1981 erstattete eine Mutter Anzeige gegen ihren Sohn, der sie mehrmals verprügelt und mit dem Tode bedroht hatte. Der Sohn wurde psychiatrisch untersucht, und der leitende Arzt der psychiatrischen Abteilung der Universitätsklinik in Genf, ein Freund des Patienten, schrieb: „Eine Einweisung in eine psychiatrische Klinik kommt nicht in Frage."

Im Mai 1982 reichte die Mutter wiederum Klage ein. Das Dossier wurde an eine Psychiaterin der Universitätsklinik weitergeleitet, die zu dem Schluß kam, daß es besser sei, abzuwarten, bis der Mann durchdrehe, um dann die Polizei oder einen Arzt einzuschalten.

Durchgedreht hat der Mann dann tatsächlich drei Monate später. Zuerst erstach er seine Mutter mit einem Messer, dann erschoß er seinen Vater.

Wie jetzt das Genfer Gericht feststellte, haben die vom Staat bezahlten Psychiater versagt. Das Gericht sprach deshalb den hinterbliebenen Geschwistern eine Entschädigung in Höhe von 250.000 Schweizer Franken zu, die der Kanton Genf als Arbeitgeber zu bezahlen hat. [127]

Vor **Gefälligkeitsgutachten** warnt *Prof. Spann*, Institut für Rechtsmedizin der Universität München. Im Zusammenhang mit Auffälligwerden im Straßenverkehr, aber auch mit Verkehrsunfällen wenden sich Patienten nicht selten an den Arzt ihres Vertrauens mit der Bitte um Ausstellung eines Zeugnisses, zum Beispiel über eine bestehende Lebererkrankung, durch die der stündliche Alkoholabbau im Körper deutlich verringert sei. In aller Regel halten Gutachten dieser Art vor Gericht der fachmännischen Kritik eines Sachverständigen nicht stand. Ärztliche Bescheinigungen dieser Art sind darüber hinaus geeignet, das Ansehen ärztlicher Gutachten ganz allgemein in Mißkredit zu bringen. Schließlich wird aus Gefälligkeitsgutachten nicht zu Unrecht gerne der Schluß gezogen, daß die Mehrzahl oder gar alle ärztlichen Gutachten, vor allem die, die sich mit der Beurteilung von ärztlichen Behandlungsfehlern befassen, sogenannte Gefälligkeitsgutachten seien. [129]
Vor falsch verstandener Großzügigkeit bei Ausstellung von Attesten mit nicht hinreichend überprüftem Sachverhalt ist eindringlich zu warnen, da der juristische Tatbestand der Fälschung ärztlicher Urkunden – vom Arzt oft als kleine Gefälligkeit interpretiert – in Zukunft noch unnachsichtiger als bisher verfolgt werden wird. Dies erklärte Staatsanwalt *Billner*, München, während einer Ärztetagung. [59]
Kaum einem Arzt ist die Vorschrift des § 278 StGB bekannt. Danach ist zwar nur die vorsätzliche Ausstellung unrichtiger Gesundheitszeugnisse strafbar. Aber auch für den Juristen ist die Grenze zwischen bewußter Fahrlässigkeit und bedingtem Vorsatz häufig nur schwierig zu ziehen.

STERBEHILFE

Die Diskussion um den Anspruch eines Patienten, ein „lebensunwertes Leben" nicht mehr zu verlängern oder zumindest einen Tod zu erleiden, ohne sinnlos und qualvoll angekettet zu sein an Dutzenden von Schläuchen und Kabeln auf einer Intensivstation, wird sehr widersprüchlich geführt.

Die rechtliche Situation ist in der BRD und in Österreich verschieden.
Leider verwendet der Weltärztebund den Begriff „Euthanasie" im Sinne von Tötung, nicht im ursprünglichen Sinn von „guter Tod". Das Wort „Euthanasie" soll im Zusammenhang mit der Sterbehilfe nicht gebraucht werden, da es Assoziationen zur Nazizeit erweckt. Damals wurde in Perversion der ursprünglichen Bedeutung das Wort für „Gnadentod" verwendet.

Es muß streng unterschieden werden zwischen passiver und aktiver Sterbehilfe.

Passive Sterbehilfe

Unter passiver Sterbehilfe wird der Verzicht auf künstlich lebensverlängernde Maßnahmen bzw. der Abbruch solcher Maßnahmen verstanden. Dazu zählen vor allem die Möglichkeiten der Intensivmedizin. Aber auch die künstliche Zufuhr von Flüssigkeit oder Nahrung sowie Antibiotika oder Herz- und Kreislaufmittel können dazu gerechnet werden.
Es ist für das ärztliche Handeln von Bedeutung, ob der Patient entscheidungsfähig ist. Wenn er seinen Willen klar zum Ausdruck bringen kann, so ist seine Entscheidung zu beachten. Um aber frei entscheiden zu können, muß der Patient vollständig über sein Krankheitsbild aufgeklärt sein – mit allen eventuell möglichen Verläufen.
Will ein krebskranker Patient, der über seine Krankheit vollständig aufgeklärt ist, keine Chemo-Therapie, die in der Regel belastender als die Grundkrankheit empfunden wird und kaum lebensverlängernd wirkt, so ist dieser Wille eine zwingende Anweisung, die Therapie einzustellen. Der Arzt darf dann nicht ohne Wissen des Patienten in eine Infusion krebshemmende Medikamente hineinmischen.
Wenn jedoch die Entscheidungsfähigkeit des Patienten und sein Bewußtsein durch die Krankheit zunehmend eingeschränkt werden, verlagert sich die zu treffende Entscheidung vom Patienten mehr und mehr auf den Arzt. Je weniger ein Wille des Patienten zu erkennnen ist, desto mehr wird sich der Arzt um objektive Kriterien bemühen müssen, also in erster Li-

nie um die Prognose des Leidens. Bei einem alten Patienten, dessen Bewußtsein getrübt ist und dessen Kräfte schwinden, ergeben sich keine großen Probleme. Es ist sinnlos, ein ohnehin schwindendes Leben nur um der Erhaltung willen noch künstlich um Stunden oder Tage zu verlängern. Es ist nicht nur gerechtfertigt, von weiteren Maßnahmen abzusehen, wenn diese Grenze einmal erreicht ist; es kann auch zur Verpflichtung des Arztes werden. Diese sicherlich nicht leichte Entscheidung muß der Arzt jedoch ohne Einfluß von Vorschlägen aus dem Verwandtenkreis des Kranken treffen.

Noch schwieriger wird die Entscheidung bei einem bewußtlosen, jüngeren Unfallpatienten auf der Intensivstation mit Verletzungen, die nach statistischer Erfahrung kaum zu überleben sind. In allen zweifelhaften Fällen muß sich der Arzt zunächst für das Leben entscheiden, bis sich entweder der Patient selbst äußern kann oder bis die Prognose eindeutig infaust ist.

Das gleiche gilt, wenn ein Patient nach einem Selbstmordversuch bewußtlos in ärztliche Behandlung kommt, zumal davon auszugehen ist, daß Selbstmorde nur in seltenen Fällen einem wirklich freien Willen entstammen.

Wenn mit Sicherheit eine irreversible Bewußtlosigkeit vorliegt oder der Hirntod schon eingetreten ist, dann erlischt jede weitere Behandlungspflicht. Der Arzt ist berechtigt, alle lebensverlängernden Maßnahmen abzubauen und abzubrechen. Die Entscheidung darüber liegt allerdings nur beim Arzt und nicht bei den Angehörigen.

In jenen Fällen, bei welchen nichts über den Willen des Patienten bekannt ist, wurde oft geraten, sich nach dessen mutmaßlichem Willen zu entscheiden. Gegen diese Konstruktion haben manche Juristen Bedenken geäußert, denn der mutmaßliche Wille wird in der Regel nur so eingeschätzt werden, wie der Arzt selbst entschieden hätte oder wie die Mehrheit entscheiden würde.

Patiententestamente

Der Begriff „Patiententestament" hat sich eingebürgert, obgleich man besser von „Patientenverfügungen" sprechen sollte. Verschiedene Organisationen werben dafür, in den USA sind solche Verfügungen noch viel verbreiteter als bei uns. 1986 gab es schon in 39 Staaten der USA gesetzliche Regelungen dazu, die meist eine bindende Verpflichtung für den Arzt zum Inhalt haben. In diesen Verfügungen werden zum Teil detaillierte Anweisungen gegeben, wie sich der Arzt in bestimmten Situationen verhalten solle. So wird etwa gesagt, daß man im Falle einer schweren Hirnverletzung keine Wiederbelebungsversuche wolle. Gesetzlich bindend sind diese Verfügungen in der BRD, Österreich und der Schweiz nicht. Vorausgesetzt, die Verfügung ist jüngeren Datums, so kann sie dem Arzt durchaus gewisse Aufschlüsse über den Patientenwillen geben, etwa, wenn es um die Frage der Zumutbarkeit des erreichbaren Zustandes geht. Allerdings sind Patientenverfügungen in aller Regel für einen „Fall, daß . . ." formuliert, während die tatsächliche Situation oft eine andere ist.

In hoffnungslosen Fällen sollte der Arzt schon von sich aus nichts unternehmen; bei zweifelhafter Prognose hingegen muß er zunächst alles versuchen. Tut er das nicht, so macht er sich auch bei Vorhandensein einer Patientenverfügung der unterlassenen Hilfeleistung schuldig.

Aktive Sterbehilfe

Es darf nicht die Verunsicherung eintreten, daß der Arzt
in irgendeiner Weise Gehilfe des Todes wird.
HERMANN VON LOEWENICH, OBERKIRCHENRAT

Zur Frage der aktiven Sterbehilfe, also der bewußten Beschleunigung des Todeseintritts, sei es mit oder ohne Verlangen des Patienten, gibt es (§ 216 StGB) eindeutige gesetzliche Grenzen. Die öffentliche Meinung hierzu ist konträr. Die Mehrheit der Bürger ist der Meinung, das Selbstbestimmungsrecht des Menschen beinhalte auch das Recht, den Zeitpunkt seines Todes selbst zu bestimmen. Im Jahre 1974 waren 53 Prozent der Befragten (in der BRD) der Meinung, der Arzt solle nicht bestraft werden, wenn er einem Kranken auf dessen Wunsch eine todbringende Spritze gebe. Bei einer neueren Umfrage 1984 waren schon 66 Prozent dieser Meinung. 1987 sprachen sich 80 Prozent der Befragten dafür aus, daß es dem Arzt erlaubt sein solle, einen Patienten auf dessen Wunsch im Falle einer schweren Krankheit zu töten.[130]

Anders ist die Rechtslage in Österreich. Während in der BRD ein Arzt, der passive Sterbehilfe leistet, nicht mit dem Strafrecht in Konflikt kommt, macht sich der österreichische Arzt strafbar. Denn § 78 des österreichischen StGB stellt die Mitwirkung am Selbstmord, also auch nur die Hilfeleistung, unter Strafe. Nach österreichischem Recht ist jede Handlung eine Beihilfe zum Selbstmord, die das Unternehmen des „Opfers", sich selbst zu töten, auf irgendeine Weise ermöglicht oder erleichtert.[131]

Erscheint die Tat nur als Beihilfe zum Selbstmord des anderen, so tritt in Deutschland Straflosigkeit ein.[132]

Bei der aktiven Sterbehilfe ist der § 77 des österreichischen StGB (Tötung auf Verlangen) gleich dem deutschen § 216 StGB.

Eine humane und sachgerechte Lösung der Sterbehilfeproblematik läßt sich nur durch eine Neufassung des deutschen § 216 StGB bzw. des österreichischen § 77 StGB erreichen.

Diesbezügliche Gesetzgebungsvorschläge werden in der BRD diskutiert. Es läßt sich sehr gut rechtfertigen, gerade für die Fallgruppe „lebensunwertes Leben wegen unheilbarer Krankheit" im Interesse des Kranken eine Ausnahme von dem allgemeinen Tötungsverbot zuzulassen. Eine Krankheit ist nach allgemeiner Lebenserfahrung die weitaus häufigste und ohne weiteres nachvollziehbare Ursache einer negativen Lebensqualität. Die Eingrenzung „unheilbare Krankheit" sorgt dafür, daß diese Ursache nicht bloß vorübergehend, sondern dauerhaft wirksam ist.

Ob ein bestimmtes Leben lebensunwert oder wertlos ist, kann nur vom Standpunkt der Wertungen, d.h. der Ziele, Ideale und Präferenzen seines Trägers aus beurteilt werden. Daraus folgt vor allem, daß gegebenenfalls auch höchstpersönliche, nicht allgemein geteilte Ideale oder Präferenzen des Betreffenden den Ausschlag geben müssen. So kann beispielsweise von zwei Leben, die in gleichem Maße wegen unheilbarer Krankheit von Leid und Schmerzen geprägt sind, das eine Leben für seinen Träger wertlos sein, weil dieser sein Leben nicht in einem religiösen Bezugsrahmen sieht, das andere Leben dagegen für seinen Träger nicht wertlos sein, weil dieser seinem Leiden etwa als Teilnahme am Leiden Christi einen speziellen Sinn zu geben vermag.

Prof. Hoerster, Universität Mainz, formuliert seinen Gesetzgebungsvorschlag folgendermaßen:

§ 216 StGB (Tötung mit Einwilligung)

1. Die Einwilligung des Getöteten schließt die Rechtswidrigkeit der Tötung nicht aus, es sei denn, er leidet an einer unheilbaren Krankheit, die das weitere Leben für ihn wertlos macht.

Dieser Vorschlag beruht auf der Einsicht, daß es Formen des Lebens gibt, die zu durchleben den Interessen der Betroffenen zuwiderläuft.[133] Angesichts der unbestreitbaren Wichtigkeit der Sterbehilfeproblematik ist die Forderung, eine neue und klare Rechtslage zu schaffen, zu begrüßen und nicht mit vorgeschobenen „ethischen" Argumenten abzulehnen. Gegner der Vorschläge Hoersters setzen „Ethik" mit „christlicher Ethik" stillschweigend gleich. Vom Gesetzgeber gesetzte Normen und Verhaltensregeln müssen jedoch einer weltanschauungsfreien Ethik entstammen.

Die Rechtsprechung befaßte sich mit der aktiven Sterbehilfe bisher selten. Täglich wird von Ärzten auf der ganzen Welt Sterbehilfe geleistet. Umfragen ergaben, daß weit mehr als die Hälfte aller Ärzte zumindest die gewünschte passive Sterbehilfe leisteten. Der Staatsanwalt erfährt nichts von diesen Vorgängen, Ermittlungsverfahren werden nur dann in Gang gesetzt, wenn gewisse Ärzte aus Profilierungssucht sich medienwirksam öffentlich mit Videoaufzeichnungen zur aktiven Sterbehilfe bekennen.

Ein richtungsweisendes Urteil zur aktiven Sterbehilfe wurde von einem deutschen Landgericht gesprochen. Es ist wünschenswert, daß ein ähnliches Urteil zu dieser Thematik von einem Oberlandesgericht oder vom Bundesgerichtshof gesprochen wird. Es ging um den Vorwurf der Staatsanwaltschaft, der Ehemann habe sich einer Tötung auf Verlangen schuldig gemacht, weil er bei seiner an einer unheilbaren, im Endstadium begriffenen Krankheit leidenden Ehefrau auf deren Wunsch hin, sterben zu wollen, das Beatmungsgerät im Krankenhaus abgeschaltet habe.

Die Ehefrau des Angeklagten, zur Tatzeit 57 Jahre alt, litt seit drei Jahren an einer amyotrophischen Lateralsklerose. Bei dieser Krankheit, die hauptsächlich zwischen dem 40. und 60. Lebensjahr auftritt, handelt es sich um eine Systemerkrankung des Rückenmarks. Es kommt zu degenerativen Veränderungen der Nervenzellen. Die Krankheit schreitet ohne Pausen in charakteristischer Weise gleichmäßig voran. Sie beginnt mit Lähmungen der Gliedmaßen. Später treten Sprachstörungen und Schluckbeschwerden auf. Nach Lähmung des Kehlkopfes tritt im Endstadium eine Lähmung der Atemmuskulatur ein. Die Krankheit ist unheilbar. Sie trotzt jeglicher ärztlichen Behandlung und endet im Durchschnitt nach etwa drei Jahren mit dem Tode infolge Atemlähmung.

Etwa ein Jahr nach ihrem Ausbruch war die Krankheit bereits so weit fortgeschritten, daß die Frau nur noch weiche Speisen essen konnte. Es traten Sprachstörungen auf, Lähmungen in den Armen und in den Beinen sowie Schluckbeschwerden. Mit aufopferungsvoller Hingabe versorgte der Angeklagte neben seiner Berufstätigkeit seine Ehefrau und den Haushalt. Im dritten Jahr konnte die Frau auch ihren Speichel nicht mehr vollständig schlucken, so daß der Angeklagte jede Nacht vier- bis fünfmal aufstand und den Speichel absaugte. Der Zustand verschlechterte sich derart, daß sich der Angeklagte ohne Bezüge beurlauben ließ, um seine Frau zu pflegen. Das Ehepaar lebte während dieser Zeit von den nicht allzu großen Ersparnissen. Auch beim vorsichtigen Schlucken flüssiger Nahrung traten Erstickungsanfälle auf. Das Sprachvermögen war weitgehend geschwunden. Die Frau magerte auf 40 kg ab. Sie wußte seit einem Jahr, wie es um sie stand. Sie wußte auch, daß das unausweichliche Ende der Krankheit die Atemlähmung ist. In vielen Gesprächen mit ihrem Ehemann und dem Sohn äußerte sie, bei Eintritt der Atemlähmung wolle sie auf keinen Fall künstlich beatmet werden, sie wolle dann sterben. Als die Atmung zeitweise aussetzte und die Frau das Bewußtsein verlor, wurde die Frau ins Krankenhaus gefahren. Die Atmung war schwach, mit großen Aussetzern. Die Frau wurde sofort auf die Überwachungsstation gebracht. Eine Sauerstoffsonde wurde in ihre Nase eingeführt und eine Infusion angelegt. Die sodann durchgeführte Blutanalyse ergab sehr schlechte Werte. Die Frau lag im Sterben. Der Tod stand unmittelbar bevor. Der Ehemann erklärte den Ärzten, seine Frau, die in allen Einzelheiten über den Fall aufgeklärt und über den Ausgang der Krankheit informiert sei, habe in zahllosen Gesprächen geäußert, wenn das Endstadium der Krankheit, nämlich die Atemlähmung erreicht sei, auf keinen Fall künstlich beatmet werden zu wollen. Die Frau wurde trotzdem künstlich beatmet. Es ging ihr auf der Intensivstation insofern etwas besser, als sie ansprechbar war. Sie konnte leicht mit dem Kopf nicken und sich über ihre elektrische Spezialschreibmaschine verständlich machen. Zu einem Leben aus eigener Kraft war sie aber nicht mehr in der Lage. Als der Ehemann mit seiner Frau allein im Zimmer war, antwortete ihm diese mittels ihrer Spezialschreibmaschine. Die Frau wußte, daß ihr Leben nur noch durch das Beatmungsgerät aufrecht erhalten wurde und daß sie ohne künstliche Beatmung nicht mehr weiterleben konnte. Diesen Zustand hatte sie nie erleben wollen. Sie empfand ihn als unerträgliche Quälerei und wünschte, daß er beendet werde. Dabei verfaßte sie – im Vollbesitz ihrer Geisteskräfte – folgende Erklärung: „Ich möchte sterben, weil mein Zustand nicht mehr erträglich ist. Je schneller, desto besser. Dies wünsche ich mir von ganzem Herzen." Diese Erklärung wurde in zittrigen Großbuchstaben von der Frau unterschrieben. Der Angeklagte erbat sich von einer Krankenschwester eine Schere und schnitt diese Erklärung aus dem Schreibpapier aus. Als der Ehemann mit seiner Frau allein im Zimmer war, steckte er eine 10-ml-Spritze in den am Unterarm seiner Frau angebrachten Infusionsschlauch und injizierte den Inhalt der Spritze. Welches Mittel in der Spritze war, konnte nicht geklärt werden. Vermutlich handelte es sich nur um eine durststillende Infusionslösung. Dann schaltete der Ehemann das Beatmungsgerät ab. Der Ehemann betrachtete diese Handlung als seinen letzten Liebesdienst, den er seiner Frau erbringen konnte. Der Ehemann wurde wegen Tötung auf Verlangen angeklagt. Er wurde freigesprochen. Das Gericht kam zu der Erkenntnis, daß ein im Sterben liegender Mensch, der aus eigener Kraft nicht mehr weiterleben und dessen Tod nur noch mit Hilfe technischer Geräte hinausgezögert wird, verlangen kann, daß solche Maßnahmen unterbleiben oder abgebrochen werden. Jemand, der diesem Verlangen nachkommt, gleichgültig ob durch Unterlassen oder durch aktives Tun, tötet nicht auf Verlangen, sondern leistet Beistand im Sterben. [134]

Tötung auf Verlangen wurde auch in folgendem Fall nicht geahndet. Ein 73jähriger pensionierter Polizist ist zwar vom Gericht der Tötung auf Verlangen seiner gleichaltrigen Ehefrau schuldig gesprochen worden, von einer Bestrafung sah jedoch das Gericht ab. Der Angeklagte hatte zugegeben, seine seit einer Gehirnoperation schwer kranke, gelähmte Frau im Krankenhaus Berlin-Kreuzberg auf deren eindringliches Bitten hin erstickt zu haben, indem er ihr Mund und Nase zugehalten hat. Die Staatsanwaltschaft hatte zwei Jahre Haft auf Bewährung zur Abschreckung für mögliche andere Fälle von Sterbehilfe beantragt. Eine derartige Bestrafung wäre nach Auffassung des Gerichts aber nur im Fall eines Totschlags gerechtfertigt gewesen; dann nämlich, wenn der Angeklagte nicht dem Wunsch seiner Frau entsprochen, sondern selbst Schicksal gespielt hätte. Die Strafkammer sah von einer Bestrafung ab, weil sie niedriger als ein Jahr ausgefallen wäre und die Folgen des Geschehens für den Mann zu schwer gewesen wären. [135]

Gegen den Präsidenten der „Deutschen Gesellschaft für Humanes Sterben" (DGHS), Hans Henning Attrot, ermittelte die Trierer Staatsanwaltschaft in einem Fall von Sterbehilfe. Die Ermittlungen waren aufgenommen worden wegen des Verdachts der Tötung auf Verlangen, nachdem eine 46jährige, schwer an multipler Sklerose erkrankte Frau tot in ihrem Zimmer gefunden worden war.

Die Staatsanwaltschaft stellte jedoch ihre Ermittlungen wieder ein. Wie sie mitteilte, habe es sich in dem Fall um eine straflose „Beihilfe zum Selbstmord" gehandelt. Die DGHS und ihr Vorsitzender hatten unmittelbar nach dem Tod der Frau erklärt, dieser Sterbehilfe geleistet zu haben. Eine Obduktion der Leiche bestätigte die Darstellung Attrots, der schwerkranken Frau sei eine tödliche Dosis Zyankali verabreicht worden. Der Fall hatte Aufsehen erregt, weil die DGHS dazu erstmals in größerem Umfang Photos und einen Videofilm angefertigt hatte. [136]

Der Bundesgerichtshof hat in einem neuen Urteil das **Selbstbestimmungsrecht** eines Patienten, sich selbst zu töten, neu umrissen. Einem ernsthaften, freiverantwortlich gefaßten Selbsttötungsentschluß komme eine stärkere rechtliche Bedeu-

156

tung zu, als dies in der bisherigen Rechtsprechung der Fall gewesen sei. Folgender Fall lag diesem Spruch zugrunde:
Eine 86jährige Frau litt unter schweren arteriellen Durchblutungsstörungen mit Gewebsuntergang der rechten Ferse. Sie hatte Angst vor eventuellen Operationen und lehnte deshalb eine Krankenhausbehandlung ab. Auf Drängen des Hausarztes begab sie sich schließlich doch ins Krankenhaus. Die durchgeführte Therapie brachte keine Besserung, es trat eher eine Verschlechterung ihres Zustandes ein. Von den behandelnden Ärzten wurde zumindest ein operativer Eingriff zur Durchblutungsförderung für unumgänglich erachtet. Sie rechneten sogar mit einer Amputation des rechten Beines. Im Zimmer der Frau lag eine weitere Patientin, der bereits ein Bein amputiert worden war und bei der auch noch die Amputation des anderen Beines bevorstand. Diese Frau hatte starke Schmerzen. Das alles führte dazu, daß die 86jährige entgegen dem Rat des Chefarztes sowie ihrer Verwandten das Krankenhaus verließ. In der folgenden Nacht nahm sie 35 Schlaftabletten ein. Bereits früher war von ihr gelegentlich geäußert worden, sie könne ihr Ende kaum abwarten. Einmal hatte sie gegenüber dem Hausarzt bemerkt, „es habe alles keinen Zweck mehr, vielleicht mache sie irgendwann einmal Schluß". Auch hatte sie zu verstehen gegeben, daß er sie dann nicht daran hindern solle. Diesmal hatte sie der Hausarzt nicht mehr ins Krankenhaus eingewiesen.
Der Arzt wurde zu einem Jahr Freiheitsstrafe wegen Totschlags verurteilt. Die Schwurgerichtskammer Köln lastete ihm an, die 86 Jahre alte Patientin, die mehr als 35 Schlaftabletten eingenommen hatte, nicht in ein Krankenhaus eingewiesen zu haben. Die Frau verstarb einen Tag nach der Tabletteneinnahme.
Der Bundesgerichtshof sah in diesem Urteil Rechts- und Verfahrensfehler und ordnete eine neue Verhandlung an. Er deutete an, daß der Arzt freizusprechen sei. [137]
Dr. Frank Hennecke, Ministerialrat aus Mainz, beschreibt die derzeitige Situation der Humanität in der Medizin und im Sterben: „Welche Horrorvision, die bereits Wirklichkeit ist: Da wird Leben, das sterben will, künstlich verlängert, damit die Organe frisch bleiben und für potentielle Nachfrage zur Verfügung stehen; da wird auf den Tod gewartet, während schon die

Sektionsinstrumente bereitgestellt sind, um den Leichnam aus-
zuweiden! Hier pervertiert Medizin zu Technokratie, hier ver-
zerrt sich Chirurgie zu Kommerz und Kaufhandel." [138]

2. KAPITEL

Behandlungsfehler

Die Ärzte sind in Wahrheit gesetzlos; sie können als einzige ungestraft töten.
MICHEL DE MONTAIGNE

Vor mehr als 3000 Jahren wurde von dem babylonischen Kö-
nig Hammurabi die erste ärztliche Gebührenordnung erlassen.
Sie ist heute ein Prunkstück im Louvre. Diese Gebührenordnung machte den Anspruch auf Honorar vom Behandlungserfolg abhängig: keine Heilung, kein Geld. Darüber hinaus enthielt das unbezahlbare Schriftstück auch harte Strafbestim-
mungen für Kunstfehler: Eine durch sein Verschulden mißlun-
gene Operation kostete den Chirurgen beide Hände. Sie
wurden ihm abgehackt.

NARKOSERISIKO GRÖSSER ALS
OPERATIONSRISIKO

Gefahr im Arzte. Man muß für seinen Arzt geboren sein,
sonst geht man an seinem Arzt zugrunde.
FRIEDRICH NIETZSCHE

Die Narkose stellt für den Patienten häufig ein größeres Risiko
dar als die Operation. Die Sicherheit im technischen Bereich
der Anästhesie ist mangelhaft.
Ursachen von Narkosezwischenfällen sind:

Fehlbedienung durch den Narkosearzt	60 %
Technische Fehler des Narkosearztes	8 %
Falsche Installation, Fehler in der Geräteumgebung	15 %
Mangelnde Instandhaltung	15 %

DEUTSCHER KUNSTTURNMEISTER EIN
TRAGISCHER PFLEGEFALL

Die einst so große Welt des *Jürgen Bischof* ist klein geworden,
seit er nach einer Achillessehnenoperation im März 1969 fast
drei Monate in Bewußtlosigkeit lag. Wer kennt ihn heute noch,
den einstigen Deutschen Kunstturn-Meister? Er ist zum tragischen Pflegefall geworden.

Am 15. März 1969 reißt *Bischof* beim Bodenturnen während eines Bundesliga-Wettkampfes die rechte Achillessehne. Am 19. März 1969 wird er in der Orthopädischen Klinik München operiert. Die Sehne wird zwar repariert, aber der Patient wacht aus der Narkose nicht auf. Bischof wird ins Städtische Krankenhaus Harlaching verlegt, auf die Intensivstation, 90 Tage ist er ohne Bewußtsein.

Das neue Leben des *Jürgen Bischof* schafft Probleme. Niemand im Verwandten- und Bekanntenkreis aber gibt die Hoffnung auf Besserung auf. Mühsam muß der damals 28jährige lernen: sprechen, bewegen, überlegen, erinnern. Es gibt lichte Augenblicke, aber auch dunkle Momente, in denen der einstige Wirbelwind und Spaßvogel in tiefe Lethargie verfällt.

Als mehrere Rehabilitationsmaßnahmen scheitern, versucht *Bischof* im Büro seines Vaters zu arbeiten, zumindest sich zu beschäftigen. Die Ehe wird geschieden. Alle Versuche, den Ex-Turner voll zu beschäftigen, scheitern. Eingeschränkte Motorik, spastische Lähmungserscheinungen, Artikulationsprobleme und Gedächtnisschwund sind der Grund.

Es ist kein Geheimnis: *Jürgen Bischof* bedarf ständiger Aufsicht.

Wenigstens in finanzieller Hinsicht gibt es keine Probleme. Sein einstiger Mannschaftskollege Herwig Matthes hat im Auftrage der Familie den Prozeß gegen den Freistaat Bayern geführt. Geklagt wurde wegen eines ärztlichen Kunstfehlers. Vier Jahre wurde prozessiert, dann ein Vergleich geschlossen, der *Jürgen Bischof* eine Pension auf der Basis eines Oberamtmannes verspricht. „Geld kann Jürgen nicht mehr glücklich machen. Was ihm fehlt, sind Kontakte", meint sein Freund Matthes. [1]

FEHLERHAFTE INJEKTION
DES NARKOSEMITTELS – FINGER AMPUTIERT

Jesus sprach: Selig ist der Mensch, der gelitten hat:
Er hat das Leben gefunden.

THOMAS-EVANGELIUM

Ein Mann hatte sich den linken Arm im Schultergelenk ausge-
kugelt und begab sich in eine Unfallpraxis. Der Arzt wollte die
Schulter in einer Kurznarkose wieder einrenken. Dazu führte
er am rechten Arm des Mannes eine Injektion aus.
Der Arzt bemühte sich nach der Injektion vergeblich, das
Schultergelenk wieder einzurichten. Da sich inzwischen der
rechte Arm und die rechte Hand bläulichrot verfärbt hatten,
brach er die Behandlung ab und veranlaßte sofort die Aufnahme des Mannes in die Chirurgische Klinik. Dort stellten
die Ärzte eine akute Durchblutungsstörung des rechten Armes
fest. Dem Mann mußten der zweite bis fünfte Finger und ein
Teil des Daumens der rechten Hand amputiert werden. Die
Ursache für die akute Durchblutungsstörung des rechten Armes war eine fehlerhafte Injektion des Narkosemittels. In der
jeder Packung beigefügten Gebrauchsanleitung des Narkosemittels hieß es, „daß eine intraarterielle (d.h. in die Arterie; Ar-
terien sind Blutgefäße mit vom Herzen weg führender Strömung) Injektion mit Sicherheit vermieden werden müsse".
Das Mittel muß intravenös (d.h. in die Vene; Venen sind Blutgefäße mit zum Herzen führender Strömung) gegeben werden.
Gerichtsurteil: Der Körperschaden des Klägers wurde dadurch verursacht, daß bei der Injektion das Narkosemittel in
die arterielle Blutbahn des Klägers gelangt ist. Der Arzt habe
die Einspritzung im Bereich der Ellenbeuge vorgenommen, wo
wegen des häufig (bei etwa 25 Prozent der Bevölkerung) vorkommenden wechselhaften Gefäßverlaufs die Gefahr einer
unbemerkten, versehentlichen intraarteriellen Injektion besonders groß sei. Dies ist in der Medizin eine bekannte Tatsache,
über die der Narkosearzt hätte unterrichtet sein müssen. [2]

EINGEKLEMMTER NARKOSESCHLAUCH – DAUERNDER HIRNSCHADEN

Man fragte einen, was ihn so lange bei guter Gesundheit hielt?
„Die Unbekanntschaft mit der Medizin", war seine Antwort.
MICHEL DE MONTAIGNE

Der Ehemann einer Klägerin, der während des Rechtsstreits verstorben ist, unterzog sich in einem Orthopädischen Krankenhaus einer Hüftgelenkoperation. Infolge eines Narkosezwischenfalles erlitt er durch zeitweisen Sauerstoffmangel eine schwere Hirnschädigung. Der Mann, der zuvor relaxiert intubiert (entspannt wird ein Gummi- oder Plastikschlauch durch den Mund oder die Nase in die Lunge eingeführt) und an ein anderes Narkosegerät angeschlossen war, wurde im Operationssaal an ein Narkosegerät S angeschlossen. Es handelte sich um eine Intubationsnarkose im halbgeschlossenen System. Dabei wird der Patient laufend mit einer Mischung aus Lachgas und Sauerstoff (Frischgas) beatmet. Um das Frischgas mit einem zusätzlichen Narkosemittel versetzen zu können, war das Narkosegerät S mit einem Vapor (Verdunster) ausgerüstet, der schwenkbar auf einer Schiene auf der Vorderseite des Versorgungsteiles des Gerätes angebracht war. Der Vapor war mit dem Gerät durch zwei abschraubbare Weichgummischläuche für Zu- und Rückfluß verbunden. Diese Schläuche waren ursprünglich so kurz bemessen, daß sie auch bei einer extremen Schwenkung des Vapors nicht zwischen diesem und der Schiene eingeklemmt werden konnten. Bei einer vorher stattgehabten Inspektion durch die Herstellerfirma waren die Schläuche, um ihre Verschleißanfälligkeit zu mindern, durch längere ersetzt worden, die eine Einklemmung nicht mehr ausschlossen. Ein Hinweis an das Krankenhaus war nicht erfolgt. Das Narkosegerät S war vor Anschluß an den Kläger etwa 20 Minuten lang unbewacht auf einem dem internen Durchgangsverkehr dienenden Gang vor dem Operationssaal abgestellt worden. Infolge von Umbauarbeiten in dem Krankenhaus war es zu beengten Verhältnissen gekommen. Bei der Narkose des Klägers wurde dem Frischgas kein weiteres Narkosemittel beigegeben. Gleichwohl wurde es entsprechend der ständigen Übung im Krankenhaus dabei belassen, den Frischgasstrom durch den Vapor zu leiten. Das wäre indes durch eine Änderung der Montage zu vermeiden gewesen.

Zur Unterversorung des Klägers mit dem Sauerstoff kam es, weil infolge einer extremen Schwenkung des Vapors nach links einer oder beide Schläuche zwischen diesem und der Schiene eingeklemmt waren, so daß die Zufuhr von Frischgas zum Patienten mindestens weitgehend unterbunden war.

Wann und wodurch dies geschehen war, ist nicht eindeutig geklärt. Der Mann war von einem Facharzt der Anästhesie und Leiter der Anästhesieabteilung sowie von einer Narkoseärztin narkotisiert worden. Spätestens nach Anschluß des Patienten an das Narkosegerät S entfernte sich der Leiter der Anästhesieabteilung, um in einem nahe dem Operationssaal gelegenen Raum eine weitere Narkose einzuleiten. Die Narkoseärztin betreute den Patienten allein.

Sie stellte etwa 5-10 Minuten nach Beginn der eigentlichen Operation beim Kläger eine Zyanose (Blaufärbung vor allem der Lippen und der Fingernägel, aber auch in der Gesichtshaut, erkennbar infolge fehlender Sauerstoffsättigung des Blutes) fest, die Sauerstoffmangel erkennen ließ. Sie kontrollierte deshalb zunächst durch Abhören die Lungenatmung, prüfte Blutdruck und Puls und überzeugte sich, daß die Instrumente des Gerätes auf normale Arbeitsweise hindeuteten. Das den Gasfluß im Gerät anzeigende sog. Flowmeter war nämlich innerhalb des Gerätes so angebracht, daß es vor einem Überdruckventil lag, durch das Frischgas gegebenenfalls aus dem Gerät entweichen konnte. Daher konnte das Flowmeter keinen verläßlichen Anhalt dafür geben, welcher Gasfluß den Patienten tatsächlich erreichte. Dieser Umstand ergab sich jedoch nicht aus der Gerätebeschreibung und war auch den Ärzten des Krankenhauses nicht bekannt. Nachdem der Leiter der Narkoseabteilung hinzugekommen war, wiederholte er zunächst diese Untersuchungen, ohne den Anlaß für die Blauverfärbung des Patienten feststellen zu können. Dann verstärkte er durch Betätigung eines Einstellknopfes die aus dem Vorratsbehälter abzugebende Sauerstoffmenge, worauf ein zischendes Geräusch hörbar wurde (weil das Überdruckventil in Tätigkeit trat). Nunmehr veranlaßte der Narkosearzt den Austausch des Gerätes gegen ein anderes: die Blauverfärbung verschwand zwar sofort, durch den

Sauerstoffmangel verblieb jedoch eine schwere Hirnschädigung.

Der Kläger hat zu seinen Lebzeiten den Krankenhausträger auf Schadenersatz verklagt, die Ehefrau führte den Prozeß weiter und forderte ein Schmerzensgeld von 80.000 Mark, ferner Ersatz von krankheitsbedingten Aufwendungen.

In dem Urteil wurden wichtige Feststellungen getroffen, welche Kenntnisse Narkoseärzte über die Funktionsweise eines Narkosegerätes haben müssen: Die Narkoseärztin hätte vom Leiter der Anästhesieabteilung über die Funktionsweise des von ihr zu bedienenden Gerätes wenigstens in groben Zügen belehrt werden müssen.

Zwar bringt es die zunehmende Technisierung der modernen Medizin mit sich, daß der Arzt nicht mehr alle technischen Einzelheiten der ihm verfügbaren Geräte zu erfassen und gegenwärtig zu haben vermag. Das befreit ihn aber nicht von der Pflicht, sich mit der Funktionsweise insbesondere von Geräten, deren Einsatz für den Patienten lebenswichtige Bedeutung hat, wenigstens insoweit vertraut zu machen, wie dies einem naturwissenschaftlich und technisch aufgeschlossenen Menschen möglich und zumutbar ist. Diese Fähigkeiten müssen vor allem bei einem Anästhesisten vorausgesetzt werden. [3]

NARKOSEARZT AN DREI OPERATIONSTISCHEN – DAUERNDER HIRNSCHADEN

Ein ähnliches Grundsatzurteil bezüglich der Verabreichung von Parallelnarkosen erließ der österreichische Oberste Gerichtshof im April 1982; das Urteil des obersten deutschen Gerichtes erging im November 1982.

Der Kläger wurde in der orthopädischen Klinik des Universitätskrankenhauses wegen eines Bandscheibenschadens operiert. Die Operation fand am 9.2.1976 in Intubationsnarkose statt. Die Narkose wurde nicht vom erstbeklagten beamteten Direktor der Anästhesieabteilung, sondern vom Zweitbeklagten geführt, der als beamteter Assistenzarzt damals noch nicht die Anerkennung als Fachanästhesist besaß, aber schon seit

Jahren die Voraussetzungen dafür erfüllte. Der Assistenzarzt war als Narkosearzt für gleichzeitige Operationen an drei Operationstischen eingeteilt. Dazu sollten ihm nach dem Einsatzplan Frau Dr. K., die seit dem 7. Juli 1975 als Ärztin approbiert und seit dem 1. August 1975 als Assistenzärztin bei dem Erstbeklagten tätig war, sowie die seit zwei Jahren in der Anästhesieabteilung tätige Frau Dr. Sch. beigegeben werden. Frau Dr. K. sollte die Narkose an einem – dem vom Zweitbeklagten selbst überwachten Patienten – benachbarten Operationstisch überwachen, Frau Dr. Sch. die Narkose des Klägers in einem anderen Operationssaal, der durch einen Flur von dem Arbeitsplatz des Zweitbeklagten entfernt war. Frau Dr. Sch. meldete sich jedoch am Operationstag krank, so daß der als Ersatz von dem Erstbeklagten eingeteilte Dr. T. für sie einspringen mußte. Dieser hatte erst am 3. Dezember seine Approbation als Arzt erlangt; vom 7. Januar bis 7. Februar hatte er an 55 Narkosen unter Anleitung mitgewirkt.

Der Assistenzarzt leitete bei dem in Bauchlage zu operierenden Kläger die Intubationsnarkose um 8.10 Uhr ein; anschließend übernahm Dr. T. die Überwachung der Narkose. Um 9.45 Uhr zeigte der Kläger körperliche Unruhe und „ruckte". Ursache dafür war eine Beatmungsblockade für das Lachgas-Sauerstoffgemisch, sei es durch Verschieben der Manschette vor die Tubusöffnung, sei es durch Verkleben des Tubus im Luftröhrenbereich. Dr. T. nahm an, die Narkose sei nicht hinreichend tief, und verstärkte die manuelle Beatmung. Da die Maßnahme ohne Erfolg blieb, verließ Dr. T. den Operationstisch und begab sich in den anderen Operationssaal, um den Zweitbeklagten herbeizurufen. Infolge einer Namensverwechslung rief er den Namen von Frau Dr. K. Diese begab sich zusammen mit Dr. T. zu dem Kläger und stellte das Narkosegerät von manueller auf automatische Beatmung. Erst dann wurde der Zweitbeklagte geholt. Dieser schaltete das Narkosegerät auf reine Sauerstoffbeatmung um. Als dies nicht half, entfernte er die Klemme des Tubus-Zuleitungsschlauchs. Da auch diese Maßnahme erfolglos blieb, wurde der Kläger auf den Rücken gedreht, der Tubus entfernt und durch einen neuen anderer Art ersetzt. Erst jetzt war der Beatmungswiderstand behoben; jedoch setzte nun der Puls aus, so daß Herzmassagen zur Wiederbelebung des Patienten erforderlich wurden.

Infolge des Narkosezwischenfalls wurde das Hirn des Klägers schwer geschädigt; er ist dauernd erwerbsunfähig.

Die Beklagten sind dem entgegengetreten. Sie haben sich u.a. auf eine Unterbesetzung der Klinik mit Narkosefachärzten berufen. Trotz ständiger Vorstellungen des Chefarztes bei dem Krankenhausträger seien im Februar 1976 sechs Planstellen für Anästhesisten unbesetzt gewesen.

Der BGH führte in seinem Urteil bezüglich der Arbeitsteilung und der Haftung des beamteten Arztes bei einer Parallelnarkose aus, daß der Assistenzarzt aufgrund der von ihm übernommenen Aufgabe des narkoseführenden Fachanästhesisten in erster Linie die gefahrlose Durchführung der Narkose des Klägers sicherstellen mußte. In seine Eigenverantwortlichkeit fiel die Überwachung, Aufrechterhaltung und Wiederbelebung der vitalen Funktionen des Patienten. Es kann dahingestellt bleiben, ob überhaupt und in welchen Grenzen er, um selbst eine andere Narkose betreuen zu können, mit der Überwachung dieser Funktionen Dr. T. betrauen durfte, der erst zwei Monate zuvor die Approbation als Arzt erlangt, bis dahin an Narkosen nur unter Anleitung mitgewirkt hatte und für eine Intubationsnarkose noch keine ausreichende Erfahrung hatte sammeln können. Er war also auf die Führung der Narkose durch den zweitbeklagten Assistenzarzt angewiesen. Jedenfalls mußte der Zweitbeklagte sicherstellen, daß er jederzeit einspringen und die Narkose rechtzeitig selbst weiterführen konnte, wenn wie hier Unregelmäßigkeiten in der Beatmung des Patienten auftraten.

Die Annahme des zweitbeklagten Assistenzarztes, daß Dr. T. ein vollwertiger Ersatz für die erkrankte Frau Dr. Sch. sei, die seit zwei Jahren Narkosen bereits häufig in eigener Verantwortung durchgeführt hatte, entlastet ihn nicht. Seine Verantwortung für die Gesundheit des ihm anvertrauten Patienten verlangt von dem Assistenzarzt, sich durch Rückfragen über die Qualifikation des ihm unbekannten Dr. T. zu vergewissern. Das hatte er versäumt. Er kann sich nicht darauf berufen, daß die Krankenhausverwaltung nach bisheriger Übung von sich aus „vorgewarnt" hätte, wenn Dr. T. zur Vertretung der erkrankten Frau Dr. Sch. nicht ausreichend qualifiziert gewesen wäre. Er hätte sich Klarheit darüber verschaffen müssen, wieviel er dem Anfänger zumuten konnte. Davon entband ihn auch nicht die Überlegung, daß der Ablauf des Operationstages in Frage gestellt werde, wenn Kritik an der Organisation zugelassen werde.

Es war nicht zu verantworten, daß der Narkosearzt (Assistenzarzt) den Dr. T. im Operationsraum allein ließ, um selbst eine andere Narkose in einem anderen Operationssaal zu betreuen, der 17 Meter von dem Operationstisch entfernt und nur über einen Flur und durch zwei Türen, von denen mindestens eine nicht offenstand, zu erreichen war. Es bestand also weder Blick- noch Rufkontakt zu Dr. T. Dieser mußte im Komplikationsfall seinen Patienten zeitweise allein lassen, wenn er den zweitbeklagten Narkosearzt benachrichtigen wollte. Für die ohnehin bedenkliche Parallelnarkose ist grundsätzlich Blick- oder wenigstens Rufkontakt zu dem Fachanästhesisten zu fordern, wenn ausreichende Aufsicht an beiden Operationstischen gewährleistet sein soll. Jedenfalls aber kann bei so weiten Wegen, wie sie hier für eine Kontaktaufnahme mit dem narkoseführenden Arzt zurückzulegen waren, von einer sicheren Gewährleistung sofortigen Beistandes des Fachanästhesisten im Komplikationsfall keine Rede mehr sein. Es besteht die Gefahr, daß unter solchen Umständen in der Verwirrung über einen Zwischenfall die Kontaktaufnahme zusätzlich erschwert wird und überdies auch die größere Versuchung für den nicht sachkundigen Betreuer besteht, zunächst den Zwischenfall selbst zu beherrschen zu versuchen. Sollten unter solchen Verhältnissen gleichzeitig an beiden Operationstischen Komplikationen auftreten, so ist dem Fachanästhesisten ein Beistand unmöglich. Hinzu kommt noch, daß der Assistenzarzt die gleichzeitige Narkoseführung sogar noch in einem dritten Fall übernommen hatte. Zwar hatte die mit der Aufsicht der dritten Narkose von ihm betraute Frau Dr. K. gewisse Erfahrung als wissenschaftliche Assistentin in der Anästhesieabteilung. Für eine selbständige Bewältigung von Komplikationen schied aber auch diese Ärztin aus.

Der Hinweis, es sei davon auszugehen, daß die Organisation der Operation nicht beim zweitbeklagten Assistenzarzt, sondern bei den übergeordneten Oberärzten bzw. beim erstbeklagten Chefarzt gelegen habe, geht fehl. Es war Aufgabe des zweitbeklagten Narkosearztes, eine sachgemäße Einteilung der

verfügbaren Kräfte zu bewirken. Konnte er personell eine gefahrlose Durchführung der Narkose nicht gewährleisten,
durfte er sie nicht übernehmen. Keinesfalls entband ihn von
dieser Eigenverantwortung die Überlegung, daß der Ablauf
des Operationstages in Frage gestellt werde, wenn Kritik an der
Organisation zugelassen werde. Hier ging die Sicherheit des
Patienten allen anderen Gesichtspunkten vor.

Das Gericht stellte auch eine Mitverantwortung des erstbeklagten Chefarztes für die Narkoseschädigung fest.

Der zweitbeklagte Assistenzarzt hat mit Willen des erstbeklagten Chefarztes die Narkose des Klägers übernommen, zu deren
Führung nach dem Vertrag an sich der Chefarzt persönlich verpflichtet war. Das genügt, um dem Chefarzt für seine vertragliche Haftung die vorbezeichneten Fehler und Versäumnisse des
Narkosearztes gemäß § 278 BGB als eigene anzurechnen.

Aufgrund der Umstände, die eine plötzliche „Improvisation"
nötig machten, konnte sich der Chefarzt auch nicht mehr mit
der Fachkunde des zweitbeklagten Assistenzarztes beruhigen.
Der Chefarzt hätte auch eigene Anstrengungen zur Gefahren-
verhütung unternehmen müssen, wenn er schon nicht die Weiterführung der Parallelnarkosen unter diesen Umständen untersagt hatte. Statt dessen hatte der Chefarzt sich in keiner
Weise um die von dem Assistenzarzt zu betreuende Narkose
gekümmert.

Das Urteil betrifft zwei wesentliche Bereiche des Arztrechtes,
nämlich die ärztliche Arbeitsteilung und die Haftung des beamteten Arztes beim Vorliegen eines sogenannten gespaltenen
Arzt-Krankenhausvertrages.

Soweit das Urteil sich mit Fragen der ärztlichen Arbeitsteilung
beschäftigt, handelt es sich vorrangig um die Voraussetzungen
der Zulässigkeit sogenannter Parallelnarkosen. Darüber hinaus
aber auch um die Verantwortung des Chefarztes, der den Eingriff nicht selbst vornimmt, und um die Verantwortungsvertei-
lung zwischen den Operateuren und Anästhesisten. Dabei hat
der Anästhesist den Umfang seines Einsatzes nach den Gegebenheiten der personellen und sonstigen Ausstattung seiner
Abteilung zu bestimmen, nicht nach den Wünschen der operierenden Ärzte. Innerhalb der Anästhesieabteilung haben vorrangig der Chefarzt und die Oberärzte die Organisation vorzu-

170

nehmen. Aber auch der narkoseführende Fachanästhesist hat diese Aufgabe zu erfüllen.

Die Parallelnarkose beurteilt das Gericht als „ohnehin bedenklich", nimmt aber abschließend nicht Stellung zu ihrer Zulässigkeit. Wird sie aber durchgeführt, dann ist grundsätzlich Blick- oder wenigstens Rufkontakt zu dem Fachanästhesisten zu fordern, um eine ausreichende Aufsicht an beiden Operationstischen zu gewährleisten. Noch bedenklicher als die bloße Parallelnarkose ist die gleichzeitige Narkoseführung in drei Fällen. Bei dieser Konstellation soll der narkoseführende Anästhesist zumindest zu dem am wenigsten qualifizierten Kollegen Blickkontakt halten. [4]

Erstaunlicherweise ging das Gericht nicht näher darauf ein, daß der beklagte Assistenzarzt noch gar keine Facharztanerkennung besaß. Er wurde aufgrund seiner jahrelangen Erfahrung einem Facharzt gleichgesetzt. Dies erscheint bedenklich, da zwar der Chefarzt von der guten Qualifikation des Assistenzarztes Kenntnis hatte, aber ein klagender Patient grundsätzlich davon ausgehen sollte, daß ein Unterschied in der Qualifikation zwischen einem Facharzt und einem Assistenzarzt besteht. Der Patient hat sein Recht erhalten, der Prozeß hätte aber auch mit einer völlig anderen Argumentation geführt werden können. Vermutlich war der Patient nicht darüber aufgeklärt, daß der Assistenzarzt noch kein Facharzt war. Nach Meinung des Autors lag auch ein Organisationsverschulden des Universitätskrankenhauses deshalb vor, weil der Verwaltung bekannt war, daß sechs Planstellen für Anästhesie unbesetzt gewesen waren.

1980 wurde zwar ein „Gerätesicherungsgesetz" erlassen, hiermit kann aber der Hauptunsicherheitsfaktor bei der Narkose, nämlich der Narkosearzt selbst, nicht beeinflußt werden. Dieser Unsicherheitsfaktor Mensch wurde mit einer Verordnung nicht geändert, meinten die deutschen, schweizerischen und österreichischen Narkoseärzte während ihres 17. Fachkongresses in Berlin. Die Narkoseärzte forderten eine Pflicht der Krankenhausträger zur Instandhaltung und Wartung der Geräte. Die Aufsicht über die fachliche Qualifikation des eingesetzten Personals müßten die leitenden Ärzte übernehmen.

EINZIGE NIERE ENTFERNT – SCHADENERSATZ FÜR MUTTER UND KIND

Leid ohne Sinn ist gesteigertes Leid.
LUDWIG MARCUSE

Ein 13jähriges Mädchen war nach einem Sportunfall wegen des Verdachts einer Milzverletzung in das Krankenhaus überwiesen worden. Als der Arzt nach einer Öffnung der Bauchhöhle Verletzungen der linken Niere feststellte, entfernte er sie. Am nächsten Tag wurde das Mädchen wegen akuten Nierenversagens in eine andere Klinik verlegt. Dort stellte sich heraus, daß es von Geburt an keine rechte Niere besaß. Der Operationsarzt hatte also die einzige Niere entfernt.
Auf Anraten der Ärzte erklärte sich die Mutter zu einer Nierenspende bereit. Die Niere der Mutter wurde erfolgreich auf die Tochter übertragen.

Mit Schadenersatzklagen gegen den verantwortlichen Arzt und den Träger des Krankenhauses hatte das Mädchen Erfolg. In ihren Entscheidungen stellten die Richter fest, daß die Entfernung der Niere ein schuldhafter Behandlungsfehler war und die Niere bei kunstgerechter Behandlung hätte gerettet werden können.
Die Bundesrichter begründeten ihre Entscheidung, mit der nunmehr auch der Mutter ein Schadenersatzanspruch gegen den Arzt und den Träger des Krankenhauses zuerkannt wurde, damit, daß der Arzt die Frau durch die Verletzung ihrer Tochter in eine Lage gebracht habe, in der sie sich zu einem körperlichen Opfer, nämlich der Nierenspende, verpflichtet fühlen konnte. Da die Niere des Mädchens bei richtigem ärztlichen Vorgehen hätte gerettet werden können, habe der Arzt schuldhaft einen Gefahrenzustand geschaffen. Erst dadurch sei die Mutter veranlaßt worden, ihre eigene Niere zur Verfügung zu stellen. [5]

ENTFERNUNG VON FETTPOLSTERN –
TOD DURCH NÄCHTLICHE NACHBLUTUNG

Die Ärzte haben mehr Menschenleben auf dem Gewissen als die Generäle.
NAPOLEON

Einer 38jährigen Frau entfernte ein Chirurg im Bereich von Hüften, Oberschenkel, Gesäß und Bauch eine Fettmenge von etwa 10 kg. Nach dem Eingriff wurde die Frau auf die Intensivstation der Privatklinik gebracht. Der Operateur hatte keine Anordnung für die postoperative Versorgung der Patientin gegeben. Die Anästhesistin hatte im Journal einige Weisungen erteilt.

In der Nacht setzten bei der Frischoperierten Nachblutungen ein, die einen Blutverlust von mindestens 1,7 Liter bewirkten, der vom Nachtdienstpersonal nicht ausgeglichen werden konnte. Nach einem erfolglosen Rettungsversuch verstarb die Patientin.

Der Chirurg und die Anästhesistin wurden von der Staatsanwaltschaft wegen fahrlässiger Tötung angeklagt, weil sie das Personal der Intensivstation nicht mehr über die Operationsumstände und die akute Gefahr von Nachblutungen aufgeklärt und Anordnungen für die Versorgung der Patientin entweder überhaupt nicht oder nur unzureichend gegeben hätten. Die Richter erklärten, in der täglichen Zusammenarbeit zwischen Chirurg und Narkosearzt werde häufig eine Absprache darüber getroffen, wer sich nach der Operation um den Kranken zu kümmern und seine fachgerechte Versorgung sicherzustellen habe.

Fehle eine solche ausdrückliche oder stillschweigend getroffene Vereinbarung, dann solle bei Frischoperierten der Verantwortungsbereich des Narkosearztes auf die postnarkotische (gemeint ist direkt im Anschluß an die Narkose) Phase beschränkt bleiben, sofern ihm nicht vom Krankenhausträger weitergehende Aufgaben, wie etwa die organisatorische Leitung der Wachstation, übertragen würden.

Grundsätzlich sollten Nachuntersuchungen und Nachbehandlungen in die Kompetenz des Narkosearztes fallen, soweit sie unmittelbar mit dem Betäubungsverfahren in Zusammenhang stünden. Im übrigen werde empfohlen, bei Überschneidung

173

der fachlichen Zuständigkeit von Operateur und Narkosearzt eine Abgrenzung zu vereinbaren und im Fall eines Konfliktes dem Operateur den „Vortritt" zu lassen. [6]

HÜFTGELENKSOPERATION – BEINNERV DURCHTRENNT

Bei einer Hüftgelenksoperation wurde einer Frau ein Nerv des rechten Beines durchtrennt. Es gelang nicht,die eingetretene Muskellähmung rückgängig zu machen. Die Gebrauchsfähigkeit des rechten Beines der Frau, die wegen einer Kinderlähmung auch am linken Bein geschädigt ist, bleibt deshalb auf Dauer beeinträchtigt.
Die Durchtrennung des Nervs war ein schuldhafter Behandlungsfehler. [7]

ÜBERMÜDETER ARZT – BEIN GELÄHMT

Die Patienten prüfen nach einer mißlungenen Operation kritisch, ob sie das Krankenhaus und den Arzt belangen können. Der Träger des Krankenhauses muß für ein Fehlverhalten des bei ihm tätigen Arztes einstehen, wenn er diesen nicht sorgfältig ausgesucht und überwacht hat.
Um 70.000 Mark Schmerzensgeld geht es in einem Prozeß, bei welchem der Kläger geltend macht, bei einer Hüftgelenksoperation sei ihm ein Nerv durchtrennt worden, und er sei deshalb am rechten Bein total gelähmt.
Der Bundesgerichtshof führte aus, das Krankenhaus hafte für diesen Schaden, wenn es keine Vorsorge getroffen habe, daß das ärztliche Personal die anfallenden Aufgaben auch tatsächlich erledigen könne. Dazu gehöre die Sicherstellung eines operativen Eingriffs durch ausreichend erfahrene und geübte Operateure.
Selbstverständlich müsse auch gewährleistet sein, daß die behandelnden Ärzte körperlich und geistig in der Lage seien, mit der im Einzelfall erforderlichen Konzentration und Sorgfalt zu operieren.

Deshalb dürfe der Krankenhausträger keine Organisation des ärztlichen Dienstes dulden, die die Gefahr mit sich bringe, daß durch vorhergehenden anstrengenden Nachtdienst übermüdete und deshalb nicht mehr voll einsatzfähige Ärzte zu einer Operation herangezogen würden. [8]

LÄHMUNG NACH EILEITERUNTERBINDUNG

Eine 37 Jahre alte verheiratete Frau, Mutter von vier Kindern, unterzog sich mit Billigung der Gutachterkommission der zuständigen Ärztekammer einer beiderseitigen Eileiterunterbindung, um weiteren Nachwuchs zu vermeiden. Der Frauenarzt, ein Belegarzt in einem Krankenhaus, nahm den Eingriff vor. Im Anschluß an die Operation traten bei der Patientin Lähmungserscheinungen auf. Sie ist heute noch weitgehend gehunfähig und auf Krücken und einen Rollstuhl angewiesen. Sie leidet an einer Beeinträchtigung der Darm-, Blasen- und Genitalfunktion. [9]

TAUB UND BLIND DURCH VERUNREINIGTEN DESINFEKTIONSALKOHOL

Eine Frau mußte in einer Universitäts-Frauenklinik mittels Kaiserschnitts entbunden werden, weil die Geburt zum Stillstand gekommen war und sich Fieber eingestellt hatte. Kurz nach der Entbindung zeigte die Haut der Frau im Bereich der Brustdrüsen, im Operationsbereich und am gesamten Rücken starke Rötung und Blasenbildung. Die Ursache hierfür war eine Verunreinigung des zur Desinfektion verwendeten Alkohols. Die Körpertemperatur, die vor der Operation 38,8° betragen hatte, stieg während der Operation auf 39,9° an, sie erreichte um Mitternacht 41°.
Es kam zu einem akuten Nierenversagen, die Frau wurde auf die Intensivstation verlegt. Sie wurde dort mit Medikamenten behandelt, die schwere Nebenwirkungen zeigten. Einige Tage nach der Behandlung stellten sich bei der Frau Hör- und Sehstörungen ein. Ein Ohr ertaubte völlig, das andere zu 75 Pro-

zent. Ein Auge erblindete. Bis heute leidet die Frau außerdem an Schwindelanfällen, sie ist erwerbsunfähig.

Die Verunreinigung des Alkohols, die die Hautentzündung hervorgerufen hat, müsse im Krankenhausbereich geschehen sein, stellte das Gericht fest. Es komme ein Organisationsfehler bei der Auswahl des Personals oder der Kennzeichnung der im Operationssaal verwendeten Flaschen in Frage, auch ein Versehen der Pflegekräfte. Nach dem Ergebnis des Sachverständigengutachtens konnte nicht ausgeschlossen werden, daß die Hautentzündung zu dem Nierenversagen geführt habe. Die späteren Schäden sind darauf zurückzuführen, daß das Nierenversagen mit einem bestimmten Medikament in zu hoher Dosierung behandelt wurde. [10]

SÄUGLING BEI DEFEKTEM INFUSIONS-SCHLAUCH FAST VERBLUTET – LÄHMUNG UND GEHIRNSCHADEN

Ein vier Monate altes Mädchen sollte in der Urologischen Klinik und Poliklinik der Universität wegen einer Doppelniere operiert werden. Bei dem Säugling gab es Schwierigkeiten, eine Vene zur Einleitung der Narkose zu finden. Deshalb wurde vom Leitenden Oberarzt des Institutes für Anästhesiologie eine Verweilkanüle in die auch bei einem Säugling relativ große Vene unter dem Schlüsselbein gelegt. Die Operation verlief ohne Zwischenfälle, und das kleine Mädchen wurde danach in die Kinderchirurgische Station der Chirurgischen Klinik verbracht. Es blieb jedoch in Behandlung der Ärzte der Urologischen Klinik. Drei Tage nach der Operation fand eine Krankenschwester den Säugling in einer Blutlache vor. Der Infusionsschlauch hatte sich von der Verweilkanüle gelöst, so daß aus der Kanüle das Blut der Vene auslaufen konnte. Bei dem Mädchen trat durch den Entblutungsschock ein Herzstillstand auf. Es wurde auf der Intensivstation der Chirurgischen Klinik behandelt, als Folge des Zwischenfalles ist bei dem Kind eine schwere Gehirnschädigung und die Lähmung aller vier Gliedmaßen zurückgeblieben.

Die Eltern haben mit ihrer Klage neben dem Freistaat Bayern

als dem Träger der Universitätsklinik auch den Urologen auf Schadenersatz verklagt. Sie forderten Schmerzensgeld für ihre Tochter, ferner Ersatz für den Verdienstausfall der Mutter, weil diese ihren Beruf als Lehrerin wegen der Pflegebedürftigkeit des Kindes aufgeben mußte.

Die Kläger führten ihren Prozeß erfolgreich. Der Freistaat allerdings hatte versucht, das Urteil des Berufungsgerichtes über eine Revision anzufechten.

In diesem Urteil wurden Abgrenzungen zur Behandlungspflicht des Narkosearztes und des Operateurs vorgenommen: Die ärztliche Betreuung bezüglich der in der Vene liegenden Verweilkanüle sei, so das Urteil, nach der Operation in erster Linie Aufgabe des Urologen, nicht der Narkoseärzte gewesen. Zwar ist die Kanüle vor der Operation von dem Narkosearzt gelegt worden, um die Betäubung der Patientin zu ermöglichen. Der Zwischenfall hat sich aber drei Tage nach der Operation ereignet, zu einem Zeitpunkt also, an welchem die Narkose und ihre Nebenwirkungen längst nicht mehr in Frage standen. Die Verweilkanüle sei nur deshalb nicht entfernt worden, weil sie weiter zur Verabreichung von Infusionen und Medikamenten benötigt wurde. Dieser Behandlungsabschnitt gehöre grundsätzlich nicht mehr zum Verantwortungsbereich des Narkosearztes, sondern zur fachlichen Zuständigkeit des hier die Nachbehandlung weiter führenden Operateurs. Die Ursache für die Entkoppelung des Infusionsschlauches wäre nicht mehr aufzuklären. Sie könne auf einem unsorgfältigen Umgang mit dem Infusionssystem bei der Versorgung der Infusion durch die Schwestern beruht haben, ebensogut aber auch durch Eigenbewegung des Kindes verursacht worden sein. Das Risiko des Entkoppelns des Infusionsschlauches mußte dem Operateur und dem Pflegepersonal bekannt sein. Kein Patient muß solche schwere Schädigung durch Ausbluten als schicksalhaft hinnehmen. Die Gefahr einer Entkoppelung des Infusionsschlauches von der Kanüle kann und muß von ärztlicher und pflegerischer Seite voll beherrscht werden. Auch der Umstand, daß beim Lösen der Verbindung die kritische Entblutungsphase bei einem vier Monate alten Kind schon nach 10 bis 15 Minuten eintreten kann, macht diese Gefahr für Arzt und Pfleger nicht zu einem unbeherrschbaren Risiko. Auch räumliche und personelle Engpässe im Klinikbereich können nicht als Entschuldigung für mangelnde Sorgfalt gelten. Wo so schwere Schädigungen für den Patienten zu befürchten sind, müssen die Behandlungs- und Betreuungsmaßnahmen auf die örtlichen Verhältnisse abgestimmt werden. So folgenschwere Risiken aus dem technisch-apparativen Bereich müssen jedenfalls dann, wenn es sich nicht um einen Notfall handelt, in jedem Krankenhaus ausgeschlossen bleiben. Der Entblutungsschock war unbedingt zu vermeiden. Daß er eingetreten ist, kann nur auf einer Sorgfaltspflichtverletzung der dafür Verantwortlichen beruhen.[11]

ANFÄNGER OHNE AUFSICHT DURCHTRENNT NERV BEI HARMLOSER OPERATION

Eine Frau litt seit längerer Zeit an Lymphknotenschwellungen. Ihre Hausärzte überwiesen sie in die vom beklagten Land betriebene Universitäts-Hals-Nasen-Ohren-Klinik.
Dort wurde die Frau vom Oberarzt untersucht. Dieser riet ihr, die unter der Haut gut tastbaren Lymphknoten zum Zwecke der Untersuchung herauszuschneiden.
Der Oberarzt teilte einen Assistenzarzt als Operateur ein. Dieser, der sich in der Facharztausbildung befand, hatte eine derartige Operation am Hals noch nie vorgenommen. Der Oberarzt zeigte dem Anfänger, wo er die Injektion für die lokale Betäubung zu setzen und wo er den Schnitt zu führen habe. Sodann führte der Anfänger die Operation ohne Aufsicht aus.
Der Assistenzarzt durchtrennte bei der Operation einen Nerv. Als Folge dieser Schädigung kann die Frau den rechten Arm nicht mehr heben. Die Schultermuskulatur hat sich zurückgebildet. Die Frau klagte die Ärzte und das Krankenhaus, also das Land als Träger des Krankenhauses.
Das Gericht führte aus, die Beklagten haften der Frau aus unerlaubter Handlung auf Schadenersatz, weil ihre Einwilligung in die Operation unwirksam gewesen sei. Die Frau hätte über die mangelnde Erfahrung und Qualifikation des Assistenzarztes vor der Operation aufgeklärt werden müssen, weil dadurch ihr Operationsrisiko erhöht worden sei. Eine solche Verpflichtung habe sowohl den Oberarzt als auch den Assistenzarzt ge-

troffen. Die Ärzte hatten nicht beweisen können, daß die Klägerin sich nach einer entsprechenden Aufklärung vom Assistenzarzt hätte operieren lassen.

In der Übernahme der Operation durch den Assistenzarzt habe dieser einen schweren Behandlungsfehler begangen.

Zur Haftung des beklagten Landes führte das Gericht aus, daß die Schadenersatzansprüche der Klägerin gegen das beklagte Land sich bereits daraus ergeben, daß die in dem von ihm betriebenen Krankenhaus angestellten Ärzte den Gesundheitsschaden der Klägerin durch schuldhafte Verletzung ihrer ärztlichen Sorgfaltspflicht verursacht haben.

Der Bundesgerichtshof in Karlsruhe stellte fest, daß im Vordergrund nicht mangelnde Aufklärung des Patienten über sein gesteigertes Operationsrisiko gestanden habe. In erster Linie liege in einer solchen Operationseinteilung ein Verstoß gegen die dem Patienten geschuldete ärztliche Sorgfaltspflicht. Der Oberarzt, der den unerfahrenen Assistenzarzt zur Operation einteilte, habe einen Behandlungsfehler begangen. Er hätte ihn nach seinem Ausbildungsstand nur unter Aufsicht eines erfahrenen Facharztes operieren lassen dürfen.

Will der Chirurg eine solche Operation ausführen, so muß er die anatomischen Verhältnisse im Operationsgebiet kennen und bei seiner Schnittführung beachten. Der Assistenzarzt hatte diese Kenntnis vor der Operation nicht behauptet. Seine Unerfahrenheit in dieser Hinsicht ist bereits dem Umstand zu entnehmen, daß ihm der diensthabende Oberarzt erst zeigen mußte, wo die Injektion für die Betäubung und wo der Schnitt zu setzen waren. Der Oberarzt hatte sich auch nicht über eventuell vorhandene theoretische Kenntnisse des Assistenzarztes vergewissert. Er hatte dem unerfahrenen Anfänger auch keine Kenntnisse über die Gegebenheiten an der Operationsstelle und die möglichen Gefährdungen durch eine Verletzung des Nervs mitgeteilt.

Ein in Facharztausbildung stehender Assistenzarzt darf erst nach Unterweisung und Einarbeitung sowie nach Feststellung seiner Zuverlässigkeit bei ähnlichen Eingriffen und Nachweis von praktischen Fortschritten in der chirurgischen Ausbildung operieren. Die „ersten Schritte" müssen lange genug unter sachkundiger Überwachung gemacht werden. Solange Zweifel am erforderlichen Ausbildungsstand bestehen, muß die Operation von einem stets anwesenden Facharzt überwacht werden. Vorrang haben das Wohl des Patienten und seine Sicherheit, nicht etwa eine bequemere Organisation des Klinikdienstes und die Verschaffung der Gelegenheit für den Assistenzarzt, eine zum Erwerb seiner Qualifikation erforderliche Operation auszuführen. In keinem Fall werden sich Krankenhausträger und Ärzte darauf berufen dürfen, ein Mangel an ausreichend ausgebildeten Fachärzten zwinge zum Einsatz auch relativ unerfahrener Assistenzärzte. Die angemessene medizinische Versorgung der Patienten ist von vornherein sicherzustellen.

Es ist dem Patienten gegenüber schlechterdings nicht zu verantworten, ihn ungeschützt den ersten Operationsversuchen eines unerfahrenen Assistenzarztes auszuliefern.

Auch die Übernahme der Operation durch den Anfänger ist ein schwerer Behandlungsfehler dieses Arztes. Dem Assistenzarzt kann ein Vorwurf gemacht werden, daß er sich weisungsgemäß auf die selbständige Operation eingelassen hat, obwohl er nach den bei ihm vorauszusetzenden Kenntnissen und Erfahrungen dagegen Bedenken hätte haben und eine Gefährdung der Patientin hätte voraussehen müssen.

Der Assistenzarzt hat sich über die anatomischen Bedingungen und möglichen Veränderungen im Operationsgebiet vorher zu informieren, wenn seine Grundkenntnisse darüber nicht ausreichend sind. Bei mangelnden Fachkenntnissen und Erfahrungen ist dem Assistenzarzt zuzumuten, eine Operation ohne Aufsicht abzulehnen. Wenn es nicht anders möglich ist, so muß er den Patienten über die Sachlage informieren, um diesem Gelegenheit zu geben, seine Einwilligung zum Eingriff zu verweigern. Das muß auch dann gelten, wenn der Assistenzarzt sich dadurch Schwierigkeiten für sein Fortkommen aussetzen sollte. Gegenüber einem solchen Konflikt des Assistenzarztes wiegt die Sorge um Gesundheit und Leben des Patienten, der mit Recht die bestmögliche ärztliche Betreuung erwartet, stets schwerer.

Erst recht kann ein verständlicher Drang des Anfängers, die Chance zur Erprobung seiner Fähigkeiten in einer Operation ohne Aufsicht zu ergreifen, das Übernahmeverschulden nicht ausschließen.[12]

BIOLOGISCHE HEILMETHODE NACH AUGENDIAGNOSTIK – TOD DURCH GEBÄRMUTTERKREBS

*Kinder, Frauen und Kranke lassen sich leicht
an der Nase herumführen.*

MICHEL DE MONTAIGNE

Eine Frau begab sich zu einem Arzt, der Anhänger „biologischer" Heilmethoden ist: Seine einzige Untersuchungsmethode ist die Augendiagnostik.

Das Allgemeinbefinden der Frau verschlechterte sich unter seiner Behandlung zusehends. Sie nahm an Gewicht ab, wurde immer müder. Der Arzt verordnete Heilkräuterextrakte, Sitzbäder, Spülungen und eine besondere Diät. Welche Diagnose er nun gestellt hatte, war nicht bekannt. Nach acht Monaten Behandlung begab sich die Frau zu einem anderen Arzt, der bei ihr einen Gebärmutterhalskrebs feststellte. Die Frau wurde zwar operiert, starb aber ein Jahr später an den Folgen des Krebsleidens.

Das Gericht hat dem angeklagten Arzt vorgeworfen, daß er gegen die allgemeinen Regeln der ärztlichen Kunst verstoßen habe. Auch ein Arzt, der im Gegensatz zur sogenannten „Schulmedizin" steht, darf sich über deren Erfahrungen nicht hinwegsetzen. Das gilt gerade dann, wenn es sich um lebensgefährliche Erkrankungen handelt.

Erkennt der Arzt in einem solchen Falle oder muß er erkennen, daß seine Heilmethode nicht ausreicht oder keinen Erfolg zeitigt, so muß er die Behandlung aufgeben und sein Möglichstes tun, daß die Kranke einer sachgerechten ärztlichen Behandlung zugeführt wird.

Die Patientin befand sich, als sie diesen Arzt erstmals aufsuchte, im Frühstadium des Gebärmutterhalskrebses. Es bestand eine Heilungsaussicht mit einem Wahrscheinlichkeitsgrad von 70 Prozent, hätte der Arzt nur die Patientin untersucht und die Diagnose gestellt. Er wurde wegen fahrlässiger Körperverletzung verurteilt, nicht jedoch wegen fahrlässiger Tötung.[13]

Zur Augendiagnose führte der Vorsitzende Richter Dr. Wimmer des Landgerichtes Mannheim in seinem Aufsatz „Schwin-

181

del in der Medizin aus der Sicht des Juristen" aus: „Absolute Scharlatanerie stellt die Augendiagnose dar, die völlig willkürliche Beziehungen zwischen dem Aussehen der Iris (Regenbogenhaut) oder deren näherer Umgebung und bestimmten Erkrankungen anderer Körperteile herstellt. Man spricht deshalb auch von Irisdeuterei.

Nicht umsonst – auch im wahren Wortsinn – bildet sie eine Lieblingsbeschäftigung unserer Heilpraktiker. Leider finden sich auch heute noch Ärzte, die ihr das Wort reden. Dabei ist ihr Unwert längst durch eingehende Experimente erwiesen.

Die Augendiagnostik ist der schlimmste Unsinn, den abergläubische Laien und gewissenlose Betrüger hervorbringen konnten.

Ein einigermaßen vernünftiger Arzt wird seine Diagnosen sowenig nach den Flecken der Iris stellen wie nach der Helligkeit der Sonne oder des Mondes." [14]

Wissenschaftlich befaßte sich *Prof. Knipschild*, Universität Limburg/Niederlande, mit der Irisdiagnostik in einer Doppelblindstudie: er zeigte fünf Irisdiagnostikern Farbdias von 39 Patienten, die unter einer Gallenblasenentzündung und Gallensteinen litten und sich deswegen einer Operation unterziehen mußten. Am Tag vor dem Eingriff wurde bei jedem ein Foto von der Regenbogenhaut des Auges gemacht. Von einer ebenfalls aus 39 Personen bestehenden Kontrollgruppe nachweislich Gesunder wurden ebenso Farbdias aufgenommen. Diese insgesamt 78 Bilder wurden den fünf Irisdiagnostikern, die über jahrelange Erfahrung verfügen und als Koryphäen auf diesem Gebiet gelten, übergeben. Die Resultate der fünf Fachleute müssen für die Anhänger dieser Lehre eine herbe Enttäuschung sein: Die Trefferquoten unterschieden sich nicht von der allgemein statistischen Wahrscheinlichkeit. [15]

TOD INFOLGE EINER FRISCHZELLENTHERAPIE

Wenn ein Arzt hinter dem Sarg seines Patienten geht, so folgt manchmal tatsächlich die Ursache der Wirkung.

ROBERT KOCH

Der Chefarzt einer Privatklinik im südpfälzischen Edenkoben führte bei einer Frau eine Frischzellentherapie durch. Die Frau starb nach der Behandlung an einer allergischen Gehirnentzündung.

Vor Gericht machte der Chefarzt geltend, die Frischzellentherapie sei absolut risikolos. Außerdem habe die Frau bei der Voruntersuchung nichts von einer Allergie erwähnt.

Das Gericht verurteilte den Arzt zur Zahlung eines Schadenersatzes von rund 17.500 Mark sowie einer monatlichen Rente von 1550 Mark bis zum Jahre 2000 an den 80jährigen Ehemann der Frau.

Der Chefarzt hätte, so das Gericht, die Frau auf die Gefahren der Frischzellentherapie hinweisen müssen. Der Richter verwies im Urteil auch auf die Zufuhr von körperfremden Stoffen bei der Pockenschutzimpfung, die in den siebziger Jahren unter anderem wegen dieser Risikobelastung abgeschafft worden war. [16]

Die über 230 Arzneimittel zur Zelltherapie, für die das Bundesgesundheitsamt in Berlin am 5. August 1987 schon ein Ruhen der Zulassung angeordnet hatte, sind seit dem 1. Juli 1988 nicht mehr erlaubt. In der Begründung des Widerrufs heißt es, „daß den schwerwiegenden Risiken der Arzneimittel" – gemeint sind vor allem allergische Reaktionen bis hin zur Todesfolge – „keine belegte therapeutische Wirksamkeit gegenübersteht". [17]

INTRAMUSKULÄRE INJEKTION

Wegen unsachgemäßer Injektionen in die Gesäßmuskeln gibt es zahlreiche Urteile. Das Oberlandesgericht Düsseldorf befaßte sich an einem Tag gleich mit zwei solchen Fällen.

Lage und Ausmaß einer **Nekrose** (Gewebsuntergang, Spritzenabszeß) nach einer intramuskulären Injektion können ein zwingendes Indiz für unsachgemäße Injektionstechnik darstellen. [18]

183

Kommt es bei der intramuskulären Injektion eines Medikamentes zu einem Bluterguß mit nachfolgender Gewebsnekrose, so ist grundsätzlich eine Haftung des behandelnden Arztes (bzw. des Krankenhausträgers) zu bejahen. [19]

Die Durchführung einer intramuskulären Spritze ist ein Behandlungsfehler, wenn der Pharmahersteller die langsame Injektion vorschreibt und der Patient zudem während der Injektion und wegen dieser (nicht wegen des Injektionsstichs) laut aufschreit. [20]

Versäumnisse des Arztes im Hinblick auf die Desinfektion seiner Hände vor der Gabe einer Injektion stellen einen Verstoß gegen elementare Behandlungsregeln dar; einen groben Behandlungsfehler, weil das Versäumnis unverständlich und unverantwortbar ist. [21]

Für die mit einem Spritzenabszeß verbundenen Komplikationen hat der Krankenhausträger einzustehen, wenn er intramuskuläre Injektionen an nicht hinreichend qualifiziertes Personal überträgt. [22]

Wer intramuskuläre Injektionen für harmlose Eingriffe hält, die man getrost den Sprechstundenhilfen überlassen kann, irrt gewaltig. Diese Spritzen sind in Deutschland häufigster Anlaß für Arzthaftungsprozesse, etwa in sechs Prozent aller Fälle.

TOD NACH INTRAMUSKULÄRER INJEKTION

Wegen Kreuzschmerzen erhielt ein 68jähriger Patient eine intramuskuläre Injektion. Es kam zu einem Spritzenabszeß, der nicht rechtzeitig erkannt wurde. Der Mann verstarb an einer Blutvergiftung.

Bei achtzig Prozent aller Spritzenabszesse wurden Mittel gegen Rheuma oder Schmerzen gespritzt. Die verwendeten Medikamente reduzieren die Infektabwehr und erhöhen damit das Risiko eines Spritzenabszesses. Namhafte Spezialisten halten derartige Injektionen für überflüssig, da das Medikament genau so gut wirkt, wenn es geschluckt oder als Zäpfchen eingeführt wird. Die von Orthopäden und Hausärzten gerne gegebene Injektion rechtfertigt das erhöhte Risiko nicht. [23]

PROBLEME BEIM TOTENSCHEIN

„Behandlungsfehler" wirken sich besonders makaber bei der Leichenschau aus. Manchmal geht's da zu wie bei den Zombies, so schrieb das deutsche Ärztemagazin *„Der Kassenarzt"*. Eine 33 Jahre alte Frau aus Konstanz wird von einem Arzt für tot erklärt. Ein Kriminalbeamter bemerkt jedoch Lebenszeichen. Nach Wiederbelebungsmaßnahmen wird die Frau gerettet, sie lebt. Diesen Fall berichtete in Stuttgart der baden-württembergische Innenminister *Dietmar Schlee* als einen von 31 registrierten Fällen einer fehlerhaften ärztlichen Leichenschau in der zweiten Jahreshälfte 1985 in Baden-Württemberg.

Nach *Schlees* Worten wurde von den 31 in drei Fällen ein natürlicher Tod bescheinigt, obwohl ein gewaltsamer infolge eines Kapitalverbrechens, einer Selbsttötung oder eines Unfalls vorlag. In den restlichen Fällen hatten die Ärzte nach der Ministeriumsstatistik zwar das Vorliegen eines nicht natürlichen Todes erkannt, jedoch entgegen ihrer gesetzlichen Pflicht die Polizei nicht oder erst erheblich verspätet unterrichtet. Die Zahl der seit 1980 von der baden-württembergischen Polizei registrierten Fälle fehlerhafter Leichenschau habe sich damit auf 150 erhöht, teilte der Minister mit. Er wies erneut auf die ständige Diskussion über derartige Fälle etwa bei der Justiz, der Polizei und in der Ärzteschaft hin. „Es sollte das Bestreben aller beteiligten Gruppen sein, eine Lösung zu finden, die künftig nur noch den für diese Aufgaben wirklich qualifizierten Arzt als Leichenschauer zuläßt."

Hintergrund dieser Aussage *Schlees*: Seit 1970 ist nach der Neuregelung des Bestattungsgesetzes jeder niedergelassene Arzt zur Leichenschau nicht nur berechtigt, sondern sogar verpflichtet. Damit können auch Fachärzte – etwa Augen- oder Hals-Nasen-Ohren-Ärzte – zur Leichenschau herangezogen werden. Vorher seien dazu in Baden-Württemberg nur amtlich bestellte Leichenschauer befugt gewesen. Wie das Innenministerium ferner mitteilte, gebe es in anderen Bundesländern gleichartige Probleme. [24]

Ein Arzt wurde zu einem Notfall gerufen und fand eine seiner langjährigen Patientinnen tot auf. Da diese wegen einer Herz- und Kreislauferkrankung schon seit längerer Zeit in Behandlung gewesen war, kam dieser Todesfall nicht unerwartet. Das

Wohnzimmer war schwach beleuchtet, der Arzt öffnete die Kleidung im Bereich des Brustkorbes, und da die Pupillen keinerlei Reaktionen mehr zeigten, eine Herz- und Atemtätigkeit nicht mehr feststellbar war und auch gleichzeitig Totenflecken im Bereich des Nackens zu sehen waren, stellte der Arzt eine „natürliche Todesursache" auf dem Totenschein fest. Als Todesursache gab er Herz-Kreislauf-Versagen infolge Herzinfarkts bzw. Hirnblutung an.

Einige Tage später wurde die Tochter der Verstorbenen ebenfalls in der Wohnung tot aufgefunden. Man stellte bei ihr alle Zeichen einer Kohlenmonoxyd-Vergiftung fest. Aus einem schadhaften Ofen waren giftige Gase ausgetreten.

Dadurch, daß der Arzt bei der Erstverstorbenen fälschlicherweise einen natürlichen Tod bescheinigt und er die für diese Todesursache typischen hellroten Leichenflecke übersehen hatte, war auch die Tochter zu Tod gekommen.

Das Vergehen einer fahrlässigen Tötung wurde vom Gericht bestätigt: Der angeklagte Arzt hatte es unterlassen, die Leiche vollständig zu entkleiden und zu untersuchen. Als weiteres Fehlverhalten wurde gewertet, daß der Arzt „natürliche Todesursache" auf dem Totenschein angekreuzt hatte. Bei Ankreuzen einer „unklaren Todesursache" wäre es zu einer Sektion und zu polizeilichen Ermittlungen gekommen, die den schadhaften Ofen als Todesursache entlarvt hätten.

Zweck einer korrekten Leichenschau ist die allgemeine Gefahrenabwehr. Diese war in diesem Fall durch die Pflichtverletzung des Arztes nicht möglich gewesen, so daß der später eingetretene Tod der Tochter von ihm fahrlässig verschuldet wurde.[25]

Auch *Prof. Janssen*, Leiter des Gerichtsmedizinischen Institutes Hamburg, beklagte, daß von den Ärzten „natürliche Todesursache" oft unzutreffend bescheinigt werde. Das treffe in 24 Prozent von 2500 untersuchten Sterbefällen aus zwei Jahrgängen in Hamburg zu. Es bestehe bei den Ärzten große Unsicherheit hinsichtlich der Grundprinzipien dieser Zusammenhänge. Die Erklärung einer „natürlichen Todesursache" werde auf dem Totenschein in zwei Dritteln aller Fälle ohne genaue Kenntnis der Vorgeschichte geschrieben.[26] Dadurch rutschten, so vermutet *Werner Thronicker* vom Bund Deutscher Kriminalbeamter (BDK), manche Mordfälle durch. Die Dunkelziffer bei vorsätzlichen Tötungen liegt nach seinen Schätzungen bei fünf zu eins, bei Kindern sogar bei zehn zu eins.

Die Kripo wird aktiv, wenn ein Arzt auf dem Leichenschein „ungeklärt" als Todesursache ankreuzt. Dann untersuchen erfahrene Kriminalbeamte – keine Ärzte – die Leiche nach möglichen Fremdeinwirkungen, jede fünfte wird obduziert.

Der BDK-Mann *Thronicker*, selbst acht Jahre mit der „keineswegs angenehmen Leichenschau" beschäftigt, hat bei Ärzten eine ausgesprochene „Leichenscheu" konstatiert. Da wird per Ferndiagnose der Tod festgestellt, der Leichenschein aus zehn Metern Entfernung ausgefüllt, berichtet Thronicker aus der Praxis. So attestierte ein Arzt sogar einmal einen „natürlichen Tod": Erst die aufmerksamen Bestatter entdeckten ein Seil um den Hals der mumifizierten Leiche.

Ein Kriminalhauptkommissar aus Hanau berichtet von einer Leiche, bei der kurz vor der Verbrennung ein 0,6 Zentimeter großes Einschußloch an der Schläfe entdeckt worden war. Die Angehörigen wollten einen Freitod vertuschen, was gegenüber dem Leichenschau-Arzt gelungen war: Er hatte „akutes Herzversagen" auf den Totenschein geschrieben. [27]

Demgegenüber beklagen sich die niedergelassenen Ärzte, die Gerichtsmediziner hätten gut reden. Diesen Vorstellungen, eine korrekte Leichenschau durchzuführen, seien nur selten in die Praxis umsetzbar. Eine dem Lehrbuch entsprechende korrekte Leichenschau und das wissenschaftlich exakte Ausfüllen des Totenscheines seien mit der Realität kaum zu vereinbarende Forderungen. Einem gutgläubigen Haus- oder Notarzt könne schon mal eine Leiche untergeschoben werden, an der jeder Krimiautor seine helle Freude hätte. Natürlich könne ein älterer Mensch von seinen Erben umgebracht werden, ohne daß es dem Leichenschauer auffalle. „Bin ich Arzt oder bin ich Inspektor Colombo?" beklagt sich ein Kassenarzt. [28]

Probleme mit dem Totenschein gibt es aber nicht nur bei den niedergelassenen Ärzten. Selbst in Krankenhäusern wird die Todesursache in ca. 40 Prozent der Fälle nicht richtig erkannt. Ein „natürlicher Tod" wird häufig auch dann attestiert, wenn die Vorgeschichte eindeutig dagegen spricht. Angehörige des Verstorbenen können wegen dieser falsch ausgestellten Totenscheine häufig ihre gerechtfertigten Ansprüche gegen eine Sozial- oder Haftpflichtversicherung nicht durchsetzen. Oft stellen sich Fragen nach ursächlichen Beziehungen zu vorangegangenen Arbeits- oder Verkehrsunfällen sowie zu einer Berufskrankheit. Bestätigt der Arzt „natürlicher Tod", so unterbleibt eine Obduktion. Ohne Obduktionsergebnis ist jedoch später eine sozialmedizinische Begutachtung stark erschwert oder ganz unmöglich. Die Angehörigen können ohne Beweise ihre Forderungen vor Gericht nicht durchsetzen. [(29)]

Eine Klausel bei der Krankenhausaufnahme unterschreiben zu müssen, daß man im Falle seines Todes der Obduktion zustimme, ist nicht Rechtens. In manchen Universitätskliniken muß der Patient bei der Aufnahme einen vorformulierten Vertrag unterzeichnen, daß er einwillige, im Falle seines Todes „die innere Leichenschau zur Feststellung der Todesursache aus ärztlicher Sicht oder wenn ein wissenschaftliches Interesse besteht" zu gewähren. Wohl kaum ein Patient, der ins Krankenhaus kommt, rechnet von vornherein damit, die Behandlung nicht zu überleben.

Diese Klausel wurde vom Gericht als rechtsunwirksam erklärt. Ein Patient erwarte nicht, daß in dem vorgelegten Vertrag solche einschneidenden Regelungen enthalten seien. Es handle sich hierbei um eine Überraschungsklausel. Wenn das Krankenhaus das Recht zur Sektion erhalten wolle, müsse es dieses Problem mit dem Patienten besprechen und könne dann bei seinem Einverständnis die Absprache schriftlich niederlegen. [(30)]

DIENSTHABENDER KRANKENHAUSARZT KAM NICHT – TOD DURCH VERBLUTEN

Die Pfarrer bauen den Acker Gottes,
die Ärzte den Gottesacker.
GEORG CHRISTOPH LICHTENBERG

Einer Frau wurde im Kreiskrankenhaus operativ die Milz entfernt. Danach wurde sie in ein Krankenzimmer der chirurgischen Abteilung gebracht. Der diensthabende Bereitschaftsarzt informierte sich über ihren Gesundheitszustand und verließ um ca. 19.15 Uhr das Krankenhaus, um sich in seine nahe gelegene Wohnung zu begeben.

Die Patientin erhielt Infusionen, die der zuständige Narkosearzt angeordnet hatte. Gegen 2.30 Uhr sank der Blutdruck der Patientin unter 100 mm Hg. Die Nachtschwester rief den diensthabenden Arzt zu Hause an und teilte ihm dieses mit. Der Arzt ordnete daraufhin telefonisch an, die Lage der Patientin zu verändern, so daß Oberkörper und Kopf tiefer liegen; ferner sollte die Nachtschwester die Infusion schneller einlaufen lassen. Gegen 3.20 Uhr klagte die Patientin über Schmerzen, worauf die Nachtschwester den Arzt wieder zu Hause anrief. Der reagierte auf den Anruf etwas ungehalten: Schmerzen seien nach einer Operation durchaus normal, und jede Krankenschwester sei gerade dafür ausgebildet, eine solche Situation zu bewältigen.

Der Arzt ordnete an, der Patientin ein Schmerzmittel zu verabreichen. Der Blutdruck sank gegen 3.45 Uhr auf 50 mm Hg ab. Die Nachtschwester rief den Arzt erneut zu Hause an. Die noch laufenden, vom zuständigen Narkosearzt angeordneten Infusionen seien schneller einfließen zu lassen, bis der Blutdruck wieder auf 100 mm Hg angehoben sei. Kurz vor 5.00 Uhr verschlechterte sich der Zustand der Frau erneut. Sie hatte blaue Lippen, der Blutdruck war auf 40 mm Hg abgesunken. Die Nachtschwester rief den Arzt erneut zu Hause an. Nach wenigen Minuten kam dieser ans Krankenbett und untersuchte die Patientin, ordnete die sofortige Infusion einer Blutersatzflüssigkeit an, bis zwei Blutkonserven angewärmt waren, daß diese zugeführt werden konnten. Er gab danach der Patientin erneut eine Spritze gegen Schmerzen. Um 6.00 Uhr übernahm eine andere Krankenschwester die Betreuung. Diese stellte fest, daß der Bauch prall und schmerzempfindlich war. Die Patientin war nicht mehr voll ansprechbar. Die Schwester rief einen Arzt in der Intensivstation an. Er würde kommen, meinte dieser, sobald die Dienstbesprechung zu Ende sei. Als nach zehn Minuten immer noch kein Arzt erschienen war, ging die Schwester in den Operationssaal. Die Patientin wurde nun von mehreren Ärzten, auch von dem später angeklagten, der wieder von zu Hause in den Normaldienst zurückgekehrt war, untersucht: Es war zu erheblichen innerlichen Blutungen gekommen. Vier Liter Blut wurden abgesaugt. Trotz einer Nachoperation verstarb die Frau.

Der Arzt wurde nicht nur wegen eines Verstoßes gegen die Sorgfaltspflicht, er wurde auch wegen unterlassener Hilfeleistung (nach § 330 c StGB) verurteilt.

Das Gericht führte aus, daß zum Zeitpunkt des dritten Anrufes, als der Blutdruck auf 50 mm Hg abgesunken war, ein Unfall im Sinne des § 330 c StGB vorlag. Auch bei einem schlechten Gesundheitszustand kann ein Unglücksfall im Sinne des Gesetzes vorliegen, wenn eine plötzliche Wendung einer bestehenden Krankheit auftritt. Es ist auch anerkannt, daß sich steigernde und nahezu unerträglich gewordene Schmerzen in der Bauchhöhle bei einem Kranken, der sich zur stationären Behandlung im Krankenhaus befindet, in der Regel als Unglücksfall im Sinne der Vorschrift über die unterlassene Hilfeleistung aufzufassen sind. Bei der besonderen Gefahr, in der sich die Patientin aufgrund ihres schlechten Allgemeinzustandes und weiterer Erkrankungen befand, erfüllte das Absinken des Blutdruckes auf 50 mm Hg beim dritten Anruf die Voraussetzungen, die für eine plötzliche Wendung einer Krankheit und somit für einen Unglücksfall im Sinne der Vorschrift über die unterlassene Hilfeleistung vorliegen müssen.

Der Verdacht auf eine innere Blutung war zum Zeitpunkt des dritten Anrufes nicht von der Hand zu weisen, auch wenn sie einwandfrei erst nach 6.00 Uhr festgestellt wurde. Der angeklagte Arzt war zum Zeitpunkt des dritten Anrufes zur Hilfeleistung in der Lage. Die erforderliche, gebotene und auch zumutbare Hilfeleistung wäre eine Untersuchung der Patientin unmittelbar danach gewesen – mit den Maßnahmen, die der Arzt nach dem vierten Anruf getroffen hat. Dadurch hätte sich der Zustand der Patientin früher verbessert, der Kreislauf wäre aufgefüllt worden, das Erfordernis einer Nachoperation bei früherer Bluttransfusion eher erkannt worden und die Operation hätte zeitgerechter vorgenommen werden können.

Der Arzt kannte seine beruflichen Pflichten und die näheren Umstände, gerade den gesundheitlichen Zustand der Patientin. Er handelte rechtswidrig und vorsätzlich. [31]

23 STUNDEN KEIN ARZT NACH BANDSCHEIBEN-OPERATION GEKOMMEN – QUERSCHNITTSLÄHMUNG

Glimpflicher kam ein Arzt in einer vergleichbaren Situation davon: Er wurde nur vor dem Zivilgericht verklagt.

Eine Frau wurde im Günzburger Krankenhaus an der Bandscheibe operiert und nach der Operation auf ausdrückliche Anweisung des Operateurs in die Wachstation verlegt. Sie lag dort 23 Stunden ohne ärztliche Aufsicht. Wie der Ehemann vor Gericht aussagte, war er von der Stationsschwester bei seinen mehrmaligen Anrufen über den immer schlechter werdenden Gesundheitszustand seiner Frau informiert worden. Ein Arzt war nicht zu erreichen. Mehr durch Zufall, so bemerkte der Richter, sei das sich dramatisch verschlechternde Befinden der Patientin bei einer Routinevisite entdeckt worden. Es war zu einem Bluterguß an der Operationsstelle gekommen, die Nachoperation kam zu spät. Der Bluterguß, der mit einfachsten Mitteln hätte nach der ersten Operation entfernt werden können, hatte dazu geführt, daß die Frau zeitlebens teilweise gelähmt bleibt. Der Bluterguß hatte den Nerv bereits abgeklemmt.

Der Bezirk Schwaben als Krankenhausträger des Günzburger Krankenhauses erklärte sich vor Gericht bereit, der Patientin, die damit rechnen muß, eines Tages auf den Rollstuhl angewiesen zu sein, 200.000 Mark zu zahlen. Das Gericht machte in der Verhandlung aus seiner Meinung kein Hehl: Die Organisation im Krankenhaus habe auf Kosten eines Menschen kläglich versagt. [32]

AMPUTATION NACH SCHIENBEINBRUCH – VERANTWORTUNG LIEGT BEIM CHEFARZT

Ein Fußballspieler verletzte sich am Sonntag, dem 18. Dezember 1977 am rechten Schienbein. Gegen 17.00 Uhr traf er im Krankenhaus ein. Die Aufnahmeuntersuchung führte ein im ersten Jahr seiner chirurgischen Fachausbildung stehender Arzt durch. Er diagnostizierte eine geschlossene Unterschenkelfraktur und ordnete das Anlegen einer Fersenbeinstreckung und Hochlegen des Beines an.

Am Morgen des 20. Dezembers 1977 operierte dieser Jungarzt unter Assistenz eines Facharztes den Unterschenkelbruch. Es fielen Durchblutungsstörungen auf, Muskelgewebe war abgestorben. Wegen der starken Schwellung konnte die Wunde nicht geschlossen werden. Weitere Operationen und spätere ambulante Behandlung blieben erfolglos. Wegen einer ausgedehnten Knochenentzündung und fehlender Durchblutung des Schienbeinbruches mußte schließlich – am 1. November 1978 – der rechte Unterschenkel des Fußballspielers amputiert werden.

Der Bundesgerichtshof entschied später, daß der Chefarzt der chirurgischen Abteilung eines Kreiskrankenhauses verpflichtet sei, entweder selbst oder durch einen damit beauftragten ausgebildeten Facharzt alsbald Diagnose und eingeleitete Therapie des in der Facharztausbildung stehenden Arztes, der den Patienten bei der Aufnahme ärztlich versorgt hat, zu überprüfen. Der Chefarzt war ab Montag, dem 19. Dezember 1977, tatsächlich mit der Behandlung des Patienten befaßt. Spätestens von diesem Zeitpunkt an hat er eigene Verantwortung für den Patienten gehabt. Spätestens seither kam es auch nicht mehr auf die Kenntnisse an, die beim Assistenzarzt als am Beginn seiner Facharztausbildung stehendem Arzt vorauszusetzen waren, sondern auf jene, die von einem Facharzt in der Stellung des Chefarztes zu erwarten sind. Der Patient hat mit der Übernahme der Behandlung durch ein Krankenhaus Anspruch auf eine ärztliche Behandlung, die dem Standard eines erfahrenen Facharztes entspricht.[33]

In der medizinischen Fachpresse wurde dieses Urteil positiv kommentiert. In der Praxis, das weiß jeder Assistenzarzt, sieht es mitunter bedrohlich aus: Häufigere Konsultationen bei Ober- oder Chefärzten werden als mangelnde fachliche Kompetenz gewertet, weshalb diese Fragen – häufiger als zulässig – unterbleiben. Wo junge Ärzte alleinverantwortlich Dienst tun, sollten die ausbildenden Ärzte einen klaren Katalog von Krankheiten erarbeiten, bei denen es selbstverständlich sein sollte, daß bei Erstaufnahmen alsbald spätestens innerhalb von sechs Stunden tatsächlich ein erfahrener Arzt den Patienten nachuntersuchen kann – auch sonntags!

Es darf keine Zwei-Klassen-Medizin geben, eine gute von Montag bis Freitag, und die andere an den Feiertagen und Wochenenden, wo die schwachen Schultern von Berufsanfängern oft übergroße Verantwortung tragen müssen. Die Arztdichte sollte einen durchgehend gleich hohen Standard möglich machen. [34]

HODENDREHUNG BEI FUSSBALLSPIELER NICHT ERKANNT – VERLUST DES HODENS

Auch beim folgenden Fall kam der Patient infolge mangelnder Organisation des Nacht- und Sonntagsdienstes im Krankenhaus zu Schaden. Der Nacht- und Sonntagsdienst ist im Krankenhaus grundsätzlich so zu organisieren, daß für den Patienten in Not- und Eilfällen der Standard eines Facharztes gewährleistet ist. Ist das nicht der Fall und kommt es deshalb zu Fehldiagnosen und -behandlungen, so tritt zu Lasten des Krankenhausträgers eine Beweislastumkehr ein, wenn nicht feststeht, ob der Schaden des Patienten bei richtiger oder rechtzeitiger Behandlung vermieden worden wäre.

Ein 24jähriger erhielt ca. um 17 Uhr beim Fußballspielen einen Tritt gegen den Hodensack. Einige Stunden später begab er sich in ein Krankenhaus. Dort wurde er gegen 21.30 Uhr ambulant untersucht. Der diensthabende Arzt trug auf die Ambulanzkarte ein: „Im Hodensack, rechts oberhalb des rechten Hodens, befindet sich ein etwa daumenendgliedgroßer dolenter Tumor." Unter der Rubrik Diagnose machte der Arzt folgende Eintragung: „Leistenbruch? Schwere Hodenprellung rechts."

Nach der Untersuchung wurde der Patient nach Hause entlassen. Er erhielt eine Injektion, Schmerzmittel und die Anweisung, den Hoden hochzubinden.

Am nächsten Tag sollte er sich wieder vorstellen. Er wurde in stationäre Behandlung aufgenommen und elf Tage behandelt. Im Arztbrief für den Hausarzt heißt es: „Der rechte Hoden und Nebenhoden war bis auf Faustgröße angeschwollen, fühlte sich überwärmt an und war stark druckempfindlich. Diagnose: akute Nebenhodenentzündung rechts. Unter der

Behandlung klangen die Entzündungserscheinungen am rechten Hoden vollständig ab, der Hoden verkleinerte sich wieder. Wir entließen den Patienten beschwerdefrei in Ihre hausärztliche Weiterbetreuung."

Sechs Wochen danach mußte der Mann abermals wegen weiter bestehender Schmerzen im Krankenhaus aufgenommen werden. Es wurden der rechte Nebenhoden entfernt und eine Gewebeprobe aus dem rechten Hoden entnommen. Der Befundbericht des Pathologischen Institutes lautete: „Das Material wurde aus dem rechten Hoden gewonnen. Es handelt sich um eine Hodennekrose (Gewebsuntergang), vermutlich bedingt durch eine Drehung des Hodens." Zwei Wochen später mußte wegen einer Wundheilungsstörung nochmals operiert werden. Dabei wurde der rechte Hoden entfernt. Als Diagnose im Operationsbericht stand: „Hodengangrän rechts nach Hodendrehung?"

In seiner Klage hat der Betroffene vorgetragen, daß bei der ersten Untersuchung eine Fehldiagnose gestellt worden war. Bei ordnungsgemäßer Untersuchung und Behandlung wäre der Verlust des Hodens vermieden worden. Auch die Nachbehandlung sei nicht ordnungsgemäß erfolgt. Aufgrund der Fehlbehandlung leide der Mann nun unter Zeugungsunfähigkeit. Auch seien seine sexuellen Beziehungen wegen psychischer Störungen beeinträchtigt.

Der Assistenzarzt, der den Kläger zuerst untersuchte, befand sich damals im ersten Jahr seiner Ausbildung zum Facharzt.

Alle Gutachter stellten fest, daß eine Hodendrehung zu den dringendsten urologischen Notfällen gehört, bei denen ein sofortiges operatives Vorgehen angezeigt ist. Wie beim akuten Blinddarmdurchbruch muß schon bei Verdacht auf Hodendrehung sofort, und zwar gegebenenfalls auch zu jeder Nachtzeit, operiert werden.

Die schwerwiegende Fehldiagnose des Assistenzarztes wurde jedoch weder vom Chef noch vom Oberarzt bemerkt. Das Gericht führte aus, daß auch ein Hinzuziehen des Chef- oder Oberarztes mit an Sicherheit grenzender Wahrscheinlichkeit nichts am tatsächlichen Verlauf des Geschehens geändert hätte. Anhand der vorliegenden Krankenunterlagen ist ersichtlich, daß weder der Chefarzt noch der Oberarzt noch sonst ein in der chirurgischen Abteilung des Krankenhauses tätiger

194

Facharzt in der Folgezeit an die Möglichkeit einer Hodendrehung gedacht habe. Die Diagnose wurde erst vom Pathologen gestellt. Chef- und Oberarzt hatten in ihrem Arztbrief nach der ersten stationären Behandlung als Diagnose „akute Nebenhodenentzündung" genannt. Nach der Überzeugung des Gerichtes wäre diese auch vom Chef- und vom Oberarzt an dem Abend nach dem Fußballspiel gestellt worden mit der Folge, daß auch von diesen Ärzten eine Operation weder empfohlen noch durchgeführt worden wäre.

Der Kläger erhielt 200.000 Mark Schmerzensgeld zugesprochen. [35)

LUNGENTUBERKULOSE NICHT ERKANNT

Es sterben viel weniger Menschen an der Schwindsucht als an der Systemsucht der Ärzte. Das ist gewiß die traurigste aller Todesarten, wenn man an einer Krankheit stirbt, die ein anderer hat.

LUDWIG BÖRNE

Erfolg hatte ein 14jähriges Mädchen mit seiner Schadenersatz- und Schmerzensgeldklage gegen seinen Arzt. Der Internist hatte im Februar 1978 bei dem Mädchen nach einer Röntgenaufnahme zunächst eine Lungenentzündung diagnostiziert. Als sich ihr Zustand genau ein Jahr danach verschlimmerte, stellte der Arzt eine Lungentuberkulose fest. Das Mädchen wurde mehrere Monate in einer Lungenheilstätte behandelt. Ein damals fast zwei Jahre altes Kind, das mit der Kranken in einer Wohnung lebte, hatte sich inzwischen angesteckt und verlangte gleichfalls Schmerzensgeld. Der beklagte Arzt, so der BGH, hatte nach seinen eigenen Aussagen erkannt, daß der erste Röntgenbefund vom Februar 1978 „unklar" war und deshalb eine erneute Röntgenkontrolle nach Abklingen der angenommenen Lungenentzündung erforderte. Das Unterlassen einer solchen Kontrolle sei ein die Patientin gefährdender Behandlungsfehler gewesen. Hätte der Arzt bereits damals richtig diagnostiziert, wäre es wahrscheinlich zu einer schnelleren Behandlung und Heilung des Mädchens ohne Dauerschäden gekommen, und das zweijährige Kind hätte sich vermutlich nicht angesteckt. [36)

SCHÖNHEITSOPERATION AN DEN SCHAMLIPPEN

Die Erinnerung überstandener Schmerzen ist Vergnügen.
JOHANN WOLFGANG VON GOETHE

Eine Frau suchte im Sommer 1978 die Ärzte Prof. A und Prof. B mit dem Ansinnen auf, eine von ihr als störend empfundene angebliche Asymmetrie der Schamlippen (rechts etwas dicker als links) operativ zu korrigieren. Beide Ärzte lehnten ab, Prof. B mit dem Hinweis, das Genitale der Frau sei nach Befund und Aspekt normal, eine Operation daher nicht möglich. Im Dezember 1978 wandte sich die Frau an einen Arzt für plastische Chirurgie, von dem sie in einem Zeitungsbericht gelesen hatte. Der Arzt nahm eine Inspektion des Genitale vor und teilte ihr mit, daß er wegen der von ihr als störend empfundenen angeblichen Verdickung der rechten Schamlippe eine Operation nicht durchführen werde und nicht durchführen könne. Bei der Untersuchung stellte er indes – nach seiner Behauptung – eine übermäßige Länge der kleinen Schamlippen fest. Aufgrund des Verhaltens und der Angaben der Frau hatte der Arzt den Eindruck, bei der Patientin liege ein psychisches Problem vor. Er führte also den Eingriff zur Kürzung der kleinen Schamlippe aus.

Drei Monate später klagte ihn die Frau auf Schadenersatz für einen überflüssigen schönheitschirurgischen Eingriff. Das Landgericht Düsseldorf hat die Klage abgewiesen, die Berufung beim OLG hatte jedoch Erfolg.

Der Anspruch auf Zahlung eines Schmerzensgeldes ist dem Grund nach gerechtfertigt, weil der operative Eingriff überflüssig, medizinisch nicht indiziert und deshalb behandlungsfehlerhaft war und weil es infolge dieses Eingriffes zu einer Körperverletzung und eventuellen Gesundheitsschädigung bei der Frau gekommen ist.

Aus der ausführlichen Begründung des Urteiles ist ersichtlich, wie viele Zeugen und Sachverständige das Gericht wegen dieses doch wohl nicht sehr tragischen Falles vernommen hatte und wie ausführlich das Gericht sich sachkundig machte.

1. Der Arzt hat bei jedem Eingriff zu prüfen, ob die Behandlung dem Wohl des Patienten dient. Die Prüfung und Entschei-

dung unter diesem jedes ärztliche Handeln leitenden Gesichtspunkt bereitet erfahrungsgemäß kaum Schwierigkeiten, wenn bei lebensbedrohenden oder schweren Erkrankungen und nach körperlichen Verletzungen ärztlich gehandelt werden muß, um Leben und Gesundheit des Patienten zu erhalten. Bei nur geringer oder gar fehlender medizinischer Indikation ist dagegen die Frage, ob eine gewünschte oder angeratene Behandlung dem Patienten nütze, die Gesundheit bessere und auf der anderen Seite einen Schaden nicht auslöse, keineswegs einfach zu beantworten. Der Arzt muß in diesen Fällen sämtliche Umstände, die für die Indikationsstellung von Bedeutung sind, besonders gewissenhaft ermitteln und andere Disziplinen hinzuziehen, wenn die vom Patienten mitgeteilten Beschwerden und Mißempfindungen nach ärztlicher Erfahrung ihre Ursache in solchen Störungen haben, für die ein anderes Fachgebiet zuständig ist.

2. Der Arzt war, als die Frau ihn am 4. Dezember 1978 mit der Bitte um einen operativen Eingriff an den Schamlippen aufsuchte, zu besonders intensiver Befunderhebung und „ärztlicher Vorsicht" verpflichtet, weil die geklagten Beschwerden durch einen chirurgischen Eingriff nicht zu beheben waren. Der Wunsch nach operativer Korrektur ist von der Frau seinerzeit damit begründet worden, daß sie sich durch eine Asymmetrie der Schamlippen gestört fühle. Aus gynäkologischer Sicht ist ein derartiger Befund bedeutungslos. Geringe Abweichungen bei der Dicke der Schamlippen verursachen keine Funktionsstörungen.

3. Unter Berücksichtigung der Tatsache, daß eine körperliche Anomalie insoweit nicht existierte, war das Verlangen der Frau nach Korrektur durch operativen Eingriff absolut außergewöhnlich und für jeden aufmerksamen Arzt ein klares Anzeichen für eine psychische Fehleinstellung als eigentliche Ursache der geklagten Mißempfindungen. Das gilt auch dann, wenn die Frau in diesem Zusammenhang erklärt haben sollte, die Asymmetrie störe sie beim Geschlechtsverkehr. Da geringfügige Differenzen in der Ausgestaltung der Schamlippen Funktionsstörungen nicht auslösen, konnte es sich nur um eine „eingebildete" Störung handeln, eventuell ausgelöst durch eine sexuelle Fehlhaltung.

4. Bei derart motivierten und medizinisch nicht vertretbaren

Korrekturwünschen muß sich der Chirurg Gewißheit darüber verschaffen, daß der Eingriff keinen Schaden auslöst. Das macht die Zuziehung eines Psychologen oder Psychiaters erforderlich. Dessen Aufgabe besteht darin, Ursache und Ausmaß der psychischen oder sexuellen Fehlhaltung zu ermitteln, weil nur bei Kenntnis dieser Umstände eine Prognose über Erfolg oder Mißerfolg eines etwa in Betracht kommenden operativen Eingriffes möglich ist. Von der notwendigen Beteiligung der anderen Fachdisziplinen hat der Arzt abgesehen, und zwar infolge eines Umstandes, den er sich als Verschulden anrechnen lassen muß. In diesem Zusammenhang fällt ins Gewicht: Er selbst hatte im Gespräch mit der Frau festgestellt, daß bei dieser ein „psychisches Problem" die Ursache der Mißempfindung war, für die ein objektiver Befund und eine körperliche Grundlage nicht existierte. Diese Beurteilung deckt sich mit der Stellungnahme des medizinischen Sachverständigen. Er hat die Frau aufgrund des persönlichen Eindruckes bei der Untersuchung und der gesamten Krankengeschichte als eine narzistische Persönlichkeit mit gestörtem Sexualwert bezeichnet.

5. Der Vorwurf fehlerhaften ärztlichen Vorgehens gilt auch für die am 4. Dezember 1978 vom Arzt vorgenommene Kürzung der kleinen Schamlippen. Diese ragten bei der Frau etwas über die großen Schamlippen heraus. Diese relative Länge war indes nicht Gegenstand und erst recht nicht die Ursache der von der Frau mitgeteilten Beschwerden. Die Ausgestaltung des weiblichen Genitale ist vielfältig. Insoweit entspricht es gesicherter gynäkologischer Erfahrung, daß die relative Länge der kleinen Schamlippen kein mechanisches Hindernis für den Geschlechtsverkehr und die Entfaltung der Sexualität ist. Störend und belästigend wirkt sie sich allenfalls bei bestimmten sportlichen Aktivitäten aus (Radfahren oder Reiten). Nach dem objektiven Befund bestand somit bei der Frau keine Veranlassung, eine Kürzung der Schamlippen vorzunehmen. Hinzu kommt, daß die Frau die relative Überlänge der Schamlippen selbst nicht beanstandet und erst recht nicht erklärt hat, dieser Zustand sei die Ursache ihrer Mißempfindungen. Sofern die Frau erklärt haben sollte, auch die relative Überlänge der kleinen Schamlippen störe sie, hätte der Arzt diese Mitteilung bei zutreffender medizinischer Beurteilung als bloße sub-

jektive Beschwerde ohne objektiven Befund erkennen müssen. So gesehen, wäre auch eine derartige Bemerkung nur ein Beweisanzeichen dafür gewesen, daß die Ursache der geklagten Störungen in einer psychischen oder sexuellen Fehleinstellung lagen mit der Folge, daß Besserung und Heilung durch einen operativen Eingriff nicht zu erwarten war.

6. Da wegen Fehlens körperlicher Anomalien eine Indikation für operative Korrekturen am Genitale nicht gegeben war, die von der Frau beanstandeten Störungen vielmehr ausschließlich durch eine psychische Fehlhaltung verursacht wurden, war der Eingriff vom 4. Dezember 1978 überflüssig, wegen der Möglichkeit zusätzlicher psychischer Folgebeschwerden kontraindiziert und deshalb unabhängig von der technisch einwandfreien Ausführung der Schamlippenkürzung ein als Körperverletzung zu qualifizierender Behandlungsfehler.

Für die unmittelbaren Nachteile des operativen Eingriffes (Schmerzen und ähnliches) schuldet der Arzt auf jeden Fall Schmerzensgeld. Ob es außerdem infolge des als Behandlungsfehler qualifizierten überflüssigen operativen Eingriffes nachträglich bei der Frau zu einer Verschlimmerung der bereits vorher vorhandenen psychischen Fehleinstellung gekommen ist, berührt nur die Höhe des Schmerzensgeldanspruches. [37]

SCHLAUCH IM BAUCH VERGESSEN

Fast acht Jahre lang war das Leben für einen jetzt 53jährigen „die reine Hölle". So lange mußte der heute arbeitslose Göttinger mit einem 15 Zentimeter langen und einen Zentimeter dicken Schlauch leben, der bei einer Operation im Göttinger Universitätsklinikum in seinem Bauch vergessen worden war.

Zum Schluß seien die Schmerzen so rasend gewesen, „daß er nicht mehr allein aus dem Sessel aufstehen konnte".

Ende 1979 wurde der Patient wegen eines Magendurchbruches in der Göttinger Universitätsklinik operiert und als geheilt entlassen. Unerklärliche, starke Schmerzen im Bauch, deren Ursache trotz zahlreicher medizinischer Untersuchungen nie gefunden wurde, haben den Patienten gezwungen, seinen Beruf als Gastwirt aufzugeben. Nachdem die Schmerzen über acht Jahre lang immer unerträglicher wurden und in der Nähe

des Bauchnabels eine stark eiternde Wunde entstanden war, hat seine Frau eines Tages „etwas Hartes, Gelbes" entdeckt. Der Patient suchte einen befreundeten Göttinger Orthopäden auf. Dieser zog daran, bis der Schlauch ungefähr zwei Zentimeter aus dem Bauch herausragte, und schickte den Patienten dann sofort in die Klinik. Dort wurde ihm der Schlauch unverzüglich ohne Betäubung vollends aus dem Bauch gezogen.
Jetzt wartet der ehemalige Gastwirt auf den Ausgang der staatsanwaltlichen Ermittlungen wegen fahrlässiger Körperverletzung. Außerdem will er auf Zahlung von Schmerzensgeld in sechsstelliger Höhe klagen.[38]

Ähnliches Ungemach erlitt eine Schweizerin. 14 Jahre nach einer Hüftgelenksoperation mußte die Frau an einem Tumor in der Leistenbeuge operiert werden. Die Geschwulst hatte die Beinschlagader verdrängt. Bei der Operation fand man keinen Tumor, sondern drei Tücher, die bei der früheren Operation vergessen worden waren.[39]

RÖTELN WÄHREND DER SCHWANGERSCHAFT

Während der ersten Schwangerschaftswochen erkrankte eine Frau an Röteln. Der Frauenarzt erkannte die Erkrankung nicht, das Kind kam aufs schwerste geschädigt zur Welt.

Die Gefahr der Schädigung des Ungeborenen hatte den Wunsch der Mutter auf Unterbrechung der Schwangerschaft gerechtfertigt. Der die Mutter behandelnde Arzt hatte die Röteln schuldhaft nicht erkannt. Er haftet den Eltern auf Ersatz der Kosten des Mehraufwandes, der durch die Behinderung des Kindes entsteht.[40]

BEHINDERTES KIND DURCH „PROGRAMMIERTE GEBURT"

Die meisten Menschen kommen mit ärztlicher Unterstützung auf die Welt und verlassen sie auf dieselbe Weise.

GEORGE BERNARD SHAW

Eine Frau begab sich am 23. August 1978 in die Frauenklinik der Städtischen Kliniken Dortmund zur Entbindung. Die ärztliche Betreuung der Mutter wurde vom Assistenzarzt Dr. F. übernommen. Dieser befand sich am Ende des ersten Jahres seiner Facharztausbildung. Bei der Klinikaufnahme um 9.30 Uhr hatte die Frau keine Wehen. Um 9.50 Uhr nahm der Oberarzt Dr. H. eine Untersuchung vor, deren Ergebnis im Krankenblatt vermerkt ist (Muttermund 2cm, Kopf tief und fest im Becken, Blase steht). Gegen 10.00 Uhr wurde die Fruchtblase durch Dr. Sch. gesprengt. Zur selben Zeit wurde die Frau mit dem Wehentropf verbunden, um mit Hilfe von Oxytocin die Wehen einzuleiten; über Menge und Dauer der Infusion enthält das Krankenblatt keine Angaben. Um 12.45 Uhr gab Dr. F. Dolantin zur Schmerzlinderung. Über die weitere Entwicklung der Geburt finden sich Eintragungen im Krankenblatt um 14.30 Uhr und 16.05 Uhr. Zur Kontrolle der Wehentätigkeit und der Herzfrequenz wurde bereits um 10.00 Uhr ein Kardiotokogramm (= Gerät zur gleichzeitigen Registrierung der Herzschlagfrequenz des Kindes und der Wehen) angeschlossen. Um 17.05 Uhr bemerkte Dr. F. auf diesem Kardiotokogramm eine Abweichung der Herztöne des Kindes, die er mit „Dip 1" vermerkte. Um 17.20 Uhr notierte Dr. F.: „Kopf jetzt tief und fest im Becken." Die nächste Eintragung im Krankenblatt stammt von einer Schwester E. und lautet um 17.50 Uhr: „Muttermund vollständig." Gegen 19.00 Uhr ist von derselben Schwester vermerkt: „1 Amp. Fortral, 1 Amp. Paspertin." Eintragungen über die Entbindung enthält das Krankenblatt nicht. Es ist jedoch unstreitig, daß Dr. F. zunächst mit einer Saugglocke, dann mit einer Geburtszange nach Naegele, dann erneut mit einer Saugglocke versucht hat, die Entbindung durchzuführen. Sie gelang ihm jedoch nicht. Auf Veranlassung von Dr. F. wurde der Oberarzt Dr. G. in der Zeit nach 19.00 Uhr telefonisch aus seiner Wohnung in Dortmund herbeigerufen, dem mit Hilfe der Saugglocke um 19.55 Uhr die Entbindung gelang. Bei dem Neugeborenen wurde wegen einer schweren Asphyxie (Atemstörung durch langdauernde Geburt) sofort eine Beatmung mit 100prozentigem Sauerstoff vorgenommen. Das Kind wurde alsbald in die Kinderklinik der Städtischen Kliniken Dortmund verlegt. Es hatte ein Hämatom (Bluterguß) am Kopf und weitere am Körper. Am 27. August wurden Krämpfe beobachtet und der Verdacht auf intrakranielle (im Kopf) Blutungen geäußert. Im September zeigte das Computertomogramm einen Hydrocephalus (Wasserkopf) mit hirnatrophischem Prozeß (Hirnschwund). Das Kind ist ein Pflegefall.

Durch Sachverständigengutachten wurde festgestellt, daß die schwere Hirnschädigung des Kindes auf einen im Verlauf der eingeleiteten Geburt erfolgten Behandlungsfehler des Dr. F. zurückzuführen ist. Bei dem ungeborenen Kind ist es zu einer Sauerstoffmangelsituation gekommen, die auf dem Kardiotokogramm bereits etwa gegen 17.05 Uhr erkennbar war und ein Abschalten der Oxytocin-Infusion bei gleichzeitiger Verabreichung wehenhemmender Mittel zur Verbesserung der Situation des Kindes dringend erforderlich gemacht hätte. Der Sachverständige hat ausgeführt, daß das Kardiotokogramm bereits für diesen Zeitpunkt ein Herzfrequenzmuster vom Typ Dip 2 aufweise, das eindeutig Ausdruck einer Sauerstoffmangelsituation mit verminderten Sauerstoffdrucken im Blut und im Hirngewebe sei. In dieser Situation war es geboten, eine Schnittentbindung vorzunehmen.

Dr. F. hat somit pflichtwidrig gehandelt. Er hat es unterlassen, in der Zeit zwischen 17.00 Uhr und 18.00 Uhr, in der das Herzfrequenzmuster auf dem Kardiotokogramm eine bedrohliche Sauerstoffmangelsituation des Kindes erkennbar machte, die zur Abwendung der dadurch drohenden Schädigung des Gehirns erforderlichen ärztlichen Maßnahmen zu treffen. Er hat auch fahrlässig gehandelt und die gemäß § 276 BGB gebotene ärztliche Sorgfalt außer acht gelassen. Ihn entlastet nicht, daß er sich noch in der Facharztausbildung befand und möglicherweise noch nicht über das erforderliche fachärztliche Wissen und Können verfügte. Er hätte in jedem Fall sofort nach Auftreten der auffälligen Herzfrequenzverlangsamungen auf dem Kardiotokogramm den zuständigen Oberarzt informieren müssen. Wenn Dr. F. nicht in der Lage war, das Kardiotoko-gramm richtig zu deuten, hätte er die alleinige ärztliche Betreu-ung der Geburt nicht übernehmen dürfen. Die Aufzeichnung der Herzfrequenz des Kindes auf dem Kardiotokogramm diente gerade dem Zweck, Gefahrensituationen rechtzeitig zu erkennen und durch geeignete Maßnahmen bekämpfen zu können.

Dr. F. und die Stadt Dortmund wurden verpflichtet, als Ge-samtschuldner alle künftigen materiellen Schäden aus den ge-burtshilflichen Maßnahmen zu ersetzen.[41]

UNTERHALT BEI MISSLUNGENEM SCHWANGERSCHAFTSABBRUCH

Zahlreiche Urteile der höchstgerichtlichen Rechtsprechung sind in letzter Zeit im Zusammenhang mit fehlgeschlagenen Schwangerschaftsabbrüchen und Sterilisationen ergangen. In mehreren Verfahren wurden die behandelnden Ärzte vom BGH nach einer fehlgeschlagenen Sterilisation verurteilt, für das ungewollte Kind den Unterhalt an die Eltern zu zahlen. Dabei gilt jedes Kind als ungewollt, das die Familienplanung der betroffenen Familie zerstört. Emotional aufgeladene Dis-kussionen, ob ein Kind als Schaden zu betrachten sei, begeg-nete die Justiz mit der Formulierung, daß nicht das Kind, son-dern der an das Kind zu leistende Unterhalt seitens der Eltern den Schaden ausmache.

Ein Gynäkologe Dr. A. stellte bei einer 21jährigen ledigen Frau eine Schwangerschaft in der achten Woche fest. Er beriet sie über den von ihr gewünschten Schwangerschaftsabbruch. Nach einer Sozialberatung bei der örtlichen Beratungsstelle der Vereinigung „PRO FAMILIA" suchte die Schwangere einen anderen Frauenarzt, Dr. B. auf. Dieser versuchte bei ihr vereinbarungsgemäß einen Schwangerschaftsabbruch mittels Ausschabung, brach den Eingriff aber vorzeitig ab, weil er be-fürchtete, die Gebärmutter verletzt zu haben. Er unterrichtete die Frau von dieser Befürchtung und erklärte ihr, es könne nicht ausgeschlossen werden, daß überhaupt keine Schwanger-schaft vorgelegen habe. Näheres könne er erst nach einer histologischen (feingeweblichen) Untersuchung des Gewebes sagen. Er empfahl ihr, sich zur Nachsorge an den erstbehandelnden Frauenarzt zu wenden. Dieser untersuchte die Frau einen Tag nach der Ausschabung und konnte keine Auffälligkeiten feststellen. Inzwischen traf der Befund über die histologische Untersuchung bei Dr. B. ein, der die Ausschabung durchgeführt hatte. Für einen erfahrenen Facharzt mußte bei diesem Befund der Verdacht auf eine bestehende Schwangerschaft und das Mißlingen des Abbruches aufkommen. Inwieweit Dr. B. den Dr. A. von den Befunden unterrichtet hat, ist unter den Parteien streitig. Dr. A. jedenfalls empfahl der Frau auf Anfrage, sich bei ihm zu melden, wenn ihre Regel wieder eingetreten sei. Zwei Monate nach dem Eingriff stellte Dr. A. bei ihr fest, daß sie in der 20. Woche schwanger war. Nunmehr entschloß sich die Frau, das Kind auszutragen, und gebar einen Sohn. Die Frau verklagte Dr. B. auf Ersatz des Unterhaltes. Mit Erfolg. (42,43)

FEHLERHAFTE STERILISATION DES MANNES

Ein Ehepaar hatte drei Kinder und wollte keine weiteren haben.

In einem Gespräch über die Möglichkeiten einer Sterilisation empfahl der Arzt eine Unfruchtbarmachung des Ehemannes als sicherer sowie einfacher und gefahrloser als eine Sterilisation der Ehefrau. Der Arzt nahm im Einvernehmen beider Eheleute eine operative Unterbrechung der Samenleiter des Ehemanns vor. Trotz des Eingriffs wurde die Frau erneut schwanger. Nach einer erfolgreichen stationär durchgeführten Schwangerschaftsunterbrechung kam es drei Monate später wiederum zu einer Schwangerschaft. Deshalb wurde ein erneuter Unterbrechungseingriff im Krankenhaus durchgeführt. Weil das Vorliegen einer Bauchhöhlenschwangerschaft nicht erkannt worden war, mußte die Unterbrechung acht Wochen später in stationärer Behandlung wiederholt werden. Die Frau verlangte Schmerzensgeld. Dies wurde ihr zugesprochen. [44]

FEHLERHAFTE STERILISATION DER FRAU

Nach der Entbindung ihres sechsten Kindes beschlossen die Eheleute die Sterilisation der Frau durch Unterbindung der Eileiter. Dieser Eingriff wurde durchgeführt. Trotzdem wurde die Frau schwanger und gebar ein siebtes eheliches Kind. Der Mann hatte einen Monatsverdienst als Arbeiter von 1100 Mark, die Frau war als Hausfrau tätig. Die Eltern verlangten Zahlung von 230 Mark monatlich als Ersatz für die durch die Geburt des planwidrig geborenen Kindes entstandene Unterhaltslast. Außerdem verlangte die Frau ein Schmerzensgeld. Der Krankenhausträger mußte den geforderten Unterhalt und Schmerzensgeld zahlen.

Führt ein Fehler des Arztes bei der aus Gründen der Familienplanung gewünschten Sterilisation einer Ehefrau zur Geburt eines Kindes, dann ergeben sich daraus Ersatzansprüche des dadurch mit Unterhaltspflichten belasteten Ehemannes. Es spielt keine Rolle, ob er am Arztvertrag beteiligt war. Die Herbeiführung einer ungewollten Schwangerschaft bei einer Frau stellt eine Körperverletzung im Sinne des § 823 BGB dar. [45]

SCHWANGERSCHAFT TROTZ SPIRALE

Ein siebzehnjähriges Mädchen suchte seinen Frauenarzt zu einem Beratungsgespräch über Verhütungsmittel auf. Bei einem weiteren Gespräch, 14 Tage später, entschloß sich die Schülerin dann schließlich für die Spirale. Diese wurde am 8. März 1982 nach Hinweis auf eine Sicherheitsquote von 98 Prozent eingesetzt. Eine erste Kontrolluntersuchung erfolgte zwei Tage später, wobei das Mädchen etwas Schmerzen hatte. Dann wurden weitere vierteljährliche Überprüfungen vereinbart. Die Schülerin suchte den Frauenarzt bereits am 26. April nach zwischenzeitlich starker Blutung am 5. April auf. Dabei wies sie darauf hin, sie könne die Kontrollfäden der Spirale nicht fühlen. Der Arzt erklärte ihr, die Spirale sitze richtig, und die Unregelmäßigkeiten seien Eingewöhnungsschwierigkeiten. Die weitere Periode blieb bei der jungen Frau dann ganz aus. Unter Hinweis darauf, daß die letzte Periode Anfang April gewesen sei und sie weiterhin die Kontrollfäden der Spirale nicht spüren könne, suchte die Schülerin dann den Frauenarzt bereits am 24. Juni erneut auf. Aufgrund der Untersuchung hielt dieser in der Patientenkartei fest, Anhaltspunkte für eine Schwangerschaft bestünden nicht. Erst bei einem weiteren Besuch stellte schließlich die Vertreterin des Gynäkologen am 13. September fest, daß die Schülerin zwischen dem 20. und dem 30. April schwanger geworden sei. Bei der darauf folgenden Untersuchung durch einen anderen Gynäkologen wurde festgestellt, daß die Spirale nicht mehr vorhanden war.

Nach der Geburt (Kaiserschnitt) am 13. Januar war sie bis zum 2. Februar zur Nachbehandlung im Krankenhaus gewesen.

In ihrer Klage trug die junge Frau vor, daß sie sich in einer seelischen Krise mit Widerstandsschwäche nach der Entbindung befunden habe. Unter den Belastungen sei die langjährige Freundschaft zum Kindesvater zerbrochen. Sie sei gezwungen gewesen, ihr gesamtes Leben umzustellen. Sie habe Schulunterricht versäumt und ein schlechteres Reifezeugnis erlangt, als dies ohne Schwangerschaft möglich gewesen wäre.

Der Frauenarzt wurde zur Zahlung von 10.000 Mark verurteilt. Nicht die Geburt als solche, aber die damit für die Kindesmutter verbundenen körperlichen und seelischen Beeinträchtigungen stellten den Schaden im Sinne des Deliktsrechts des Bürgerlichen Gesetzbuchs dar. Das Recht der Kindesmutter auf ihre körperliche Unversehrtheit, das unter dem Gesichtspunkt des allgemeinen Persönlichkeitsrechts zu sehen ist, war verletzt. Bei einer durch pflichtwidriges Unterlassen des Arztes verursachten ungewollten Schwangerschaft einer zur Zeit der Geburt 18jährigen, nicht verheirateten und in der Schulausbildung stehenden jungen Frau ist angesichts der Komplikationen bei Schwangerschaft und Geburt und der mit der Geburt des Kindes verbundenen ungewollten Weichenstellungen für das weitere Leben der Mutter ein Schmerzensgeld angemessen. [46]

FAHRLÄSSIGE TÖTUNG EINES UNGEBORENEN

Ein Frauenarzt stellte eine falsche Diagnose: Diese trug dazu bei, daß das Ungeborene im Mutterleib verstarb. Das strafrechtliche Ermittlungsverfahren gegen den Gynäkologen wurde eingestellt. Staatsanwaltschaft, Generalstaatsanwaltschaft und ein Oberlandesgericht hatten die Ansicht vertreten, der Beschuldigte habe sich nicht strafbar gemacht, weil § 222 StGB nur den geborenen Menschen schütze und ein Abtreibungsvorsatz nicht festgestellt werden könne.

Die Mutter richtete hiergegen Verfassungsbeschwerde zum Bundesverfassungsgericht. Diese Beschwerde wurde mangels hinreichender Erfolgsaussicht nicht zur Entscheidung angenommen. Zur Begründung führte das Gericht an: Die den angegriffenen Entscheidungen zugrunde liegende Auffassung, der Straftatbestand des § 222 StGB setze voraus, daß das Opfer in und nach der Geburt getötet werde, entspricht dem Wortlaut der einschlägigen Strafvorschriften und dem Willen des Gesetzgebers. Die Straflosigkeit fahrlässiger vorgeburtlicher Einwirkungen mit tödlichen Folgen mag zwar insbesondere bei fahrlässiger Verletzung von Berufspflichten der Ärzte und ihres Hilfspersonals als rechtspolitisch bedenkliche Strafbarkeitslücke empfunden werden. Nach dem Grundgesetz kann eine Tat nur dann bestraft werden, wenn die Strafbarkeit vor der Tatbegehung gesetzlich bestimmt war. Eine solche Strafvorschrift, die die fahrlässige Schädigung einer Leibesfrucht mit Strafe bedroht, bestand im Tatzeitpunkt nicht, so daß bereits deshalb eine Fortführung des Ermittlungsverfahrens gegen den beschuldigten Arzt nicht in Betracht kommen konnte. [47]

TÖDLICHE BLINDDARMENTZÜNDUNG ALS GRIPPE BEHANDELT

An einem Freitag war ein Mann unklar erkrankt. Neben einer Grippe bestand unter anderem der Verdacht auf Blinddarmentzündung. Der Zustand des Kranken war nach dem Besuch beim Arzt am Freitag zeitweise etwas besser, dann wiederum schlechter gewesen, die Temperatur schwankte zwischen 37,5° und 39°. Vor allem erbrach aber der Kranke mehrmals am Tage, und auch der fieberhafte Zustand und die Bauchschmerzen blieben. Die Frau berichtete dem Arzt am Samstag und am Sonntag, daß bei ihrem Mann weiter

Fieber bestehe und er erbrechen müsse. Drei Tage später verstarb der Mann an einem durchgebrochenen Blinddarm.

Das Gericht sah das Verschulden des Arztes nicht darin, daß er die Blinddarmentzündung nicht rechtzeitig erkannt hatte, sondern darin, daß er wegen der zweifelhaften Diagnose, die neben einer Grippe auch eine Blinddarmentzündung möglich erscheinen ließ, nicht schon am Freitag die Krankenhauseinweisung veranlaßte, und vor allem darin, daß er dann den Patienten Samstag und Sonntag trotz Hinweises der Frau des Patienten ohne ärztliche Betreuung ließ.

Berücksichtigt man diese Umstände und die von Anfang an bestehende Unsicherheit der Diagnose, so ist der Schluß gerechtfertigt, daß die weitere pflichtgemäße Beobachtung des Patienten jedenfalls spätestens am Samstag auch den beklagten Arzt zur Einweisung in das Krankenhaus hätte veranlassen müssen, und zwar, um zumindest zu einer sicheren Diagnose zu kommen. [48]

SPRITZE NEBEN DIE VENE

Es ist ein ärztlicher Kunstfehler, wenn bei einer beabsichtigten intravenösen Verabreichung einer Calciumlösung diese teilweise statt in den Blutkreislauf in das Gewebe eindringt (sogenannte paravenöse Injektion).

Der beklagte Arzt hat bei einer Injektion das Calciumpräparat statt in die Vene in das Unterarmgewebe einer 15jährigen Patientin gespritzt. Die Folge hiervon waren starke Beschwerden, ein Gewebsuntergang und eine Funktionsbehinderung mit Verunstaltung des linken Unterarmes.

Das Gericht warf dem Arzt vor, daß er, nachdem er die erste Ampulle injiziert hatte, beim Aufsetzen der zweiten Injektionsspritze nicht mehr die Aspirationsprobe vornahm. Dadurch wäre ersichtlich gewesen, ob die Nadel noch in der Vene liege. Die Schülerin erhielt 150.000 Schilling Schmerzensgeld und 50.000 Schilling Verunstaltungsentschädigung. [49]

GALLENSTEINOPERATIONEN OHNE RÖNTGENDARSTELLUNG

Um Gallensteine ging es bei folgendem Fall: Einer Frau wurde während einer Gallenblasenoperation der Gallengang ohne intraoperative Röntgendiagnostik eröffnet und ohne weitere Röntgenkontrolle dicht verschlossen, statt eine Drainage anzulegen. Bei einer erneuten Operation infolge zunehmender Gelbsucht wurde der Gallengang verletzt, dann zwar eine Drainage eingesetzt, abermals jedoch eine Röntgenuntersuchung unterlassen. Bei einer dritten Operation nach akuter Verschlechterung des Zustandes wären bei der Patientin schwerste Verwachsungen festgestellt worden. Es wurde eine Neuverbindung zwischen Gallengang und Darm hergestellt.

In ihrer Klage trug die Patientin vor, daß der Kunstfehler des Chirurgen eine sich wiederholende Gallengangsentzündung bewirkt habe, die zahlreiche Spitalaufenthalte sowie ständige Beschwerden zur Folge gehabt habe.

Der Chirurg behauptete, die Operationen hätten dem Stand der medizinischen Wissenschaft in Österreich entsprochen. Die Spülung und Sondierung des Gallenganges seien allgemein übliche Maßnahmen gewesen, weil im Krankenhaus noch keine Einrichtung zur Cholangiographie (Gallengangsdarstellung) installiert gewesen sei. Sollte es bei der zweiten Operation überhaupt zu einem Gallengangsdefekt gekommen sein, könne man nicht von einem Kunstfehler sprechen. Im übrigen könnten die späteren Beschwerden der Klägerin auch auf anderen Ursachen beruhen. Wegen des Verdachtes auf Vorliegen einer Abflußstörung im Bereich des Hauptgallenganges durch einen Stein wurde der Gallengang eröffnet. Eine intraoperative Cholangiographie – ein besonderes röntgendiagnostisches Verfahren zur Erkennung krankhafter Veränderungen der Gallengänge – wurde nicht durchgeführt, weil ein solches Gerät nicht zur Verfügung stand.

In Österreich fehlte in diesem Jahre 1968 – grob geschätzt – bei einem Viertel der damals vorgenommenen Gallenoperationen die für die Cholangiographie erforderliche Ausstattung. Dies entsprach zwar keiner fortschrittlichen, aber doch auch nicht

einer unzweifelhaft veralteten oder gar völlig in der medizinischen Praxis abgekommenen Methode.
Die Verletzung des Gallenganges kann auch von einem behutsamen und erfahrenen Chirurgen nicht mit Sicherheit vermieden werden.

Nach Gallensteinoperationen treten erfahrungsgemäß bei 20 bis 30 Prozent der Patienten später Beschwerden im Bauch auf. Diese stehen allerdings nur zum geringen Teil mit den Gallenoperationen und dem Gallensystem in ursächlichem Zusammenhang.
Möglicherweise, ja sogar wahrscheinlich wäre bei optimaler Durchführung der ersten oder zumindest der zweiten Operation die dritte Operation nicht erforderlich geworden und hätte sich damit auch der weitere Krankheitsverlauf günstiger gestaltet.
Der Chirurg habe insofern rechtswidrig gehandelt, als er bei der zweiten Operation den Gallengang verletzte. Diese Schädigung habe den auch damals geltenden Regeln der Heilkunde und damit dem durch die Krankenhausaufnahme zwischen Klägerin und Krankenhaus zustande gekommenen Vertrag widersprochen, der die Besserung und nicht eine Verschlechterung des Gesundheitszustandes zum Gegenstand gehabt habe. Habe das Krankenhaus durch den Chirurgen als Erfüllungsgehilfen seine Pflicht zu kunstgerechter Versorgung und Betreuung der Klägerin verletzt, habe es gemäß § 1298 ABGB darzulegen und zu beweisen, daß dem Krankenhaus und dem Chirurgen daran kein Verschulden zur Last falle. Das gelte hier um so mehr, als die Verhältnisse im Bereich des Krankenhauses für die Klägerin kaum durchschaubar seien und sie daher in Beweisnotstand geriete, würde ihr die Beweislast zufallen. Das Maß an Sorgfalt des Chirurgen bestimme § 1299 ABGB; danach komme es auf die übliche Sorgfalt der Berufsgenossen an. Das Krankenhaus habe jedenfalls für den Mangel an erforderlichen Kenntnissen und Fähigkeiten des Chirurgen bei den an der Klägerin vorgenommenen Operationen einzustehen.
Der Sachverständige verneinte das Vorliegen eines Kunstfehlers allerdings bloß mit dem Hinweis, ein solcher Defekt könne auch von einem erfahrenen und behutsam vorgehenden Chirurgen nicht mit Sicherheit vermieden werden. Damit schneidet

der Sachverständige indessen in Wahrheit die mitunter nur schwer von der Erörterung des Vorliegens eines Kunstfehlers zu trennende Frage an, ob dem Chirurgen ein Verschulden an diesem Gallengangsdefekt anzulasten sei.

Erst wenn sich herausstellen sollte, daß dem Chirurgen Kunstfehler bei seinen beiden operativen Eingriffen an der Patientin unterlaufen seien, stellt sich die weitere Frage, ob ihm auch ein Verschulden an diesen Kunstfehlern zur Last fiele. Da nach der neuen Rechtsprechung im Falle vertraglicher Beziehung auch die Schlechterfüllung die Beweislastumkehr eingreifen läßt, träfe in diesem Belange das Krankenhaus die Behauptungs- und Beweislast. [50]

Zusammenfassend wird also in diesem OGH-Urteil dargelegt, daß unaufklärbare Zweifel über das Vorliegen eines Kunstfehlers zu Lasten des Klägers gehen. Die Frage, ob ein ärztlicher Kunstfehler anzunehmen ist, wird nicht von der Beweislastumkehr umfaßt. Der Patient muß also zunächst beweisen, daß ein Kunstfehler des Chirurgen vorgelegen hatte. Könnte der Kläger dies beweisen, dann wird ihm bei der Geltendmachung seiner Ansprüche gegen das Krankenhaus die Beweislastumkehr eingeräumt.

SPÄTSCHÄDEN DURCH INFEKTIONEN IM KRANKENHAUS

Nicht nur körperliche, auch seelische Narben hinterläßt die unnötige Hospitalinfektion bei vielen Patienten. Leichtfertiger Umgang mit den Regeln der Hygiene machte beispielsweise eine 55jährige Hamburger Zahnarzthelferin invalide.

Sehr arglos hatte sich die agile Frau im Herbst 1987 in einem Hamburger städtischen Krankenhaus, das stolz auf seinen hochmodernen Operationstrakt ist, den Fußballen operieren lassen. Nach dem harmlosen Eingriff, der normalerweise mit sieben Tagen Klinikaufenthalt abgemacht ist, erlebte die Patientin die schlimmsten sechs Wochen ihres Lebens.

Zwar hatte der diensthabende Arzt eilig und im offenen Kittel, wie die Geschädigte berichtet, den Verband zwei Tage nach dem Eingriff aufgeschnitten und die Drainage entfernt, dann aber gleich alles wieder zugeklebt.

Beschwerden über Schmerzen, die die Patientin am vierten Tag unterschwellig, am fünften Tag jedoch schon heftig verspürte, wurden bei den Visiten als normal abgetan, der alte Verband blieb weiter ungeöffnet. Auf das wiederholte Verlangen der Patientin, den Verband endlich zu wechseln, reagierten die Ärzte erst am siebten Tag.

Als der Fuß freilag, so erinnert sich die heute gehbehinderte Frau, stand der Arzt stumm da, die Schwester verschwand. Der ganze Fuß war schwarz und deformiert, aus dem weit offenstehenden, dunkelgrau verfärbten Drainageloch floß schwarzes Sekret – eine bakterielle Infektion, wie sich später herausstellte, mit *Staphylococcus aureus*.

„Wenn es Sie beruhigt, dann weinen Sie erst mal einen Augenblick", empfahl der Arzt. Für den Abend wurde die Notoperation vorbereitet, zu der diesmal ein großes Team mitsamt dem Chefarzt anrückte.

Um die Eiterherde zu entfernen, mußten die Chirurgen einen Großteil des Fußes ausschälen; wochenlang drohte der Patientin noch die Amputation. Das verbliebene Loch, in dem die blanken Sehnen freilagen, konnte nicht geschlossen werden.

Ähnlich schwere Spätfolgen hat auch eine 42jährige Patientin zu ertragen, die sich in einer Hamburger Privatklinik einer kosmetischen Bauch-Operation unterzog. Zwei Wochen lang blieb die schwere Infektion des Operationsfeldes unbehandelt. Schon bei der ersten Besichtigung der Wunde war der Bauch schwarz verfärbt gewesen, die Patientin hatte schließlich ihren eigenen Verwesungsgeruch kaum mehr ertragen können. Eine Notoperation in einer anderen Klinik rettete die Frau, der vorher nur schlaffe Bauch ist nun durch starke Hautverwerfungen verunstaltet.

Als geheilt war ein 41jähriger Verwaltungsangestellter entlassen worden, der sich in einer Universitätsklinik einer Lendenwirbelsäulen-Operation unterzogen hatte. Eine anschließende Knochenmarkentzündung durch *Staphylococcus aureus* war zunächst behandelt worden, danach aber unbeachtet geblieben. Weder wurde die Infektion bei der Nachuntersuchung in der Klinik kontrolliert noch im Bericht an den weiterbehandelnden Chirurgen erwähnt. 1987, vier Jahre nach dem Eingriff, schwoll die entzündete Stelle an. Ein Stück vom Knochen mußte entfernt werden.

An einer Vergiftung durch Streptokokken starb ein 19jähriges Mädchen aus Dortmund, nachdem es sich Krampfadern hatte entfernen lassen. Wenige Tage nach dem geringfügigen Eingriff bekam die Patientin hohes Fieber. Das Mädchen erhielt nur fiebersenkende Mittel, der Verband wurde nicht geöffnet. Die besorgte Mutter wurde aufgefordert, sie solle die geschwächte Tochter besser zum Laufen motivieren. Jeder Schritt war ein Schritt in den Tod.[51]

ZWEI FEHLDIAGNOSEN

Das Schweizer Bundesgericht erläuterte im folgenden Fall ausführlich die Regeln der Beweislast, den Umfang der Aufklärungspflicht sowie die Abgrenzung eines Kunstfehlers.

An einem Sonntag empfand ein 42jähriger heftige Leibschmerzen. Da er seinen Hausarzt nicht erreichen konnte, ließ er den diensttuenden Notfallarzt Dr. Y. kommen. Dieser stellte die Diagnose auf akute Blinddarmentzündung, bei der sofort operiert werden müsse, womit der Patient und der inzwischen verständigte Hausarzt einverstanden waren. Im Laufe des am gleichen Nachmittag vorgenommenen Eingriffs stellte Dr. Y. fest, daß keine Blinddarmentzündung vorliege, jedoch in der Gegend des Blinddarms ein Tumor vorhanden sei; er beendigte den Eingriff, ohne den Blinddarm zu entfernen. Am folgenden Tag gab er der Ehefrau des Patienten und dem Hausarzt von seinen Feststellungen Kenntnis und erklärte, bei dem Tumor handle es sich wahrscheinlich um Krebs, weshalb eine weitere Operation zur Entfernung des Tumors notwendig sei. Dies teilte er auch dem Patienten mit, jedoch ohne seinen Verdacht auf Krebs zu erwähnen. Nachdem Röntgenaufnahmen des Darms angefertigt worden waren, nahm Dr. Y. die von ihm als nötig erachtete Darmresektion vor. Die Untersuchung der entfernten Gewebeteile ergab jedoch, daß der Verdacht auf Krebs unbegründet war.

Der Patient behauptete, seit der Operation an verschiedenen Beschwerden wie übermäßiger Ermüdbarkeit, Verdauungsstörungen und anderem zu leiden, durch die er in seiner Berufstätigkeit als Fernsehmitarbeiter stark behindert sei. Er verklagte den Arzt auf Schadenersatz und Genugtuung.

Das Bundesgericht entschied: Als Beauftragter haftet der Arzt für die gleiche Sorgfalt wie der Arbeitnehmer im Arbeitsverhältnis. Er hat somit grundsätzlich für jedes Verschulden einzustehen. Die Anwendung dieses Grundsatzes mit voller Strenge wäre jedoch mit einer normalen Ausübung des ärztlichen Berufes, zum Nachteil des Kranken wie auch des Arztes, unvereinbar.

Die Rechtsprechung hat denn auch ihre Strenge gemildert, um der Unvollkommenheit der Wissenschaft und der menschlichen Fehlbarkeit Rechnung zu tragen. Der Arzt haftet nicht für einfache Fehlgriffe, die bis zu einem gewissen Grad in der Natur seines Berufes liegen, bei dem die Ansichten dermaßen vielfältig und widersprüchlich sein können. Er haftet dagegen für einen offenkundigen Irrtum, für eine offensichtlich fehlerhafte Behandlung, für einen klaren Kunstfehler oder die Unkenntnis von allgemein bekannten Grundlagen der ärztlichen Wissenschaft.

Eine unrichtige Diagnose vermag für sich allein noch keine Haftung des Arztes zu begründen. Wenn dieser seine Diagnose gewissenhaft vornimmt und, nachdem er den Kranken nach allen Regeln der Kunst, unter Aufwendung der erforderlichen Zeit und Aufmerksamkeit, untersucht hat, hernach die geeignete Behandlung anordnet und diese unter Beachtung der allgemein anerkannten Regeln der ärztlichen Wissenschaft ausführt, kann ihm keine Nachlässigkeit oder Unvorsichtigkeit vorgeworfen werden.

Auf dem Gebiet der Chirurgie ist ganz besondere Zurückhaltung geboten. Diese medizinische Disziplin setzt notwendigerweise eine gewisse Kühnheit, ein In-Kauf-Nehmen von Risiken voraus. Wollte man einen Chirurgen schon deshalb verurteilen, weil er sich zur Operation entschlossen hat, obwohl der Eingriff vielleicht nicht unerläßlich gewesen wäre oder weil ihm ein operationstechnischer Fehler unterlaufen ist, so könnte dies zur Folge haben, daß die Chirurgen sich in zweifelhaften Fällen von der Operation abhalten ließen, selbst wenn dies für den Patienten verhängnisvolle Folgen haben könnte. Dem Chirurgen muß weitgehende Ermessensfreiheit eingeräumt werden bei der Entscheidung über die Angebrachtheit einer Operation wie auch hinsichtlich der Wahl der Operationstechnik.

Im Haftpflichtprozeß gegen einen Arzt hat der Geschädigte einen Kunstfehler nachzuweisen sowie das Bestehen eines Schadens und eines Zusammenhangs zwischen dem Kunstfehler und dem Schaden darzutun.

Der Kläger trug vor: Wenn er über die gestellte Diagnose und die in Aussicht genommene Operation gehörig informiert worden wäre, hätte er letztere aufgeschoben und vorerst Spezialärzte konsultiert.

Dem hält das Gericht entgegen, daß eine Verletzung der Aufklärungspflicht hier nur dann in Betracht komme, wenn der nach der Diagnose des beklagten Arztes krebsartige Charakter des Tumors und das Ausmaß der vorgesehenen Darmresektion in Frage stünden ...

Das Bundesgericht hat sich früher zur Frage nach den Grenzen der dem Arzt obliegenden Aufklärungspflicht nie auszusprechen gehabt. Es hat sie jedoch unter einem anderen Gesichtspunkt in einer Entscheidung gestreift, wo es die Aufklärungspflicht verneint hat mit der Begründung, der Patient hätte auf die Vornahme des Eingriffs selbst dann nicht verzichtet, wenn der Arzt ihn über die normalerweise geringfügige Gefahr aufgeklärt hätte, die er dabei laufe. Die Pflicht des Arztes zur Aufklärung geht eben jedoch nicht so weit, daß sie dazu geeignet wäre, den Kranken zu beunruhigen und sich infolgedessen auf seinen physischen oder psychischen Zustand nachteilig auszuwirken oder den Erfolg der Behandlung zu beeinträchtigen.

Die Aufklärungspflicht findet ihre Grenzen in der Umschreibung des Begriffs der medizinischen Wissenschaft, die die Erhaltung und Wiederherstellung der Gesundheit zum Gegenstand hat. Der Arzt ist zu einer einfachen, verständlichen und wahrheitsgetreuen Aufklärung hinsichtlich der Diagnose und der Therapie verpflichtet. In bezug auf den zuletzt genannten Punkt muß der Kranke über die Art der vorgeschlagenen Behandlung und ihre möglichen Auswirkungen so weit orientiert werden, daß er ihr in Kenntnis der Sachlage zustimmen kann. Die dem Kranken erteilte Aufklärung darf jedoch bei ihm keinen für die Gesundheit schädlichen Angstzustand auslösen. Die Prognose einer schwerwiegenden oder gar zum Tode führenden Entwicklung – wie sie früher bei der Diagnose einer Tuberkulose zutraf oder wie sie heute noch häufig mit jener eines Krebses verbunden ist – darf dem Patienten verschwiegen, muß aber in der Regel seinen Angehörigen bekanntgegeben werden. Es ist letztlich Sache des Arztes, die Risiken einer vollständigen Aufklärung abzuwägen und diese gegebenenfalls auf das mit dem physischen und psychischen Zustand des Kranken vereinbare Maß zu beschränken.

Im vorliegenden Fall hat der Kläger, als ihm eröffnet wurde, daß ein weiterer Eingriff zwecks Entfernung des festgestellten Tumors nötig sei, weder über den Umfang dieses Tumors noch über das Ausmaß der beabsichtigten Darmresektion Erläuterungen verlangt. Andererseits hat der Beklagte seine Diagnose dem Hausarzt und der Ehefrau des Klägers bekanntgegeben, und diese, die den Kranken und dessen voraussichtliche Reaktion weit besser kannten als er, haben ihm abgeraten, seine Diagnose dem Kläger zu enthüllen. Bei dieser Sachlage war der Beklagte nicht verpflichtet, sich über die erhaltenen Ratschläge hinwegzusetzen und dem Kläger Aufschlüsse zu erteilen, die er selber nicht verlangt hatte, obwohl er über das Bestehen eines Tumors und die Notwendigkeit einer Resektion gebührend informiert worden war. [52]

Im Gegensatz zur deutschen Rechtsprechung muß also der Schweizer einen Kunstfehler beweisen. Der Arzt braucht nur so weit aufzuklären, wie er es für nötig erachtet. Stellt der Patient keine Fragen, muß er nicht aufgeklärt werden. Der Arzt kann dem Patienten die Diagnose verschweigen, sie jedoch der Ehefrau mitteilen. Die strengen Regeln der ärztlichen Schweigepflicht in Deutschland gelten diesbezüglich in der Schweiz nicht. Eine unrichtige Diagnose begründet für sich allein noch keine Haftung des Arztes oder Krankenhauses.

Die schweizerische Rechtsprechung will vermeiden, daß es – wie in den USA und in Deutschland – zu einer defensiven

Medizin kommt, also daß Chirurgen in zweifelhaften Fällen von der Operation Abstand nehmen könnten.

Eigentlich sind die Schweizer zu beneiden, daß sie in einer heilen Welt ohne viele Arzthaftungsprozesse leben. Der an den Folgen eines Kunstfehlers leidende Patient erfährt vielleicht gar nicht, daß er falsch behandelt wurde. Sicherlich ist nicht von der Hand zu weisen, daß ein deutscher Patient sich häufig schweren seelischen Belastungen unterzieht, wenn er über Jahre hinaus einen Prozeß mit ungewissem Ausgang führt. Der Schweizer weiß nichts von einem Kunstfehler und nimmt den Mißerfolg als Schicksalsschlag hin. Vielleicht lebt er damit besser als der Deutsche oder Österreicher.

FEHLDIAGNOSE KREBS

Eine günstige Fehldiagnose ist noch immer wirksamer als die beste Medizin.
MARKUS M. RONNER

Ärzte, die eine Krankheit übersehen, können wegen schuldhafter Diagnosefehler zur Verantwortung gezogen werden. Aber auch der umgekehrte Fall – also der Arzt diagnostiziert eine Krankheit, die der Patient in Wahrheit gar nicht hat – kann Schadenersatzansprüche auslösen.
Ein Arzt diagnostizierte bei einer Patientin einen großen Tumor im Unterleib und nahm sie später stationär im Krankenhaus auf. Die Operation wurde als Probelaparatomie (Bauchöffnung zur Diagnostik) beendet, da der Arzt einen nicht operierbaren Krebs des Dickdarmes diagnostizierte. Er überwies die Patientin daraufhin zur Strahlentherapie in ein anderes Krankenhaus. Dort wurde im Rahmen einer erneuten Untersuchung festgestellt, daß es sich lediglich um eine Verdickung handelte, die sich als Restzustand nach einem durchgebrochenen Blinddarm herausstellte. Diese Verdickung konnte komplikationslos operativ entfernt werden. Folgebeschwerden traten nicht auf.
Die Patientin konnte nun beweisen – obwohl er dies bestritt –, der Arzt habe ihr nach der Operation erklärt, sie sei mit Krebs

befallen, und es bestehe keine Hoffnung mehr für sie. Dies nahm das Landgericht zum Anlaß, den Doktor zum Schadenersatz zu verurteilen. Die Fehldiagnose sei im vorliegenden Fall durchaus vermeidbar gewesen. Die vor der Operation geäußerte Verdachtsdiagnose eines entzündlichen Tumors habe nämlich ohne intraoperative Entnahme zur feingeweblichen Untersuchung durch bloße Öffnung der Bauchhöhle nicht in die Diagnose eines inoperablen Krebsbefalles umgewandelt werden können.

Die unterlassene histologische Untersuchung von entnommenem Material war also der erste Fehler. Dies allein hätte jedoch nicht unbedingt zur Haftung des Arztes geführt, da auch bei sachgerechtem Vorgehen eine zweite Operation erforderlich gewesen wäre. Der Fehler war also nicht Ursache der zweiten Operation. Der Arzt hätte der Patientin aber auf keinen Fall die zu diesem Zeitpunkt völlig ungesicherte Verdachtsdiagnose – und schon gar nicht in der beschriebenen Form – offenbaren dürfen.

Das Gericht hielt es für in hohem Maße leichtfertig und grob fehlerhaft, ohne Ausschöpfung der möglichen und erforderlichen histologischen Untersuchungen die Krebs-Diagnose zu stellen. Daß eine derartige Diagnose und Zukunftsprognose der Patientin unabhängig von ihrer individuellen psychischen Konstitution einen schweren seelischen Schock versetzte, ihr den Lebensmut nahm – so das Landgericht wörtlich –, ist offenbar.

Dieser seelische Schock und Verlust des Lebensmutes sowie die sich aus der Offenbarung ergebenden Sorgen, ihren Kummer und ihre selbstverständliche Verzweiflung begründen einen Schmerzensgeldanspruch, den das Gericht zum damaligen Zeitpunkt (1976) mit 4000 DM annahm.[53]

GROB FAHRLÄSSIGE PSYCHIATRISCHE GUTACHTEN

Auch Psychiater haben Alpträume:
ihre schrecklichste Halluzination ist eine Welt ohne Irre.
ADOLF NEUWERT NOWACZYNSKI

In rund 300 Fällen entmündigten bayerische Gerichte im Jahre 1987 Menschen wegen Geisteskrankheiten oder Geistesschwäche. Für viele der Betroffenen bedeutet dies, daß sie bis zu ihrem Tod in geschlossenen Anstalten „verwahrt" werden. Sogenannte Wiederbemündigungsverfahren sind meist erfolglos. Der Fall einer mittlerweile 41 Jahre alten Frau, die jetzt vom Oberlandesgericht in Nürnberg 30.000 Mark Schmerzensgeld zugesprochen bekam, weil ihr vor 13 Jahren offenkundig zu Unrecht die Geschäftsfähigkeit abgesprochen worden war, hat, was seinen Ausgang angeht, Seltenheitswert.

Für die Entschädigung muß eine 66jährige Nervenärztin aus Ansbach aufkommen. Sie betreut seit über zwanzig Jahren die Pfleglinge in einem von der Evangelischen Kirche getragenen Heim in Bruckberg bei Ansbach. Zu den Aufgaben der frei praktizierenden Medizinerin gehörte es, in psychiatrischen Gutachten für das Vormundschaftsgericht die Zurechnungsfähigkeit der Heimpatienten zu bewerten. Den Gerichten, so bezeugte die Ärztin später in dem gegen sie angestrengten Zivilverfahren, sei daran gelegen gewesen, möglichst viele der in der geschlossenen Anstalt lebenden Menschen entmündigen zu lassen. Denn damit war die Rechtsgrundlage für die Unterbringung der Pfleglinge gegeben, selbst wenn diese einem Leben hinter verschlossenen Türen nicht zugestimmt hatten.

Der Abgeschlossenheit in Bruckberg entkam die Frau drei Jahre später, nachdem ein Krankenpfleger ihre Übersiedlung in ein offenes Heim durchgesetzt hatte. Das Amtsgericht Reutlingen hob die Entmündigung auf. Die Ärzte, die diesmal die Intelligenz der Frau getestet hatten, waren zu ganz anderen Schlüssen gelangt als ihre Ansbacher Kollegin.

Die Frau beschloß, für die ihr vorenthaltene Freiheit eine finanzielle Entschädigung einzuklagen. Doch das Landgericht Nürnberg wies die Forderung der Behinderten ab. Im Berufungsverfahren kamen den Richtern allerdings Bedenken, ob

219

ein als Gutachter bestellter Münchener Psychiatrieprofessor gegenüber seiner Ansbacher Kollegin nicht zu viel „Standessolidarität" an den Tag gelegt hatte. Ein Obergutachter aus Köln hielt der Nervenärztin hingegen so viele Fehler vor, daß das Oberlandesgericht Nürnberg zum Urteil kam, die psychiatrischen Gutachten, die zur Entmündigung der Frau geführt hatten, seien ausnahmslos grob fahrlässig erstellt worden. [54]

BABY UNTER STROM

Ein lang ersehntes Wunschkind kam nach normaler Schwangerschaft und unkompliziert verlaufender Geburt zur Welt. Wegen des Verdachts auf einen angeborenen Herzfehler wurde der Säugling jedoch in eine Kinderklinik verlegt.
Bei der routinemäßigen EKG-Überwachung vertauschte die Kinderschwester zwei ähnlich aussehende Kabel und verursachte dadurch beim Baby einen beinahe tödlichen Stromstoß. Durch intensiven Verbrennungsgeruch wurde die Krankenschwester auf ihren Irrtum aufmerksam. Das Baby erlitt einen Herzstillstand. Durch Herzdruckmassage, maschinelle Beatmung und Injektionen von Herz- und Kreislaufmedikamenten wurde der Herzstillstand überwunden. Nach dieser Schockbehandlung mußte das Baby mehrere Tage künstlich beatmet werden. Drei Wochen nach dem Vorfall mußte eine Hauttransplantation vom Oberschenkel vorgenommen werden, um die drittgradigen Verbrennungen im Brustbereich zu decken.
Elektrounfälle dieser Art sind an verschiedenen Kliniken bekannt geworden, die Dunkelziffer ist groß. Mindestens einmal wurde ein tödlicher Ausgang bekannt.
Die Wiederholung eines solchen Geschehens ist in jeder Klinik oder Praxis bei einem bestimmten System der EKG-Überwachung möglich. Der Gefahrenpunkt ist die derzeitige Technik des Akku-Betriebes vieler medizinischer Geräte wie zum Beispiel Monitore, Infusionspumpen usw. Zur Umschaltung auf bettseitigen Dauerbetrieb existiert ein Stromkabel, mit dem das Gerät und die Steckdose verbunden werden. Dieses 220 Volt führende Stromkabel ist dem Patientenkabel täuschend ähnlich, das die Überwachungsimpulse der Hautelektroden zum Gerät leitet.

220

Diese beiden Kabel wurden von der Schwester verwechselt. Während Netzstecker und Patientenelektroden bereits fixiert sind, sollen sie mit den zugehörigen Eingangsbuchsen am Gerät verbunden werden. Dabei ergriff die Schwester die falschen Enden und verband die Überwachungselektroden direkt mit der Steckdose, also unter Umgehung des EKG-Gerätes bzw. des Monitors.

Fragen der Aufsichtspflicht werden dann relevant, wenn hilfsbereites, aber nicht ausreichend geschultes Personal wie eine Schwesternschülerin oder Putzfrau eine solche Fehlschaltung verursacht. Gerätehersteller und Vertriebsfirma können problemlos nachweisen, daß kein technischer Defekt vorlag, sich auf die einschlägigen Zulassungs-, Prüf- und Bedienungsvorschriften berufen und bleiben damit juristisch unbeteiligt.[55]

Ob die Hersteller dieser Medizingeräte neuerdings über die Produzentenhaftung (Produkthaftung) in Anspruch genommen werden können, ist zur Zeit ungewiß. Dabei könnten so folgenschwere Verwechslungen schon allein dadurch vermieden werden, daß die Stecker mit verschiedenen Farben gekennzeichnet wären. Ohne Mehrkosten könnten die Stecker des Patientenkabels so angefertigt sein, daß sie überhaupt nicht in falsche Buchsen hineinpassen.

HAUSBESUCH – DER ARZT MUSS KOMMEN

Ein Mann hatte wegen einer akuten Gallenkolik starke Schmerzen. Seine Frau rief eine Ärztin an, die den nächtlichen Notdienst in einer Landarztpraxis im Kreis Marburg-Biedenkopf (Hessen) hatte. Sie schilderte der Ärztin die starken Schmerzen ihres Mannes und bat um einen Hausbesuch. Frau Doktor war ortsunkundig, lehnte einen Hausbesuch ab und empfahl, den Kranken mit einem Taxi in die Praxis zu bringen.

Der Patient wurde später ins Krankenhaus gebracht und dort operiert.

Das Marburger Schöffengericht verurteilte die Ärztin zu 4000 Mark Geldstrafe wegen fahrlässiger Körperverletzung.

Es sah es als erwiesen an, daß die Medizinerin entgegen ihrer Verpflichtung als Bereitschaftsärztin die Behandlung in der Wohnung des Patienten aus nicht gerechtfertigten Gründen abgelehnt habe. [56]

Ein Arzt hatte einen dringend notwendigen nächtlichen Besuch in einem Altenpflegeheim bei einem Patienten, der offensichtlich einen Schlaganfall erlitten hatte, trotz zweimaliger fernmündlicher Anrufe durch eine Krankenpflegehelferin nicht durchgeführt. Das Anlegen einer Infusion, die der Arzt während des zweiten Telefonats angeordnet hatte, in dem ihm von der Verschlimmerung des Zustandes des Patienten berichtet wurde, mißlang. Der Arzt wurde hiervon nicht unterrichtet und erkundigte sich auch von sich aus nicht weiter nach dem Zustand des Patienten.
Der Arzt wurde zu einer Strafe verurteilt, weil er zumindest nach dem zweiten Anruf den Patienten im Heim hätte besuchen müssen. [57]

HAUSBESUCH ABGELEHNT –
AMPUTATION DES BEINES

Ein Busfahrer suchte wegen Durchblutungsstörungen des Beines seinen Hausarzt auf. Dieser diagnostizierte bei mehreren Untersuchungen einen nicht vollständigen Gefäßverschluß, verordnete Medikamente und überwies den Patienten für einen späteren Termin in die Klinik zur Vornahme einer Gefäßdarstellung.
Als die Schmerzen stärker wurden, kam der Kranke erneut in die Praxis und erhielt Medikamente. Kurz darauf bat der Patient gegen Abend telefonisch den Arzt, ihn zu Hause zu besuchen, da er es vor Schmerzen nicht mehr aushalte. Dieser lehnte einen Hausbesuch ab, obwohl er keine anderen dringenden Fälle zu behandeln hatte, wohl auch, weil er sich auf die Möglichkeit verließ, daß der Kranke notfalls den Notarzt rufen könnte. Der Patient rief noch am gleichen Abend den Notarzt an, der einen kompletten Gefäßverschluß als korrekte Diagnose stellte. Der Notarzt veranlaßte für den nächsten Tag eine

Überweisung in das Krankenhaus. Wegen des verspäteten Termins war jedoch bereits jede Hilfe zu spät, das Bein mußte amputiert werden.

Der Hausarzt berief sich bei der Arzthaftungsklage darauf, daß seine Verantwortung durch das Dazutreten des Notarztes entfallen sei. Dieser habe die korrekte Diagnose gestellt und den Patienten auch korrekterweise zur Behandlung ins Krankenhaus eingewiesen. Wenn zwischen dieser Diagnose und dem tatsächlichen Operationstermin eine Verzögerung liege, so sei diese jedenfalls nicht ihm anzulasten. Mit dem Einschreiten des Notarztes sei ein neuer Handlungsabschnitt gesetzt worden, der die Kausalität seines ärztlichen Handelns abgebrochen habe.

Der Bundesgerichtshof ist dieser Auffassung des beklagten Hausarztes energisch entgegengetreten und hat eine Haftung aus zwei Gründen bejaht. Einmal billigt der BGH dem Notarzt zu, daß er aufgrund seiner geringeren Kenntnis der Krankengeschichte und gegebenenfalls auch nicht vorhandener fachlicher Spezialkenntnisse eher dem Risiko ausgesetzt ist, eine nicht so genaue Diagnose zu stellen. Wenn ein Behandlungsfehler des Notarztes vorliegen sollte, so wäre dies jedoch nur eine Fortwirkung des ursprünglichen Fehlers des Hausarztes, der eine weitere und genauere Behandlung zu dem entscheidenden Zeitpunkt nicht vorgenommen hat.

Andererseits begründete der Bundesgerichtshof eine Haftung des Hausarztes selbst dann, wenn der Notarzt eine einhundertprozentig korrekte Behandlung vorgenommen und damit anscheinend den Fehler seines Berufskollegen wiedergutgemacht hat. Auch hier sieht der BGH einen gewichtigen Unterschied zwischen der Behandlung durch einen Hausarzt und einen Notarzt. Er billigt dem Hausarzt zu, daß dieser eingehender und mit größerer Autorität einen Patienten auf die dringliche Lage und die dringende Notwendigkeit einer Operation hinweisen könne als ein im Regelfall fremder Notarzt. Zudem berücksichtigt der BGH, daß die ablehnende Haltung des Hausarztes für einen Hausbesuch durchzuführen den Eindruck verstärken müsse, daß die Lage so dringlich nicht sein könne.

Das telefonische „Abwimmeln" eines Patienten ist auch dann ursächlich für den späteren Schaden, wenn noch ein anderer Arzt, hier der Notarzt, die Behandlung übernimmt.

Der Hausarzt wurde zu einem Schmerzensgeld von 30.000 Mark verurteilt. [58]

HAUSBESUCH ABGELEHNT – SÄUGLING MUSS AUF DIE INTENSIVSTATION

Ein Arzt untersuchte ein dreijähriges Kind und stellte eine leichte Erkältung mit geringfügig erhöhter Temperatur fest, wogegen er Zäpfchen und Hustensaft verschrieb. Am Vormittag des nächsten Tages bat der Vater den Arzt telefonisch um seinen Rat, weil sich die Hustenanfälle häuften und das Kind nicht essen wollte und im übrigen schlapp sei. Der Arzt empfahl, das Kind zum Essen anzuhalten. Am späten Abend des gleichen Tages teilte der Vater dem Arzt fernmündlich mit, daß sein Sohn nach Atem ringe und über Bauchschmerzen klage. Der Arzt erwiderte, er sei nun mit seinem Latein am Ende und werde das Kind am nächsten Morgen zu einem Kinderarzt überweisen. Den erbetenen Hausbesuch machte er nicht. Die Eltern verbrachten ihr Kind daraufhin noch in derselben Nacht in eine Klinik, wo es nach kurzer Untersuchung sofort auf die Intensivstation gelegt wurde. Es stellte sich heraus, daß es an einer Lungenentzündung mit Rippenfellentzündung erkrankt war. Nach sechs Wochen wurde es gesund entlassen. Der Arzt wurde wegen Unterlassung des dringend notwendigen Hausbesuches verurteilt. Zur Begründung der Entscheidung wurde ausgeführt: Da der Vater des Kindes den Arzt in dem letzten Telefongespräch von dem besorgniserregend gewordenen Zustandsbild seines Kindes unmißverständlich unterrichtet habe, sei das Inaussichtstellen der Überweisung am nächsten Vormittag fehlerhaft gewesen.
Der Arzt hätte aufgrund der ihm bekanntgegebenen eindeutigen Verschlimmerung die Pflicht gehabt, sich sofort Gewißheit über die Art der Verschlimmerung und das Maß der notwendigen Hilfe zu verschaffen. Diese Gewißheit hätte er aber nur durch eine im Rahmen des Hausbesuches durchgeführte körperliche Untersuchung erlangen können. [59]

HAUSBESUCH ABGELEHNT – HERZKRANKE STIRBT AN HERZINFARKT

Stirbt der Patient, kann er keinen Infarkt mehr kriegen.
PROF. LÖSSE, DÜSSELDORF

Eine Frau war seit Jahren schwer herzkrank. Im Jahre 1979 erlitt sie einen Herzinfarkt. Seitdem bestand eine Herzschwäche mit Herzrhythmusstörungen. Im Oktober 1980 verstärkten sich die Beschwerden. Am Abend des 8.November 1980, einem Samstag, verschlechterte sich ihr Befinden. Sie klagte über Herzschmerzen, Schmerzen im linken Arm sowie allgemeines Unwohlsein. Ihre Tochter rief gegen 0.30 Uhr den Arzt an, der während jenes Wochenendes Bereitschaftsdienst hatte. Sie unterrichtete ihn über den Zustand ihrer Mutter und bat um einen sofortigen Hausbesuch. Nachdem er von ihr erfahren hatte, daß die Patientin seit längerem herzkrank war und aus diesem Grund Medikamente nahm, erklärte er ihr, es sei besser, wenn sie keine neuen Arzneimittel nehme. Als die Tochter ihre Bitte um einen Hausbesuch wiederholte, erwiderte der Arzt, sie solle ihre Mutter in seine Praxis fahren. Auf die Äußerung der Tochter, daß dies nicht möglich sei, entgegnete er, dann solle sie die Patientin – nötigenfalls mit einem Taxi – ins Krankenhaus bringen. Nach diesem Telefongespräch war die Tochter ratlos. Die sich im Wohnzimmer aufhaltende Mutter geriet wegen der Ablehnung des Hausbesuches in große Unruhe. Sie wurde ins Schlafzimmer gebracht, erlitt dabei einen Schwächeanfall. Als sie schließlich im Bett lag, kam es zu einem weiteren Herzinfarkt. Der Schwiegersohn bestellte den Krankenwagen. Kurz darauf traf der Notarzt ein und veranlaßte die sofortige Überführung der Frau ins Krankenhaus. Dort verbesserte sich zwar anfangs ihr Befinden. Am Nachmittag des Sonntags kam es jedoch zu einem Bewußtlosigkeitsanfall mit Atemstillstand. Die Patientin verstarb.

Der Arzt wurde wegen unterlassener Hilfeleistung (StGB § 330 c) verurteilt. Aufgrund der telefonischen Unterrichtung durch die Tochter war er sich darüber im klaren, daß der Zustand der Mutter dringend deren umgehenden Transport – unter Begleitung eines Notarztes – in einem Rettungswagen zum Krankenhaus gebot. Er hätte die Tochter eindringlich informieren und sich vergewissern müssen, daß diese unverzüglich die notwendigen Maßnahmen treffen werde. Nur wenn er sicher gewesen wäre, daß die sofortige Benachrichtigung des Notarztes gewährleistet sei, durfte er davon absehen, selbst weiter tätig zu werden. Diesen Verpflichtungen hat er jedoch nicht genügt. Bei seinen „Ratschlägen" handelte es sich um Scheinmaßnahmen eines in Wirklichkeit zur Hilfeleistung nicht Bereiten. Dieses – tatsächlich ablehnende – Verhalten des Arztes hat der BGH als unterlassene Hilfeleistung gewertet. Unerheblich für die Schuldfrage ist es, daß die durch sein Verhalten hervorgerufene Verzögerung der Verständigung des Notarztes nicht mehr als 15 Minuten betragen hat. Es steht der Verurteilung nicht entgegen, daß der spätere Tod der Patientin auch dann nicht hätte vermieden werden können, wenn der Angeklagte seine Verpflichtungen erfüllt hätte. Denn auf die Erfolgsaussichten der Hilfeleistung kommt es grundsätzlich nicht an.[60]

HAUSBESUCH ABGELEHNT – STUDENT STIRBT AN LUNGENENTZÜNDUNG

Ein Student hatte sich seit 1969 einige Male bei einem praktischen Arzt wegen verschiedener Beschwerden behandeln lassen. Am 13./14. Dezember 1975 erkrankte er. Seine Ehefrau rief daraufhin am Montag, dem 15.12.1975, morgens den Arzt in seiner Praxis an. Sie teilte ihm mit, ihr Mann fühle sich schlecht und elend, habe wohl Fieber, Schweißausbrüche, Schüttelfrost, Durchfall und Erbrechen. Sie bat um einen Hausbesuch. Der Arzt erwiderte, er könne keinesfalls vor 14.00 Uhr kommen, weil sein Sprechzimmer voll sei.
Die Frau ging dann auf sein Angebot ein, ein Rezept abzuholen. Der Arzt, der eine Virusinfektion vermutete (es herrschte gerade eine Grippewelle), verordnete Antibiotika und andere Medikamente, die die Frau gleich aus der Praxis mitbekam. Mittags rief ihr Mann verabredungsgemäß selbst den Arzt an und teilte mit, es gehe ihm auch nach Einnahme der Medikamente unverändert schlecht. Der Arzt erklärte ihm, so schnell könnten die Medikamente nicht wirken; wenn sein Zustand sich nicht bessere, solle er am Mittag des nächsten Tages wie-

der anrufen. Das taten indessen weder er noch die Frau, die ihren Mann am Nachmittag des 16. Dezember 1975 tot zu Hause auffand, als sie von der Arbeit heimkehrte. Eine Obduktion ergab als Todesursache eine Lungenentzündung und eine eitrige Rippenfellentzündung. Außerdem wurde ein schwerer Leber-, Herzmuskel- und Nierenschaden festgestellt.

Die Witwe und ihr minderjähriges Kind forderten in ihrer Klage vom Arzt Ersatz der Beerdigungskosten sowie Schadenersatz für den Verlust des Ernährers.

Der Entscheidung des BGH zu diesem Fall kommt grundsätzliche Bedeutung zu, weil sie die Verpflichtung eines behandelnden Arztes zum Krankenbesuch näher umreißt. Aus den Entscheidungsgründen sind folgende Grundsätze von Bedeutung:

Die Übernahme des Falles verpflichtete den Arzt, spätestens nach Beendigung seiner Sprechstunde am 15.12.1975 bei dem Ehemann der Witwe einen Krankenbesuch zu machen.

Ein Hausbesuch ist jedenfalls dann erforderlich, wenn es sich offensichtlich um eine schwere Erkrankung handelt. [61]

Ein Arzt, der die Behandlung eines Patienten übernommen hat, muß einen Hausbesuch ausführen. Die Behandlung ist spätestens dann übernommen, wenn der Arzt den Patienten mit Medikamenten versorgt und ihn auffordert, wieder anzurufen, wenn sich sein Befinden verschlechtert.

Eine Behandlungsablehnung durch den Arzt muß eindeutig ausgesprochen werden. Sie ist nur dann zulässig, wenn dem Patienten andere Hilfe zur Verfügung steht.

Es gehört zu den Aufgaben des Arztes, sich von den Leiden des Patienten ein Bild zu machen, dabei die Angaben z.B. der Ehefrau nicht ungeprüft zu übernehmen und wichtige Befunde selbst zu erheben. Dazu ist, wenn der Patient nicht selbst in die Sprechstunde kommen kann, ein Hausbesuch jedenfalls erforderlich. Ferndiagnosen aufgrund mündlicher Berichte von Angehörigen dürfen nicht gestellt werden.

FACHARZT UND HAUSBESUCH

Seit eh und je müssen sich die Gerichte mit Inhalt und Ausmaß der ärztlichen Hilfspflicht bei Notfällen beschäftigen. Man fragt sich nun, ob es denn für die Ärzte außer den Gerichtsurteilen keine verbindliche Regelung ihrer Pflichten gäbe.

Natürlich gibt es diese. Im *Bundesmantelvertrag/Ärzte*, der zwar ausdrücklich nur für Kassenärzte gilt, dessen grundsätzlicher Inhalt jedoch auf jede ärztliche Behandlung übertragbar ist, steht geschrieben:

„Die Besuchsbehandlung ist primär Aufgabe des behandelnden Hausarztes. Ein Arzt mit einer Gebietsbezeichnung (Facharzt), der nicht die Funktion des Hausarztes übernommen hat, ist unbeschadet seiner Verpflichtung zur Hilfeleistung in Unglücks- und Notfällen zur Besuchsbehandlung verpflichtet,

● wenn ein anderer Arzt in seinem Praxisbereich ihn zur konsiliarischen Behandlung hinzuzieht und nach dem Ergebnis dieser Beratung eine Besuchsbehandlung durch einen Arzt mit einer Gebietsbezeichnung erforderlich ist,
● wenn bei seinen bei ihm in Behandlung stehenden Patienten wegen einer in sein Gebiet fallenden Erkrankung ein Besuch notwendig ist".

Pflichtlektüre (und kostenlos!) ist für jeden deutschen Arzt das „*Deutsche Ärzteblatt*". Bereits im Jahr 1975 ist in dieser Zeitschrift die Entschließung des 78. Ärztetages abgedruckt: „Die grundsätzliche Verweigerung von Hausbesuchen durch den behandelnden Arzt ist unzulässig und kann als unterlassene Hilfeleistung strafrechtlich und berufsrechtlich geahndet werden. Auch die Ärzte anderer Fachgebiete dürfen als behandelnde Ärzte Hausbesuche nicht verweigern . . .

Dies schließt nicht aus, daß der Arzt das Recht hat, im Einzelfall offensichtlich transportfähige Patienten zur besseren und schnelleren Versorgung zu sich in die Praxis zu bestellen.

Sieht sich ein Arzt außerstande, einen Hausbesuch zu machen, so ist er verpflichtet, dies dem hilfesuchenden Patienten unter gleichzeitigem Hinweis, wo und wie er die erforderliche Hilfe finden kann, mitzuteilen." [62]

Die Rechtsverbindlichkeit gerade dieser Entschließung hat nun der Bundesgerichtshof festgestellt.

228

Eine Besuchspflicht für einen in freier Praxis niedergelassenen Arzt besteht also immer dann, wenn er den Behandlungsfall übernommen hat. Der Arzt hat das Recht, den Besuch abzulehnen, wenn er die Behandlung noch nicht übernommen hat, aber nur dann, wenn dem Kranken die Inanspruchnahme anderer Hilfe zumutbar ist. Niemals darf ein am ärztlichen Notdienst teilnehmender Arzt einen Besuch ablehnen.

In einer Großstadt ist die räumliche Nähe des Arztes zur Wohnung des Patienten von Bedeutung. Es wird nicht für jeden beliebigen Arzt, den der Patient aus dem Telefonbuch heraussucht, eine Besuchspflicht abzuleiten sein. In der Regel darf ein weiter entfernt praktizierender Arzt auf den näher erreichbaren Kollegen verweisen. Dies gilt aber dann nicht, wenn letzterer für die Hilfeleistung nicht fachlich qualifiziert ist und nur der zuerst herbeigerufene Arzt die im besonderen Fall erforderliche Hilfeleistung wirksam erbringen kann.[63]
Auch ein Gebietsarzt, also beispielsweise ein Augenarzt, muß notfalls Erste Hilfe leisten und kann sich dabei nicht darauf berufen, er selbst übernehme als Spezialist keine allgemeinen Fälle, der Allgemeinarzt sei in Notfällen erfahrener. Liegt z.B. eine Splitterverletzung am Auge vor, so kann sich der angerufene Augenarzt nicht der Besuchspflicht entziehen mit der Begründung, ein Allgemeinarzt sei für Notfälle zuständig, und der Allgemeinarzt habe auch näher seine Praxis an der Wohnung des Patienten.

ARZT UND ALKOHOL

Persönliche Umstände, wie z.B. Krankheit, Übermüdung und auch Alkoholgenuß des Arztes, rechtfertigen die Ablehnung eines dringenden Hausbesuches dann nicht, wenn kein anderer Arzt erreichbar ist. Denn ein beeinträchtigter Arzt ist immer noch besser als gar keiner.[64]
Dies gilt auch dann, wenn die physische Beeinträchtigung auf Alkoholgenuß beruht. Der herbeigerufene Arzt kann sich seiner Hilfeleistungspflicht nicht dadurch entziehen, daß er sich durch das Fahren unter Alkoholeinfluß nicht der Gefahr der Strafverfolgung aussetzen will, wenn er die Möglichkeit hat,

sich mit dem Taxi oder zu Fuß zur Wohnung des Patienten zu begeben. Ist dies nicht möglich oder brauchte der Arzt mit dem Hilferuf deshalb nicht zu rechnen, weil während des Wochenendes ein organisierter Notfalldienst besteht, ist er zur Ausführung des Besuches grundsätzlich nicht verpflichtet.

UNGENAUE TELEFONISCHE ANGABEN

Der Patient soll also immer auf seinem Recht bestehen, die Durchführung eines Hausbesuches zu verlangen, und soll auf die Besuchspflicht des Arztes hinweisen. Man soll sich immer vor Augen halten, daß nicht der unkundige Patient entscheiden kann, ob eine schlimme Krankheit vorliegt oder nicht, sondern daß diese Entscheidung der Arzt treffen muß. Fühlt der Kranke sich nicht in der Lage, die Praxis aufzusuchen, so besteht die Verpflichtung des Arztes, einen Hausbesuch durchzuführen.

Im übrigen muß man nicht selbst einen Hausbesuch verlangen. Für den Arzt ergibt sich eine Sorgfaltspflichtverletzung nämlich auch dann, wenn er die Behandlung übernommen hat und sich nicht von der Richtigkeit seiner am Telefon vermuteten Diagnose überzeugt hat.

Ein Säugling hatte schon öfter Fieber gehabt, er wurde erfolgreich mit einem fiebersenkenden Zäpfchen behandelt. Die Mutter ruft während der Sprechstunde des Arztes an und fragt, ob sie dem Säugling, der schon wieder Fieber habe, noch ein Fieberzäpfchen geben soll. Der Arzt bejaht diese Frage, denn auch früher hat das Präparat gewirkt. Die Mutter gibt sich mit der Auskunft zufrieden, verabreicht ihrem Säugling ein weiteres Fieberzäpfchen. Drei Stunden später stirbt das Kind überraschend in den Armen der Mutter. Die Obduktion ergab, daß der Säugling an einer Bauchfellentzündung verstorben war.

Der Arzt kann sich nicht damit entschuldigen, daß er das Kind überhaupt nicht gesehen habe und daß die Mutter telefonisch nur danach gefragt habe, ob sie ein weiteres Fieberzäpfchen geben dürfe. Auch der bei dem Telefonat gegebene Hinweis, daß die Mutter bei einer Verschlechterung des Gesundheitszustandes des Kindes nochmals anrufen solle, entschuldigt ihn nicht. Der Arzt hat die Behandlung des Säuglings übernommen dadurch, daß er telefonisch ein Medikament verordnete. Woher sollte denn auch die Mutter wissen, daß ihr kleines Kind eine Bauchfellentzündung hatte? Diese Diagnose hätte ohne jegliche Hilfsmittel der Arzt einfach durch Betasten des Leibes stellen können, wenn er das Kind untersucht hätte.

FUSSTRITT OHNE FOLGEN

Wenn ein Patient sich bei vollem Bewußtsein weigert, medizinische Hilfe in Anspruch zu nehmen, haben Ärzte und Pflegepersonal kein Recht, eine Behandlung mit Gewalt durchzusetzen. Wenn sie Schaden erleiden, weil sich der Patient wehrt, haben sie keinen Anspruch auf Schmerzensgeld.

Das Gericht hat die Klage einer Krankenschwester abgewiesen, obwohl sie von dem Fußtritt eines Kranken im Gesicht so schwer verletzt wurde, daß sie vier Monate lang arbeitsunfähig war. Der Vorfall ereignete sich auf der Intensivstation einer Universitätsklinik. Nach einer Operation hatte der Patient gebeten, ihm Infusionsnadeln und Schläuche abzunehmen, um – wie er sagte – nach Hause zu gehen. Die Schwester holte daraufhin eine Ärztin und einige Kolleginnen zu Hilfe.

Weil der Kranke trotz guten Zuredens nicht von seinem Vorhaben abzubringen war, verordnete die Ärztin eine Beruhigungsspritze, die der Patient wiederum ablehnte. Er drohte, er werde sich mit allen Mitteln zur Wehr setzen, falls jemand versuche, ihn am Aufstehen zu hindern. Als ihm das Beruhigungsmittel mit Gewalt gespritzt wurde, kam es zu einem Gerangel, bei dem die Schwester verletzt wurde.

Mit ihrer Klage hatte die Schwester kein Glück. Sie behauptete, der Mann sei bei der Auseinandersetzung voll zurechnungsfähig gewesen, was der ehemalige Patient bestritt. Das Gericht akzeptierte zwar die Aussage der Schwester, machte ihr aber klar, daß ihre Klage in jedem Fall aussichtslos sei. Unstrittig sei, daß ein geistig abwesender Kranker für sein Tun nicht zur Verantwortung gezogen werden könne. Sei er jedoch Herr seiner Sinne und versuche, einen möglicherweise sogar lebensrettenden „Eingriff in seine körperliche Integrität" mit Gewalt zu verhindern, habe er das Recht auf seiner Seite. Nach Auffassung des Gerichts ist die Entscheidung eines „willensfähigen" Patienten nämlich auch dann zu achten, wenn sie „objektiv unvernünftig ist". Die Ärztin hätte das Beruhigungsmittel nicht spritzen dürfen, weil die Anwendung von Gewalt einen „rechtswidrigen Angriff auf die körperliche Unversehrtheit des Patienten darstellt". Sein Handeln sei – immer unter der Voraussetzung seiner vollen Entscheidungsfähigkeit – zulässige Notwehr gewesen. Scheiterten alle Überzeugungs- und Überredungsversuche, dürfe trotzdem kein Beruhigungsmittel gespritzt werden, auch wenn „Gefahr im Verzuge" sei.

Nach den Worten des Richters begeben sich Ärzte und Pflegepersonal bei der Beurteilung der Zurechnungsfähigkeit ihrer Patienten auf „rechtlich wackeligen Boden". Eine Möglichkeit, sich bei einer derartigen Entscheidung abzusichern, sei das Herbeirufen eines Kollegen als Zeugen.

In diesem Fall ging es also weniger um das Recht des „willensfähigen" Patienten auf Entscheidungsfreiheit als um Inkonsequenz beim Pflegepersonal. Denn die Krankenschwestern handelten so, als wäre der Patient nicht im Vollbesitz seiner geistigen Kräfte, und gaben ihm gegen seinen ausdrücklichen Willen eine Beruhigungsspritze. Ein nach der Operation nicht voll zurechnungsfähiger Patient kann für sein Verhalten aber nicht verantwortlich gemacht werden. Als es um den Schadenersatz ging, sagte die Klägerin dann aus, der widerspenstige Patient sei zurechnungsfähig gewesen. Diese „Diagnose nach Bedarf" konnte aber verständlicherweise das Gericht nicht überzeugen.[65]

232

VERSTÖSSE GEGEN DIE AUFKLÄRUNGSPFLICHT

Im großen und ganzen folgt der österreichische OGH neuerdings der Rechtsprechung des deutschen BGH. Auffällig ist jedoch, daß der OGH im Gegensatz zur deutschen Rechtsprechung immer wieder betont, daß dem Österreicher eine umfangreiche Aufklärung aus der Erwägung nicht gegeben werden müsse, weil zum Beispiel mögliche nachteilige psychische Einflüsse auf den Narkoseverlauf zu vermeiden seien, die sich daraus ergeben könnten, daß der Arzt einem Patienten alle Gefahren zu sehr vor Augen halte. Gerade diese Ausführung ist vom medizinischen Standpunkt unhaltbar. Sicherlich werden von einem Patienten unangenehme Komplikationen, die in einem gewissen Prozentsatz auftreten können, als bedrückend empfunden. Aber nur durch die Mitteilung dieser Komplikationen kann das Selbstbestimmungsrecht des Patienten gewahrt werden, in den geplanten Eingriff einzuwilligen. Auf den Narkoseverlauf haben derartige Mitteilungen mit Sicherheit keinen Einfluß.

Hier wird sich wohl jeder österreichische Narkosearzt dagegen verwahren, seine Narkosen seien so oberflächlich, daß ein Aufklärungsgespräch sie beeinflussen könne. Auffällig ist auch die Ausführung des OGH, daß ein Patient nur bei einem Prozent (10 pro 1000) übersteigenden Risiko über dessen Vorhandensein aufzuklären sei. Wenn sich auch der deutsche BGH nicht gerne auf Zahlen festlegt, so urteilte er doch, daß ein Risiko von 1 pro 2000 dem Patienten mitzuteilen sei. Nach der österreichischen Rechtsprechung muß also ein Risiko mindestens 20mal so hoch sein wie in der Bundesrepublik Deutschland, um dies dem Patienten mitteilen zu müssen. Wie bereits ausgeführt, legen sich Gerichte im allgemeinen nicht gern auf genaue Zahlen fest. Es muß den Österreicher jedoch nachdenklich stimmen, wenn der OGH im Jahre 1982 urteilt, daß ein Operationsrisiko (Stimmbandlähmung) bei einer Kropfoperation dem Patienten nicht mitgeteilt werden muß, obwohl sich dieses Risiko sogar in 2,5 Prozent (25 pro 1000) der Fälle verwirklicht. Überdacht werden muß dieser Standpunkt auch nicht nur deshalb, weil in Deutschland in vergleichbaren Fällen das

Operationsrisiko auch mitgeteilt werden muß, wenn es 50mal so niedrig ist (0,5 Promille entspricht 1 pro 2000). In Österreich ist also über das Risiko von 2,5 Prozent nicht aufzuklären. In Deutschland ging man bei Kropfoperationen davon aus, daß das Risiko der Stimmbandlähmung je nach Erfahrung und Können der jeweiligen Operateure und der Klinik bis zu 7 Prozent beträgt, also fast dreimal höher ist als in Österreich. Es bleibt zu hoffen, daß der österreichische OGH auch in Zukunft den Bürgern so viel Intelligenz zutraut, die Aufklärungsgespräche der Ärzte zu verstehen. Es liegt jedoch nicht an den Fähigkeiten der österreichischen Patienten, ein wissenschaftliches, vielleicht teilweise mit lateinischen Ausdrücken geführtes Gespräch nicht zu verstehen. Es liegt doch an der Unfähigkeit der Ärzte, einen Sachverhalt in normaler Sprache einem Patienten mitzuteilen. Fast jeder Bürger weiß anläßlich der traurigen Ereignisse in Rußland, wie ein Kernreaktor funktioniert, fast jeder Fluggast weiß, wie die Steuerung eines Flugzeuges funktioniert und welche Sicherheitsvorkehrungen getroffen sind. Da muß es doch auch möglich sein, daß einem österreichischen Bürger erklärt wird, im Kropfgewebe verlaufe ein Nerv, der vielleicht bei einer Operation beschädigt werden kann. Ein Urteil des Obersten Gerichtshofes (OGH) aus dem Jahre 1982 veranschaulicht den Unterschied zwischen der deutschen und der österreichischen Rechtslage. Der OGH vertrat die Auffassung, daß ein Arzt im konkreten Fall nicht verpflichtet war, auf eine Operationsgefahr (Stimmbandlähmung) aufmerksam zu machen. Allerdings begründete das Gericht dieses Ergebnis mit den besonderen Gegebenheiten des Sachverhaltes: es bestand konkrete Todesgefahr, und es handelte sich um eine besonders ängstliche Patientin. Dennoch ist der Unterschied zur deutschen Rechtslage unverkennbar, wenn man berücksichtigt, daß der deutsche BGH grundsätzlich Aufklärung auch dann verlangt, wenn die statistische Komplikationsrate 1:2000 beträgt. Nachdem diese Entscheidung aus dem Jahre 1982 bekannt geworden war, konnte man annehmen, daß der Gedanke der Aufklärung weiterhin sehr zurückhaltend gehandhabt werde. Der OGH hat jedoch im Jahre 1984 ein neues Urteil gefällt, und nunmehr sieht die Lage ganz anders aus. Diese Entscheidung zeigt einmal mehr, daß es sich in der Justiz ähnlich verhält wie auf hoher See: Auf hoher See und vor Gericht ist man allein in Gottes Hand. Dieser neuen Entscheidung lag folgender Fall zugrunde:

HIRNSCHADEN NACH HERZOPERATION

Vom Arzt darf nichts, was die Krankheit verschlimmert, ausgehen.
HIPPOKRATES

Ein 15jähriger wurde wegen eines vorhandenen Herzleidens am Herz operiert. Die Eltern hatten der Operation durch Unterschrift zugestimmt. Als Folge der Operation trat ein schwerer Hirnschaden auf. Im Urteil des Obersten Gerichtshofes wird ausgeführt: Der Arzt darf eine Operation der vorliegenden Art (unmittelbare Lebensgefahr bestand nicht) nur mit Einwilligung des Patienten vornehmen, wobei die Einwilligung nur dann wirksam abgegeben werden kann, wenn der Patient über die Bedeutung des vorgesehenen ärztlichen Eingriffes und seine möglichen Folgen hinreichend aufgeklärt wurde. Für den Fall der Verletzung der Aufklärungspflicht trifft den Arzt beziehungsweise den für das Fehlverhalten seiner Ärzte haftenden Krankenanstaltsträger die Beweislast dafür, ob der Patient auch bei ausreichender Aufklärung die Zustimmung zur Operation erteilt hätte. Der 15jährige war schon in einem urteilsfähigen Alter, er konnte daher sein höchstpersönliches Recht auf Erteilung der Einwilligung der an ihm vorgesehenen Operation unter Umständen selbst ausüben. Wegen der Schwere des Eingriffes mußten aber auch die sorgeberechtigten Eltern zustimmen.

Es stellt sich die grundlegende Frage, ob der Chirurg vor einer Herzoperation der vorliegenden Art den Patienten beziehungsweise dessen Eltern auf das Risiko eines Hirnschadens hinweisen muß oder nicht. Für den vorliegenden Fall ist festgestellt, daß ein Hirnschaden eines der beiden geradezu typischen Operationsrisiken darstellt, mag auch über den genauen Häufigkeitsgrad Streit bestehen. Eine genaue Feststellung des Häufigkeitsgrades ist aber entbehrlich. Es kommt nicht auf bestimmte Prozentsätze an. Fest steht, daß Hirnschäden in einem nicht mehr zu vernachlässigenden Häufigkeitsgrad als geradezu typische Operationsfolge auftreten. Deshalb muß der Patient vor einer Herzoperation einerseits über die Gefährlichkeit des Eingriffs an sich aufgeklärt werden, aber andererseits auch über die zwar seltene, aber nie ganz auszuschließende Gefahr einer Hirnschädigung. Nicht der Arzt, sondern der Patient hat zu entscheiden, ob er die größere Gefahr eines plötzlichen Herztodes bei Unterlassung der Operation riskiert oder ob er die selten auftretende, für ihn persönlich aber viel schwerwiegendere Hirnschädigung als Folge einer Herzoperation riskiert.

Die Haltung von Ärzten kann nicht gebilligt werden, die über den Kopf des Patienten hinweg selbstherrlich alles allein entscheiden. [1]

Man kann die Bedeutung dieser Entscheidung des OGH aus dem Jahre 1984 kaum überbewerten. Eine Haftung des Arztes ist nach diesem Urteil immer dann begründet, wenn sich ein Operationsrisiko verwirklicht und der Arzt nicht nachweisen kann, daß er ein entsprechendes Aufklärungsgespräch mit dem Patienten geführt hat und dabei das erforderliche Maß der Aufklärung vermittelt hat.

Man muß die neue Tendenz der österreichischen Rechtsprechung als sachgerecht begrüßen. Von jedem Arzt kann und muß – auch auf der „Insel der Seligen" – verlangt werden, daß er vor jedem Eingriff in die Gesundheit des Patienten das Gespräch mit diesem sucht. Ärzte, die glauben, daß ihre Zeit für derartige Mühen zu kostbar ist, haben ihre beruflichen Aufgaben nicht verstanden. Sie sollten sich nach einer anderen Beschäftigung umsehen, die möglichst wenig Umgang mit Menschen erfordert.

NASENOPERATION – VERLUST EINES AUGES

Eine Frau erlitt im Jahre 1957 bei einem Verkehrsunfall einen Nasenbeinbruch. Der Primararzt stellte bei einer Untersuchung der Frau im Jahre 1959 eine Verbiegung der Nasenscheidewand sowie eine chronische Nebenhöhlenentzündung fest. Er erklärte der Frau, daß eine Erweiterung der Nasengänge und eine Korrektur der Nasenscheidewand notwendig seien. Erst bei der Operation werde sich herausstellen, ob die bloße Korrektur der Nasenscheidewand ausreichend sei oder nicht. Der Arzt erklärte der Frau bei der Untersuchung in einer für Laien verständlichen Art die Symptome und Veränderungen ihrer Nase und sagte, wie die Operation durchgeführt werden müsse. Nachdem die Frau ihre Zustimmung erteilt hatte, wurde sie vom Primararzt operiert. Die Frau ist nach der Operation am rechten Auge erblindet. Diese Erblindung steht mit der Nasenoperation in ursächlichem Zusammenhang. Mit überwiegender Wahrscheinlichkeit muß angenommen werden, daß infolge der Nasenoperation eine Blutung in die rechte Augenhöhle eingetreten ist, die zu einer Druckschädigung des Sehnervs, der Augenmuskulatur beziehungsweise der die Muskulatur versorgenden Nervenäste geführt hat. Die Druckschädigung des Sehnervs hatte die Erblindung zur Folge. Eine Blutung in die Augenhöhle erfolgt fast immer ohne Verschulden des Operateurs. Ein fahrlässiges Vorgehen des Arztes bei und nach der Operation konnte nicht nachgewiesen werden. Trotzdem führte die Klägerin den Prozeß erfolgreich.

Das Gericht führte nämlich aus, daß ein operativer Eingriff grundsätzlich nur dann vorgenommen werden darf, wenn der Patient ausdrücklich oder stillschweigend durch schlüssiges Verhalten seine Zustimmung erteilt. Das ergibt sich für das österreichische Recht schon aus dem Strafgesetz, welches die eigenmächtige Heilbehandlung unter Strafe stellt. In Fällen, in denen eine Operation mit ernsten Gefahren für die Gesundheit des Patienten verbunden ist, ist für die Annahme der wirksamen Einwilligung des Patienten zur Vornahme der Operation grundsätzlich auch die hinreichende Belehrung des Patienten durch den Arzt über die Tragweite der Behandlungsart zu fordern. Mit der Art der durchgeführten Operation war die Gefahr einer Erblindung der Frau verbunden. Diese Folgeerscheinung tritt nur selten auf. Es muß jedoch mit Rücksicht auf die Bedeutung der Erhaltung des Augenlichtes für den Patienten verlangt werden, daß der Arzt den Patienten über die Möglichkeit dieser Schädigung auch bei fachgemäß durchgeführter Operation belehrt. Hat der Arzt diese Belehrung unterlassen, dann hat er seine Aufklärungspflicht gegenüber dem Patienten verletzt und er ist auch für die schädlichen Folgen eines kunstgerechten Eingriffes verantwortlich.

Die Klägerin hat ausdrücklich vorgebracht, der Arzt hätte sie darauf aufmerksam machen müssen, daß die Möglichkeit einer schweren Körperbeschädigung oder einer Verunstaltung durch die Operation bestehe. Er habe aber die Operation der Klägerin gegenüber bagatellisiert. (2)

ABSZESS NACH KRAMPFADEROPERATION

Ein Arzt hatte einer Frau eine Krampfader unterhalb der linken Kniekehle operiert. Die Frau hat sich aus kosmetischen Gründen zu der Operation entschlossen, weil ihr der Arzt versichert hatte, der Eingriff sei völlig harmlos und die Frau werde keinen Arbeitstag verlieren, vielmehr ihren Beruf ohne Unterbrechung ausüben können. Die Operation ist erfolglos geblieben, hat aber zur Bildung eines schmerzhaften Abszesses und längerer Krankheit der Klägerin geführt. Ein ärztlicher Kunstfehler wurde nicht erwiesen.

Die Frau erhielt Schadenersatz und Schmerzensgeld, das Gericht führte aus, daß auch der ärztliche Eingriff eine Körperverletzung im Sinne des § 1325 ABGB darstellt, wenn er den Zustand des Kranken verschlechtert. Der Arzt muß in einem solchen Falle auch die Folgen eines kunstgerechten Eingriffes vertreten, wenn er die Zustimmung des Kranken nicht eingeholt hat, es wäre denn, daß dies wegen der Dringlichkeit des Eingriffes nicht möglich war. Im vorliegenden Fall wurde nicht erwiesen, daß die Operation dringlich gewesen ist. Die Frau hat sich aus vorwiegend kosmetischen Gründen dazu entschlossen, und nur im Hinblick auf die Zusage des Arztes. Diese stand aber im Widerspruch zu der Erfahrung der medizinischen Wissenschaft, daß auch bei Krampfaderoperationen Komplikationen nicht auszuschließen sind. Da die Zustimmung der Klägerin demnach auf eine fehlerhafte Weise zustande gekommen ist, haftet der Arzt. (3)

NARKOSEARZT AN ZWEI OPERATIONSTISCHEN

Fast zur gleichen Zeit, ein halbes Jahr früher, als in Deutschland das bei den Ärzten und Juristen berühmte Urteil bezüglich der Haftung bei einer Parallelnarkose erging, wurde vom österreichischen OGH über einen ähnlichen Fall mit gleichen tragischen Folgen entschieden. Sowohl in Deutschland als auch in Österreich ging es in dem letztinstanzlichen Urteil um die Haftung eines Arztes, der Parallelnarkosen ausführt, und um die Haftung des Krankenhauses.

In beiden Fällen war die Urteilsbegründung sehr ausführlich, die ungekürzten Urteilsbegründungen würden den nichtjuristischen Leser dieses Buches langweilen. Trotzdem wird auch wegen der allgemeinen Bedeutung für andere Arzthaftungsprozesse dieser Fall etwas umfangreicher geschildert.

Ein Patient wurde zur operativen Entfernung zahlreicher Fettgeschwülste aus seiner Brust-, Bauch- und Rückenhaut in ein Krankenhaus aufgenommen. Vor der Operation unterfertigte er eine Erklärung, mit allen notwendigen Eingriffen, den erforderlichen Untersuchungen (Blutentnahmen, Endoskopien, Isotopenuntersuchungen und anderem), ferner mit den notwendigen Maßnahmen zur Schmerzausschaltung und allen vorgeschlagenen und ärztlicherseits für notwendig erachteten Behandlungsverfahren einverstanden und über alle damit verbundenen Gefahren aufgeklärt worden zu sein. Am Vortag der Operation unterrichtete der Narkosearzt den Patienten darüber, daß die an ihm vorgesehenen Eingriffe in Vollnarkose durchgeführt würden. Er klärte ihn aber nicht darüber auf, daß mit einer Allgemeinnarkose unter bestimmten Umständen ein Risiko verbunden ist. Er unterließ eine derartige Aufklärung aus der Erwägung, mögliche nachteilige psychische Einflüsse auf den Narkoseverlauf zu vermeiden, die sich daraus ergeben könnten, daß der Arzt seinem Patienten allfällige Gefahren zu sehr vor Augen halte.

Solange der Patient in Rückenlage frei und ungehindert atmen kann, ist auch das Narkoserisiko gering. Bei jeder Bauchlage ist jedoch wegen Atmungseinschränkung ein zusätzliches Narkoserisiko vorhanden. Das Narkoserisiko war bei den durchzuführenden Eingriffen mit höchstens einem Prozent anzunehmen. Üblicherweise ist ein Patient nur bei ein Prozent übersteigendem Risiko über dessen Vorhandensein aufzuklären. Das sich aus einer Bauchlage des Patienten ergebende Risiko ist bekannt, ihm ist grundsätzlich ärztlicherseits entgegenzuwirken.

Der Operationssaal, in dem die Allgemeinnarkose durchgeführt wurde, ist mit zwei Operationstischen ausgestattet, die voneinander drei bis vier Meter entfernt stehen. Es ist ein normaler Narkoseapparat mit künstlicher Beatmung vorhanden, nicht aber ein Kontrollsichtgerät. Am Operationstag stand nur der Narkosearzt der chirurgischen Abteilung zur Verfügung. Er hatte keine Hilfskraft.

Der Patient wurde während der Narkose in die Bauchlage gedreht. Gegen Ende der Operation bemerkte der Narkosearzt ein Aussetzen der Atmung. Der Anästhesist stand zur Zeit dieser Beobachtung zwischen den beiden Operationstischen etwa einen bis zwei Meter vom Operationstisch entfernt. Er mußte am zweiten Operationstisch die Narkose bei einem Mädchen durchführen, das an einem Leistenbruch operiert wurde. Der zirka 20 Minuten dauernde Eingriff an dem Mädchen und die mehr als 1½ Stunden dauernde Operation am anderen Patienten fielen zeitlich zusammen.

Mangels eines vorhandenen Monitors zur ständigen Überwachung waren die Patienten durch Beobachtung ihrer Hautfarbe, durch Beobachtung des Atembeutels am Gerät, durch Tasten des Pulses und Blutdruckmessung zu kontrollieren. Die sofortige Erkennung eines schleichend eintretenden Sauerstoffmangels und eines Herzversagens setzt eine ununterbrochene Kontrolle der Atembeutelbewegung voraus. Nach dem Stand der Wissenschaft ist es außer in Notfällen nicht vertretbar, zwei Personen gleichzeitig unter Einsatz nur eines Narkosearztes zur Operation in Vollnarkose zu setzen.

Als der Anästhesist den Atemstillstand bemerkt hatte, setzte er sofort sämtliche Narkosemittel ab und führte nur noch reinen Sauerstoff zur Beatmung zu. Er stellte durch Tasten das Fehlen des Pulsschlages fest. Als er keine Änderung im Aussehen des Patienten beobachtete, wurden Wiederbelebungsversuche unter Beteiligung des Operateurs und auch des im Operationssaal anwesenden Operateurs des Mädchens durchgeführt.

Der Narkosezwischenfall bewirkte bei dem Patienten schwere hirnorganische Schädigungen. Sein Geisteszustand entspricht nun dem eines vier- bis fünfjährigen Kindes. Er erkennt manchmal trotz seiner hochgradigen Hirnleistungsschwäche und des sich daraus ergebenden, als hochgradig zu bezeich-

nenden Schwachsinnzustandes seine Lage. Das verschlimmert
seinen psychischen Leidenszustand.

Der Kläger behauptete, daß er infolge dieses Narkosezwischenfalls schwerste unbehebbare geistige und körperliche
Schäden erlitten habe, die einen zeitweilig erlebten hochgradigen Verlust der Persönlichkeit bewirken. Er machte geltend,
vor seiner Operation über die Risiken einer Allgemeinnarkose
nicht aufgeklärt worden zu sein. Wäre diese Aufklärung erfolgt, hätte er der vermeidbaren Allgemeinnarkose nicht zugestimmt. Davon abgesehen seien seine Schädigungen so lange
als Folge schuldhafter Verletzung pflichtgemäßer Sorgfalt
durch den Narkosearzt und die weiteren Erfüllungsgehilfen
des Krankenhauses anzusehen, als die Beklagten nicht bewiesen, daß nicht ein Fehlverhalten des Anästhesisten oder anderer Erfüllungsgehilfen des Krankenhauses für die Schädigung
der Person des Klägers ursächlich gewesen sei, sondern etwa
ein schicksalshafter Zufall. Gegen diese letztgenannte Annahme spräche aber nicht nur der ausgezeichnete Gesundheitszustand des Klägers bis zur Operation, sondern auch die
gleichzeitige Vornahme von Operationen an zwei verschiedenen Patienten unter Beiziehung nur eines Narkosearztes. Darin
läge die Erklärung dafür, daß es überhaupt zum Herzstillstand
gekommen, vor allem aber, daß dieser nicht unverzüglich erkannt worden sei.

Der Kläger begehrte ein Schmerzensgeld von einer Million
Schilling und die Feststellung, daß ihm der Narkosearzt und
das Krankenhaus für alle in Hinkunft aus dem Narkosezwischenfall enstandenen Schäden und Nachteile zur ungeteilten
Hand hafteten. Die Klage führte zum Erfolg.[4]

UNNÖTIGE NIERENSTEINOPERATION

Weiß man denn, was einen gesund gemacht hat? Die Heilkunst, das
Schicksal, der Zufall oder Omas Gebet?

Michel de Montaigne

Ein Patient wurde am 1. Dezember, erstmals nach zwanzig
Jahren wieder, von einer Nierenkolik befallen. Der ihn schon
vorher behandelnde Urologe diagnostizierte zwei kleine Harn-
leitersteine. Die Lage der Steine ließ eine Entfernung durch
einen Eingriff mit der Schlinge nicht zu. Deshalb verordnete
der Arzt Infusionen, Trinkkuren und Medikamente. Vom 18.
bis 22. Januar wurde der Patient auch stationär behandelt. Es
sollte der Abgang der Steine ohne Eingriff bewirkt werden.
Eine Röntgenaufnahme am 23. Januar ergab indessen, daß
sich die Lage des Steines nicht verändert hatte. Der Patient war
nach Abklingen der Kolik beschwerdefrei. Der Arzt kündigte
ihm an, er werde die Steine mit der Schlinge entfernen, sobald
dies deren Lage gestatte.

Am 16. Februar suchte der Patient erneut – wegen einer heftigen Nierenkolik – den Arzt auf. Anhand neuer Röntgenbilder
wurde festgestellt, daß sich die Lage des Steines gegenüber der
letzten Röntgenaufnahme derart verändert hatte, daß der Stein
nunmehr schlingengerecht lag. Dies teilte der Urologe dem Patienten auch „freudig" mit, gab ihm zu verstehen, er halte nun
den Zeitpunkt für eine Entfernung des Steinchens mit der
Schlinge für gekommen und schlug ihm deshalb auch einen
solchen Eingriff vor. Der Arzt erklärte, der geplante Eingriff
könne drei verschiedene Ergebnisse zeitigen: könne die
Schlinge am Stein nicht vorbeigleiten, müsse das Vorhaben abgebrochen werden. Bleibe das Steinchen andernfalls in der
Schlinge hängen und könne es so auch durch die Harnblase
gezogen werden, sei der Eingriff gelungen. Schließlich bestehe
die Möglichkeit, daß die Schlinge den Stein bloß lockere, so
daß dieser dann leichter spontan abgehen könne. Der Urologe
sprach bloß von der „Schlinge" und beschrieb diese dem Patienten als kleines Körbchen mit Metallspangen.

Beim Eingriff mit der Schlinge konnte der Urologe das Steinchen bis vor die Einmündung des Harnleiters in die Blase ziehen, doch verfing sich knapp vorher Harnleiterschleimhaut in

244

der Schlinge, so daß diese nicht mehr weiter gezogen werden konnte. Deshalb entschloß sich der Arzt zu einem chirurgischen Eingriff, um die Schlinge samt dem Stein zu lösen. Dabei mußte der in der Schlinge hängengebliebene Teil der Schleimhaut entfernt sowie der Harnleiter um 2 cm gekürzt und neu in die Harnblase eingepflanzt werden. Die Operation verlief komplikationslos, so daß der Patient nach zehn Tagen entlassen werden konnte.

Der Patient verklagte den Arzt auf Schmerzensgeld und Ersatz des Verdienstentganges sowie die Feststellung, daß ihm dieser für alle künftigen Nachteile aus der Operation hafte. Der Arzt habe ihn nicht kunstgerecht behandelt und auch nicht über alle Risiken und Möglichkeiten einer zielführenden Behandlung aufgeklärt. Der Patient sei vor dem Eingriff nicht über die Möglichkeit und Zweckmäßigkeit einer Fortführung der konservativen Behandlungsmethode zur Entfernung des Steines aufgeklärt worden. Es sei ihm auch nicht die Möglichkeit einer Durchstoßung des Harnleiters durch die Sonde, noch, daß das Steinchen dabei weiter zurückgestoßen werden oder eine Infektion eintreten könne, erwähnt worden. Der Patient habe nicht erfahren, daß die bei der Operation verwendete „Dormiaschlinge" in Österreich und in der Bundesrepublik keine Verwendung mehr finde.

In der Medizin ist die instrumentelle Steinentfernung seit jeher umstritten, weil kleine Steine zum spontanen Abgang neigen und die Einführung der Sonde die Gefahr schwerer Komplikationen in sich birgt. Diese Kritik gilt namentlich der vom Urologen verwendeten Dormiaschlinge. Der Eingriff mit der „Zeißschlinge" hingegen ist zwar langwieriger, aber mit geringeren Komplikationen behaftet.

Das Gericht führte aus: Zum Schlingeneingriff habe der Arzt der ausdrücklichen oder stillschweigenden Einwilligung des Patienten bedurft, um so mehr, als damit ernsthafte Gefahren verbunden gewesen seien. Die wirksame Einwilligung des Patienten setzt eine ausreichende Belehrung über die Tragweite des beabsichtigten Eingriffes voraus. Diese Aufklärung gehört zur Heilbehandlung oder deren Vorbereitung. Da sich der Patient keineswegs in einem lebensbedrohlichen Zustand befunden hatte, hätte ihn der Urologe über die möglichen Komplikationen des beabsichtigten Eingriffes aufklären müssen. Daß sich Schleimhaut in der Schlinge verfangen habe, sei indessen eine Folge gewesen, mit der der Urologe nicht habe rechnen müssen. Auf sie hätte er deshalb auch nicht hinweisen müssen. Der Arzt hat es jedoch unterlassen, den Patienten über andere, durchaus erfolgversprechende Behandlungsmethoden zu informieren, was schon angesichts der mit dem Dormiaschlingeneingriff verbundenen Gefahren geboten gewesen wäre. Der Schlingeneingriff war nicht absolut indiziert, der Arzt haftet aber auch für die Folgen eines kunstgerechten Eingriffs. In diesem Fall kann der Umstand, daß der Schaden mehr oder weniger wahrscheinlich auch ohne die schädigende Handlung eingetreten wäre, ja selbst der Umstand, daß der Arzt durch sein Verhalten den Patienten vielleicht vor einem damit nicht zusammenhängenden Schaden (weitere Schmerzen und dadurch bedingte Erwerbsunfähigkeit infolge gehäufter Koliken) bewahrte, die Schadenersatzpflicht nicht aufheben.[5]

ERHÖHTE INFEKTIONSGEFAHR BEI BAUARBEITEN IM KRANKENHAUS

Auf die Möglichkeit, daß jede Wunde nach der Operation sich infizieren kann, muß nicht unbedingt vom Arzt hingewiesen werden, das gehört zum Allgemeinwissen. Er muß jedoch darauf hinweisen, wenn in der Klinik Bauarbeiten vorgenommen werden und damit eine erhöhte Infektionsgefahr besteht. Werden dadurch erhöhte Infektionsrisiken gesetzt, ist die Einwilligung des Patienten zur Operation deshalb ungültig, weil er vorher darüber nicht aufgeklärt und ihm die Möglichkeit genommen wurde, auch angesichts einer dringend notwendigen Operation ein anderes Krankenhaus aufzusuchen.[6]

OBERSCHENKELVERKÜRZUNG NACH KNOCHENMARKEITERUNG

Eine 42jährige Frau litt seit ihrem 13. Lebensjahr an einer Knochenmarkvereiterung des rechten Oberschenkels. Der rechte Oberschenkel war kürzer als der linke. Um diese Differenz auszugleichen, wollte ein Chirurg, Chefarzt einer Orthopädischen Fachklinik, auch den linken Oberschenkel entsprechend verkürzen.

Er klärte die Patientin „im großen und ganzen" über den Eingriff und die damit verbundenen Gefahren auf, erläuterte auch die Röntgenbilder und sagte, daß die Operation möglicherweise „schiefgehen" könne.

Die Operation mißlang, und der Zustand der Patientin war nach der Operation wesentlich schlechter als vorher.

Entscheidend für die Verurteilung des Arztes war, daß die Patientin jahrzehntelang mit ihrer Behinderung gelebt und sich auf diese eingerichtet hatte. Der Arzt hatte nicht darauf hingewiesen, daß es der Patientin nach einer „schiefgegangenen" Operation wesentlich schlechter gehen würde als vor der Operation. Er hätte in diesem Fall ganz besonders sorgfältig die drohenden Gefahren schildern müssen, gerade auch deshalb, weil der Patient selbst Bedenken gegen den Eingriff geäußert hatte. 30.000 Mark Schmerzensgeld und eine monatliche Rente von 250 Mark hielt das Gericht für angemessen. [7]

ZAHNEXTRAKTION

Ein Zahnarzt wurde zur Zahlung von Schmerzensgeld verurteilt, weil er seinen Patienten nicht darüber aufgeklärt hatte, daß anstelle der Extraktion eines Schneidezahnes auch eine Wurzelresektion in Frage gekommen wäre. Der Zahnarzt war also verpflichtet, über eine andere Behandlungsmethode aufzuklären. [8]

Eine Frau hatte seit Jahren ständig unter starken Kopfschmerzen zu leiden, die Ursache der Kopfschmerzen wurde nicht ergründet. Die Frau glaubte, daß ein Zusammenhang zwischen den Kopfschmerzen und den mit einer Füllung versehenen

Zähnen bestehe, und äußerte die Absicht, sich alle plombierten Zähne ziehen zu lassen.

Ihr Hausarzt und ihr Zahnarzt haben ihr davon abgeraten und erläutert, daß die Kopfschmerzen nicht durch die plombierten Zähne verursacht sein können. Die Frau beharrte jedoch darauf, daß diese gezogen werden müßten. Widerwillig kam der Zahnarzt diesem Wunsche nach, nachdem sie erklärt hatte, sie müsse es schließlich selbst wissen, ob sie die Zähne heraus haben wolle oder nicht.

Trotzdem wurde der Zahnarzt später verurteilt, weil die Einwilligung zu dem Eingriff unwirksam war. Das Gericht führte aus, daß der Frau die Urteilskraft fehle, die zur Beurteilung einer Zahnextraktion notwendig sei. Ihre selbst gestellte Diagnose sei auf ihren laienhaften Unverstand zurückzuführen gewesen. Ihre mangelnde Belehrbarkeit beruhe auf Unkenntnis und einer seelischen Verfassung, die ein verstandesmäßiges Abwägen der vom Zahnarzt vorgebrachten Argumente verhinderte. Weiter führte das Gericht aus, daß die Einwilligung nur für einen Heileingriff erteilt sei. Da dem Zahnarzt aber klar war, daß durch das Ziehen der Zähne keine Heilung der Kopfschmerzen erfolgen würde, war die Einwilligung unwirksam. Es wäre die Pflicht des Zahnarztes gewesen, die Patientin von der Unrichtigkeit ihrer eigenen Vorstellung zu überzeugen.[9]

ERFORDERLICHER OPERATIONSABBRUCH

Ein Mann wurde wegen Schwerhörigkeit in eine Hals-Nasen-Ohrenklinik eingewiesen. Der Arzt klärte den Patienten auf, daß eine Operation des Mittelohres notwendig sei. Der Eingriff diene zur Verbesserung des Hörvermögens. Über besondere Risiken des Eingriffes, abgesehen davon, daß u.U. durch ihn eine Verbesserung des Hörvermögens nicht erzielt werden könne und auch die Möglichkeit einer Verschlechterung nicht auszuschließen sei, wurde nicht gesprochen.

Bei der Operation wurde dem Mann ein Gesichtsnerv durchtrennt. Die Folge war eine halbseitige Gesichtslähmung.

Da der HNO-Arzt über dieses Risiko den Patienten nicht aufgeklärt hatte, wurde er zur Zahlung eines Schmerzensgeldes in Höhe von 30.000 Mark verurteilt.

Im übrigen hätte der Operateur den Eingriff deshalb abbrechen müssen, weil er eine umfangreichere Operation durchgeführt hatte, als ursprünglich mit dem Patienten vereinbart war. Stößt der Arzt während der Operation auf ein erhöhtes Operationsrisiko, so muß er den Eingriff abbrechen, weil für die Fortsetzung keine wirksame Einwilligung des Patienten vorgelegen hat. Die Operation muß dann aber nur unterbrochen oder abgebrochen werden, wenn dies ohne Gefährdung des Patienten möglich ist, um die notwendige Einwilligung einzuholen.[10]

GEHBEHINDERUNG
NACH UNTERSCHENKELBRUCH

Ein Mann erlitt einen schweren Unterschenkelbruch mit Beteiligung des Sprunggelenkes. Im Krankenhaus wurde der Bruch manuell eingerichtet, in Vollnarkose ein Draht durch das Fersenbein geschossen und anschließend ein Gipsverband angelegt (sog. konservative Methode). Einige Tage danach erfolgte nochmals eine Einrichtung in Vollnarkose, und es wurde ein geschlossener Oberschenkel-Liegegips angelegt. Eine knappe Woche danach verließ der Mann die Klinik mit dem Oberschenkel-Liegegips. Er hatte zuvor einen Revers unterzeichnet, wonach er das Krankenhaus auf eigenen Wunsch entgegen ärztlichem Rat verlasse. Es verblieb bei dem Mann eine Gehbehinderung infolge schmerzhafter Versteifung des Sprunggelenks.
Der Mann verklagte die behandelnden Ärzte auf Schadenersatz. Die Ärzte erklärten bei Gericht, daß vorgesehen war, eine operative Frakturbehandlung (Osteosynthese) durchzuführen, weil die Reposition nicht gelungen war. Zur Operation kam es deshalb nicht, weil der Patient das Krankenhaus auf eigenen Wunsch verlassen habe.
Die Ärzte hatten den Mann beim Verlassen der Klinik nicht darauf hingewiesen, daß die operative Frakturbehandlung nur dann erfolgversprechend sei, wenn sie innerhalb einer bestimmten Frist nach dem Unfall, nämlich innerhalb von zehn bis zwölf Wochen erfolge. Die Ärzte, die den Mann operieren wollten, hätten ihn beim Weggang aus der Klinik vor den Fol-

gen einer Fristversäumnis warnen müssen. Sie wurden verurteilt: Das Gericht sah in dem Unterlassen ärztlicher Warnung an den Patienten einen selbständigen Behandlungsfehler.[11] Aus diesem Urteil ist ersichtlich, wie fließend die Grenzen zwischen Behandlungsfehler und Verstoß gegen die Aufklärungspflicht sind.

HODENSCHRUMPFUNG
NACH LEISTENBRUCHOPERATION

Ein in der Bundesrepublik Deutschland berufstätiger Italiener hatte Beschwerden im Leistenbereich. Der Hausarzt hat ihn an die Chirurgische Abteilung seines Krankenhauses überwiesen. Es wurde ein beiderseitiger Leistenbruch diagnostiziert und operiert. Zwei Monate danach wurde bei einer klinischen Nachuntersuchung eine deutliche Verkleinerung des rechten Hodens bei Schwellung und Blutergußbildung im Bereich des linken Hodens festgestellt. Der weitere Verlauf brachte eine beiderseitige Hodenatrophie (Hodenschrumpfung) mit Unfruchtbarkeit und Verlust der Beiwohnungsfähigkeit. Der Italiener verklagte das Krankenhaus auf Schmerzensgeld in Höhe von 50.000 Mark und gewann den Prozeß. Er wurde nämlich nicht darüber aufgeklärt, daß es, wenn auch in seltenen Fällen, nach einer Leistenbruchoperation zu einer Hodenatrophie kommen könne. Speziell wurde er auch nicht darüber aufgeklärt, daß bei einer beiderseitigen Leistenbruchoperation das Risiko der Hodenatrophie als eine sehr schwerwiegende Folge einer Leistenbruchoperation auftreten könne. Man hatte dem Italiener bei der Operation beide Samenstränge durchtrennt, und damit fast alle den Hoden versorgenden Nerven und Gefäße.[12]

STIMMBANDLÄHMUNG NACH
KROPFOPERATION

Eine 59jährige Frau hatte einen Kropf. Im Krankenhaus wurde eine starke Vergrößerung beider Schilddrüsenlappen festgestellt und der Verdacht auf Schilddrüsenkrebs. Die Frau wurde operiert, beide Schilddrüsenhälften wurden teilweise entfernt. Sie hatte keinen Krebs. Infolge der Operation trat eine teilweise Lähmung des linken und eine vollständige Lähmung des rechten Stimmbandnervs ein. Die Frau litt wegen Behinderung der Atmung nach der Operation an akuten Komplikationen. Die Lähmung der Stimmbandnerven konnte trotz mehrerer Operationen nicht beseitigt werden.
Die Frau klagte auf Schadenersatz und Schmerzensgeld und begründete ihre Klage damit, daß sie über diese bei Schilddrüsenoperationen häufig auftretende Komplikation nicht aufgeklärt wurde. Die Klage war erfolgreich. [13]

VERLUST EINER NIERE NACH
NIERENUNTERSUCHUNG

Ein 44jähriger Mann litt seit mehreren Jahren an Hypertonie (Bluthochdruck). Auf Veranlassung seines Hausarztes begab er sich in eine medizinische Universitätsklinik zur Nierenbiopsie (Gewebeentnahme aus der Niere mittels einer Nadel zu Untersuchungszwecken). Ein Professor führte den Eingriff durch. Im Anschluß daran kam es zu Nierenblutungen, die nicht zum Stehen gebracht werden konnten. Der Mann wurde deswegen in der medizinischen und anschließend in der chirurgischen Universitätsklinik behandelt. Auf seinen Wunsch hin wurde er in die urologische Klinik seiner Heimatstadt verlegt. Bei der Aufnahme dort war er schwer krank. Am nächsten Tag mußte die linke Niere entfernt werden.
Der Mann klagte die Universitätsklinik erfolgreich.
Das Gericht hielt den beklagten Krankenhausträger sowohl aus Vertrag als auch aus unerlaubter Handlung schadenersatzpflichtig. Der Krankenhausträger hat sowohl eine Verletzung

der Aufklärungspflicht als auch einen schuldhaften Behandlungsfehler zu verantworten.

Hinsichtlich der Aufklärung hielt das Gericht die Aussage des von ihm gehörten Professors für glaubhaft: „Ich habe dem Kläger hierzu erklärt, daß ich mit einer Nadel in die Niere einsteche und daraus ein Stückchen Gewebe entnehme. Weiter habe ich auch gesagt, daß vor dem Eingriff der entsprechende Bereich örtlich betäubt würde, aber dennoch ein Schmerz entstehen könnte in dem Augenblick, da ich die Niere mit der Nadel erreiche. Als Folge dieses Eingriffes könnten in manchen Fällen Nierenblutungen eintreten. Ich habe allerdings nicht gesagt, daß als Folge des Eingriffes auch das Risiko des Verlustes einer Niere bestehen würde. Ich habe nur ganz allgemein gesagt, daß der Eingriff wie jeder Eingriff ein Risiko mit sich bringe. Wenn ich allerdings weiter gefragt worden wäre, in welcher Form dieses Risiko bestehe, so hätte ich auch hierzu noch nähere Aufklärung gegeben. Das ist jedoch im Fall des Klägers nicht erfolgt, weil keine entsprechende Frage an mich gerichtet wurde."

Das Gericht hielt die so geschilderte Aufklärung nicht für ausreichend. Nach Einholung eines Sachverständigengutachtens stellte es fest, daß bei der Nierenbiopsie der Verlust der Niere in etwa 0,1 Prozent der Fälle zu gewärtigen sei. Deshalb sei vor allem bei einem nur diagnostischen Eingriff ohne große Dringlichkeit ein Hinweis gerade auf dieses Risiko erforderlich gewesen. Da dem Kläger als Risiken nur Blutungen genannt worden seien, die aber in der Regel abklängen und jedenfalls behandelt werden, habe man von ihm nicht erwarten können, daß er an den Verlust der Niere gedacht habe. In Kenntnis des Risikos würde der Kläger in den Eingriff nicht eingewilligt haben.

Einen schuldhaften Behandlungsfehler sieht das Gericht darin, daß die infolge der Blutung gestaute Niere in der urologischen Abteilung der chirurgischen Universitätsklinik nicht instrumentell (durch Katheter) oder operativ entlastet worden sei. Dies sei nach Auftreten einer Temperatur von 39,8° unerläßlich gewesen. Ein Hinweis an den Kläger, daß der Eingriff ohne zeitlichen Aufschub erfolgen müsse, ergebe sich aber auch unter Einbeziehung eines nachträglich erstellten Zusatzes zum Krankenblatt nicht. Vielmehr habe man ihm demnach

„anheimgestellt", die unbedingt erforderliche Therapie auch in einem anderen Krankenhaus vornehmen zu lassen. Der Kläger habe aus den Äußerungen der Ärzte also entnehmen können, daß die Behandlung nach Verlegung in die urologische Klinik seiner Heimatstadt erfolgen könne. Ohne Zeitverlust hätte die Niere wahrscheinlich gerettet werden können.[14]

Auch hier sind die Grenzen zwischen fehlender Aufklärung und Behandlungsfehler fließend, in diesem Fall wurde beides vom Gericht bejaht.

QUERSCHNITTSLÄHMUNG NACH BANDSCHEIBENOPERATION

Ein 34jähriger Mann litt an einem Bandscheibenvorfall der Halswirbelsäule. Es bestanden bei ihm schon Lähmungserscheinungen. Nach Ansicht der behandelnden Ärzte der neurologischen Universitätsklinik war deswegen eine Bandscheibenoperation dringend angezeigt. Ein Stationsarzt besprach das mit dem Mann und dessen Ehefrau. Der Mann wurde in die neurochirurgische Abteilung der neurologischen Klinik der Universität zur Durchführung der geplanten Operation überwiesen. Am Abend vor der Operation unterzeichnete er eine „Einverständniserklärung".

Als Folge der Operation erlitt der Mann eine Querschnittslähmung.

In der Klage gegen die Universitätsklinik wurden Ersatz des materiellen Schadens, Zahlung eines angemessenen Schmerzensgeldes sowie Feststellung der Ersatzpflicht für Zukunftsschäden gefordert. Der Kläger behauptete, die Querschnittslähmung sei durch Behandlungsfehler bei und nach der Operation verschuldet worden. Ferner trug er in der Klage vor, seine Einwilligung in die Operation sei unwirksam gewesen, weil er vor allem über das Risiko des Eintritts einer Querschnittslähmung nicht aufgeklärt worden sei.

Das Gericht ließ dahingestellt, ob ein ärztlicher Behandlungsfehler unterlaufen ist. Es hielt die Schadenersatzansprüche des Klägers schon deswegen für begründet, weil er nicht in dem erforderlichen Maße über die Risiken der Operation aufgeklärt worden war, so daß seine Einwilligung dazu unwirksam gewesen sei. Der Kläger habe über die Heilungschancen und die Risiken eines Fehlschlages der Operation unterrichtet werden müssen, vor allem auch darüber, daß sein Halsmark schon so weit in Mitleidenschaft gezogen war, daß es gegenüber jedem Eingriff besonders empfindlich gewesen sei, und daß er ein Mißlingen der Operation – bis hin zur Querschnittslähmung – nicht völlig außer Betracht lassen konnte. Schließlich hätte er auch darüber aufgeklärt werden müssen, daß die Operation über die mit hoher Wahrscheinlichkeit zu erwartende Verhinderung eines Fortschreitens weiterer Lähmungserscheinungen hinaus nur beschränkte Erfolgsaussichten haben würde. Das wahre Risiko des Eingriffes wurde bagatellisiert. [15]

SPRITZENABSZESS NACH INTRAMUSKULÄRER INJEKTION – NICHTAUFKLÄRUNG ÜBER ALTERNATIVE BEHANDLUNGSMETHODEN

Ein Mann erhielt von seinem Arzt wegen einer Lumboischialgie (Hexenschuß, Ischiasschmerz) eine intramuskuläre Injektion in die rechte Gesäßhälfte. Infolge dieser Injektion kam es zur Bildung eines Blutergusses und nachfolgend zum Gewebsuntergang der Weichteile. Es wurden zwei operative Eingriffe erforderlich.

Der Patient klagte. Ihm wurde Schadenersatz zugesprochen, und zwar deshalb, weil er über verschiedene Behandlungsmethoden mit unterschiedlichen Risiken hätte aufgeklärt werden müssen.

Das Gericht führte aus: Die Frage des Behandlungsfehlers muß nicht abschließend erörtert werden. Denn selbst wenn man einen Behandlungsfehler aufgrund der Heilmethodenwahl verneinen wollte, haftet der Arzt auf Schadenersatz und Schmerzensgeld, weil er den Kläger nicht über die Gefahren seiner Behandlungsmethode aufgeklärt hat und somit sein Eingriff in die körperliche Unversehrtheit des Klägers nicht durch dessen Einwilligung gerechtfertigt war. Der Arzt wäre verpflichtet gewesen, dem Mann vor Beginn der Behandlung die unterschiedlichen Therapiemöglichkeiten darzulegen und ihn auf die jeweils mit Injektionen bzw. Tabletteneinnahme verbundenen Risiken hinzuweisen, um dem Mann die Entscheidung zu ermöglichen und zu überlassen, ob er (auch) Injektionen wünsche. Hierbei ist es unerheblich, daß es bereits die zwölfte Injektion war, die zu der Verletzung des Klägers geführt hat. Natürlich hätte der Arzt nicht vor jeder Injektion erneut Hinweise auf die Gefahren geben müssen. Doch wäre er dazu vor der ersten Injektion verpflichtet gewesen, so daß der Kläger die Möglichkeit gehabt hätte, sich in Kenntnis der Gefahren von vornherein für oder gegen jegliche Injektionen zu entscheiden.

In Fällen, in denen verschiedene Behandlungsmethoden mit je unterschiedlichen Risiken zur Verfügung stehen, ist es nicht gerechtfertigt, wenn der Arzt über die Wahl der Methode allein ohne Anhörung des Patienten entscheidet.

Mag der Arzt auch die von ihm gewählte Methode als die richtige ansehen (was zu unterstellen ist), so muß es doch dem Patienten, der sich den Risiken aussetzt, überlassen bleiben, selbst zu bestimmen, welche Gefahren er auf sich nehmen will.

Dies gilt zumal, wenn die Risiken der von dem Arzt gewählten Behandlungsart höher sind als diejenigen einer alternativen Behandlungsmöglichkeit.

Der Arzt kann auch nicht einwenden, die Nekrosegefahr (Gewebsuntergang) nach intramuskulären Injektionen sei so gering, daß schon deshalb eine Aufklärungspflicht entfalle. Denn die Verwirklichung eines Risikos von etwa einem Prozent, wie es der Sachverständige eingeschätzt hat, ist keineswegs für den Einzelfall so fernliegend, daß vernünftigerweise nicht damit gerechnet werden müßte, zumal wenn derartige Injektionen in erheblichem Umfang erfolgen.

Daß dies auch in der medizinischen Fachliteratur entsprechend empfunden wird, ergibt sich schon aus der von dem Sachverständigen unterstützten Forderung nach strenger Indikationsstellung für solche Injektionen. Entscheidend kommt hinzu, daß es doch das weniger gefährliche Mittel der Verabreichung von Tabletten gibt, und zwar mit gleicher Wirksamkeit. Deshalb ist kein Grund ersichtlich, dem Patienten die Möglichkeit einer eigenen Entscheidung über Behandlungsmethoden nicht zu eröffnen und damit die Risiken einer Nekrose auszuschließen und weniger schwerwiegende Gefahren einzugehen. Auch der Sachverständige hat ausgeführt, er halte eine Aufklärung über die Möglichkeiten der Behandlung durch oral verabreichte Medikamente oder Injektionen für erforderlich. Es sei auch kein Argument, daß in einer sehr frequentierten orthopädischen Praxis keine Zeit zur Verfügung stehe, die verschiedenen Behandlungsmethoden zu erörtern. Denn auf Kosten von Zeitaufwand kann kein Patient wünschen, in derartigen Fällen nicht ausreichend aufgeklärt zu werden.[16]

Nach gefestigter Rechtsprechung kann also beim Spritzenabszeß der Arzt sowohl wegen eines Behandlungsfehlers (17,18,19) als auch wegen eines Verstoßes gegen die Aufklärungspflicht in die Haftung genommen werden. Diese Rechtsprechung ist den Versicherungen bekannt. Trotzdem versuchen die Assekuranzen, Haftpflichtansprüche geschädigter Patienten mit kuriosen Begründungen abzulehnen. So schrieb die Bayerische Versicherungskammer – Bayerischer Versicherungsverband am 7.9.1987 an einen Rechtsanwalt bezüglich eines Spritzenabszesses: „Da die Hautoberfläche zwar desinfiziert, nicht aber steril gemacht werden kann, werden bei jedem Injektionsvorgang winzige, mit Erregern kontaminierte Hautpartikelchen in die Tiefe gestanzt, die dort unvermeidbar einen Spritzenabszeß verursachen können.

Die Spritze wurde Ihrer Frau Mandantin unter Wahrung sämtlicher aseptischer Kautelen mit Einmalkanüle und Einmalspritze verabreicht. Die Injektion erfolgte lege artis.

Das Risiko, nach Injektion an einem Spritzenabszeß zu erkranken, ist gering und dementsprechend besteht eine ärztliche Aufklärungspflicht nicht.

Unter den gegebenen Umständen sehen wir keine vertretbare Möglichkeit, Ihrer Frau Mandantin Schadenersatzleistungen zukommen zu lassen."

Der gutgläubige Patient oder Anwalt, der keinen Gutachter beizieht, läuft Gefahr, solche falschen pseudowissenschaftlichen Ausführungen eines Sachbearbeiters der Versicherung für bare Münze zu nehmen.

ABSZESS AM AFTER – SCHLIESSMUSKEL-DURCHTRENNUNG

Auch in folgendem Fall wurde bis zur höchsten Instanz darüber verhandelt, ob ein Behandlungsfehler vorgelegen habe oder der Patient nicht aufgeklärt war. Für den Patienten ist es letztlich nicht von Belang, ob er Schadenersatz bekommt wegen eines Behandlungsfehlers oder wegen eines Verstoßes gegen die Aufklärungspflicht. Der im folgenden geschilderte Fall ist in der juristischen Literatur als „Analfistel-Urteil" berühmt geworden, weil der BGH sehr klar ausführte, daß ein Arzt, wenn gewichtige Stimmen in der medizinischen Literatur unwiderlegt darauf hinweisen, daß eine hergebrachte Operationsmethode unter den gegebenen Umständen zu schwerem Schaden führen wird, den Patienten hierüber aufklären muß, sofern er sich über diese Bedenken hinwegsetzen will.

Ein Mann wurde wegen eines Abszesses im Analbereich als „Kassenpatient" in die chirurgische Klinik aufgenommen. Er wurde mehrfach operiert, die Operationsmethode galt als umstritten bzw. veraltet. Er wurde nach der sogenannten Fadenmethode, die auf Hippokrates (!) zurückgeht und nach ihm benannt wurde, operiert. Dabei wird, vereinfacht dargestellt, mittels eines Fadens, der zugezogen wird, der Schließmuskel des Afters durchtrennt. Durch die Durchtrennung des gesamten Afterschließmuskels ist bei dem Patienten ein völlig unkontrollierter Abgang von Stuhl eingetreten. Der Kläger wurde vor der Operation nicht darüber aufgeklärt, daß die angewandte Operationsmethode zu einer völligen Stuhlinkontinenz führen könne. Er – der infolge seines Leidens heute von der Sozialversicherung als berufs- und erwerbsunfähig anerkannt ist – verlangt Ersatz des Unterschieds zwischen seiner Rente und dem Einkommen, das sonst für ihn erzielbar gewesen wäre.

Der BGH urteilte: Für den Arzt galt es, die schon seit Jahrzehnten veröffentlichten Stellungnahmen zu beachten, nach denen die gänzliche Durchtrennung zwangsläufig zur Inkontinenz führen mußte. Die Meinung, daß es sich bei jenen warnenden Stimmen um eine nicht notwendig zu beachtende Minderheit gehandelt habe, ist unrichtig. Der Sachverständige (Facharzt für Chirurgie an einer Universitätsklinik) führte aus:

„Daß der Schließmuskel auch in einer mehrzeitigen Operation nicht durchtrennt werden darf, ist heute fester Bestandteil der Schulmedizin. Leider vertreten jedoch immer noch einige Chirurgen, auch solche von Rang und Namen, die gegenteilige Auffassung. In den medizinischen Fachzeitschriften, gerade in den chirurgischen, ist das aber schon seit langem in Frage gestellt und wird als Problem behandelt. Es wurde wiederum veröffentlicht, daß eine Durchtrennung des Schließmuskels stets zur Darminkontinenz führt. Wer allgemein medizinische Fachzeitschriften gelesen habe, müsse wissen, daß das Durchtrennen des Schließmuskels, zumindest von einzelnen Fachleuten, als höchst gefährlich angesehen wurde, und mußte auch dann auf das Problem gestoßen sein, wenn er es seinerseits während seiner Studienzeit anders gelernt hatte und ihm nur Fachliteratur der Art persönlich zur Verfügung stand, in der die gegenteilige Auffassung vertreten wurde."

Die Fragen bezüglich der veralteten und gefährlichen Operationsmethode bedürfen jedoch keiner abschließenden Entscheidung. Der Arzt ist seiner Verpflichtung zur Aufklärung über Natur und Tragweite des Eingriffes nicht nachgekommen. [20]

KROPFOPERATION – MINDERUNG DER ERWERBSFÄHIGKEIT WEGEN HEISERKEIT

Im Herbst 1972 stellte anläßlich einer Routineuntersuchung ein Arzt bei einem Textilvertreter eine Vergrößerung der Schilddrüse fest. Der Kaufmann wurde in ein Kreiskrankenhaus eingewiesen. Am 16.11.1972 unterschrieb der Mann die folgende Erklärung: „Ich bin mit der vorgeschlagenen Operation einverstanden und überlasse Herrn Dr. X. oder Vertreter Art und Umfang der Operation."

Am 17.11.1972 entfernte der Oberarzt beide Knoten in der Schilddrüse. Als Dauerfolgen dieser Operation verblieben Lähmungen zweier Nerven. Der Patient war bis zum 12.5.1974 krankgeschrieben. Die anfängliche starke Heiserkeit konnte durch eine entsprechende Behandlung gemildert werden. Der Mann kann nicht mehr laut sprechen, die Stimme ist ständig heiser und rauh. Aus diesem Grunde kann er nicht mehr als Reisender in der Textilbranche arbeiten. Vom Oktober 1974 bis September 1976 wurde er zum graduierten Betriebswirt umgeschult, als der er bisher keine Stellung gefunden hat. Er bezieht Arbeitslosenhilfe. Die Minderung der Erwerbsfähigkeit beträgt 60 Prozent.

Der Mann hat in seiner Klage seinen materiellen Schaden, insbesondere den Verdienstausfall, mit insgesamt 16.000 Mark beziffert und ein Schmerzensgeld von mindestens 20.000 Mark für angemessen gehalten. Die folgenden Ausführungen des Gerichtes sind von Interesse: Das Krankenhaus ist zum Ersatz des Schadens verpflichtet, der dem Kläger aus der Kropfoperation erwachsen ist und noch erwächst. Die Operation war rechtswidrig. Die vom Kläger am 16.11.1972 erteilte Einwilligung konnte den Eingriff nicht rechtfertigen, weil sie mangels Aufklärung unwirksam gewesen ist.

Es steht nicht fest, ob dem Operateur ein Behandlungsfehler unterlaufen ist. Stimmbandlähmungen sind für Kropfoperationen typische Komplikationen. Es kann zu einem Dauerschaden durch Unterbinden, Durchschneiden, Zerren, Reißen, Blutergußbildung, aber auch durch einfachen Druck, durch Fassen mit einer Pinzette oder mit einer Klemme kommen. Häufig ist die Verletzung durch den unterschiedlichen Verlauf der Nerven bedingt, der auf beiden Körperseiten äußerst selten völlig gleich ist. Die Schädigung selbst erlaubt mithin keinen Schluß auf einen Behandlungsfehler.

Rechtswidrig waren aber der Eingriff und die dadurch eingetretene schwere Stimmschädigung deshalb, weil die Ärzte des Krankenhauses den Kläger über die vielleicht seltene, aber typische Komplikation einer Kropfoperation nicht aufgeklärt hatten. Hierzu waren sie verpflichtet, sollte die den Eingriff rechtfertigende Einwilligung wirksam sein.

Der BGH will in der zuletzt genannten Entscheidung selbst bei extrem seltenen Zwischenfallrisiken (1:1000 oder 1:2000) die Entscheidungsfreiheit des Patienten grundsätzlich gewahrt wissen. Bei Kropfoperationen sind die Risiken jedoch größer. Die Zahl der Lähmungen liegt bei einem Prozent bis drei Prozent. Manche Fachleute nennen auch Zahlen bis sieben Prozent. Grund für die großen Unterschiede in diesen Zahlenangaben sind z.T. Erfahrung und Können der jeweiligen Operateure. Nach den Ausführungen des Sachverständigen sind die Risiken in einer Universitätsklinik oder bei einem auf Schilddrüsenoperationen spezialisierten Arzt geringer als in anderen Krankenhäusern oder bei Allgemein-Chirurgen.

Hier ist der Kläger in keiner Universitätsklinik und von keinem Spezialisten, auch nicht von dem hier über erheblich größere Erfahrung verfügenden Chefarzt, sondern vom Oberarzt operiert worden, der bei Schilddrüsenoperationen verhältnismäßig wenig Erfahrung hatte. Denn er hat hiervon innerhalb seiner zweijährigen Tätigkeit am Kreiskrankenhaus insgesamt nur etwa dreißig Operationen durchgeführt. In diesem Falle sind die Risiken eher im oberen Bereich der genannten Prozentsätze anzusetzen. Hinzu kommt, daß der Kläger aufgrund seines Berufes auf den Gebrauch einer voll funktionsfähigen Stimme angewiesen war, die Verwirklichung des Operationsrisikos sein Leben und Fortkommen von Grund auf verändern mußte, während andererseits im damaligen Zeitpunkt die Knotenbildung dem Kläger keine Beschwerden bereitete.

Der Umstand, daß bei einem sogenannten kalten Knoten nach dem Gutachten des Sachverständigen zu zwanzig Prozent die Gefahr der Entartung besteht, berechtigte den Arzt nicht zu der Annahme, in Anbetracht dieser Gefahr würden die beim Kläger bestehenden Risiken der Kropfoperation für dessen Entschluß, in die Operation einzuwilligen, nicht ins Gewicht fallen. Die in diesem Falle erforderliche Abwägung der Risiken hat der Patient, nicht der Arzt zu treffen.

Daß hier dem Arzt bezüglich der Aufklärung nicht zu viel zugemutet wird, ergibt die Stellungnahme des Sachverständigen. In dessen Klinik wird stets auf die Möglichkeit einer Stimmbandlähmung als auf das bei einer Kropfoperation typische Risiko hingewiesen, gerade, wenn der Patient beruflich auf die Stimme angewiesen ist.[21]

VERMEINTLICHER METALLSPLITTER IM FINGER

Einer Arbeiterin drang bei der Arbeit in einer Metallfabrik ein Zinksplitter von drei bis vier mm Länge auf der Daumenseite des rechten Zeigefingers in den Gelenkbereich ein. Sie suchte etwa einen Monat nach dem Vorfall ihren Hausarzt auf, der sie an die Chirurgische Abteilung des Städtischen Krankenhauses überwies. Dort wurde ihr eine etwa linsengroße „Fremdkörperzyste" mit einem Eingriff entfernt, den der Chirurg durch einen Schnitt von 2,5 cm Länge bei örtlicher Betäubung vorbereitet hatte. In der Folgezeit klagte die Arbeiterin über heftige Schmerzen im rechten Zeigefinger und im Arm. Schmerzen, die auch durch verschiedene Behandlungen nicht nachließen. Sie wurde also mehrmals am Zeigefinger operiert. Aber sie hatte weiter über eine schmerzhafte Überempfindlichkeit des rechten Zeigefingers bei Berührung zu klagen. In ihrer Klage hat sie Schmerzensgeld wegen eines schuldhaften Kunstfehlers verlangt – mit der Behauptung, der Chirurg habe bei der Entfernung des Splitters und der Zyste den Nerv in die Narbe eingenäht. Erst in der zweiten Instanz hatte die Arbeiterin ihr Recht bekommen.

Im Gutachten des Sachverständigen wurde als Ursache der Beschwerden der Arbeiterin eine Nervenbeschädigung festgestellt, die nach dem chirurgischen Eingriff akut geworden war. Der Sachverständige führte aus, es müsse als außerordentlich schwierig gelten, im Narbenbereich des durch den Metallsplitter verletzten Fingers der Arbeiterin Nerven und gerade Nervenäste wahrzunehmen oder gar frei zu präparieren. Eine Nervenbeschädigung habe durchaus im Bereich des Möglichen gelegen und könne nicht als Kunstfehler aufgefaßt werden. Der Arzt hat es jedoch pflichtwidrig unterlassen, die Frau über die möglichen Komplikationsfolgen des Eingriffes aufzuklären und hat die Operation somit ohne wirksame Einwilligung der Betroffenen rechtswidrig ausgeführt. Die Frau wußte kaum, wie der Eingriff durchgeführt werden sollte, und hatte von dem Risiko der Operation überhaupt keine Kenntnis. Diese Kenntnis mußte ihr zumindest in groben Umrissen vermittelt werden, weil sie erst danach in der Lage war, sich für oder gegen den beabsichtigten Eingriff wirklich zu entscheiden. Auch bei geringer Wahrscheinlichkeit schädlicher Auswirkungen der Operation kommt eine Aufklärung über diese Folgen um so eher in Betracht, je weniger der bezweckte Erfolg dringlich oder geboten erscheint. Für die Frau war die Behandlungsmethode, zu der sie an das Krankenhaus überwiesen wurde, eine wenig bedeutsame Angelegenheit ohne besondere Dringlichkeit. Sie war trotz der Verletzung weiterhin arbeitsfähig. Sie suchte das Krankenhaus in der Absicht auf, nur einen Zinksplitter „herausholen" zu lassen. Als Arbeiterin in einer Metallfabrik hatte sie schon mehrfach Erfahrungen mit derartigen Verletzungen gemacht, aber die Fremdkörper bisher immer selbst entfernen können. Diesmal kam sie zwar allein nicht mehr zurecht, wollte jedoch vom Chirurgen im Grunde nur, daß er auf ähnliche Weise, aber mit besser geeigneten Instrumenten den Splitter entfernte. Die Untersuchung im Krankenhaus ergab in Verbindung mit den Röntgenbildern einen ganz anderen Befund.

Der Splitter war nicht mehr vorhanden, die Beschwerden wurden in Wahrheit durch eine Zyste verursacht. Wäre der Frau diese Tatsache mitgeteilt worden, so würde sie vor einer ganz anderen und neuen Situation gestanden haben. Es ging nun nicht mehr um ein besseres „Herausziehen" eines Splitters, sondern um eine regelrechte kleine Operation, die immerhin einen Hautschnitt von 2,5 cm Länge erforderlich machte und auch auf größerem Breitenbereich in die Tiefe wirkte. Die Entscheidung darüber, ob statt des Splitters die Zyste entfernt werden sollte, stand allein der Klägerin zu. Sie wurde hierüber nicht aufgeklärt und hatte somit auch keine Gelegenheit, die Sache noch einmal zu überdenken und sich eventuell erneut mit ihrem Hausarzt zu besprechen oder sich einem anderen Chirurgen anzuvertrauen.

Der Frau wurde ein Schmerzensgeld von 5000 Mark zugesprochen. [22]

QUERSCHNITTSLÄHMUNG NACH BESTRAHLUNG VON LYMPHKNOTEN

Eine 34 Jahre alte Frau begab sich wegen Lymphknotenvergrößerungen an beiden Halsseiten und im linken Brustraum in ein Krankenhaus. Dort wurde die Diagnose einer Erkrankung der Lymphknoten gestellt. Die Lymphknoten der oberen Körperhälfte wurden mit einer Kobaltbestrahlung behandelt. Zu Beginn der Behandlung wurde der Frau ein Merkblatt für Bestrahlungspatienten ausgehändigt. Ein Hinweis auf das Risiko einer Rückenmarksschädigung erfolgte nicht. Bei der Bestrahlung des Brustraumes wurde auch das Rückenmark der Bestrahlung ausgesetzt.

14 Tage nach Bestrahlungsbeginn stellten sich bei der Frau Schluckbeschwerden, später Atembeschwerden ein. Bei Kopf- und Rumpfbeugen traten Schmerzen auf, es wurde die Diagnose einer Rückenmarkreizung gestellt. Neun Monate nach Beginn der Bestrahlung stellten sich zunächst Gefühlsstörungen in beiden Beinen, später spastische Lähmungserscheinungen und eine Schwäche an den Schließmuskeln des Afters und der Harnblase sowie ein Taubheitsgefühl am rechten Unterarm ein.

In der neurologischen Klinik des Krankenhauses wurde eine strahlungsbedingte Rückenmarkschädigung diagnostiziert. Es stellte sich bei der Frau eine inkomplette Querschnittlähmung ab dem fünften Brustmarkssegment ein.

Die Frau klagte das Krankenhaus, weil sie ihre Gesundheitsschädigung auf die Kobaltbestrahlung zurückführte. Sie warf ihm Aufklärungsversäumnisse vor. Sie forderte eine Rente von 950 Mark monatlich sowie Ersatz ihres zukünftigen Schadens.

Urteil: Ein Behandlungsfehler konnte nicht festgestellt werden. Die Bestrahlungstherapie sei in dem Krankenhaus für die Frau die damals allein erfolgversprechende Methode gewesen. Für die Anwendung einer überhöhten Strahlendosis lägen keine Anhaltspunkte vor. Eine Strahlenbelastung des Rückenmarks sei nicht zu vermeiden gewesen. Das Auftreten einer Rückenmarkreizung habe nicht zur Absetzung der Bestrahlung zwingen müssen.

Dagegen sei den Ärzten vorzuwerfen, die Frau nicht über das

Risiko einer Querschnittslähmung als möglicher Folge der Strahlenbehandlung aufgeklärt zu haben. Dieses Risiko sei zwar selten, aber typisch für diese Behandlung. Es sei zum Zeitpunkt der Behandlung der medizinischen Wissenschaft bekannt gewesen. Der Aufklärungsbedürftigkeit steht nicht entgegen, daß die Frau ohne eine Behandlung ihrer Lymphknotenkrankheit nur eine mittlere Lebenserwartung von 3,2 Jahren gehabt hätte und in diesem Falle ebenfalls der Gefahr einer Querschnittlähmung ausgesetzt gewesen wäre.

In dem der Frau übergebenen Merkblatt für Bestrahlungspatienten seien die Risiken einer Strahlenbehandlung verkleinernd dargestellt worden. Ein Hinweis auf das Risiko einer Rückenmarkschädigung sei unstreitig nicht erfolgt. Das Argument des Krankenhauses, daß während der 18 Jahre, in denen die Therapie in diesem Krankenhaus angewendet worden war, kein einziger Fall einer strahlungsbedingten Rückenmarkschädigung aufgetreten sei, ist unerheblich. Die beiden sachverständigen Professoren haben bestätigt, daß derartige Schädigungen durch eine Bestrahlung des Rückenmarks, auch bei der angewendeten Technik, schon im Zeitpunkt der Behandlung den Ärzten in der medizinischen Wissenschaft bekannt gewesen sind.

Auch wenn die Bestrahlung lebensnotwendig gewesen war, verlangt das Selbstbestimmungsrecht des Patienten, daß sein Arzt ihm die Möglichkeit läßt, über den Eingriff selbst zu entscheiden und ihn gegebenenfalls abzulehnen, auch wenn solcher Entschluß medizinisch unvernünftig wäre.

Der Sachverständige führte aus, daß der Prozentsatz von Rückenmarkschädigungen durch Kobaltbestrahlungen, auch in wesentlich höheren Dosierungen, nur mit 0,15 Prozent anzugeben sei. Das Gericht legte dar, daß nicht die Komplikationsdichte eines trotz seiner Seltenheit spezifisch mit dieser Behandlung verbundenen Risikos über die Aufklärungsbedürftigkeit entscheide, sondern seine Bedeutung, die es für die Entschließung des Patienten haben könne.

Wegen der besonders schweren Belastung der Lebensführung durch eine Querschnittslähmung kann der Stellenwert dieses Risikos für die Einwilligung des Patienten in die Behandlung nicht verneint werden, auch wenn es sich sehr selten verwirklicht.

Auch dann muß der Patient selbst, nicht sein Arzt, darüber entscheiden, ob er sich diesem Risiko aussetzen will. [23]

Dieses Urteil zeigt wieder auf, daß bei der Aufklärung über das Risiko einer Behandlung von der Gesamtheit der Umstände auszugehen ist. Es kommt nicht allein auf die statistisch bemessene Häufigkeit der Nebenwirkung an. Vielmehr ist auf dem Hintergrund der Diagnose und Behandlungsbedürftigkeit des Patienten die Schwere des Risikos und seine Häufigkeit zu beurteilen. In diesem Fall war das Risiko zwar gering, jedoch die unerwünschte Wirkung einer Querschnittslähmung fiel sehr schwer ins Gewicht.

SCHMERZEN BEI DARMSPIEGELUNG

Ein Oberarzt führte bei einem Mann zum Ausschluß des Verdachtes auf einen Tumor eine Rektoskopie (Spiegelung des Enddarmes) durch. Die Darmspiegelung empfand der Patient als schmerzhaft.
Bei der Darmspiegelung wurde der Enddarm durchstoßen.
Es sollen jetzt nicht die Folgen der Durchstoßung des Darmes dargelegt werden. Es geht nur darum, die in dem Urteil klar festgelegten Richtlinien über die Aufklärung bei einem Diagnoseeingriff zu schildern. Die Einwilligung des Patienten in einen Diagnoseeingriff, wie hier z.B. die Rektoskopie, ist unwirksam, wenn er nicht darüber aufgeklärt worden ist, daß er dabei unter Umständen erhebliche Schmerzen erdulden muß.
Das Gericht macht hierzu folgende Ausführungen: Die Aufklärung des Klägers über die bei ihm geplante Rektoskopie war deswegen unvollständig, weil er nicht darauf aufmerksam gemacht wurde, daß dieser diagnostische Eingriff für ihn nicht nur psychisch und physisch unangenehm sein werde – das wußte der Kläger, wenn ihm die Technik der Rektoskopie erläutert worden ist –, sondern, daß er dabei unter Umständen erhebliche Schmerzen haben würde.
Das ist für einen Patienten, der noch keine Rektoskopie erlebt und auch von anderen darüber noch nichts gehört hat, keineswegs voraussehbar oder gar selbstverständlich. Für die Entscheidung eines Patienten, ob er ärztliche Eingriffe in seinen Körper vornehmen lassen will, ist es aber neben anderem auch

von Bedeutung, was er dabei über sich ergehen lassen und was er an Schmerzen, die über das bei ärztlichen Diagnosebehandlungen zu Erwartende hinausgehen, erdulden muß. Diese Kenntnis darf ihm nicht schon deswegen vorenthalten werden, weil er ängstlich werden und den an sich harmlosen Eingriff ablehnen oder sich etwa verkrampfen und damit die Untersuchung für sich und den Arzt erschweren könnte. Es ist die Aufgabe des Arztes, den ängstlichen Patienten zu beruhigen und ihm die Notwendigkeit eines schmerzhaften Eingriffes so darzustellen, daß er sich des Einverständnisses und der Mitarbeit des Patienten sicher sein kann. Im Falle der Rektoskopie kann dazu auch die Information gehören, der Arzt werde, wenn die Schmerzen während der Untersuchung dem Patienten unerträglich erscheinen sollten, den Eingriff auf dessen Wunsch sofort abbrechen.

Da dem Patienten nicht mitgeteilt wurde, was unter Umständen auf ihn zukommen könne, waren sein Einverständnis und die Vornahme der Rektoskopie nicht rechtswirksam, weil ihm nicht alle für seine Entscheidungsbildung maßgebenden Umstände bekannt waren und so sein Selbstbestimmungsrecht über seinen Körper verletzt worden ist. [24]

STATT NIERENSTEIN NIERE ENTFERNT

Eine 41 Jahre alte Frau hatte einen Nierenstein. Dem Urologen gelang es während der Operation nicht, den Nierenstein zu entfernen. Er entfernte die rechte Niere.

Im Schadenersatzprozeß begründete die Frau ihre Klage damit, daß der Arzt sie über dieses Risiko nicht aufgeklärt habe, daß bei Mißlingen der Nierensteinoperation eventuell die gesamte Niere entfernt werden müßte.

Die Richter gaben der Frau recht und hielten dem Arzt vor, daß er die Frau nicht ausreichend über die Operationsrisiken informiert habe. Die Einwilligung der Patientin habe sich nicht auf das Entfernen der Niere erstreckt. Damit habe der Arzt schuldhaft den Behandlungsvertrag mit seiner Patientin und ihre Gesundheit verletzt. Der Arzt muß der Klägerin alle Schäden ersetzen, die ihr wegen der entfernten Niere noch entstehen. [25]

266

NERVENLÄHMUNG DURCH FALSCHE
LAGERUNG BEI BANDSCHEIBENOPERATION

Ein Mann wurde in der neurochirurgischen Abteilung einer Klinik wegen eines Bandscheibenvorfalls operiert.
Er befand sich während der Operation in der Knie-Ellenbogen-Lage (sog. Häschenstellung). Nach der Operation wurde eine Beeinträchtigung des Armnervs im Bereich des rechten Ellenbogens festgestellt. Der Mann wurde deswegen in derselben Klinik zweimal operiert, ohne daß es zu einer Besserung kam. Er leidet nach wie vor an einer Verkrampfung der rechten Hand. Mit seiner Klage verlangt der Patient Ersatz seiner materiellen Schäden und die Zahlung eines Schmerzensgeldes.
Das Gericht verneinte einen ärztlichen Behandlungsfehler während der Bandscheibenoperation.
Die Schädigung des Armnervs ist mit großer Wahrscheinlichkeit auf die Lagerung des Patienten in der sog. Häschenstellung während der Operation zurückzuführen. Das Auftreten solcher Dauerschäden während einer Narkose, die auch – wohl noch häufiger – an anderen Nerven eines Patienten auftreten können, läßt sich auch bei Anwendung der erforderlichen ärztlichen Sorgfalt nicht immer vermeiden.
Die rechtswirksame Einwilligung des Patienten in einen ärztlichen Eingriff, die Voraussetzung für dessen Rechtmäßigkeit ist, setzt die Kenntnis des Patienten auch darüber voraus, welche gesundheitlichen Risiken dem Eingriff anhaften. Es ist ein typisches Risiko einer Bandscheibenoperation in der sog. Häschenstellung, daß es zu einer Dauerschädigung wichtiger Nerven infolge der Lagerung in Narkose auf dem Operationstisch kommt. Diese Lagerungsschäden stellen für den Patienten eine Gefahr dar, die den Ärzten bekannt ist. Da es sich um ein typisches Operationsrisiko handelt, ist der Patient darüber zu unterrichten, wenn es auch nur selten auftritt. [26]

VERLUST DER NIERE ALS FOLGE EINER GEBÄRMUTTEROPERATION

Im Mai 1974 suchte eine damals 35jährige Frau wegen stärker werdender Regelblutungen einen Frauenarzt auf. Dieser stellte eine gutartige Muskelbindegewebsgeschwulst der Gebärmutterwand fest und riet zur Entfernung der Gebärmutter. Da keine Notwendigkeit bestand, die Operation sofort durchzuführen, wurde vereinbart, den Eingriff bis nach dem Urlaub des Frauenarztes hinauszuschieben.

Als am 10.6.1974 bei der Frau stärkere Blutungen einsetzten und der Frauenarzt noch in Urlaub war, begab sie sich in die Behandlung eines anderen Gynäkologen, der als Belegarzt am Städtischen Krankenhaus tätig war. Dieser diagnostizierte unter der Schleimhaut liegende Geschwülste als Blutungsursache. Am 18.6.1974 entfernte er nach Eröffnen der Bauchhöhle die Gebärmutter. Dabei verletzte der Operateur unbemerkt den linken Harnleiter oberhalb seiner Einmündung in die Blase, so daß bei der Frau nach der Operation Harn unkontrolliert durch die Scheide abging. Der hinzugezogene Urologe stellte die geplante Nachoperation bis zum Abklingen der primären Operationsfolgen zurück. Die Frau wurde am 29.6.1974 aus dem Krankenhaus entlassen. Der Frauenarzt behandelte sie wegen der Entzündung der ableitenden Harnwege mit Medikamenten, jedoch ohne Erfolg. Am 24.7.1974 wurde sie im Krankenhaus nachoperiert. Der Versuch, den Harnleiterschaden durch eine Operation zu beheben, schlug fehl. Am 7.8.1974 mußte ihr die linke Niere entfernt werden. Sie leidet seitdem unter einem chronischen Harnweginfekt und starker Blutarmut.

In ihrer Klage hatte sie dem Frauenarzt zunächst einen Behandlungsfehler vorgeworfen. Dann erhob sie den Vorwurf, daß sie über das Risiko einer Harnleiterverletzung nicht aufgeklärt worden war.

Die beiden Sachverständigen, beide Professoren, legten dar, daß es bei dieser Operation ein spezifisches Risiko sei, den Harnleiter zu verletzen. Die Komplikationshäufigkeit wurde mit 1,6 Prozent angegeben.

Der Operateur erklärte vor Gericht, daß er der Meinung gewesen sei, daß die Patientin von ihrem früheren Frauenarzt über die Folgen dieses Eingriffes aufgeklärt worden sei. Sie wollte sich doch ursprünglich von einem anderen Gynäkologen operieren lassen. Da der Operateur diese Behauptung jedoch nicht beweisen konnte, wurde er schadenersatzpflichtig.

Prinzipiell kann die Aufklärungspflicht des behandelnden Arztes entfallen, wenn der Patient schon vorher informiert war. Es ist aber Sache des Arztes, sich darüber zu vergewissern, ob der Patient eine Aufklärung erhalten hat oder nicht. Fehlt es an dieser Vergewisserung und kommt es über die Frage, ob der Patient schon vorher hinreichend aufgeklärt worden ist, zum Streit, so muß der Arzt die Behauptung auch beweisen können.[27]

RISIKO BEI MUMPSIMPFUNG

Ärzte müssen ihre Patienten über mögliche Gefahren einer Impfung umfassend aufklären. Verletzen sie diese Aufklärungspflicht, müssen sie Schadenersatz leisten.

Nach diesem Grundsatz wurden sowohl der Arzt als auch der Arzneimittelhersteller dazu verurteilt, einem Jugendlichen, der nach einer Impfung gegen Mumps an Diabetes erkrankte, Schmerzensgeld zu zahlen und Ersatz für materielle Schäden zu leisten.

Nach Ansicht des Gerichts hatte der Arzt vor der Impfung des damals 16 Jahre alten Jungen versäumt, ihn oder seine Eltern über Risiken und Notwendigkeit einer Mumpsimpfung aufzuklären. Dabei war laut Gericht einerseits die Notwendigkeit einer Mumpsimpfung in diesem Fall „drastisch verringert", weil 16jährige meist sowieso schon gegen Mumps immun sind; darüber hinaus seien aber bereits in den fünf Jahren vor der folgenreichen Impfung des jungen Mannes Fälle von Diabetes nach Mumpsschutzimpfungen beobachtet worden.

Weil in der dem Impfstoff beigefügten Gebrauchsanweisung der Hinweis fehlte, daß in seltenen Fällen im Anschluß an eine Mumpsschutzimpfung eine Erkrankung an Diabetes beobachtet wurde, verurteilte das Gericht darüber hinaus auch den Hersteller des Impfstoffes dazu, Schadenersatz zu zahlen. Es lastete dem Arzneimittelhersteller die Unterlassung des Hinweises als Produktfehler an.[28]

SCHADENERSATZ FÜR EIN BEHINDERT GEBORENES KIND

Eine Frau hatte zwei gesunde Kinder, fünf und acht Jahre alt. Am 4. September stellte die Frauenärztin Dr. A. erneut eine Schwangerschaft fest: Die letzte Regel war bei der 39 Jahre alten Frau am 25. Juli gewesen. Am 17. September riet Dr. A. ihr, angesichts des für eine Schwangere doch hohen Alters, in der Universitätsklinik eine Fruchtwasserentnahme (Amniozentese) durchführen zu lassen. So sollte festgestellt werden, ob eine Chromosomenanomalie vorliege, also ob die Gefahr bestehe, daß sie ein mongoloides Kind gebären würde. Die Fruchtwasseruntersuchung wurde am 14. November von Dr. B. durchgeführt. Die entnommenen Proben wurden im zytologischen Labor der Universitäts-Kinderklinik von Dr. C. untersucht, und zwar getrennt zur Feststellung etwaiger Chromosomenanomalien und zur Ermittlung des sogenannten AFP-Wertes des Fruchtwassers, der Rückschlüsse auf Defekte wie einen offenen Rücken bei der Leibesfrucht zuläßt. Bezüglich des Mongoloismus wurden keine Besonderheiten festgestellt, der AFP-Wert war jedoch erhöht. Hieraus ergab sich der dringende Verdacht auf eine Spina bifida aperta (offener Rücken), also eine schwere Schädigung des Kindes. Darauf lud Dr. B. mit Schreiben vom 27. November die Frau zur Überprüfung des krankhaften Wertes noch einmal in die Universitätsklinik zu einer zweiten Fruchtwasseruntersuchung. Die Frau berichtete dies Dr. A. und erhielt den Rat, dieser Aufforderung unbedingt Folge zu leisten. Die Frau und ihr Ehemann richteten sich darauf ein, nach der Nachuntersuchung, die am 30. November wieder von Dr. B. durchgeführt wurde, erforderlichenfalls eine Schwangerschaftsunterbrechung vornehmen zu lassen, da sie sich nicht in der Lage sahen, ein behindertes Kind zur Welt zu bringen und zu pflegen. Dr. B. erklärte aber der Frau, es läge nur ein kontrollbedürftiger Wert vor. Die Eheleute gingen deshalb davon aus, daß sie für den Fall, daß Besorgnis wegen eines behinderten Kindes bestünde, entsprechend benachrichtigt würden. Der aufgrund der zweiten Fruchtwasseruntersuchung ermittelte AFP-Wert war wieder erhöht. Bei zusätzlichen Ultraschall-Untersuchungen in der Universitäts-Frauenklinik im Dezember ergab sich der Verdacht auf einen Wasserkopf beim ungeborenen Kind. Am 13. Dezember teilte Dr. C. dem Dr. B. die im Labor ermittelten Werte schriftlich mit, die dieser bereits zuvor mündlich erfahren hatte. Die Befunde wurden zwischen Dr. B. und Dr. C. eingehend besprochen. Die beiden kamen überein, daß Dr. B. die Aufklärung der Patientin übernehmen sollte. Am 26. Dezember endete die 22. Schwangerschaftswoche der Frau. Mit Schreiben vom 8. Januar unterrichtete Dr. C. die Frau Dr. A. erstmals über das Ergebnis der Untersuchungen. Darin heißt es, daß man sich trotz der verdächtigen AFP-Werte nicht habe entschließen können, der Schwangeren zu einer Abtreibung zu raten. Dr. C. bat darum, nach der Geburt von Dr. A. benachrichtigt zu werden. Mit Schreiben vom gleichen Tage an Dr. B. teilte Dr. C. diesem nochmals die ermittelten Werte mit. Der Brief schließt mit den Worten: „In diesem Fall müssen wir mit einiger Sorge der Geburt des Kindes entgegensehen". Am 24. April wurde der Sohn der Frau mit hochgradigen, unbehebbaren körperlichen und geistigen Schäden geboren. Er leidet an einer Spina bifida aperta und an einem Wasserkopf mit allen damit verbundenen Symptomen.

Die Eheleute argumentierten, sie hätten, wenn sie von den Ärzten entsprechend ihren ärztlichen Aufklärungs- und Beratungspflichten rechtzeitig über die Ergebnisse der Untersuchungen unterrichtet worden wären, eine Schwangerschaftsunterbrechung vornehmen lassen. Sie verklagten die Ärzte Dr. A., Dr. B., Dr. C. und den Träger der Universitätsklinik als Gesamtschuldner, den gesamten Unterhaltsbedarf des Kindes zu ersetzen.

Die Klage hatte hinsichtlich der Beklagten Dr. A., Dr. B. und des Landes als Träger der Universitätsklinik Erfolg, hinsichtlich der Beklagten Dr. C. war sie unbegründet.

Die Beklagten wurden verpflichtet, den gesamten Unterhalt des geborenen Kindes, soweit er nicht von Sozialversicherungsträgern zu leisten ist, als Gesamtschuldner zu tragen. [29]

BEWUSSTLOSE FRAU BEI ENTBINDUNG STERILISIERT

Eine Patientin war wegen eines verengten Beckens schon früher im selben Krankenhaus – innerhalb von zehn Monaten – zweimal durch Kaiserschnittoperationen entbunden worden. Auch bei der dritten Geburt wurde dieser Eingriff erforderlich. Über die typischen Risiken bei einem wiederholten Kaiserschnitt, ausgelöst durch Narbenbildung und Schnittführung, wurde die Frau nicht aufgeklärt.

Bald nach Beginn des Eingriffs stellte der operierende Gynäkologe fest, daß die Gebärmutter im unteren Bereich völlig mit der Bauchdecke und der Blase verwachsen war. Er nannte das einen „katastrophalen Befund" – wobei unklar blieb, ob er damit die Anforderungen an seine operativen Fähigkeiten oder die Gefährdung der Patientin oder beides meinte.

Der Operateur sah sich jedenfalls gezwungen, einen anderen, höheren Schnitt als üblich anzusetzen. Nach seiner Überzeugung bestand daher bei einer späteren Schwangerschaft die Gefahr einer Zerreißung der Gebärmutter.

Der Operateur entschloß sich, gemeinsam mit dem zu Rate gezogenen Chefarzt, zu einer Sterilisation der bewußtlosen Frau, nämlich zu einer Unterbrechung der Eileiter. Sie wollten bei dieser Operationserweiterung „aus vitaler Indikation" gehandelt haben, also in der Annahme einer Lebensgefahr. Die war allerdings nicht während der Operation, sondern allenfalls bei einer etwaigen weiteren Schwangerschaft gegeben. Beide Ärzte wußten, daß eine ausdrückliche Einwilligung der Frau zu einer Sterilisation nicht vorlag. Und sie wußten auch, daß dies nicht die einzige Methode ist, um unerwünschte Schwangerschaften zu verhindern. Trotzdem nahmen sie die Eileiterunterbindung vor.

Was die Ärzte nicht wußten: Die Frau hatte laut späterem Gerichtsurteil gegenüber „einer nicht mehr feststellbaren Person" gesagt, sie wolle noch weitere Kinder und lehne eine Sterilisation ab. Sie hatten also objektiv gegen den Willen der Patientin gehandelt. Das Landgericht Aachen verurteilte die beiden Ärzte wegen Verbrechens der versuchten beabsichtigten schweren Körperverletzung. Sie hätten ohne weiteres nach der

Operation in Ruhe die Fragen der Eileiterunterbrechung und der Gefahren einer weiteren Schwangerschaft mit der Frau besprechen können, da keine Lebensgefahr bestanden habe.

Dieses Urteil hob der BGH auf und stellte das Verfahren ein. Nach Meinung der fünf Karlsruher Bundesrichter hatten die Ärzte nämlich allenfalls eine fahrlässige Körperverletzung begangen, die aber verjährt gewesen wäre. Sie hätten sich bei der Operationserweiterung bloß fahrlässig geirrt, indem sie von einer Zustimmung bei rechtzeitiger Befragung der Patientin, also von ihrer „mutmaßlichen Einwilligung" ausgegangen seien.

Die verantwortlichen Ärzte hat der BGH in Karlsruhe also straflos davonkommen lassen. Dafür hat er sich jetzt einen fürchterlichen Verriß in der *Juristenzeitung* eingehandelt.

Mit dem Ergebnis der folgenreichen Operation können übrigens letztlich alle drei unmittelbar Beteiligten zufrieden sein. Die Ärzte setzten ihren Willen durch und kamen straflos davon. Die wider Willen sterilisierte Frau wiederum kam auch noch zu ihrem Selbstbestimmungsrecht. Sechs Jahre danach wurde sie von einem Mädchen entbunden. Die so umstrittene Sterilisation hatte offenbar versagt. [30]

NARKOSE DURCH ASSISTENZARZT

Vor einer Augenoperation vereinbarte der Patient mit der Chefärztin der Anästhesieabteilung, daß diese die Narkose durchführen solle. Die Chefärztin beauftragte damit jedoch entgegen der Zusage eine Assistenzärztin. Während der Narkose wurde der Patient unruhig, bekam einen Hustenreiz und hob den Kopf an. Dadurch entleerte sich der Glaskörper des Auges und es kam zu einer starken Blutung, die zur Erblindung des rechten Auges führte.

Vor Gericht führte der Patient diesen Zwischenfall auf die während der Narkose aufgetretene Unruhe und auf einen Blutdruckanstieg zurück. Beides hätte ärztlicherseits verhindert werden müssen.

Der Zwischenfall ist durch reflexartiges Husten verursacht worden. Dieses Reflexverhalten hätte durch entsprechende

Steuerung der Narkose unterdrückt werden können. Bei der Operation des grauen Stars kommt der Art der Narkoseführung eine erhebliche Bedeutung zu. Der Kläger hatte also durchaus gute Gründe, daß er die Narkose nur durch einen besonders erfahrenen Arzt ausgeführt haben wollte.

Das Gericht vertrat die Auffassung, daß der Patient so rechtzeitig unterrichtet werden muß, wenn entgegen einer gegebenen verbindlichen Zusage nicht die Chefärztin, sondern eine Assistenzärztin die Anästhesie übernimmt, daß er sich für eine Verschiebung des Eingriffs entscheiden kann.

Das Gericht verurteilte die Chefärztin zur Zahlung von 40.000 Mark Schmerzensgeld. [31]

FALSCHER RAT ZU TRANSPLANTATIONEN

Wenn man sieht, was die Medizin heute fertigbringt, fragt man sich unwillkürlich: Wie viele Etagen hat der Tod?

JEAN-PAUL SARTRE

Während eines Internistenkongresses (92. Tagung der Deutschen Gesellschaft für Innere Medizin, 1986) wurden bezüglich der Aufklärung recht interessante Vorträge von Spezialisten der Medizin gehalten.

Ein bisher noch nicht erwähnter Aspekt kam da zur Sprache, nicht einmal hinter vorgehaltener Hand. Häufig würden Spezialisten bei einem Aufklärungsgespräch nur ihre eigenen Ziele verfolgen, d.h., daß ein Spezialist etwa für Knochenmarktransplantationen darauf aus ist, möglichst viele Transplantationen durchzuführen. „Man will ja Erfahrungen sammeln, und die Sache muß vorangehen." Es ist schon ein Unterschied, ob der Arzt sagt: „Mit dieser Krankheit leben nach fünf Jahren nur noch 20 Prozent" oder „Wir kennen Verläufe bis zu zwanzig Jahren, vielleicht gehören Sie dazu."

Man sieht also, es ist durchaus möglich, daß in Transplantationszentren einseitig aufgeklärt wird in der Richtung hin, daß der Patient sich unbedingt der Operation unterziehen müßte.

Während des Internistenkongresses wurde auch darüber gesprochen, daß die Angehörigen eines Patienten als Ratgeber in den Entscheidungsprozeß bezüglich einer geplanten Operation mit einbezogen werden sollten, natürlich nur nach entsprechender Einwilligung des Patienten hinsichtlich der Schweigepflicht.

Hierzu wurde festgestellt, daß Patienten in Norddeutschland, auch in der Schweiz, keine Diskussionen in der Familie bezüglich ihrer Krankheit wünschen. [32]

KREBS MUSS MITGETEILT WERDEN

Unter Ärzten ist die irrige Auffassung weit verbreitet, sie könnten auf hinreichende Aufklärung dann verzichten, wenn sie der Meinung sind, daß der Patient bei der Mitteilung eines schwerwiegenden Befundes sensibel reagiere oder gar sein Heilungs- und Lebenswille gebrochen werde.

Dieses „therapeutische Privileg" können Ärzte nur in extrem seltenen Fällen in Anspruch nehmen, z.B. dann, wenn es handfeste Hinweise darauf gibt, daß der Patient bei Mitteilung der Diagnose Selbstmord begehen werde.

Seelische Erschütterung des Patienten allein genügt in keinem Falle, die Aufklärung zu unterlassen. Auch zu dieser Thematik nahm der BGH eindeutig Stellung: Ein Absehen von der Aufklärung könnte nur in dem besonderen Falle gerechtfertigt sein, daß die mit der Aufklärung verbundene Eröffnung der Natur des Leidens zu einer ernsten und nicht behebbaren Gesundheitsschädigung des Patienten führen würde. [33]

Darf der Arzt dem Patienten verschweigen, daß er Krebs hat? Natürlich darf er aus Gründen der Schweigepflicht nicht die Angehörigen informieren. Muß er aber den Patienten informieren? Selbstverständlich ja. In früheren Jahren war es verständlich, daß einem Krebskranken die Diagnose nicht gesagt wurde, weil sie einem Todesurteil gleichkam. Da aber heute Krebs durchaus kein Todesurteil mehr darstellt, muß der Arzt dem Patienten die Diagnose mitteilen, es sei denn, dieser verzichtet ausdrücklich darauf.

Vor einigen Jahren gab es noch Krebsarten, die mit absoluter Sicherheit tödlich verliefen. Heute gibt es z.B. bei derselben Krebsart (Hodentumor) in 80 Prozent der Fälle eine Dauerheilung oder zumindest eine langjährige Überlebenschance.

Der Arzt darf dem Krebskranken nicht die Chance der Heilung oder zumindest eines langjährigen Überlebens nehmen, weil er glaubt, daß eine Behandlung nicht sinnvoll sei, und deshalb die Diagnose Krebs nicht mitteilt.

Gewisse Fortschritte der modernen Medizin sind ja vielen älteren Ärzten oder auch Ärzten, die sich nicht auf die Krebsbehandlung spezialisiert haben, gar nicht bekannt.

Der Krebskranke allein hat die Entscheidung zu treffen, ob er sich einer Strahlenbehandlung in einer Universitätsklinik unterziehen oder ob er einen Heilpraktiker aufsuchen oder ob er gar nichts tun will. Der Krebskranke hat auch deshalb ein Anrecht darauf, die Diagnose rechtzeitig zu erfahren, damit er im privaten und auch im geschäftlichen Bereich seine Entscheidungen treffen kann.

Es darf ihm nicht die Möglichkeit genommen werden, über sein Vermögen im Testament rechtzeitig zu entscheiden. Kennt der Kranke seine eigene Diagnose nicht, liegt er im Sterben, weiß aber gar nicht, wie schlimm es um ihn bestellt ist, so tritt ohne Testament eine gesetzliche Erbfolge ein, die er vielleicht gar nicht wünscht.

AUFKLÄRUNG ÜBER KOSTEN – KLINIK MUSS BEZAHLEN

Ein Gastwirt erlitt bei einem Unfall einen Hüftgelenksbruch. Sieben Jahre danach litt er unter Schmerzen im Hüftgelenk und suchte deshalb den Chefarzt der Inneren Abteilung eines Duisburger Krankenhauses ratsuchend auf. Der Gastwirt begab sich zunächst in ambulante Behandlung. Der Chefarzt wies den Patienten in die von ihm selbst geleitete Privatstation des Krankenhauses zur stationären Heilbehandlung ein. Er stellte die richtige Diagnose, daß die erheblichen Schmerzen im rechten Hüftgelenk durch eine Arthrose bedingt waren. Im Krankenhaus wurde der Gastwirt rund sieben Wochen lang behandelt. Er erhielt täglich Dragees und Kapseln, ferner fünfmal wöchentlich Paraffin-Fango-Packungen an der rechten Hüfte. Im Verlauf des Krankenhausaufenthaltes verordnete der behandelnde Chefarzt ferner eine Leberschutztherapie, obwohl der Patient normale Leberwerte besaß. Schließlich wurde auch vorübergehend ein niederer Blutdruck mit Medikamenten behandelt.

Nach sieben Wochen wurde der Patient entlassen. Er fühlte sich wesentlich besser und beglich die Krankenhauskosten in Höhe von 8849,40 DM. Diese Rechnung schickte er an die Deutsche Krankenversicherung (DKV). Diese lehnte Versicherungsleistungen ab, weil nach ihrer Ansicht eine stationäre Heilbehandlung nicht notwendig gewesen wäre. Die Behandlung hätte auch ambulant durchgeführt werden können. Betrübt suchte der Gastwirt seinen Rechtsanwalt auf und klagte die Versicherung. In zwei Instanzen verlor er den Prozeß. Die Prozeßkosten betrugen 9066,90 DM, zusammen mit den Klinikkosten war der Kläger nun um 18.000 Mark ärmer. Das bekümmerte nicht nur den Gastwirt zutiefst, sondern auch seinen Rechtsanwalt, der auf Abhilfe sann. Da kam ihm plötzlich die Erleuchtung, daß, wenn schon die Versicherung nicht bezahlen muß, dann eben der Arzt die Rechnung begleichen müsse. Der Chefarzt hätte doch den Gastwirt vor der Krankenhausbehandlung darauf hinweisen müssen, daß eventuell die Krankenkasse sich auf ihren Versicherungsvertrag berufe, dem zufolge sie nur notwendige Krankenhauskosten begleiche.

Guten Mutes wurde dem Chefarzt eine Klageschrift überreicht, in welcher die Bezahlung der geleisteten Klinikkosten sowie die Prozeßkosten, also 18.000 Mark, gefordert wurden.

Das Landgericht Düsseldorf gab dem Kläger recht. Das paßte dem Chefarzt gar nicht. Er versuchte sein Glück in der nächsten Instanz am OLG Düsseldorf. Auch hier bekam der Gastwirt wieder recht.

Jetzt wollte der Chefarzt eine höchstrichterliche Entscheidung vom Bundesgerichtshof in Karlsruhe. Auch hier hatte er Pech und wurde letztinstanzlich zur Zahlung verurteilt. Die Karlsruher Richter billigten dem Chefarzt zwar zu, daß er eine stationäre Behandlung für vertretbar und noch sinnvoll halten konnte, er habe dem Patienten aber nicht verschweigen dürfen, daß dieser hinsichtlich der Übernahme der Pflegekosten durch die Versicherung ein Risiko einging. Nach Auffassung der Bundesrichter ist ein Arzt verpflichtet, einen Patienten – sofern auch eine ambulante Behandlung sinnvoll und durchführbar ist – über alle ernsthaft in Betracht kommenden Behandlungsmöglichkeiten aufzuklären. Dies sei schon deshalb erforderlich, um dem Patienten eine eigene Entscheidung über die damit verbundene unterschiedliche Belastung zu ermöglichen. [34] Die Behandlung hätte auch ambulant durchgeführt werden können. Das Oberste Gericht meinte, daß sich dies dem behandelnden Arzt habe aufdrängen müssen, und führte aus, daß eine entsprechende Beratung des Patienten über die Kosten auch dann notwendig gewesen wäre, wenn der Patient von sich aus die Frage der Kostenversicherung nicht angeschnitten hat.

Die Richter meinten, daß eine Leberschutztherapie nicht notwendig gewesen wäre. Es liege ebenso auf der Hand, daß die Verabreichung von Dragees und Kapseln keinen Krankenhausaufenthalt erforderlich mache. Gleiches gelte für die Paraffin-Fango-Packungen.

Diese Entscheidung ist auch deshalb für alle niedergelassenen Ärzte, insbesondere Kassenärzte, die physikalisch-medizinische Leistungen in ambulanter Praxis erbringen, von großem Interesse. Diese Ärzte und auch die Patienten können nämlich ihrer Krankenkasse gegenüber argumentieren, daß durch die ambulante Behandlung, also z.B. durch die Verabreichung von Massagen und Fango-Packungen, entsprechende Krankenhauskosten eingespart worden sind. [35]

Falls der Patient Probleme mit der Krankenkasse bei der Erstattung von Kosten über Massagen und Fango-Packungen hat, soll er die Krankenkasse auf die eingesparten Krankenhauskosten hinweisen. Selbst wenn die Krankenkasse dann argumentiert, sie hätte den Krankenhausaufenthalt sowieso nicht bezahlt, kann man die Notwendigkeit der ambulanten Behandlung damit beweisen, daß eine ärztliche Verordnung, also ein Rezept, vom Hausarzt ausgestellt wurde. Sollte der Patient immer noch nicht das Geld von der Krankenkenkasse erhalten haben, so gilt oben Gesagtes. Der Patient kann also seinen Arzt bezüglich der entstandenen Kosten verklagen. Denn dieser hat durch die Ausstellung des Rezeptes dem Patienten wirtschaftlichen Schaden zugefügt.

ZAHNARZTRECHNUNG BEI KASSENPATIENT

Bei einer Schülerin wurde durch eine schulzahnärztliche Reihenuntersuchung eine Kieferanomalie festgestellt und ihr eine zahnärztliche Behandlung angeraten. Folgsam ging die Schülerin zu ihrem Hausarzt, der ihr einen Überweisungsschein zu einem Kieferspezialisten ausschrieb. Die Schülerin war wie ihre Mutter bei der Barmer Ersatzkasse (BEK) gesetzlich versichert. Mutter und Tochter gingen mit dem Überweisungsschein zum Kieferspezialisten, dort unterzeichnete die Mutter einen schriftlichen Behandlungsauftrag. Anschließend wurden Kieferröntgenaufnahmen sowie ein Gebißabdruck der Tochter angefertigt und ein Besprechungstermin für einen späteren Zeitpunkt vereinbart. Diesen Termin haben aber die beiden nicht mehr eingehalten, weil ihnen von ihrer Krankenkasse mitgeteilt wurde, daß die Mutter anläßlich der Behandlung ihrer Tochter einen Selbstkostenanteil von 700 Mark tragen müsse. Der Kieferspezialist hatte der „Barmer" einen entsprechenden Kostenvoranschlag eingereicht. Die „Barmer" hat daraufhin die Mutter von den entstehenden Kosten benachrichtigt. Da die Mutter diese Kosten nicht tragen konnte oder wollte, sind die beiden nicht mehr zum vereinbarten Besprechungstermin erschienen. Daraufhin schickte der Kieferspezialist eine Rechnung in Höhe von 438,25 DM, welche die Mutter nicht beglich. Da klagte der Zahnarzt und verlor den Prozeß.

Das Kölner Amtsgericht gab der Mutter recht: Dem Arzt sei ja die versicherungsrechtliche Situation bekannt gewesen: Die Zugehörigkeit zur Krankenkasse stand ja auf dem Überweisungsschein. Der Arzt hätte die Mutter über die Möglichkeit eines Selbstkostenanteils aufklären müssen. Richtigerweise ist die Mutter davon ausgegangen, daß die Behandlung von seiten der „Barmer" kostenmäßig gedeckt sei.

Das Gericht urteilte, daß ein Behandlungsvertrag zwischen den Parteien nicht rechtswirksam zustande gekommen sei, auch wenn die Mutter einen schriftlichen Behandlungsauftrag unterschrieben hätte. Der Kieferspezialist habe auf dem Überweisungsschein klar erkennen müssen, daß die Patientin die Tochter eines Pflichtversicherten sei. Der Pflichtversicherte habe nicht wissen müssen, daß bei einer zahnärztlichen Behandlung ein Selbstkostenanteil anfalle. Da ein entsprechender Hinweis von seiten des Arztes unterblieben ist, konnte die Mutter davon ausgehen, daß die Behandlung für die Tochter kostenfrei erfolgen werde.

Die „Barmer Ersatzkasse" hatte sich völlig korrekt verhalten, als sie darauf hinwies, daß ein Selbstkostenanteil von der Mutter zu bezahlen sei. Da dieser das aber bei Behandlungsbeginn der Tochter nicht bekannt war, kann der Kieferspezialist nicht den Überweisungsschein gegenüber der Krankenkasse abrechnen und zusätzlich eine Liquidation ausstellen. Der Behandlungsvertrag kam deshalb nach Ansicht des Gerichtes nicht zustande, weil sich die Parteien entgegen der beiderseitigen Annahme tatsächlich über einen wesentlichen Vertragsbestandteil, nämlich die Frage der Honorierung, nicht geeinigt hatten.[36]

Hätte der Zahnarzt sofort darauf hingewiesen, daß ein Selbstkostenanteil zu bezahlen sei, wäre der Prozeß für ihn natürlich anders ausgegangen.

Ein Arzt ist nicht nur verpflichtet, über die Krankheit aufzuklären und sorgfältig zu behandeln, er ist auch verpflichtet, den Patienten über die wirtschaftlichen Folgen seiner ärztlichen Tätigkeit aufzuklären und ihn vor einem wirtschaftlichen Schaden zu bewahren.

KLINIK MUSS KOSTEN FÜR PFLEGEPATIENT BEZAHLEN

Ausgangspunkt der Streitigkeiten zwischen einer Stadt als Krankenhausträger und einem Patienten war ein mangels hinreichender Risikoaufklärung unzulässiger Eingriff, der am 25.5.1976 durchgeführt wurde und der zu einer Querschnittslähmung bei dem Patienten führte.

Wegen dieses Geschehens wurde dem Gelähmten am 14.5.1985 vom OLG Bremen ein Schmerzensgeld von 80.000 Mark zugesprochen. Die Stadt Bremen weigerte sich jedoch zu bezahlen. Sie rechnete vielmehr Krankenhauspflegekosten von rund 160.000 Mark für die Zeit vom 17. Oktober 1980 bis 31. Oktober 1985 vor und begründete dies damit, daß die zuständige Krankenkasse die Behandlungskosten lediglich bis zum 16. Oktober 1980 übernommen habe, der Patient jedoch weiterhin in der Klinik verblieben sei.

Der BGH entschied, daß der Stadt keine vertraglichen Ansprüche gegen ihren Patienten auf Bezahlung von Krankenpflegekosten seit dem 17. Oktober 1980 zustünden. Die Krankenkasse war aus dem bis dahin bestehenden Krankenhausaufnahmevertrag, der die Krankenpflege des Patienten im Krankenhaus der Stadt zum Gegenstand hatte, ausgeschieden.

Eine weitere Krankenhausbehandlung war spätestens zu diesem Zeitpunkt nicht mehr erforderlich, weil keine Behandlungsbedürftigkeit mehr bestand und eine Verpflichtung der Krankenkasse nach den Bestimmungen der RVO zur Übernahme der Kosten wegfiel. Der Patient, der seinerzeit freilich meinte, weiter behandlungsbedürftig zu sein, hatte dem Ausscheiden der Krankenkasse als Kostenträger nicht widersprochen. Er weigerte sich damals, das Krankenhaus zu verlassen, und beharrte auf einer weiteren stationären Pflege. Die Krankenhausträgerin, die nunmehr außer dem Patienten selbst keine Kostenträger für die Krankenhauspflegekosten mehr hatte, unternahm nichts, um den Patienten notfalls mit den zulässigen Mitteln gegen dessen Willen aus dem Krankenhaus zu entfernen oder aber sich um einen anderen Kostenträger zu bemühen. Sie behielt den Patienten im Krankenhaus, wo sie ihm die erforderliche Unterkunft, Verpflegung und persönliche Betreuung zukommen ließ.

Dieses Verhalten war nach Auffassung des Gerichts sittenwidrig. Der Krankenhausträger war verpflichtet, den Patienten vor unnötigen Behandlungskosten und unverhältnismäßigen finanziellen Belastungen zu bewahren. Dieser hat Anspruch darauf, daß ihm auch dann geholfen und Rat erteilt wird, wo er solchen Rat und solche Hilfe offensichtlich benötigt und wo andererseits die Bediensteten des Krankenhauses aus ihrer beruflichen Stellung heraus ein Expertenwissen haben.

Es gehörte deshalb zu den vertraglichen Nebenpflichten des Klinikträgers, sich rechtzeitig vor Beendigung der Krankenpflege mit dem Sozialhilfeträger darüber zu verständigen, daß dieser für die Unterbringung und Pflege des Patienten und die Übernahme der dafür anfallenden Kosten sorgte, damit die Entlassung des Patienten aus dem Krankenhaus und eine Hilfe zur Pflege organisatorisch sichergestellt werden konnte.

Daß dies unterblieb und der Patient im Krankenhaus belassen wurde, obwohl er keinen rechtlichen Anspruch darauf hatte, stellt demzufolge einen Verstoß gegen die guten Sitten dar. Deshalb schuldet der Patient der Stadt Bremen auch nicht die geforderten Krankenpflegekosten.[37]

AIDS-TESTS: AUFKLÄRUNG, SCHWEIGEPFLICHT, STRAFEN

Ärzte, die ihre Patienten heimlich auf AIDS testen, müssen künftig mit Freiheitsstrafen rechnen.

Der Zahnarzt konnte dem jungen Mann nicht mehr helfen, Parodontose und Pilzbefall im Mund waren schon zu weit fortgeschritten. Der Patient aus Berlin wurde an die Zahnklinik der Freien Universität überwiesen.

Dem Professor dort genügte ein Blick, sein Verdacht: AIDS. Mit dem Patienten sprach er darüber kein Wort. Er wolle, so beschied er ihn, erst mal sein Blut untersuchen, dann werde man weitersehen. Der Kranke hatte nichts gegen den Stich in die Vene.

Die Order des Professors an das Institut für Virologie im Klinikum Steglitz fiel knapp aus. Eine differenzierte Blutuntersuchung auf mögliche andere Infektionen, wie bei einem solchen Krankheitsbild üblich, hielt er gar nicht mehr für erforderlich – nur auf HIV-Antikörper sei das Blut des jungen Mannes zu testen. Das Resultat bestätigte den Verdacht: positiv.

Als es dann auch der Patient erfuhr, sah er sich hintergangen. Gegen einen AIDS-Test hätte er sich zur Wehr gesetzt. Den Professor zeigte er wegen gefährlicher Körperverletzung an.

Zwei Ärzte der Mainzer Uni-Kliniken mußten sich verantworten, nachdem sie einen Patienten, der mit Malaria-Verdacht eingeliefert worden war, ohne sein Wissen und ohne Einwilligung auf AIDS getestet hatten. Auch gegen sie wurde Strafanzeige erstattet.

Täglich hundertfach, so schätzen AIDS-Experten, wird in vielen Arztpraxen, Provinzkliniken und Uni-Krankenhäusern getestet. Der scheinbar banale Eingriff hat Mediziner ebenso verunsichert wie Juristen und eine breite Diskussion über Grundfragen beider Wissenschaften ausgelöst. „Die Medizin", weiß Hans Jäger, Leiter der Arbeitsgruppe AIDS im Krankenhaus München-Schwabing, „verfügt derzeit über keine ethisch-rechtlich brisantere Untersuchung als den HIV-Antikörpertest."

Viele Virologen und Epidemiologen treibt nicht so sehr die Angst vor der eigenen Ansteckung zu ihrer Forderung, möglichst große Teile der Bevölkerung auf AIDS zu testen. Sie wollen damit vor allem einen besseren Überblick über die tatsächliche Ausbreitung der Seuche gewinnen und hoffen überdies, daß viele Patienten, die durch den Test von ihrer Krankheit erfahren, sich künftig verantwortungsbewußter verhalten.

So verständlich die verschiedenen Positionen von Praktikern, Wissenschaftlern und manchen Gesundheitspolitikern auch erscheinen, so offenkundig lassen sie die Situation der Betroffenen außer acht.

Wem heute mitgeteilt wird, daß er HIV-positiv ist, wird nicht nur jäh mit der Tatsache konfrontiert, daß ihm nicht zu helfen ist und er in einigen Jahren qualvoll sterben muß. Solange der Patient nicht mit letzter Gewißheit davon ausgehen kann, daß sein Testresultat auch wirklich geheim bleibt, steht ihm zudem erst mal eine Art bürgerlicher Tod auf Raten bevor.

Test-Positive haben mit Ablehnung bei Angehörigen, Freunden und Bekannten zu rechnen. Sie müssen um Arbeitsplatz, Wohnung und Versicherungsschutz fürchten. Angstneurosen, Depressionen und zunehmende Selbstmord-Gefährdung bestimmen den Alltag. „Bis zu fünfzig Prozent positiv Getesteter werden psychiatrisch behandlungsbedürftig", weiß Rolf Rosenbrock, AIDS-Experte am Berliner Wissenschaftszentrum.

Im Widerstreit zwischen gesellschaftlichen Bedürfnissen und individuell gebotener Rücksicht setzt sich inzwischen die Erkenntnis durch: kein HIV-Test ohne vorherige Aufklärung und Einwilligung des Betroffenen. Bundesanwalt Manfred Bruns argumentierte als Sachverständiger für die „Enquetekommission AIDS" des Bundestages: HIV-Antikörpertests sind ohne eingehende Beratung der Betroffenen vor und nach dem Test medizinisch nicht vertretbar. Vor dem Test müssen sich die

Ärzte vergewissern, ob die Betroffenen einem positiven Testergebnis gewachsen sind und ob sie Angehörige, Freunde oder Gruppen haben, die ihnen helfen und sie stützen können."

Jeder Test ohne vorherige ausführliche Beratung und ohne Zustimmung des Patienten ist nach Ansicht des Bundesanwalts zudem „rechtswidrig". Das gilt auch für routinemäßige Tests vor Operationen, bei Einstellungsuntersuchungen und bei Rehabilitationsmaßnahmen sowie bei Schwangerschaftsvorsorgeuntersuchungen. Daran ändern auch formularmäßige Einwilligungen der Betroffenen nichts, wenn sie vorher nicht aufgeklärt und beraten worden sind.

Die in der Öffentlichkeit bekanntgewordenen Fälle aus Berlin und Mainz dürften zur Folge haben, daß es bald keine heimlichen AIDS-Tests mehr gibt.

Spätestens seit Juni 1987 könne sich kein Mediziner mehr mit einer angeblich unklaren Rechtslage herausreden. Aufklärung und Zustimmung der Patienten zum Test seien notwendig, weil, so der Leitende Oberstaatsanwalt Hempler, Mainz, „allein schon die Anordnung einer Blutentnahme zum Zwecke eines AIDS-Tests für den Betroffenen von einschneidender Bedeutung" sei; bereits dadurch werde er „dem Odium ausgesetzt, zu den Risikogruppen wie Drogenabhängigen, Homosexuellen und Prostituierten gezählt zu werden".

Daß die Blutentnahme ein medizinischer Eingriff ist, war juristisch schon vorher unbestritten. Festgelegt aber ist in den ausführlichen Begründungen der Berliner und Mainzer Staatsanwälte für künftige Fälle, daß wegen der möglichen Tragweite des Resultats an das Aufklärungsgespräch zwischen Arzt und Patient hohe Anforderungen gestellt werden müssen.

Die Berliner Staatsanwaltschaft begründet das vor allem mit den psychosozialen Folgen für untersuchte HIV-Positive. Sie verweist auf die „völlige Veränderung der Persönlichkeitsstruktur des Patienten, die mit einer hohen Rate infolge ausgelöster Angstzustände und eintretender Suizidgefährdung zum völligen Verlust des Gesundungs- und Lebenswillens" führen könne. Die Generalstaatsanwälte in Frankfurt, Koblenz und München haben diese Rechtsauffassung bestätigt: Wer als Arzt seinen Patienten nicht gründlich aufklärt und nicht die – erst nach solcher Aufklärung wirksame – Einwilligung zum Test erhält, macht sich schuldig und kann wegen Körperverletzung mit Freiheitsentzug bis zu fünf Jahren bestraft werden.

Inzwischen setzen auch Aufsichtsorgane und Verbände die Mediziner unter Druck, die heimlichen AIDS-Tests einzustellen. Ellis Huber, Präsident der Berliner Ärztekammer, droht den Ärzten sogar mit Entzug der Approbation.

Die Deutsche AIDS-Hilfe will möglichst alle heimlichen Tester vor den Strafrichter bringen. „Wenn jemand", so heißt es in einer Aufklärungsschrift, „ohne seine ausdrückliche, freiwillig erteilte Zustimmung getestet wurde, sollte das den AIDS-Hilfen (auch anonym) mitgeteilt werden, um dagegen vorgehen zu können." [38]

Eine alarmierende Meldung wurde von den amerikanischen Centers for Disease Control (CDC) bekanntgegeben. Drei Krankenschwestern haben sich offenbar ohne eine Stichverletzung im Krankenhaus mit dem AIDS-Virus infiziert. Bislang sprachen alle Erfahrungen, die man im Umgang mit AIDS gewinnen konnte, dafür, daß das Krankenhauspersonal nur dann in Gefahr ist, sich mit dem AIDS-Erreger zu infizieren, wenn es versehentlich zu einer Stichverletzung mit einer kontaminierten Nadel oder durch eine vergleichbare Schnittverletzung kommt. [39]

Solche Meldungen sind Wasser auf die Mühle der Befürworter heimlicher AIDS-Tests, insbesondere bei allen Patienten, die in einem Krankenhaus aufgenommen werden.

Demgegenüber betont die Gesundheitsministerin Süssmuth, daß HIV-Tests ohne vorherige Einwilligung des Patienten rechtswidrig sind. Heimliche AIDS-Tests würden auch zur Zerstörung des besonderen Vertrauensverhältnisses zwischen Arzt und Patienten führen. [40]

Als erstes Schweizer Gericht hat die Anklagekammer des Kantons St. Gallen ein Urteil zu heimlichen AIDS-Tests gefällt, das Aufsehen erregt hat: Heimliche AIDS-Tests sind strafbar. Der zu Untersuchende muß die Einwilligung zum Test geben.

Ein St. Gallener Untersuchungsrichter ließ bei einem drogenabhängigen Einbrecher ohne dessen Wissen einen HIV-Test vornehmen. Der Untersuchungsrichter muß sich jetzt wegen Körperverletzung und Amtsmißbrauch verantworten. [41]

Auch in Deutschland wurde jetzt über einen heimlich vorgenommenen AIDS-Test ein Urteil gesprochen. Das Amtsgericht

Göttingen verurteilte das örtliche Universitätsklinikum zur Zahlung von 300 Mark Schmerzensgeld an einen ehemaligen Patienten, der den Klinikärzten vorgeworfen hatte, sie hätten bei ihm 1985 einen AIDS-Test vorgenommen, ohne daß er darüber informiert worden sei. Erst lange Zeit danach habe er dies von einer Ärztin erfahren.

Das Göttinger Universitätsklinikum – eines der größten Deutschlands – hatte ähnlich wie einzelne andere Kliniken zugegeben, wiederholt diese Tests ohne Wissen der Betroffenen vorgenommen zu haben. Inzwischen erhalten die Patienten bei der Aufnahme im Klinikum einen schriftlichen Hinweis, nach dem sie – soweit medizinisch erforderlich – mit der ungefragten Durchführung eines AIDS-Tests rechnen müssen. Wer dazu nicht sein Einverständnis geben wolle, müsse dieser Regelung schon bei der Klinikaufnahme schriftlich widersprechen.[42]

Seit 1. Oktober 1987 gilt die Meldepflicht für positive HIV-Tests. Danach müssen Ärzte jedes positive Testergebnis dem zentralen AIDS-Infektionsregister beim Bundesgesundheitsamt melden.

Nach der Laborberichtsverordnung ist jeder Arzt verpflichtet, dem Bundesgesundheitsamt positive Testergebnisse mitzuteilen. Der Testbericht muß sechs Angaben enthalten, der Name des Patienten darf dabei nicht genannt werden.

Gemeldet werden muß:
– Name und Anschrift des behandelnden Arztes,
– Datum des Eingangs des Untersuchungsmaterials,
– Art des Untersuchungsverfahrens,
– Geschlecht und Alter der untersuchten Person,
– Anlaß der Untersuchung, mögliche Übertragungsweise und vorliegendes Krankheitsbild,
– Angabe, ob die untersuchte Person schon als HIV-positiv bekannt war.

Das Gesundheitsministerium weist außerdem darauf hin, daß Ärzte, die diesen Pflichten vorsätzlich oder fahrlässig nicht nachkommen, nach dem Bundesseuchengesetz ordnungswidrig handeln und mit einer Geldbuße von bis zu 50.000 Mark belegt werden können.

Ein AIDS-Gesetz gibt es also in der BRD noch nicht. Reihenuntersuchungen der Bevölkerung und die namentliche Meldepflicht AIDS-Kranker seien zur Bekämpfung der tödlichen Immunschwäche ungeeignet. Zu diesem Ergebnis kamen Richter und Staatsanwälte bei einer Tagung im Oktober 1988 „AIDS als Herausforderung an das Recht" an der Deutschen Richterakademie in Trier. Mit dem Bundesseuchengesetz stehe vielmehr ein Instrumentarium zur AIDS-Bekämpfung zur Verfügung, das den Gesundheitsbehörden vielfältige und angemessene Initiativen ermögliche.

Der Maßnahmenkatalog der Bayerischen Staatsregierung dagegen, der das längst von Ärzten aus epidemiologischen – nicht aus rechtspolitischen Gründen – erforderliche Bundesgesetz zumindest im Freistaat Bayern ersetzt, ist umstritten. Bayerns Staatssekretär *Gauweiler* (inzwischen nicht mehr für AIDS zuständig) als Meldepflichtbefürworter stand in der BRD isoliert der Bundesgesundheitsministerin Süssmuth gegenüber, die als engagierte Gegnerin jeglicher Meldepflicht einer wirksamen Bekämpfung der Seuche aus rechts- und sozialpolitischen Gründen entgegensteht.

Der Vorsitzende der AIDS-Kommission der Deutschen Gesellschaft für Innere Medizin, *Prof. Zöllner*, geht mit der AIDS-Politik der Gesundheitsministerin hart ins Gericht. Er bezeichnet das Vorgehen der Ressortchefin als schlecht und kontraproduktiv. „Frau Süssmuth hat von medizinischen Aspekten keine Ahnung. Sie stellt die Soziologie bei den getroffenen Maßnahmen weit vor die Medizin, und das ist falsch. Sie beschützt die Kranken, aber nicht die Gesunden, die durch die Immunschwäche besonders gefährdet sind." Eine gute Seuchenpolitik muß aber vor allem die Gesunden vor AIDS schützen.[43]

In Österreich gibt es ein AIDS-Gesetz schon seit 1986.[44] Mit diesem moderaten Bundesgesetz über Maßnahmen gegen die Verbreitung des erworbenen Immundefektsyndroms wurde eine Reihe von Maßnahmen getroffen, über deren Effizienz zwei Jahre nach Inkrafttreten des Gesetzes die Meinungen geteilt sind. Die wohl weitreichendste Maßnahme dieses Gesetzes besteht in der Statuierung einer gesetzlichen Meldepflicht für AIDS. Dieser unterliegt neben einem Todesfall nur die manifeste Erkrankung an AIDS. Keinesfalls meldepflichtig sind die bloße Infektion mit dem Virus und andere durch diese Infektion hervorgerufene Erkrankungsformen, auch keine Verdachtsfälle. Die Ausgestaltung der gesetzlichen Meldepflicht trägt dem Geheimhaltungsinteresse des Betroffenen Rechnung. Die Meldung hat in anonymisierter Form zu erfolgen, wobei die Angabe der Initialen, Geburtsdatum und Geschlecht insbesondere im Hinblick auf mögliche Doppelmeldungen erforderlich ist. Ausnahmetatbestände, die den Arzt zu einer namentlichen Meldung berechtigen, sind hierbei nicht vorgesehen. Diese gesetzliche Regelung läßt offen, wie das sogenannte AIDS-Vollbild nach dem gegenwärtigen Stand der medizinischen Forschung hinreichend definiert und klar abgrenzbar ist, um in der Praxis für den Arzt keine Probleme entstehen zu lassen. Schließlich gilt es ja für den Arzt zu entscheiden, ob ein AIDS-positiver Patient schon die Symptome des Vollbildes aufweist und somit Meldepflicht besteht oder nicht. [45]

Man ließ sich in Österreich durch die Forderungen einzelner Scharfmacher bisher nicht zu weiter reichenden Vorkehrungen verleiten. In Österreich reagierte man zwar wesentlich rascher als etwa in der BRD, wo man sich immer noch mit dem unzulänglichen Instrumentarium des Bundes-Seuchengesetzes der Krankheit zu wehren sucht, dem österreichischen Gesetz fehlt jedoch die gewünschte Griffigkeit durch mangelnde Definition des mehrstufigen Krankheitsbildes AIDS. Gerade die zur Verhinderung der Ausbreitung von AIDS unbedingt erforderlichen Kenntnisse der Zahl der infizierten Personen – und eben nicht nur die Zahl der erkrankten oder verstorbenen Personen – werden durch dieses AIDS-Gesetz nicht dokumentiert.

Beim Partner eines HIV-positiven Patienten darf der Arzt auch gegen den Willen des Patienten die Schweigepflicht brechen. Wenn er es tut und der Patient ihn daraufhin verklagt, wird geprüft, ob die Offenbarung des Arztes „befugt" erfolgt sei. Der § 203 StGB verbiete nicht den Bruch des Arztgeheimnisses schlechthin, sondern nur seine unbefugte Verletzung, erklärt Prof. Spann, Vorstand des Rechtsmedizinischen Institutes und Dekan der Medizinischen Fakultät der Universität München. Die Entscheidung, was im Einzelfall befugt ist, liege beim Arzt. Nach Spanns Auffassung läßt sich die Befugnis zur Offenbarung aus dem Überwiegen des bedrohten Rechtsgutes des Partners herleiten. Auch stehe dem Arzt, der sogenannte rechtfertigende Notstand (§ 34 StGB) zur Seite, weil der Arzt mit seinem

Handeln eine gegenwärtige Gefahr für Leib und Leben des gefährdeten Partners abwende.

Komme es aufgrund der Aufklärung des Ehepartners eines HIV-positiven Patienten zur Scheidung, müsse der Arzt unter Umständen mit Schadenersatzansprüchen rechnen. Folgt das Gericht dann aber dem Argument, daß die Aufklärung des Ehepartners nicht unbefugt gewesen sei, so dürften diese Schadenersatzforderungen jedoch ins Leere gehen. [46]

Gleicher Ansicht ist hierzu auch der Koblenzer Generalstaatsanwalt *Ulrich*. Im Hinblick auf die außergewöhnliche Gefährlichkeit der HIV-Infizierung und den tödlichen Verlauf der Krankheit AIDS sei die körperliche Unversehrtheit Dritter wesentlich höher zu bewerten als das Interesse des Patienten an der Geheimhaltung seines Zustandes, sagte *Ulrich*. Daher dürfe der Arzt seine Schweigepflicht brechen. Allerdings zwinge das Gesetz niemanden dazu. [47]

Der bayerische Innenminister hat erneut die Aussetzung der ärztlichen Schweigepflicht bei AIDS gefordert. Bereits im September 1987 habe Bayern im Bundesrat eine Ergänzung des Seuchenrechts verlangt.

Die Aussetzung der Schweigepflicht habe zur Folge, daß der Arzt auch die Intimpartner von HIV-infizierten Personen über die Infektion informieren darf. [48]

Strafen drohen nicht nur dem Arzt, der den AIDS-Test ohne Einwilligung vornimmt, sondern auch dem AIDS-Infizierten, der ungeschützen Sexualverkehr ausübt. Das LG Nürnberg-Fürth verurteilte am 16. 11. 1987 einen AIDS-Infizierten zu einer Freiheitsstrafe von zwei Jahren ohne Bewährung, weil er trotz einer ihm von einem Arzt offenbarten Infizierung mit dem AIDS-Virus mit drei männlichen Partnern ungeschützten Sexualverkehr ausgeübt hat. Das Gericht wertete dieses Verhalten als versuchte gefährliche Körperverletzung.

Das Gericht rügte zudem, daß AIDS bisher nicht in den Katalog der meldepflichtigen Geschlechtskrankheiten aufgenommen worden sei. In die Kritik bezog es den Leiter des Nürnberger Gesundheitsamtes ein, weil er sich geweigert hatte, der Polizei bei der Fahndung nach Belastungszeugen behilflich zu sein. [49] Der BGH, der erstmals sich strafrechtlich mit AIDS beschäftigte, bestätigte dieses Urteil inhaltlich. AIDS-Kranke können sich durch ungeschützte Sexualkontakte versuchter gefährlicher Körperverletzung strafbar machen. Es müsse aber auch in Zukunft in jedem Einzelfall geprüft werden, ob sich aus dem konkreten Verhalten und der Persönlichkeit eines AIDS-Kranken der Vorwurf einer strafrechtlichen Straftat rechtfertige. Lediglich bezüglich des Strafmaßes wurde das Urteil aufgehoben und an eine andere Strafkammer zurückverwiesen.

Unerwartet ausführlich nahm das Höchstgericht in seiner schriftlichen Pressemitteilung zu einer möglichen Strafbarkeit wegen eines Tötungsvorsatzes Stellung. Man sieht hierin ein Indiz für die am BGH kursierende Vermutung, Verfechter verschiedener AIDS-Bekämpfungskonzepte hätten sich auch im Strafsenat gegenüber gestanden.[50]

Hingewiesen werden muß auf die Pflicht des Arztes, eine AIDS-positive Schwangere über bestehende Möglichkeiten legaler Abtreibung aufzuklären. Der Arzt haftet nämlich beiden Eltern für den gesamten Lebensunterhalt eines infiziert geborenen Kindes, wenn der Arzt diese Aufklärung der Schwangeren unterlassen hat und diese glaubwürdig darlegt, daß sie das Kind sonst abgetrieben hätte. Ferner muß er der Mutter Schmerzensgeld zahlen.

Patienten, die an einer Gerinnungsstörung des Blutes (Bluter) leiden, werden mit Gerinnungspräparaten behandelt, welche aus menschlichem Blut hergestellt werden. Mehrere tausend dieser Bluterkranken sind mit AIDS infiziert. Auf deutsche Versicherungsunternehmen sollen Zahlungen für Medikamentenhaftpflicht in Millionenhöhe zukommen, wenn sich nach Prüfung der Rechtslage herausstellen sollte, daß die Produzenten von Medikamenten gegen Hämophilie (Bluterkrankheit) AIDS-verseuchte Gerinnungspräparate vertrieben haben. Die deutschen Versicherer rechnen bereits seit mehreren Monaten damit, für die Produzentenhaftpflicht der Pharma-Hersteller in der Bundesrepublik geradestehen zu müssen. Die genannten Medikamente wurden aus Blutkonserven hergestellt, die zum größten Teil aus den Vereinigten Staaten stammten.

Beim Berliner Bundesgesundheitsamt schätzt man, daß von den rund 5000 Bluterkranken in der Bundesrepublik etwa 60 bis 80 Prozent mit AIDS-Viren infiziert sind. Wegen der langen Inkubationszeit könne entgegen den Beteuerungen des Präsidenten des Bundesgesundheitsamtes *Prof. Großklaus* und der

Gesundheitsministerin *Rita Süssmuth* mit weiteren Erkrankungen gerechnet werden. [51]

Infizierte Bluter, die sich über Blutgerinnungsmedikamente mit dem AIDS-Virus angesteckt haben, können jetzt mit einer Entschädigung rechnen. Gezahlt werden Summen bis zu 250.000 Mark. Die Verhandlungen mit den im sogenannten „Pharma-Pool" zusammengeschlossenen Versicherungsunternehmen hatten sich über ein Jahr hingezogen. Auch infizierte Ehefrauen und Kinder von Blutern erhalten Schadenersatz. Um zu einer Einigung zu gelangen, hatten die Hämophilieverbände auf die Forderung nach Schmerzensgeld gemäß dem BGB verzichtet und sich auf Schadenersatz nach dem Arzneimittelgesetz beschränkt. Im Gegenzug erklärten sich die Pharmaversicherer bereit, Schadenersatz auch vor dem Ausbruch der eigentlichen Krankheit zu leisten. Ein Schmerzensgeld hat die Pharmaindustrie kategorisch abgelehnt, da dies ein schuldhaftes Handeln voraussetze. [52]

Der Präsident der Berliner Ärztekammer, *Dr. Huber*, wurde vom *Spiegel* über AIDS-Tests befragt.

Spiegel: Der bayerische Landesverband des Hartmannbundes ist der Ansicht, es müsse den Ärzten erlaubt sein, im Verdachtsfall bei ihren Patienten auch ohne deren Einwilligung HIV-Tests vorzunehmen.

Huber: Ich kann reaktionäre Extremisten nicht am Reden hindern. Wir leben in einer freien Demokratie, ich werde immer dafür kämpfen, daß auch der Hartmannbund dumme Sprüche von sich geben darf. Sinnvoll und ärztlich verantwortlich jedenfalls sind seine Aussagen nicht. [38]

AIDS-Infizierte dürfen Zusicherungen staatlicher Behörden bezüglich Anonymität und ärztlicher Schweigepflicht keinen Glauben schenken.

Eine 23jährige Studentin spendete Blut im Gesundheitsamt München. Es wurde eine AIDS-Infektion diagnostiziert. Sie wurde vom Leiter der Behörde zu einem Gespräch aufgefordert. Dabei wurde ihr die Diagnose des positiven AIDS-Testes mitgeteilt. In einer ersten Reaktion soll sie geäußert haben, daß alles keinen Sinn mehr habe und sie sich umbringen wolle. Einen Tag später fuhr die Polizei mit Blaulicht vor die Wohnung der jungen Frau und verbrachte sie für zwei Tage in die geschlossene Aufnahmestation der Nervenklinik Haar bei

München. Dort wurde sie gegen ihren Willen zwei Tage lang in einem mit Videokamera überwachten Raum festgehalten. Die Klinik habe sie erst wieder verlassen können, als sie eine Bestätigung unterschrieb, daß ihr Aufenthalt „freiwillig" gewesen sei. Andernfalls, so die Begründung des Arztes, hätte sie längere Zeit bleiben müssen.

Obwohl der Studentin vom Gesundheitsamt Anonymität zugesichert wurde, wußten die Polizeibeamten genau über die AIDS-Infektion der 23jährigen Bescheid. Die Polizisten zogen die junge Frau vor den Augen des Postboten, der die Familie schon seit vielen Jahren kennt, aus der Wohnung. Zuvor hatten die Polizeibeamten ohne Durchsuchungsbefehl die Wohnung mit der Begründung „Gefahr im Verzug" durchsucht.

Zu den Vorgängen befragt, beruft sich nun der Leiter des Gesundheitsamtes auf seine ärztliche Schweigepflicht. Unbeantwortet bleibt noch die Frage, was die Polizisten bei der Durchforschung der Wohnung ohne Durchsuchungsbefehl zu finden hofften.

Der Leiter des Gesundheitsamtes befragte die Patientin nach dem Namen ihres Geschlechtspartners. Die junge Frau verweigerte die Auskunft. Daraufhin habe der Leiter gesagt, daß man das sowieso herausfinde. Die junge Frau wurde nicht auf ihr Zeugnisverweigerungsrecht aufmerksam gemacht.

Der Anwalt der Studentin stellte Strafantrag wegen Freiheitsberaubung und Bruchs der ärztlichen Schweigepflicht. Für die Einweisung in die Nervenklinik nach dem Unterbringungsgesetz hätte eine „erhebliche Gefährdung der öffentlichen Sicherheit und Ordnung" gegeben sein müssen, die bei Selbstmord nicht unterstellt werden könne. (53)

Die im Bezirkskrankenhaus München-Haar geübte Praxis, unfreiwillig eingelieferte Personen vor Ablauf der Frist, nach der sie dem Richter vorzuführen sind, eine Erklärung dahingehend unterschreiben zu lassen, daß sie sich freiwillig in die Obhut der Anstalt begeben hätten, wird offenbar sehr häufig angewandt. Diese unterzeichnete „Freiwilligkeitserklärung" hat mehrere Funktionen. Zum einen entbindet sie von der Vorführung des Eingelieferten vor den zuständigen Richter. Zum anderen kann dies den eventuellen strafrechtlichen Vorwurf einer Freiheitsberaubung entkräften, da bei einer freiwilligen Inanspruchnahme der Dienste des Bezirkskrankenhauses kein freiheitsentziehender Vorsatz anderer Personen mehr vorhanden sein.

Der Art. 104 Abs. 2 des Grundgesetzes (GG) verlangt eine Vorführung vor den zuständigen Richter im Laufe des auf die Aufnahme folgenden Tages. Dies ist auch im bayerischen Unterbringungsgesetz in ähnlicher Weise festgeschrieben. Die Behörden in München-Haar sind aber von der Pflicht zur Vorführung vor den Richter dadurch befreit, indem die Studentin die vorbezeichnete „Freiwilligkeitserklärung" unterschrieben hat. Die Unterschriftsleistung ist möglicherweise durch eine Nötigung nach § 240 StGB erreicht worden. Der jungen Frau wurde sinngemäß erklärt, daß sie, wolle sie eine Entscheidung durch den zuständigen Richter herbeiführen, möglicherweise bis zu vier Wochen in der Klinik bleiben müsse. Dem Richter bleibe nichts anderes übrig, als sich auf das Gutachten von der Gesundheitsbehörde München zu stützen. Dieses Gutachten gäbe Anlaß für eine Festsetzung für einen Zeitraum von bis zu vier Wochen. Unterschriebe die Studentin aber, könne man sie ohne weitere Probleme aus eigener Zuständigkeit am nächsten Tag entlassen. Angesichts dieses Übels hat die Studentin die vorgezeichnete Erklärung unterschrieben. Der Rechtsanwalt hat wegen dieser Vorgänge Strafanzeige wegen Freiheitsberaubung und Nötigung gestellt.

In der erlassenen Anordnung zur Unterbringung in eine Nervenklinik ist der Hinweis zu sehen, daß nach Praxis des Gesundheitsamtes München jeder AIDS-Infizierte, der die Mitteilung seiner Diagnose nicht mit freudigem Lächeln quittiert, von der Polizei unter Kenntnis der Diagnose in eine Nervenklinik verbracht werden kann.

4. KAPITEL

MEDIKAMENTE – NEBEN-WIRKUNGEN UND ERPROBUNG

DER BEIPACKZETTEL IN DER MEDIKAMENTENSCHACHTEL

Die Dunkelziffer liegt im Dunkeln. Kein Mensch kann die sagen.

Prof. Heimpel,
zur Häufigkeit unentdeckter Medikamentennebenwirkungen

Auch wenn ein Arzt das richtige und damit auch erfolgreiche Medikament verschreibt, haftet er für Nebenwirkungen zumindest dann, wenn er den Patienten nicht ausreichend vorher über die möglichen Folgen aufgeklärt hat. Die Einwilligung des Patienten in eine medikamentöse Behandlung ist dann unwirksam.

● Wenn im Beipackzettel Hinweise auf mögliche Nebenwirkungen auf bestimmte Körperteile oder Körperfunktionen enthalten sind, z.B. Hinweise auf Sehstörungen, muß der Arzt den Patienten vor Behandlungsbeginn an einen Augenarzt überweisen.

● Bevor ein Arzt aggressive Mittel verordnet, muß er sich detailliert über alle Folgen dieser Mittel informieren.

● Im Hinblick auf konkret von ihm verabreichte Medikamente muß er sich auch in der speziellen Fachliteratur unterrichten oder aber Kollegen des betreffenden Faches um Rat fragen.

● Es ist auch Pflicht des verschreibenden Arztes, den Patienten zur ständigen Selbstkontrolle und Mitarbeit aufzufordern, damit etwa auftretende Nebenwirkungen sofort erkannt werden können.

Der Beipackzettel (in der Fachsprache „Gebrauchsinformation" genannt) ist die einzige Information für Patienten und Fachkreise, die das 1978 eingeführte geltende Arzneimittelgesetz (AMG) vorschreibt. Das Bundesgesundheitsamt hat die Zulassungsbedingungen für Arzneimittel in den letzten Jahren erheblich verschärft. Es müssen alle bekannten – also auch seltene oder sehr seltene – Nebenwirkungen, Wechselwirkungen und Gegenanzeigen in dem Beipackzettel aufgeführt werden.

Jeder Arzt weiß, daß die häufig sehr schlechte Befolgung ärztlicher Verordnungen oft ihre Ursache in der abschreckenden Wirkung des Beipackzettels hat.

Experten der verschiedensten Fachrichtungen wurden zu einer

Tagung mit dem Thema „Arzneimittelinformation" eingeladen. Fachleute aus Bereichen der Pharmaproduktion, Klinikärzte, niedergelassene Ärzte, Meinungsforscher und Apotheker waren sich darüber einig, daß die heutigen Beipackzettel nicht geeignet sind zur sachgerechten Information und auch zur ausreichenden Motivation des Patienten, die Arzneimitteltherapie mit möglichst großem Nutzen und geringem Risiko durchzuführen.

Die Beipackzettel weisen folgende Mängel auf:

● sie dienen weniger der Information des Patienten als dem Haftungsausschluß des Herstellers,

● sie sind mit zu vielen Informationen überfrachtet,

● sie bringen bei den möglichen Nebenwirkungen und Komplikationen der medikamentösen Behandlung nur eine Aufzählung und keine Gewichtung,

● sie orientieren sich bei den unerwünschten Wirkungen an Krankheitsbildern statt an der Symptomatik (Beschwerden),

● sie klären den Patienten nicht über den Sinn der medikamentösen Therapie auf,

● sie geben kaum Handlungsanweisungen, etwa über die Dauer der Anwendung oder über das Verhalten bei unerwarteten Symptomen,

● sie sind daher eher eine „Medikamenten-Verweigerungs-Beilage" als eine Produktinformation und führen damit zur Verringerung der Therapiezuverlässigkeit und zur Zerstörung des Arzt-Patienten-Verhältnisses.

Die Abschreckungsfunktion eines intellektuell und juristisch überfrachteten Beipackzettels überwiegt heute bei weitem seinen Nutzen. **Dem Patienten muß vom Gesetzgeber das Recht gegeben werden, anhand eines für jedermann verständlichen Beipackzettels selbst zu entscheiden, ob er – gegebenenfalls auch gegen den Rat des Arztes – das verordnete Medikament einnehmen will oder nicht.**

● Hierzu ist erforderlich, daß die Patientenbeilage nicht mehr oder weniger, sondern bessere Informationen enthält.

● Wirkung und Zweck der Medikation sollten so erklärt werden, daß der Patient den Sinn der Therapie begreift.

● Bei kurzfristiger, symptomatischer Behandlung sollte dem Verbraucher eine Risiko/Nutzen-Abwägung möglich sein,

298

damit ein Mißbrauch eingedämmt wird. Die Anwendungsdauer sollte erklärt werden.

● Nebenwirkungen und Gegenanzeigen sollten allgemein als Symptomatik und nicht mit unverständlichen medizinischen Ausdrücken beschrieben werden (statt Ulcus ventriculi et duodeni eher „Magenschmerzen", „Schwarzfärben des Stuhls" usw.).

● Angaben zur Dosierung sollten klar und eindeutig sein: keine Universalbeilage für alle Zubereitungsarten. Es genügt nicht ein Zettel für die Anwendung eines Präparates, welches in Kapseln, Tabletten, Saft, Sirup, Tropfen, Zäpfchen, Pulver, Salbe und Creme angeboten wird.

● Die Gebrauchsinformation sollte den Patienten zum Gespräch mit dem Arzt und Apotheker ermuntern.[1]

Um die Verständlichkeit von Beipackzetteln festzustellen, wurden bei einer Befragung von Patienten fünf Beispiele aus fünf Medikamentengruppen herausgegriffen: Analgetika und Antirheumatika, Diuretika, Antibiotika, Glykoside, Nootropica. 44 Prozent der befragten älteren Patienten nahmen das angegebene Medikament zu Hause bzw. während der ersten zwei Tage des stationären Aufenthaltes im Krankenhaus ein. Zunächst wurde gefragt, ob der Beipackzettel ganz gelesen worden war, oder aber, ob ein Teil ausgelassen wurde. 63 Prozent hatten den Beipackzettel vollständig gelesen. Am häufigsten wurde die Zusammensetzung des Präparates ausgelassen. Als Grund hierfür wurde „Unverständlichkeit" angeführt. Zum Teil wurde auch als Begründung für mangelndes Interesse am Beipackzettel der lange und komplizierte Text angegeben (26 Prozent). 86 Prozent der Männer und 88 Prozent der Frauen kritisierten die große Zahl an vermeidbaren Fremdwörtern. Dies betraf die Beipackzettel aller fünf besprochenen Pharmaka.

Aus 25 Beipackzetteln der fünf Medikamentengruppen wurden die elf am häufigsten vorkommenden Fachausdrücke ausgewählt und dem Patienten zur Erklärung vorgelesen.

Am besten bekannt war den Patienten das Wort „Allergie" und der Begriff „Diabetes mellitus" (in 75 Prozent). Es folgte „Hypertonie" (36 Prozent bei den Männern und 14 Prozent bei den Frauen), „Gastrointestinaltrakt" (28 Prozent der Männer und 10 Prozent der Frauen). Alle anderen Begriffe waren mit höchstens 12 Prozent den befragten Patienten bekannt. Pro Patient erkannten die Männer zwei bis drei, die Frauen wußten durchschnittlich ein bis zwei Begriffe. Die Angabe „cerebral" kannte keiner der Patienten, die einen apoplektischen Insult erlitten hatten, jedoch von der Bewußtseinslage her orientiert waren.

Darüber hinaus wurde von den Patienten bei dieser Umfrage die fehlende oder mangelnde Patienteninformation sowie die Angabe von Nebenwirkungen (zum Beispiel Kaliummangel) ohne gleichzeitige Angabe von Symptomen kritisiert. [2]

89 Prozent aller Patienten verstehen die Beipackzettel nicht. Dieses Fazit zieht der Diplom-Sozialwissenschaftler *Uwe Hohgräwe* von der Universität Wuppertal. Es wurde gefragt, welche Informationsbedürfnisse insbesondere ältere Menschen an die den Medikamenten beigefügten Beipackzettel haben. Wird den Patienten ein ihnen bisher unbekanntes Medikament verordnet, werden die Beipackzettel von allen Patienten gelesen. 23 Prozent erleben dabei eine böse Überraschung, weil sie auf die Nebenwirkungen des Medikamentes von ihrem Arzt nicht hingewiesen worden sind.

Ein Teil der Patienten, denen der Beipackzettel insgesamt unverständlich ist, schluckt die Medikamente trotzdem. Etwa die Hälfte fragt vorher noch einmal ihren Arzt. Andere Patienten holen sich Rat bei der Sprechstundenhilfe oder suchen selbst Auskunft im Lexikon. Lediglich ein Prozent fragt den Apotheker. 17 Prozent trauen bei der Anwendung von verordneten Medikamenten eher dem Rat von Freunden oder eigenen Erfahrungen als dem Rat des Arztes oder den Informationen des Beipackzettels. [3]

Zur Zeit finden Beratungen über eine Novellierung des Arzneimittelgesetzes statt. Eine Trennung der Arztinformation (sogen. „Gebrauchsinformation für Fachkreise" oder „Fachinformation") von der Packungsbeilage (sogen. „Gebrauchsinformation") hätte nur dann einen Sinn, wenn die Packungsbeilage für den Patienten entsprechend entschärft würde. Aber gerade an diese Entschärfung glauben die Juristen nicht. Es ist anzunehmen, daß auch die entschärfte Packungsbeilage für den Patienten diesen vollständig informieren müßte, da nach der Rechtslage ein mündiger Bürger Anspruch auf vollständige Aufklärung hat. [4]

Die Struktur der Packungsbeilage ist durch die Regelung des

§ 11 AMG vorgegeben. Danach ist nicht nur über die Anwendungsgebiete – also den Nutzen –, sondern auch über Gegenanzeigen, Nebenwirkungen oder Wechselwirkungen (die Gefahren) aufzuklären. Ein Problem ist dabei sicherlich der Umfang der Angaben bei den bislang vom Bundesgesundheitsamt zugelassenen Arzneimitteln.

Die durch § 11 a AMG neugeschaffene **Gebrauchsinformation für Fachkreise** wird zu einer Entlastung der Packungsbeilage beitragen. Die rein arztorientierten Angaben können künftig in der Packungsbeilage entfallen. Die dort verbleibenden Informationen müssen sich stärker an dem Patienten als Adressaten orientieren. Dazu ist nicht nur die Verwendung der deutschen Sprache unabdingbare Voraussetzung, sondern auch Geschick und Einfühlungsvermögen in die besondere Therapiesituation, um die Angaben „allgemein verständlich" zu machen.[5]

MEDIKAMENTENERPROBUNG – DER PATIENT ALS VERSUCHSKANINCHEN

Die Ärzte lernen durch unsere Gefahren, experimentieren mit dem Tod, und sie sind es, welche beim Menschenmord am ungestraftesten wegkommen.
PLINIUS DER ÄLTERE

Ab 1.1.1978 gilt ein neues Arzneimittelgesetz (AMG).
Will ein Pharmaunternehmen ein neues Medikament auf den Markt bringen, so muß seine Wirksamkeit festgestellt worden sein. Der Antragsteller, also das Pharmaunternehmen muß es nicht beweisen, es jedoch mit wissenschaftlich anerkannten Methoden geprüft haben. Ist dies geschehen, so erhält das Medikament die Zulassung vom Bundesgesundheitsamt, daß es in den Verkehr gebracht werden darf. Das Arzneimittelgesetz hat sich jedoch einer Festlegung der als wissenschaftlich anerkannt geltenden Prüfungsmethode enthalten. Damit dem sich ständig wandelnden wissenschaftlichen Erkenntnisstand Rechnung getragen werden kann, sieht § 26 AMG vor, daß der Bundesgesundheitsminister mit Zustimmung des Bundesrates sogenannte „Arzneimittelprüfrichtlinien" als Verwaltungsvorschrift

erläßt, in denen niedergelegt wird, welche Anforderungen das Bundesgesundheitsamt an die klinische Prüfung zu stellen hat. Es gibt mehrere Methoden der Arzneimittelprüfung am Menschen.

METHODEN DER ARZNEIMITTELPRÜFUNG

Es gibt vorzügliche Medikamente, für die man noch keine passende Krankheit gefunden hat.
EPHRAIM KISHON

Der Blindversuch

Es ist die Medizin für den, der ihrer bedarf, eine heimliche, fast zauberische Kunst. Auf dem Glauben beruht immer ein guter Teil ihrer Kraft.
ADALBERT VON CHAMISSO

Eine größere Zahl von Patienten mit der gleichen Erkrankung wird in zwei Gruppen unterteilt. Die eine erhält das zu prüfende neue Medikament, die andere Gruppe erhält ein Scheinmedikament (Placebo). Das Placebo enthält keinerlei pharmazeutisch wirksame Substanzen. Der Patient schluckt also eine Kapsel in der Annahme, daß darin ein Wirkstoff enthalten sei, es ist jedoch nur eine bitter schmeckende, gefärbte Kreide in der Kapsel.

Der prüfende Arzt weiß, welche Patientengruppe wirklich ein Medikament und welche kein Medikament erhält. Es ist in der Wissenschaft bekannt, daß auch sogenannte Scheinmedikamente über einen psychischen Effekt Wirkung zeigen können. Je nachdem, mit welcher Überzeugungskraft der Arzt sein Medikament anpreist, kann bei einer Migräne auch eine Tablette wirken, die nichts außer Kreide enthalten hat.

Dieser sogenannte Placebo-Effekt ist bei der Prüfung eines neuen Medikamentes für die Herstellerfirma unangenehm. Sie will ja wissen, ob ihr Medikament wirklich wirkt und will nicht wissen, ob der Arzt mit seiner persönlichen Überzeugungskraft den Patienten überzeugt hat, daß etwa seine Kopfschmerzen

302

mit dieser Kapsel mit Sicherheit verschwinden werden, auch wenn keinerlei Wirkstoffe in der Kapsel enthalten waren. Dieser Placebo-Effekt kann durch einen sogenannten Doppelblindversuch ausgeschaltet werden.

Der Doppelblindversuch

Die Medizin, welche der Arzt in der Praxis dem Kranken verschreibt, ist nicht nur in einem Glas Wasser zu nehmen, sondern auch mit drei Teelöffeln guten Glaubens an die Tüchtigkeit des Arztes, an die Güte der Schöpfung und die Zuverlässigkeit der pharmazeutischen Industrie.
PETER BAMM, AUTOR UND ARZT

Der behandelnde Arzt weiß zwar, daß eine Gruppe seiner Patienten ein Scheinpräparat erhält. Er weiß jedoch nicht, welcher Patient. Die Firma hat ihm aufgetragen, ein Medikament an hundert Patienten zu erproben. Der Arzt erhält Medikamentenpackungen, durchnumeriert von 1 bis 100, und die entsprechenden numerierten Prüfbögen. Er selbst weiß nicht, in welcher Medikamentenpackung das zu testende wirksame Mittel enthalten ist. Somit entfällt der Effekt, daß durch psychische Beeinflussung ein falscher positiver Behandlungserfolg registriert wird. Denn jetzt gilt für alle Patienten, daß der Arzt sie in gleicher Weise behandelt hat. Er weiß ja selbst nicht, wem er ein Leerpräparat verordnete und wem das wirksame.
Die Herstellerfirma weiß dagegen anhand der Nummern, wer wie behandelt wurde, und kann somit eine Auswertung vornehmen.
Wenn die Behandlungserfolge bei der Gruppe, welche das wirksame Medikament erhalten hat, deutlich besser sind als bei der anderen Gruppe, steht fest, daß diese Erfolge auf dem Wirkstoff des Medikamentes beruhen.
Namhafte Juristen haben in Aufsätzen nicht nur auf die zivilrechtlichen Folgen der Arzneimittelprüfung hingewiesen, sie haben auch die Strafbarkeit der klinischen Arzneimittelprüfung überzeugend dargelegt.
Für einen Medikamentenversuch wird folgender einfacher Fall angenommen: 1000 Patienten leiden an der gleichen lebensgefährlichen Erkrankung. 700 Patienten sterben daran, 300 Patienten überleben. Der behandelnde Arzt teilt die tausend Pa-

tienten in zwei Gruppen zu 500 ein. Er hat ein hochwirksames Medikament zur Behandlung erhalten, alle 500 Patienten, die damit behandelt werden, überleben. Von den anderen 500 Patienten, die nur ein Scheinpräparat erhalten haben, sterben, wie auch früher, 350 Patienten. 150 Patienten überleben.

Dieser Fall wurde in einem Aufsatz untersucht im Hinblick darauf, ob sich der Arzt wegen vollendeter oder wegen versuchter Tötung strafbar gemacht hat. [6]

In einem anderen Aufsatz wurde untersucht, ob dem Arzt ein Unterlassungsdelikt oder ein Begehungsdelikt vorzuwerfen ist. Der Verfasser des Aufsatzes kam zu dem Ergebnis, daß eine strafrechtliche Haftung wegen eines Begehungsdeliktes dann in Betracht komme, wenn dem Patienten ein Medikament vorenthalten wurde, das bereits im Handel war und medizinisch notwendig verordnet hätte werden müssen. [7]

Wie sieht es nun in Wirklichkeit aus?
Was passiert täglich in Kliniken?
Was passiert beim Hausarzt?

Um den im Arzneimittelgesetz vorgeschriebenen Arzneimittelprüfungen nachzukommen, schaltet die pharmazeutische Industrie immer mehr die Universitätskliniken und größere Krankenhausträger zur Arzneimittelprüfung ein. Die Patienten, die an dem Versuch teilnehmen, werden nicht immer aufgeklärt. Die Medikamentenprüfung erfolgt im Versuch, gleichgültig ob im Blind- oder im Doppelblindversuch, entweder im Vergleich zu einem unwirksamen Scheinpräparat, aber auch sehr häufig im Vergleich mit einem bereits im Handel befindlichen wirksamen Medikament.

Eine Aufklärung der Patienten ist aufgrund der Versuchsanordnung praktisch unmöglich, da ja der Sinn des Versuches darin besteht, das Medikament zu testen an zwei Gruppen, von denen kein Patient weiß, was er erhält. Im Doppelblindversuch weiß es, wie gesagt, nicht einmal der behandelnde Arzt.

In dem oben geschilderten theoretischen Fall war davon ausgegangen worden, daß bei der lebensbedrohlichen Erkrankung ein neues, zu erprobendes wirksames Medikament zur Verfügung steht.

Bei der Untersuchung der Problematik der Arzneimitteltestung muß jedoch auch gerade bezüglich der Aufklärung von umgekehrten Voraussetzungen ausgegangen werden, nämlich denen, daß das neue zu erprobende Medikament nicht wirksam ist und damit dem Patienten eine wirksame Behandlung durch ein bereits erprobtes, also im Handel befindliches Medikament vorenthalten wird.

Es müßten also alle Patienten darüber aufgeklärt werden, daß ihnen ein Gesundheitsschaden durch die Anwendung eines neuen, zu prüfenden Medikamentes drohe. Sie müßten aber auch darüber aufgeklärt werden, daß ihnen ein Gesundheitsschaden dadurch entstehen könne, daß sie eventuell zu den Patienten gehören, welchen eine wirksame Behandlung durch altbewährte Medikamente vorenthalten wird.

Ausführlich war bereits früher dargestellt worden, daß mit Rücksicht auf das Selbstbestimmungsrecht des Patienten eine rechtswirksame Einwilligung zu einer Behandlung nur dann vorliegt, wenn er umfassend über alle Risiken aufgeklärt wurde. Dies kann hier aber gar nicht geschehen, da die Risiken nicht bekannt sind. Die Einwilligung des Patienten zu einer derartigen Behandlung ist also nichtig, die Prüfung des Medikamentes daher nicht zulässig.

Wird durch die Nichtanwendung bereits bewährter Medikamente eine Verschlimmerung der Leiden oder der Tod des Patienten verursacht, so ist der Tatbestand der fahrlässigen Körperverletzung (§ 230 StGB) oder der fahrlässigen Tötung (§ 222 StGB) als erfüllt anzusehen. [8]

Naiv ist der Krankenhauspatient, der glaubt, daß er in einer Universitätsklinik oder auch in einem anderen Krankenhaus darüber aufgeklärt wird, welche Medikamente ihm täglich auf das Nachtkästchen gestellt werden. Sollte er sich wirklich nicht mit der Erklärung der Schwester zufriedengeben, daß diese Medikamente vom Arzt verordnet worden seien, so wird ihm häufig in überheblicher und selbstherrlicher Arroganz der Herr im weißen Kittel mitteilen, daß das Präparat schon das richtige gegen seine Erkrankung sei. Ist der Arzt etwas vorsichtiger, so wirft er dem Patienten auch oft einen chemischen Namen des zu erprobenden Medikamentes an den Kopf. Der Laie kann aber daraus nicht entnehmen, ob es sich um den Handelsnamen eines Medikamentes handelt oder um die chemische Kurzbezeichnung.

Das bayerische Innenministerium teilte auf eine Landtagsanfrage mit, daß in den vergangenen zwölf Jahren an den psychiatrischen Kliniken Bayerns an 1600 Patienten Medikamente erprobt wurden. Da bis zum Jahre 1987 keine Anzeigepflicht für solche Versuche bestanden habe, ist von einer erheblich größeren Dunkelziffer auszugehen. [9]

Nicht nur in einem Krankenhaus wird der Kranke als Versuchskaninchen benützt. Fast regelmäßig werden Medikamente in Alters- und Pflegeheimen zur Erprobung den Heimbewohnern verabreicht. Die Eingabe eines Bürgers an den Petitionsausschuß des Bundestages soll nun vor dem Gesundheitsausschuß beraten werden. Die Bundesregierung wies darauf hin, daß für eine Arzneimittelprüfung u.a. vorausgesetzt werde, daß die voll geschäftsfähigen Testpersonen umfassend aufgeklärt werden und in die Testung einwilligen müssen. Bei alten und kranken Menschen in Pflegeeinrichtungen könnten zwar Zweifel entstehen, ob sie eine völlig freie Entscheidung getroffen hätten, doch dieses Problem gebe es auch bei anderen Personengruppen. Das ist also die Meinung der Bundesregierung. [10]

Erst kürzlich wurde ein Internist vom Bochumer Landgericht zu sieben Monaten Freiheitsstrafe verurteilt, weil er Patienten bei der Erprobung eines noch nicht zugelassenen Medikamentes die möglichen Nebenwirkungen nicht mitgeteilt hatte. Die Strafe wurde allerdings zur Bewährung ausgesetzt, weil der Arzt „zum Wohle der keineswegs ahnungslosen Patienten gehandelt hatte", als er sich bei einem Pharmakonzern um die Versuchsreihe für ein noch unerprobtes Medikament beworben hatte.

Ein weiterer, wenn auch nicht so gefährlicher Aspekt der Arzneimittelprüfungen wird nun geschildert.

Irrtümlich ist der Bürger des Glaubens, daß Medikamentenerprobungen doch selten seien. Man hat sich bisher erfreulicherweise in keiner Klinik befunden und der Hausarzt hat dem Patienten bisher noch keine Packungen in die Hand gedrückt, welche nur mit Prüfbuchstaben und Nummern bezeichnet waren. Das ist sicher erfreulich. Trotzdem haben unzählige Patienten aber bereits an einer sogenannten Feldprüfung von Arzneimitteln teilgenommen.

Diese Erprobung eines Arzneimittels wird in drei Stufen vorgenommen, man nennt diese **Phase-I-Prüfung, Phase-II-Prüfung und Phase-III-Prüfung.**

Das Medikament ist also auch nach der Phase III nicht vom Bundesgesundheitsamt zugelassen.

Kurz während und nach der Zulassung durch das Bundesgesundheitsamt durchläuft das Medikament eine allgemeine Erprobung in Klinik und Praxis, die Phase-IV-Prüfung.

In der ersten Phase wird die Verträglichkeit an wenigen, freiwilligen Probanden geprüft. Bei nachgewiesener Unbedenklichkeit erfolgt die zweite Phase. Wenige ausgesuchte Patienten werden behandelt, um die Indikation und die Dosierung im klinischen Einsatz zu untersuchen. In der zweiten Phase erfolgt also die erste Erprobung in der beabsichtigten Indikation. Einen größeren Einsatz an mehreren Kliniken erfährt die Substanz in der dritten Phase der klinischen Prüfung. Hier werden mögliche neue Indikationen und unerwünschte Wirkungen abgeklärt.

Zahlreiche Haftungsprozesse in der BRD führten zu der Empfehlung, daß sich die Prüfärzte bei Erprobungen der Phase I bis Phase III unbedingt eine schriftliche Einverständniserklärung der Patienten geben lassen sollen. Die entscheidende Frage vor Gericht ist der Nachweis der Aufklärung und die Einwilligung des Patienten. Im Zweifelsfall trägt der Arzt die Beweislast. Kann er den Beweis nicht führen, weil der Patient sich nicht erinnern kann oder verstorben ist, haftet der Arzt auch dann, wenn die Behandlung korrekt und der Schaden Folge eines unvermeidbaren Risikos war.

Es gibt aber auch sogenannte Phase-IV-Prüfungen, sog. Feldprüfungen. Diese werden mit im Handel befindlichen Medikamenten durchgeführt. Es ist also sehr wahrscheinlich, daß ein Großteil der Bevölkerung bereits an einer Feldprüfung teilgenommen hat. Da der Patient das Medikament mit dem vom Arzt ausgestellten Rezept in der Apotheke abholte, hatte er niemals den Verdacht, an einer solchen Feldprüfung teilzunehmen.

Schlimmes ist ihm dabei bezüglich Wirkung oder Nebenwirkung des Medikamentes nicht widerfahren. Aber er wußte nicht, daß er zu den häufigen Blutabnahmen in die Praxis deshalb bestellt wurde, weil der verschreibende Arzt gerade eine Feldstudie durchführte. Diese Feldstudien stellen durchaus keine hochqualifizierten wissenschaftlichen Arbeiten dar, die Pharmaindustrie gibt den Ärzten vorgedruckte Bögen, in welchen durch Ankreuzen dem Medikamentenhersteller mitgeteilt wird, ob das Präparat bei dem Patienten gewirkt hat oder nicht. Bei manchen Feldstudien wünschen die Hersteller auch Laborwerte vor, während und nach der Behandlung.

Wegen mehrerer Gründe muß der Kranke aber darüber aufgeklärt werden, ob er als Versuchskaninchen ein im Handel befindliches Medikament erprobt.

Es ist eine vorsätzliche Körperverletzung, wenn der Patient zur Blutabnahme nur deshalb in die Arztpraxis bestellt wird, weil der Arzt für die Feldstudie Laborwerte wünscht. Der Kranke kommt nämlich in dem Glauben, daß dies wegen seiner Krankheit notwendig sei und daß die Laborwerte kontrolliert werden müßten.

Wird der Patient darüber nicht aufgeklärt, so liegt auch Betrug dem Patienten gegenüber bzw. seiner Krankenkasse gegenüber vor. Die Pharmaindustrie bezahlt natürlich den Ärzten die Laborkosten; die Laborwerte werden aber sehr häufig über Krankenschein oder auch über Privatliquidationen in Rechnung gestellt.[11]

Der Patient muß auch darüber aufgeklärt werden, daß die Feldstudie, also die Phase-IV-Prüfung, möglicherweise folgendes Ziel hat:

● Es soll geprüft werden, ob eine andere Dosierung als vom Medikamentenhersteller auf der Packung angegeben auch Erfolg zeigt.

● Es soll geprüft werden, ob eine bereits bekannte Nebenwirkung gerade bei einem Patienten deshalb auftritt, weil er wegen einer anderen Erkrankung auch ein anderes Medikament regelmäßig einnimmt.

● Es soll geprüft werden, ob das Medikament die Wirksamkeit eines anderen Medikamentes (beide sind im Handel) erhöht oder vermindert.

Dies sind alles anerkennenswerte und wissenschaftlich zu vertretende Prüfungsziele der Pharmaunternehmen. Leider sah aber die Wirklichkeit in der Vergangenheit ganz anders aus. Die Pharmaunternehmen wußten über ihr Medikament sehr genau Bescheid, sie hatten gar kein Interesse an den „wissenschaftlichen Arbeiten" der verschreibenden Ärzte. Der Medikamentenhersteller wollte nur eines erreichen, nämlich daß gerade sein Medikament verschrieben und somit der Umsatz des Pharmaunternehmens erhöht wurde.

Es gibt sehr viele gleichwertige Medikamente in gleicher Zusammensetzung von verschiedenen Firmen. Der Konkurrenzkampf im Pharmabereich ist hart. Wie kann also ein Pharmaunternehmen einen Arzt dazu bewegen, daß er gerade dieses Präparat A verschreibt und nicht das Präparat B von der Konkurrenz?

Beide sind absolut gleichwertig und kosten auch genausoviel. Der freundliche Vertreter, meist ist es eine hübsche Vertreterin, von der Pharmaindustrie sucht den Arzt auf, gleichgültig ob in der Klinik oder in der Praxis, und bittet ihn, eine Feldstudie durchzuführen. Das sei überhaupt keine Arbeitsbelastung, der Testbogen sei ganz einfach, es müsse nur Beginn und Ende der Behandlung mit Datum eingetragen sein und ob das Medikament gewirkt habe. Es genüge anzukreuzen „Ja" oder „Nein".

Tatsächlich gibt es zahlreiche Feldstudien über bekannte Medikamente mit so einfachen Prüfungsbögen. Da es sich aber selbstverständlich um eine wissenschaftliche Dokumentation handele, müsse diese dem Arzt auch entsprechend vergütet werden. Da sind die Pharmaunternehmen sehr großzügig. Es wird bares Geld angeboten, je nach Umfang eines Testbogens pro Patient zwischen 100 Mark und 1000 Mark und auch wesentlich mehr.

Diese Praktiken wurden in der Presse bekannt, die Finanzämter wurden hellhörig. Die Pharmaunternehmen hatten natürlich ihre Ausgaben beim Finanzamt geltend gemacht, sei es unter dem Posten „Wissenschaftlicher Etat" oder auch ehrlicherweise unter „Werbung".

Für die Pharmaunternehmen waren die Ausgaben korrekt verbucht und auch vom Finanzamt nicht zu beanstanden, die Finanzämter interessierten sich jedoch für die Namen der Ärzte, welche die Gelder erhalten hatten.

Jetzt werden die Ärzte von den Pharmavertretern regelmäßig darauf hingewiesen, daß sie diese Einnahmen doch dem Finanzamt melden sollten, es gelte aber ein geringerer Steuersatz, da für wissenschaftliche Arbeiten ein besonderer Steuersatz in Ansatz zu bringen sei.

Durch die Ärzteschwemme und auch durch die viel zu große

Zahl von Vertretern aus der Pharmaindustrie ist auch in bezug auf die Feldstudien eine Verwilderung der Sitten eingetreten.

Feldprüfungen galten also vordergründig marketing-bezogenen Interessen. Das erweckte auch den Argwohn der Apotheker und Krankenkassen. In den Arzneimittelrichtlinien der Reichsversicherungsordnung (RVO) steht nämlich, daß keine Prüfungen zu Lasten der Krankenkassen durchgeführt werden dürfen. Diese dachten also an das von ihnen zu bezahlende Geld bezüglich der Laborleistungen, aber auch an die verschriebenen Medikamente. In Zukunft sollen solche Studien unmöglich werden. Der von der Bundesregierung beschlossene „Entwurf eines Zweiten Gesetzes zur Änderung des Arzneimittelgesetzes" sieht hierzu einige Änderungen vor, die aber durchaus nicht als positiv für die Patienten gewertet werden können. Bisher galt nämlich, daß ein Pharmaunternehmen einem Arzt größere Mengen eines bereits im Handel befindlichen Präparates für eine Phase-IV-Prüfung übergeben durfte. Das Präparat mußte aber mit dem Aufkleber „Zur klinischen Prüfung bestimmt" gekennzeichnet werden. Der Werbe-Effekt bestand darin, daß zwar zunächst dieses Präparat nicht von den Apotheken verkauft wurde – der Arzt hatte es ja als Muster erhalten –, aber jedem Werbestrategen bekannt ist, daß der Arzt gerade dieses Präparat später sehr häufig verschreiben wird. Einerseits, weil er den Namen wegen der Feldstudie im Gedächtnis behalten hat, andererseits aber insbesondere deshalb, weil ihm das Prüfhonorar in angenehmer Erinnerung blieb.

Der „Entwurf eines Zweiten Gesetzes zur Änderung des Arzneimittelgesetzes" sieht nun vor, daß nach der Novellierung im Verkehr befindliche Arzneimittel in der Phase-IV-Prüfung nicht als „Zur klinischen Prüfung bestimmt" gekennzeichnet werden dürfen. Der Entwurf begründet das Verbot dieser Kennzeichnung wie folgt: Auf diese Weise wird vermieden, daß Patienten irrigerweise annehmen, an einer klinischen Prüfung im Sinne eines nicht im Handel befindlichen Medikamentes beteiligt zu sein.

Der Aufkleber entfällt also in Zukunft. Nach dem Entwurf der Gesetzesnovellierung sollen künftig Phase-IV-Prüfungen nur noch auf ärztliche Verordnung hin bei Kassen- und Privatpatienten durchgeführt werden. Der Patient bezahlt also in Zukunft mit seinen Krankenkassenbeiträgen Feldprüfungen von Arzneimitteln, da die Pharmaunternehmen nicht mehr eine größere Anzahl von Mustern den Ärzten zur Verfügung stellen dürfen. [12]

MEDIKAMENTE UND DEREN ERPROBUNG – FRAGWÜRDIGE AUFKLÄRUNG

Die Arznei macht kranke und die Theologie sündhafte Leute.
MARTIN LUTHER

In einer sehr gut recherchierten und ausgewogenen Sendung des ORF wurde die Problematik der Gefährlichkeit von Medikamenten und der Medikamentenerprobung in Österreich dargestellt. Die Sendung wurde unter dem Titel: *Betrifft: Gefährliche Arzneien – Der mißbrauchte Patient* ausgestrahlt.

Bekannte Wissenschaftler, namhafte Ärzte, Direktoren von Pharmaunternehmen, der Gesundheitsminister und ein Gesundheitsstadtrat sowie Patienten konnten ihre Meinung zu diesem brisanten Thema darlegen.
Prof. Hans Winkler, Pharmakologe, Innsbruck: „Die in Fachkreisen allgemein bekannte Nierenschädigung bei Analgetika ist ein Skandal gewesen. Man weiß seit vielen Jahren aus Baseler Studien, daß schwere Nierenschädigungen auftreten können. Man weiß auch, daß 30 Prozent der Dialyse-Patienten von diesen Nierenschädigungen betroffen sind. Bei uns hat man aber jahrelang nichts getan und erst 1988 das Phenacetin verboten. In anderen Ländern ist längst etwas geschehen.
Als Phenacetin bei uns endlich verboten war, häuften sich internationale Forschungsergebnisse, daß auch andere Medikamente zur dauernden Einnahme verleiten."
Vor allem die Kombination von schmerzlindernden Substanzen mit Coffein oder Codein steht im Verdacht, nach langjährigem Konsum ähnlich wie Phenacetin die Nieren zu schädigen.
„Wenn in einem Mittel ein Barbiturat enthalten ist, wenn Coffein enthalten ist, dann nimmt der Patient diese Substanzen nicht mehr nur, wenn er Kopfweh hat, sondern einfach schon

deswegen dauernd, weil er damit auch gewisse psychische Stimulationen, sprich psychische Veränderungen erfährt. Daher ist das Risiko sehr groß, daß auch in Zukunft weiterhin die künstliche Niere dazu dienen muß, Patienten, die durch Analgetika geschädigt wurden, am Leben zu erhalten."

Viele dieser Medikamente sind ohne Rezept zu bekommen.

Es gibt ein Dutzend solcher Präparate, zum Beispiel: *Gevadal, Vivimed, Thomapyrin, Adolorin, Duan.*

In Österreich ist aber eine Rezeptpflicht für solche Präparate erst geplant.

Im Gesundheitsministerium sieht man das anders. Ministerialrat Ernst Schlederer, Gesundheitsministerium: „Kombinationspräparate sind, soweit ich weiß, bei uns sowieso schon rezeptpflichtig. Es geht ja meist um Phenacetin, das ist überhaupt schon weg. Paracetamol mit Coffein wäre bei uns sicherlich auch rezeptpflichtig. Wir haben über die Kombination mit Coffein noch keine Erfahrungen. Ich weiß es auch nicht, wir könnten in unserer Arzneimittelüberwachung einmal nachsehen, ob solche Fälle bekannt sind."

Andere Schmerzmittel haben ebenfalls beträchtliche Nebenwirkungen, zum Beispiel metamizolhaltige Präparate.

Prof. Winkler: „Nach der Einnahme dieser Medikamente mit *Metamizol* können die weißen Blutkörperchen reduziert werden, oder sie verschwinden nahezu völlig. Damit fällt die Immunabwehr des Körpers aus, und man kann an schweren Infektionen zugrunde gehen. Und dann kann es bei der akuten Injektion zu schockartigen Zuständen kommen, mit schweren Blutdruckabfällen, die natürlich auch sehr gefährlich sein können."

In der Bundesrepublik Deutschland haben die Behörden die Konsequenzen gezogen. Dort wurden metamizolhaltige Kombinationspräparate schon im Vorjahr mit einer Ausnahme verboten. Und für Mittel, die nur diesen Stoff enthalten, wurden strikte Beschränkungen erlassen.

Inalgon, Nealgon, Buscopan compositum, Baralgin, Novalgin, Dolo-Neurobion, in Österreich sind all diese Produkte nach wie vor im Handel. Im Ministerium überlegt man derzeit Maßnahmen. Ein Arzt über die Folgen:

Dr. Godfried Pohl, Internist, Salzburg: „Bei einem 40jährigen Mann war bereits bekannt, daß er allergisch auf Metamizol reagiert. Bei einer Schmerzattacke ein Jahr später wurde ihm jedoch von seinem Hausarzt dann ein einschlägiges Präparat verordnet, *Buscopan compositum*. Man gibt es besonders bei Krampfzuständen. Das Versteckte und Gefährliche an der Sache ist, daß bei diesem Buscopan compositum nicht eindeutig ausgewiesen ist, daß dieses Präparat Metamizol enthält, sondern daß hier nur der rein chemische Name oben steht. Der Patient hat vor dieser Injektion den Arzt noch aufmerksam gemacht, daß er gegen diese Substanz allergisch ist, er hat diese Substanz trotzdem dann bekommen und hat auch prompt mit einem massiven anaphylaktischen Schock reagiert. Er ist in einem lebensbedrohlichen Zustand auf die Intensivstation gekommen."

Die Firma *Bender* vertreibt *Buscopan compositum* in Österreich. Befragt, welchen Sinn die komplizierte Namensgebung für Metamizol hat, lehnten die Verantwortlichen jedoch ein Interview ab und verwiesen in einem Telex auf die langjährige Erfahrung mit dem Präparat.

Vor fünf Jahren wurde ein neues Arzneimittelgesetz beschlossen. Ein Jahrhundertgesetz, das entscheidende Verbesserungen bringt, hieß es damals.

Manches hat sich tatsächlich geändert. Doch der Euphorie ist längst die Ernüchterung gefolgt. Die vorgesehene Erfassung von Nebenwirkungen funktioniert kaum.

Dr. Pohl: „Mein Eindruck ist überhaupt, daß wir bezüglich der Arzneimittelüberwachung nicht in einem Land der Seligen sind, sondern in einem Land der Ignoranz. Die Basis einer Arzneimittelüberwachung wäre eigentlich die Rückmeldung der Ärzte über Nebenwirkungen an die Institutionen, die dafür da sind."

Etwa 100.000 Menschen sind zur Zeit in Österreich von Arzneimitteln abhängig. Eine Gruppe von Schlafmitteln, die Barbiturate, führt besonders rasch zur Abhängigkeit. Die Entgiftungsstationen wissen auch zu berichten, daß mit diesen Präparaten besonders viele Vergiftungen vorkommen.

Bei Entzugsbehandlungen von Barbituratsüchtigen treten Atem- und Herzrhythmusstörungen auf. Der Stoffwechsel entgleist. Viele Betroffene leiden dann unter epileptischen Anfällen.

Trotzdem sind Barbiturate nicht nur als Schlafmittel erhältlich.

Sie finden sich auch in Asthmamitteln, Präparaten gegen Herz-Kreislauf-Störungen und in vielen Schmerzmitteln. Generell wirken sie dämpfend.

Der Schweizer Konzern Ciba-Geigy bietet *Cibalen* Kinder- und Säuglingszäpfchen als Mittel gegen Fieber an. „Ihr Kind kann ruhig schlafen", heißt es im Beipacktext. Im Cibalen enthalten sind ein Schmerzmittel, eine krampflösende Substanz, ein Hustenmittel und ein Barbiturat.

Dr. Franz Paky, Kinderarzt, Wien: „Wir beobachten nach der Gabe von *Cibalen* Zäpfchen bei Kindern in der vom Hersteller empfohlenen Maximaldosierung immer wieder das Krankheitsbild des dyston-hyperkinetischen Syndroms. Die Kinder kommen oft in schwer verwirrtem Zustand, sehr unruhig, ängstlich, mit unkoordinierten, ausschweifenden Bewegungen, so daß man sehr häufig an eine Vergiftung denken muß, und erst nachträglich stellt die Anamnese den Sachverhalt klar, daß eben das Kind an Fieber gelitten hat und mit diesem Medikament behandelt wurde."

Dr. Johann Gsur, Geschäftsführer der Ciba-Geigy, Wien: „Barbiturate waren lange Zeit in Verwendung, bis man im Laufe der Zeit, eben auch durch entsprechende Überprüfungen, doch zur Erkenntnis gekommen ist, daß sie besser zu ersetzen sind. Wir haben diese Konsequenz auch gezogen und seit Oktober 1987 liegt ein diesbezüglicher Antrag unserer Firma beim Ministerium zur Weglassung dieser Substanz vor."

Im Nachbarland Bundesrepublik Deutschland verkauft Ciba-Geigy die Säuglingszäpfchen schon seit 1984 ohne Barbiturat. Die Behörden haben dort längst solche Kombinationen verboten.

In Österreich hält der gleiche Konzern die Kombination mit Barbituraten offenbar immer noch für vertretbar. Warum nimmt man nicht, bis das neue Präparat auf dem Markt ist, das alte einfach vom Markt?

Dr. Gsur: „Ich glaube, das ist nicht der Sinn der Sache. Das Therapeutikum soll ja zur Verfügung stehen, normalerweise verbessert man die Zusammensetzung der Medikamente, paßt sie an die neuesten Erkenntnisse an, aber zieht sie nicht vom Markt. Im anderen Fall würde das ja dann Jahre dauern, wenn man mit einem neu registrierten Präparat noch einmal kommen müßte, und dazwischen wäre eine Zeit, wo dieses Präparat nicht zur Verfügung steht."

Das Kombinationspräparat *Persumbran* enthält einen Stoff, der die Durchblutung des Herzens verbessern soll, dessen Wirksamkeit aber umstritten ist. Sicher wirksam hingegen ist der zweite Wirkstoff, ein Beruhigungsmittel. *Prof. Winkler:* „Bei *Persumbran* kann es klassische Entzugssymptome geben. Bei den Tranquilizern weiß man ja heute, daß, wenn man sie mehrere Monate nimmt und dann absetzt, mindestens bei 40 Prozent derjenigen, die sie genommen haben, es zu deutlichen Entzugssymptomen kommen kann. Die Tranquilizer sind sicherlich nicht so gefährlich wie die Barbiturate, machen aber eindeutige Suchtprobleme, und daher darf man sie nicht bei anderen Substanzen zugeben, vor allem, wenn der Patient glaubt, er bekomme eine wirksame Therapie, und in Wirklichkeit bekommt er eigentlich nichts anderes als einen Tranquilizer."

Im Beipacktext werden die angeblichen Vorteile von *Persumbran* ausführlich dargestellt. Der Warnhinweis auf das Abhängigkeitsrisiko wird hingegen verschämt unter der Rubrik „Hinweise für den Arzt" plaziert. Auch dazu lehnte die Herstellerfirma *Bender* ein Interview ab. Per Telex wurde darauf hingewiesen, daß die Behörde 1984 das Präparat positiv beurteilt habe.

Nach den Bestimmungen des Arzneimittelgesetzes müssen alle Beipacktexte neu bearbeitet werden. Nach dem Willen des Gesetzgebers sollen sie das Wesentliche enthalten und verständlicher werden.

Die Firmen haben ihre Vorschläge eingereicht. Von den 5500 Präparaten, die bei uns auf dem Markt sind, wurde bisher die Gebrauchsinformation bei ganzen 500 überarbeitet.

Wenn es so weitergeht wie bisher, dann wird es noch gut zwanzig Jahre dauern, bis alle Beipacktexte überarbeitet sind.

Ministerialrat *Ernst Schlederer:* „Ich würde das fast nicht glauben, weil sich ja verschiedene Sachen wiederholen werden. Wir werden also diese Bearbeitung im Laufe der Zeit viel rascher vornehmen können."

Nur zehn Beamte bearbeiten die Registrierungen. Der Minister will jetzt Abhilfe schaffen. Allerdings weniger dadurch, daß die Zahl und die Qualifikation der Mitarbeiter erhöht werden.

Vielmehr sollen Zulassungsbestimmungen, auf deren Genauigkeit man noch 1983 mit Stolz verwiesen hat, jetzt erleichtert werden.

Franz Löschnak, Gesundheitsminister: „Bei einfachen Mitteln, die auf pflanzlicher Basis beruhen und die eine bestimmte Konzentration nicht überschreiten, kann man das Zulassungsverfahren sicher vereinfachen. Es gibt Bereiche, wo andere Länder, die ebenfalls einen sehr hohen Standard auf dem Arzneimittelsektor haben, die Zulassung desselben Präparates gegeben haben, und da ist dann nicht einzusehen, warum hier der gesamte Zulassungsvorgang wiederholt werden muß."

Prof. Winkler: „Ich habe leider das Gefühl, daß man hier versucht, strengere Maßnahmen und strengere Richtlinien eher wieder etwas aufzuweichen, anscheinend unter dem Druck der Industrie, und daß alles viel zu langsam verläuft. Ich persönlich bin der Meinung, es ist besser, es verläuft langsam, aber dafür sicherer."

Die Reform hat an den Werbemethoden der Industrie nicht viel geändert. Sogenannte Feldstudien sollen das Verschreibungsverhalten der Ärzte beeinflussen, meinen Kritiker. Die Industrie hingegen verweist darauf, daß damit notwendige Erfahrungen gesammelt werden.

Dr. Eckehart Heel, praktischer Arzt, Tirol: „Eine der Funktionen der Feldstudien ist, daß man einfach die Gewohnheit des Arztes beeinflußt. Man gibt ihm also eine bestimmte Anzahl von Mustern für diese Feldstudie. Er gewöhnt sich daran, dieses Präparat aufzuschreiben. Und wenn dieses Präparat nicht gerade schwerwiegende Nebenwirkungen hat oder seine Patienten das überhaupt nicht vertragen oder nicht wollen, dann wird er das sicher weiter verwenden."

Der Arzt erhält Muster eines Präparates und einige Fragebogen. Verordnet er nun die Arzneien und füllt er auch die Bogen aus, wird er belohnt. Für drei Fragebogen über das Mittel *Lophtyl* wurde *Dr. Heel* nach seinen Aussagen immerhin ein Golddukaten angeboten.

Dr. Heel: „Wieweit also Geld und Geschenke da Einfluß auf den Arzt haben, daß er diese Studie macht, ich glaube schon, daß es da Einfluß gibt. Inwieweit solche Zuwendungen da Einfluß haben, daß er das Präparat dann weiter verschreibt, liegt wahrscheinlich beim einzelnen Arzt."

Die Herstellerfirma *Abbott,* befragt, welchen Zweck Fragebogen und Golddukaten aus ihrer Sicht haben, sagte einen Interviewtermin ab. Eine zugesagte Stellungnahme traf nicht ein.

Auch Studien am Menschen mit neuen Mitteln bleiben ein offenes Problem. *Prof Winkler:* „Es ist also möglich, daß ein Patient in eine Studie einbezogen und unnötigen riskanten Maßnahmen unterzogen wird, zum Beispiel, daß man ihm zahlreiche Röntgenuntersuchungen zumutet oder daß man ihm große Mengen Blut abnimmt oder daß man auch Magenbiopsien macht, um Gewebe aus dem Magen zu bekommen oder etwas Ähnliches. Man kann natürlich auch nicht ausschließen, daß ein Patient, der bereits eine gute wirksame Therapie hat, nun plötzlich in eine Studie einbezogen wird, in der diese gute Therapie abgesetzt und er mit einem neuen Pharmakon behandelt wird, von dem man noch gar nicht weiß, wie gut es ist. Das kann man auch deswegen nicht ausschließen, weil die einzige international etablierte Methode, so etwas in die Hand zu bekommen, der Einsatz von obligatorischen Ethikkommissionen ist, die genau prüfen, nicht nur, ob die Substanz für eine Untersuchung geeignet ist, sondern auch, ob die Durchführung der Studie ethischen Kriterien entspricht."

Das Arzneimittelgesetz regelt nur, daß die Patienten zu den 350 Versuchen, die in Österreich jährlich durchgeführt werden, ihre Einwilligung geben müssen. Und selbst dabei nimmt man es nicht immer so genau.

Moclobemid ist ein Mittel gegen Depressionen. Es wird schon seit zehn Jahren immer wieder erprobt, ist jedoch weltweit bis heute nicht zugelassen. Im Vorjahr begann eine großangelegte Versuchsreihe. Dieses Mittel sollte an alten, verwirrten Menschen erprobt werden.

Daß die häufigsten Nebenwirkungen Konzentrationsstörungen, Unruhe und Zittern sind, scheint dabei nicht gestört zu haben.

Auch im Pavillon 9 eines Pflegeheims in Wien wurde Patienten das Versuchspräparat gegeben, ohne die schriftliche Einwilligung der alten Menschen einzuholen, wie eine Untersuchungskommission feststellte. Einzige Folge: Der Versuchsleiterin Frau Primaria Lore Rieder wurde ein Verweis erteilt. Eine ausreichende Konsequenz?

Dr. Alois Stacher, Gesundheitsstadtrat, Wien: „Falls nichts anderes passiert ist – da ist jetzt noch einmal eine Anzeige an die Staatsanwaltschaft gegangen, die natürlich ganz andere Möglichkeiten hat zu untersuchen –, glaube ich schon in diesem Fall. Man kann nicht nur die negativen, sondern man muß auch die positiven Eigenschaften von jemand in Rechnung stellen."

In der Krankengeschichte der Patienten des Altenheims ist nach wie vor *Moclobemid* verzeichnet. Frau Primaria Rieder wollte dazu nicht Stellung nehmen. Es wurde jedoch erklärt, daß die Markierung der Eintragung auf der Karteikarte mit Filzstift bedeute, daß diese Mittel nicht mehr verwendet werden.

Dr. Stacher: „Ich habe im Prinzip keine Einwände gegen die Weiterführung der Studie in Pflegeheimen, wenn sie unter den von uns vorgeschriebenen Bedingungen durchgeführt wird und, soweit das gesetzlich nicht geregelt ist, nicht an verwirrten Patienten."

Das Studienziel ist aber, verwirrte Patienten zu behandeln.

„Ja, das ist eben die Problematik, die im Arzneimittelgesetz gelöst werden muß."

Moclobemid wird gegen Altersdepressionen in neun Spitälern getestet.

Auch an der Psychiatrischen Universitätsklinik in Innsbruck. Aus der Versuchsanordnung: Zunächst wird bei den Patienten, die unter Depressionen leiden und verwirrt sind, die Behandlung mit zugelassenen Antidepressiva abgebrochen.

Dann wird ein Teil mit einem Scheinmedikament behandelt, der andere bekommt *Moclobemid.* Weder Arzt noch Patient wissen, wer nun ein Placebo, eine Pille ohne Wirkstoff, erhält. Das Ziel dieser Maßnahme: Es soll gezeigt werden, daß bei einem größeren Teil der mit Placebo behandelten Patienten die Studie nicht zu Ende geführt werden kann – wegen Unwirksamkeit oder wegen einer Verschlechterung der Symptome.

Prof. Hartmann Hinterhuber, der verantwortliche Arzt, wollte dazu nicht Stellung nehmen. Der Auftraggeber des Versuchs, *Hoffmann-La Roche,* gab Auskunft. Es ist geradezu beabsichtigt, den Gesundheitszustand dieser Patienten zu verschlechtern. Ist das ethisch vertretbar?

Dr. Alexander Razumovsky, Hoffmann-La Roche, Wien: „Es ist für mich nicht ethisch vertretbar. Es ist nicht das Problem, was für mich ethisch vertretbar ist. Federführend für den Versuch ist der Arzt, und nur er kann entscheiden, ob es vertretbar ist oder nicht. Meine persönliche Meinung: kein guter Arzt wird etwas Derartiges tun."

Ein bereits zugelassenes Antidepressivum ist ins Gerede gekommen.

Die Firma *Bender* gab bei zwanzig Nervenärzten eine Studie mit Tolvon in Auftrag. Ziel: Vertrauensbildung bezüglich *Mianserin,* das ist der Substanzname für Tolvon, bei den Ärzten.

Dabei hatte schon im Januar 1987 das Deutsche Bundesgesundheitsamt vor gefährlichen Blutbildveränderungen, die bei *Tolvon* relativ häufig auftreten, gewarnt.

Prof. Winkler: „Eine Studie derzeit mit dieser Substanz erscheint mir sehr überraschend, weil man hier ja weiß, wie die Substanz wirkt. Was man im Augenblick braucht, ist doch ein Netzwerk von Informationen, die Meldung von Nebenwirkungen. Man muß natürlich hier den Verdacht äußern, daß eine Studie jetzt durchgeführt wird, weniger um interessante Resultate zu erhalten, sondern um einfach das Präparat doch wieder mehr publik zu machen, mehr Verwendung zu induzieren. Das ist sicher schlecht."

Auch dazu kein Interview der Firma *Bender.* Fernschriftlich wurde mitgeteilt, daß die Studie der Arzneimittelsicherheit diene. Bei solchen Studien mit bereits zugelassenen Medikamenten ist die Rechtslage für die Patienten noch ungünstiger.

Franz Löschnak, damals Gesundheitsminister: „Hier gibt es keine gesetzlich geregelte Zustimmungspflicht des Patienten."

Ist das befriedigend? *Löschnak:* „Nein, ich räume ein, daß der gesamte Bereich nicht befriedigend beurteilt werden kann, aber ich halte gleichzeitig fest, daß es sehr wohl dem jeweiligen Arzt zusteht und er daher voll in der Verpflichtung ist, zu entscheiden, ob eine solche medikamentöse Anwendung vorgenommen wird, ja oder nein, und er dafür auch voll strafrechtlich und zivilrechtlich haftet."

Studien sind notwendig, ohne sie könnten Vor- oder Nachteile neuer Behandlungsweisen nicht festgestellt werden.

Der Arzt hat abzuwägen, was dem Fortschritt dient und was ethisch vertretbar ist.

Prof. Dr. Georg Riccabona, Nuklearmediziner, Innsbruck, hat damit Erfahrungen. Er wollte erforschen, wie sich der Stoffwechsel im Gehirn von psychisch Kranken verändert.

Mit der sogenannten Spect-Kamera sollten die Veränderungen dargestellt werden. Zu diesem Zweck wurde ein nicht registriertes, radioaktiv markiertes Präparat injiziert.

Prof. Riccabona: „Über das Risiko des Präparates gibt es herrliche Untersuchungen von meinem Freund in Washington. Es ist geringer bei den Dosen, die man einsetzt, als wenn man fünf Zigaretten am Tag raucht." Unter den „Krankengut" genannten Versuchspatienten: Vier Patienten mit Angstneurosen, drei manisch depressiv Kranke, drei, die wegen Sucht in der Klinik waren, zwei Patienten mit Hirndurchblutungsstörungen.

„Ich glaube nicht, daß bei solchen Untersuchungen uns die psychiatrischen Kollegen Patienten – es waren 14 – überwiesen hätten, die nicht im Stande gewesen wären, in Eigenverantwortlichkeit eine entsprechende Erklärung zu unterzeichnen." Waren zwangsangehaltene Patienten auch dabei?

„Weiß ich nicht, aber meines Erachtens nach nicht."

Alle Patienten haben ihre Einwilligung formell erklärt.

Wie sehr sie dazu aufgrund ihrer Krankheit in der Lage gewesen sind, könnte wohl die Psychiatrie erklären. Sie hat die Patienten überwiesen. Auch dazu gab *Prof. Dr. Hartmann Hinterhuber,* Vorstand der Universitätsklinik für Psychiatrie, kein Interview.

Viele Neuentwicklungen gibt es auch bei der Behandlung von Diabetikern. Seit etwa fünf Jahren wurde ein Insulin-Präparat, *Pro-Insulin,* in den USA und in Europa erprobt. Mit unterschiedlichem Erfolg. In den Vereinigten Staaten tauchten Hinweise auf ein erhöhtes Thromboserisiko auf. Das war jedoch statistisch nicht zu belegen. Die Studien gingen weiter.

Im Juli 1987 wurde auch an der Universitätsklinik für Innere Medizin Innsbruck, Stoffwechselambulanz, Vorstand Prof.Dr. Braunsteiner, mit einer Versuchsreihe begonnen. In dem Schreiben an die Patienten stand: „Wir freuen uns, Ihnen jetzt ein neuartiges Insulin mit weniger Neigung zur Unterzuckerung vorstellen zu dürfen. Wir möchten diesen Vorteil an Sie weitergeben."

Auch in der Patienteninformation wurde erklärt, es gehe darum, die Sicherheit und Wirksamkeit zu belegen. An Nebenwirkungen wurden die für Insuline üblichen angeführt, nicht jedoch der Hinweis auf ein mögliches Thromboserisiko.

Prof. Josef Patsch, Stoffwechselambulanz, Innsbruck: „Das Thromboserisiko ist erst ein Risiko, wenn es biostatistisch signifikant wird. Wir sagen den Patienten natürlich auch nicht, daß in einer Kontrollgruppe etwas passiert ist. Es wäre unfair, den Patienten zu sagen, in einer Kontrollgruppe ist das und das passiert, ohne eine statistische Signifikanz zu haben." Die Signifikanz des Risikos wurde bald bestätigt. Bei einer in den USA durchgeführten Studie an 68 Patienten erlitten sechs einen Herzinfarkt, zwei starben.

Der Hersteller *Lilly* reagierte prompt. Anfang März 1988 wurden alle Ärzte aufgefordert, die Versuchsreihen einzustellen. Die Patienten bekommen nun wieder ihr gewohntes Insulin.

Sollten die Patienten über diese Thromboserisiken nicht informiert werden, auch wenn sie statistisch nicht abgesichert waren? *Prof. Patsch:* „Das läßt sich diskutieren. Wir haben in unseren Studien nur positive Wirkungen des *Pro-Insulin* beobachtet. Wir haben keinen Zwischenfall oder irgend etwas erlebt."

Die Versuchsreihe mit Pro-Insulin wurde auch der Ethikkommission an der Innsbrucker Universitätsklinik vorgelegt.

Im Juli 1987, als mit der Studie begonnen wurde, hatte dieses Gremium darüber noch keinen positiven Beschluß gefaßt. Dennoch wartete *Prof. Patsch* den Bescheid nicht ab und begann mit dem Versuch. Die Kommission wurde erst nachträglich damit befaßt. *Prof. Patsch:* „Wir haben die Versuchsreihe der Ethikkommission vorgelegt. Ich kann die Zeitunterschiede nicht erklären. Ich möchte nochmals betonen, daß wir freiwillig jede unserer Studien der Ethikkommission vorlegen."

Der Professor teilte danach schriftlich mit, daß es bei der Einreichung Formfehler gegeben habe. Doch auch bei einem negativen Bescheid wäre der Versuch legal gewesen. Ethikkommissionen sind in Österreich unverbindlich. [13]

WIRKUNGSLOSE PILLE NACH MAGENSPÜLUNG

Eine junge Frau hatte einen Selbstmordversuch unternommen. In der Klinik wurde eine Magenspülung durchgeführt. Der Frau ging es bald wieder besser und sie wurde entlassen. Die Ärzte hatten aber vergessen, sie nach der Magenspülung darüber aufzuklären, daß dadurch eventuell die „Pille" entfernt wurde und in der Folge kein Schutz mehr vor Schwangerschaft bestehe. Ein Verstoß gegen die Aufklärungspflicht!

MEDIKAMENTE UND FAHRTÜCHTIGKEIT

Immer mehr Verkehrsteilnehmer stehen unter dem Einfluß von Medikamenten. Prof. Wagner, Institut für Rechtsmedizin der Universität des Sauerlandes, führte auf der Jahrestagung 1987 der Deutschen Gesellschaft für Verkehrsmedizin aus, man müsse heute davon ausgehen, daß rund ein Viertel aller Kraftfahrer Arzneimittel einnehme. Der Anteil ist bei den Frauen doppelt so hoch wie bei den männlichen Verkehrsteilnehmern. Mit zunehmendem Alter ist ein Anstieg der Arzneimitteleinnahme zu verzeichnen. 40- bis 60jährige nehmen zwei- bis dreimal sooft Medikamente wie die jüngere Generation. Bezüglich dessen, was eingenommen wird, hat sich während der letzten 25 Jahre ein Wandel vollzogen. Fand man in den späten fünfziger und frühen sechziger Jahren vor allem Schmerz- und Schlafmittel bei Urin- und Blutuntersuchungen, so wurden diese in der Folge von Psychopharmaka abgelöst. Mit Einschränkungen kann man davon ausgehen, daß für Fehlverhalten im Straßenverkehr in 10 bis 15 Prozent Arzneimittel ursächlich sind, in der Mehrzahl in Kombination mit Alkohol.

Die Ärzte müssen den Kranken darauf ansprechen, ob er Auto fährt, welche Strecken, ob das beruflich notwendig ist und ob er darauf verzichten kann. Die Ärzte müssen daran denken, daß die Verkehrseignung möglicherweise herabgesetzt ist (übrigens in schweren Fällen auch hinsichtlich des Radfahrens).

Diese Aufforderung zur Initiative der Ärzte wurde auch von dem Strafrechtler der Universität Bochum, *Prof. Dr. Berz*, unterstrichen. Er empfahl dringend, den Patienten über die Nebenwirkungen von Medikamenten und über mögliche Wechselwirkungen bei Einnahme mehrerer Arzneimittel auch hinsichtlich der Beeinträchtigung der Verkehrstauglichkeit aufzuklären und diese Aufklärung in den Krankenakten zu vermerken. [14]

Prof. Spann, Rechtsmedizinisches Institut der Universität München, schildert folgenden Fall: Ein 22jähriger, sonst gesunder Mann ist wegen eines Verkehrsdeliktes in Trunkenheit angeklagt. Vor Gericht wird durch den Verteidiger ein Zeugnis des behandelnden Arztes etwa folgenden Inhaltes vorgelegt: Patient stand vor dem Unfall wegen eitriger Angina in Behandlung. Therapie: Penicillin und Kreislaufmittel. Angeklagter gibt an, in der dem Unfall vorangegangenen Nacht kaum geschlafen zu haben. Wegen der Schlaflosigkeit habe er Alkohol getrunken, was gegen Morgen zu einem kurzen Schlaf geführt habe. Nach dem Aufstehen Tee mit Rum, dann Pkw-Benutzung. Abkommen von gerader Straße ohne Beteiligung anderer Verkehrsteilnehmer, Anprall gegen Baum.

Der behandelnde Arzt bescheinigt: Nicht die Alkoholbeeinflussung (zirka 1,2 Promille), sondern Erkrankung und Übermüdung hätten den Unfall ausgelöst. Auf Frage erklärt der Angeklagte, der behandelnde Arzt habe ihn nicht darauf aufmerksam gemacht, daß seine Fahrtauglichkeit möglicherweise durch die Erkrankung, aber auch durch die Medikamentenwirkung eingeschränkt sein könnte.

Der beschriebene Fall, aber auch zahlreiche ähnlich gelagerte, zeigen, wie wenig weit die Problematik der Verkehrsmedizin in das Bewußtsein der praktizierenden Ärzte eingegangen ist. Das im Strafverfahren vorgelegte Gutachten mag in diesem Verfahren dem Angeklagten Nutzen gebracht haben. Das gleiche Gutachten wäre in Verbindung mit der Aussage des Patienten, daß er über eine mögliche Beeinträchtigung seiner Fahrtauglichkeit vom behandelnden Arzt nicht aufgeklärt wurde, unter Umständen als Beweismittel geeignet, im Zivilprozeß den Arzt zum Schadenersatz zu verurteilen. [15]

Über die Möglichkeit von Nebenwirkungen bei Medikamenten muß man immer vom Arzt aufgeklärt werden. Natürlich weiß jedermann, daß Beruhigungsmittel zusammen mit Alkohol die Fahrtüchtigkeit beeinflussen. Die Fahrtüchtigkeit kann aber nicht nur durch Psychopharmaka, Schlafmittel oder sehr häufig auch durch Medikamente gegen eine Allergie beeinträchtigt werden, sondern auch durch eine Penicillin-Spritze.

Ein Mann hatte in einer Arztpraxis eine Penicillinspritze erhalten und nach Verlassen der Praxis einen Verkehrsunfall verursacht. Ein Gutachter stellte fest, daß die Fahrtüchtigkeit auf eine allergische Reaktion gegen das Penicillin zurückzuführen war. Der Arzt hatte es unterlassen, den Patienten auf die Möglichkeit einer Allergie nach einer Penicillininjektion hinzuweisen. Er wurde verurteilt, den entstandenen Schaden zu ersetzen. [16]

AUGENSCHÄDIGUNG DURCH MEDIKAMENT

Ich hasse Heilmittel, die schlimmer sind als die Krankheit.
MICHEL DE MONTAIGNE

Ein Mann wurde in der urologischen Abteilung eines Krankenhauses und später ambulant wegen einer Tuberkulose der linken Niere behandelt. Es wurden ihm die zur Behandlung der Tuberkulose notwendigen Medikamente verordnet, nämlich *Rifampicin, Myambutol* und *Neoteben*; letzteres wurde wegen Empfindlichkeitsstörungen im Bereich des rechten Unterschenkels gegen PAS ausgewechselt. Zehn Tage nach der Entlassung bemerkte der Patient eine Verschlechterung seines Sehvermögens. Der Augenarzt empfahl ihm, sofort das Medikament *Myambutol* abzusetzen, was dieser auch tat. In der Folgezeit verschlechterte sich trotzdem das Sehvermögen weiter.

Die Urologen wurden vom Gericht zur Zahlung eines Schmerzensgeldes verurteilt. Nicht wegen eines Behandlungsfehlers, sondern weil sie den Patienten über mögliche schädliche Nebenwirkungen des *Myoambutol* nicht aufgeklärt hatten. Die Urologen konnten sich nicht damit entlasten, daß sie darauf hingewiesen hätten, daß auf dem Beipackzettel des Medikamentes stand, *Myambutol* führe in seltenen Fällen zu Augenschädigungen – vor allem bei Patienten, deren Augen bereits vorgeschädigt seien.

Daraus zu schließen, daß also nur Patienten mit vorgeschädigten Augen Risiken ausgesetzt sind, hingegen nicht solche ohne krankhafte Befunde, war mindestens voreilig und angesichts der gebotenen Vorsicht gegenüber Verharmlosungen durch den Hersteller leichtfertig. Von einem Urologen, der sich mit der Behandlung einer in sein Fachgebiet fallenden Tuberku-

324

lose befaßt, muß verlangt werden, daß er über die dabei einzu-
setzenden Standardmittel Bescheid weiß und sich speziell darüber informiert. [17]

GELBSUCHT BEI BLUTER NACH ACHILLESSEHNEN-OPERATION

Ein Mann litt an einer leichten Form der Bluterkrankheit.
Beim Fußballspielen kam es zu einem Riß der Achillessehne.
Im Krankenhaus wurde er darüber aufgeklärt, daß entweder
eine Operation oder eine konservative Therapie durch bloßes
Eingipsen in Betracht kommen. Bei letzterem werde jedoch
eine volle Belastungsfähigkeit nicht erreicht. Das sei nur durch
eine Operation (Zusammennähen der Sehnenstümpfe) möglich. Der Mann entschied sich für eine Operation. Den Chirurgen war die Bluterkrankheit bekannt. Sie zogen eine auf dieses Gebiet spezialisierte Fachärztin deshalb zu, damit bei der
Operation die erforderliche Blutgerinnungsfähigkeit gewährleistet sei. Der Mann erhielt vor der Operation die von der
Fachärztin (Hämatologin) verordneten Infusionen, damit der
Gerinnungsfaktor über 50 Prozent ansteige. Dieses sogenannte
Hochkonzentrat zur Steigerung der Gerinnungsfähigkeit wird
aus dem Blut von Spendern gewonnen.
Der Mann hatte auf einem Formular seine Einwilligung in den
vorgeschlagenen Eingriff „Achillessehnennaht" erklärt. Nach
der Operation erkrankte der Mann an Gelbsucht, welche stationär behandelt werden mußte. Er verklagte das Krankenhaus
und die Ärztin wegen Verletzung ärztlicher Aufklärungspflicht.
Die behandelnden Ärzte waren nämlich zur Aufklärung über
das hohe Risiko einer Hepatitisinfektion (Gelbsucht) bei der
Behandlung der Gerinnungsstörung verpflichtet. Es ist allgemein bekannt, daß in Blutkonserven und Blutkonzentraten
sich Viren befinden können, welche eine infektiöse Gelbsucht
hervorrufen. Krankenhaus und Ärzte wurden zum Ersatz des
Vermögensschadens und zu Schmerzensgeld verurteilt. [18]

ASTHMA UND BETA-BLOCKER

Ein 17jähriges Mädchen litt seit ihrem ersten Lebensjahr an Asthma, später auch an hohem Blutdruck. Als sie sich einmal nicht wohl fühlte und wieder an Atemnot litt, begab sie sich zu ihrem Hausarzt, der eine Pulsfrequenz von 185 Schlägen/Minute und einen Blutdruck von 180/120 mm Hg feststellte. Er gab ihr zwei Tabletten *Duro-Prednisolon* (Cortison-Präparat) und *Asthmolysin* sowie eine Tablette *Aptin-Duriles* (Beta-Blocker). Danach schickte er die Patientin in Begleitung ihrer Mutter wieder heim. Weil sich der Zustand jedoch wesentlich verschlechterte, brachten die Eltern ihre Tochter in das nächstgelegene Krankenhaus. Bei der Ankunft, eine Stunde nach der Behandlung durch den Hausarzt, waren Puls und Atmung nicht mehr meßbar, die Pupillen weit und reaktionslos und Wiederbelebungsversuche nicht von Erfolg gekrönt.

Der Hausarzt, in dessen Behandlung sich die Patientin schon seit zwei Jahren befand, war mit dem Krankheitsbild vertraut. So hatte er auch am Todestag den Asthma-Anfall regelrecht behandelt, zusätzlich zur Behandlung des Hochdruckes und des schnellen Pulses aber einen Beta-Blocker in Tablettenform verabreicht.

Die Verabreichung eines Medikamentes, das einen Beta-Blocker enthällt, ist bei einem Asthmatiker ein grober Kunstfehler. Jeder Medizinstudent wird darüber geprüft, daß eine derartige Medikamentengruppe beim Asthmatiker kontraindiziert ist. Aufgrund dieser Medikation sank die Pulsfrequenz ab, der Asthma-Anfall nahm aber an Stärke zu und führte zum Herzstillstand.

Ein Arzt, der ein Medikament abgibt, ohne die Nebenwirkungen zu kennen und ohne sich zu vergewissern, ob solche Nebenwirkungen vorliegen, begeht eine grobe Pflichtwidrigkeit. Ein Blick auf den Beipackzettel des Medikamentes *Aptin-Duriles* hätte ihm genauso wie ein Blick in die Rote Liste (Verzeichnis von Fertigarzneimitteln) unschwer Kenntnis von der Kontraindikation verschafft. Für das Gericht war entscheidend, daß er die ihm als praktischem Arzt zur Verfügung stehenden Erkenntnisquellen – aus denen sich ergibt, daß *Aptin-Duriles* ein Beta-Blocker ist, der Asthmakranken nicht gegeben

werden darf – nicht ausgeschöpft hat. Er hätte erkennen können, daß der von ihm gegebene Beta-Blocker einen Asthmaan-
fall und den Tod verursachen kann. Wegen fahrlässiger Tötung
wurde der Arzt zu einer Freiheitsstrafe von 15 Monaten und
Verbot, für die Dauer von drei Jahren den ärztlichen Beruf in
eigener Praxis als praktischer Arzt oder als Vertreter eines niedergelassenen Arztes auszuüben.[19]

5. KAPITEL

STAATLICHER DIRIGISMUS FÜHRT ZU MANGELHAFTER AUSBILDUNG

HILFE! ES KOMMT DER AIP (ARZT IM PRAKTIKUM)

Der Begriff Chaos ist eine höfliche Umschreibung des tatsächlichen Zustandes.

HORST JAUNISCH,
OBMANN EINES GESUNDHEITSAUSSCHUSSES ZUM GESUNDHEITS-
REFORMGESETZ

Zur Änderung der Approbationsordnung nahm der Fachverband Deutscher Allgemeinärzte (FDA) Stellung: Arzt im Praktikum – eine Mißgeburt? Wir haben dies immer als unsinnige Maßnahme betrachtet und sprechen deshalb auch ungeschminkt von unverantwortlicher Gesundheitspolitik. Die vorgesehene Verlängerung des Medizinstudiums (man kann auch sagen Vorbereitungzeit als Arzt im Praktikum), die sicherlich sehr viel Ähnlichkeit mit der Medizinalassistentenzeit vergangener Jahre hat, kann doch nicht ernsthaft als ausreichend bezeichnet werden, um diese jungen Ärzte für den kommenden Beruf zu qualifizieren. Der größte Teil des kommenden Ärztenachwuchses wird aber gezwungen sein, sich nach dieser zunächst 18 Monate, dann 24 Monate währenden Ausbildungszeit in eigener Praxis niederzulassen, da Weiterbildungsstellen für Ärzte für Allgemeinmedizin mit Einführung des AiP überhaupt nicht mehr zu bekommen sind.

Der Fachverband Deutscher Allgemeinärzte wird zunehmend von verzweifelten weiterbildungswilligen jungen Ärzten um Hilfe angerufen, weil die Kliniken die Weiterbildungsstellen für Gebietsärzte reservieren. Wird nun auch noch der letzte Rest an allgemeinärztlichen Weiterbildungsstellen in AiP-Stellen umgewandelt, so wird es den Arzt für Allgemeinmedizin bald nicht mehr geben.

Will man die Qualität der ärztlichen Versorgung in der Kassenpraxis aufrechterhalten, kommt man an der Einführung einer Pflichtweiterbildung auch in der Allgemeinmedizin nicht vorbei. Dem ärztlichen Nachwuchs raubt man da alle Zukunftschancen. Nur wenn den kommenden Ärzten der Grundversorgung die notwendigen diagnostischen und therapeutischen Kenntnisse vor der Niederlassung vermittelt werden, wird man der Ausbildungsverpflichtung gerecht. Dies kann allerdings nur in einer vierjährigen qualifizierten Weiterbildung, wie sie in der Weiterbildungsordnung bisher gültig war, erfolgen. [1]

Nach der Einführung des AiP wird es in der Bundesrepublik nach Ansicht des Fachverbandes (FDA) zu einer Flut minder weitergebildeter Ärzte sowie zu einer Ausdünnung allgemeinärztlicher Weiterbildungsstellen kommen.

Der AiP sei für die Allgemeinärzte auch deshalb nicht tragbar, weil dessen rechtlicher Status weiterhin unklar sei und er als nicht voll approbierter Arzt nicht alle erforderlichen Leistungen wie etwa Hausbesuche alleinverantwortlich durchführen dürfe. Die Schmalspurausbildung des Zwitters AiP sei im übrigen für die 50 Prozent der praktischen Ärzte ein Hohn, die im Laufe der Jahre irgendeine Fachweiterbildung erworben haben.

Das größte Übel aber ist, daß diejenigen Ärzte, die eine Weiterbildung im Fach Allgemeinmedizin anstreben, künftig keine Stellen mehr erhalten werden, da diese mit AiPs blockiert seien. [2]

Nun ist es so weit. Die erste Generation nicht-approbierter Ärzte pocht auf das im Grundgesetz garantierte Recht auf Fortsetzung der berufsqualifizierenden Ausbildung und strömt in die Krankenhäuser. Bundesweit suchen 6000 Ärzte ohne Approbation eine Stelle, und zwar aus prüfungstechnischen Gründen alle zur gleichen Zeit. Da alle sechs Monate dieselbe Anzahl hinzukommt, werden bis zum Ablauf der Übergangsfrist im Dezember 1992 insgesamt 24.000 Stellen notwendig sein.

Mit einem reibungslosen Anlauf der AiP-Phase rechnet inzwischen niemand mehr. Auch der Präsident der Bundesärztekammer, *Dr. Karsten Vilmar*, der die AiP-Regelung als „beste aller schlechten Lösungen" bezeichnet, sieht spätestens für die zweite AiP-Generation massive Probleme voraus. [3]

Blankes Entsetzen und wütende Proteste hat beim 10. Deutschen Hausärztetag in Hamburg die Ankündigung des Bundesministeriums für Jugend, Familie, Frauen und Gesundheit ausgelöst, ab 1990 allen Jung-Medizinern, die den „AiP" absolviert haben, ein Diplom zu „verpassen", das zur hausärztlichen Primärversorgung als Kassenarzt berechtigt.

Der Ex-Vorsitzende des Bundesverbandes der Praktischen Ärzte und Ärzte für Allgemeinmedizin (BPA), *Dr. Klotz*, nannte die Vorstellungen von Ministerin *Süssmuth* eine „Kriegserklärung" an seinen Verband. Für ihn entstehen damit „Barfußmediziner germanischer Prägung".[4]

Die Chefärzte sehen nur Nachteile, falls die ohnehin schon knappen Assistenzarztstellen zugunsten neuer AiP-Plätze abgebaut werden. Anders als ein Assistenzarzt darf der noch nicht approbierte Praktikant nur unter Aufsicht arbeiten. Die Juristen streiten noch, wie umfassend die Kontrolle sein muß.

Hinter solchen Einwänden stehen handfeste finanzielle Interessen. Mit der Approbation sollten die frisch ausgebildeten Mediziner nach ihrem Praktikum auch die Zulassung als Kassenarzt erhalten. Dieser lukrative Status ist bisher nur auf dem Umweg über eine Assistenzarztstelle zu ergattern gewesen, und auch da erst nach 18 Monaten „kassenärztlicher Vorbereitungszeit".

Den praktizierenden Ärzten, die um ihre Patientenklientel fürchten, galt der zweijährige AiP deshalb von Anfang an als gefährliche Schleuse für die Medizinerschwemme. Alle 100.000 Medizinstudenten , die derzeit an den bundesdeutschen Unis eingeschrieben sind, könnten direkt in den von 165.000 Ärzten verteidigten Markt der medizinischen Versorgung einbrechen. Der berüchtigte Flaschenhals – auf eine Assistenzarztstelle kommen inzwischen zwei Bewerber – wäre damit abgeschlagen.[5]

Sogar das Publikationsorgan der Bundesärztekammer, das *Deutsche Ärzteblatt,* erkennt die Ungereimtheiten. Das Bundesgesundheitsministerium berufe sich zwar auf „Vorstellungen der Bundesregierung" und ein „Reformkonzept der Koalitionsparteien". Trotzdem muß man sich ernsthaft fragen, ob es wirklich feste Vorstellungen darüber gibt, wie es nun mit dem AiP weitergehen soll. Die AiP-Phase soll nun auf ein Jahr verkürzt werden. Man muß jetzt die Bundesärzteordnung und die Approbationsordnung erneut ändern.

Die Medizinstudenten in den Vereinigten Deutschen Studentenschaften brachten es fertig, in diesem Eiertanz des Bundesgesundheitsministeriums Folgendes zu sehen: einen Versuch bestimmter ärztlicher Kreise, auch weiterhin exorbitante Einkommen für wenige sicherzustellen.

Andererseits forderten sie, endlich eine grundlegende Reform des Medizinstudiums in Angriff zu nehmen, statt mit „tölpelhaften Versuchen gesetzgeberischer Tätigkeit" die Studien- und Lebensplanung der Betroffenen unmöglich zu machen. Das sind zwar ziemlich starke Worte. Aber es ist etwas dran: Wer demnächst sein Medizinstudium beendet, der weiß zur Zeit wirklich nicht, wie es danach weitergehen soll. So geschrieben im *Deutschen Ärzteblatt.* [6]

Die vom Bundesgesundheitsministerium geplante – dann jedoch nicht umgesetzte – Kürzung der AiP-Phase auf ein Jahr ist für die Rektoren der bundesdeutschen Universitäten und Hochschulen ein „untauglicher Kompromiß".

Prof. Seidel, Präsident der bundesdeutschen Rektorenkonferenz, nannte es einen unerträglichen Zustand, daß wenige Monate vor der geplanten AiP-Einführung weder die strukturellen noch die organisatorischen Voraussetzungen dafür geschaffen worden seien. Verantwortlich machen die Universitäten und Hochschulen für diese Situation das Bonner Bundesgesundheitsministerium. Angesichts dessen Konzeptionslosigkeit wüßten derzeit mehrere tausend Studenten in der Bundesrepublik nicht, wie es für sie beruflich weitergehen solle. *Prof.Seidel:* „Für ein Ministerium mit dem amtlichen Titel ‚Jugend' ist das kein vertretbarer Umgang mit den Perspektiven junger Menschen." Statt des AiP sei eine Verbesserung der praktischen Ausbildung innerhalb des Studiums das Gebot der Stunde. [7]

Die Ärztekammer Berlin hat Familienministerin *Süssmuth* aufgefordert, den Arzt im Praktikum (AiP) durch eine praktische Ausbildung in einem ausreichend langen Hochschulstudium zu ersetzen. Durch den AiP wird die Zahl erfahrener Ärzte in Kliniken verringert und die Weiterbildung der Assistenzärzte eingeschränkt. Zur Vermeidung einer Gefährdung der Krankenversorgung und der Weiterbildung soll ein „gesundheitspolitischer Kurswechsel" rechtzeitig erfolgen. [8]

Auf ihrer Vorstandssitzung am 4.3.1988 übte die Bundesärztekammer scharfe Kritik an der Bundesregierung. Im Januar hatte das Bundesgesundheitsministerium bekanntgegeben, es wolle die AiP-Phase auf ein Jahr verkürzen. Pressemeldungen der ersten Märzwoche war jedoch zu entnehmen, daß entgegen dieser Ankündigung jetzt doch die Dauer von 18 Monaten, später 24 Monaten beibehalten werden soll. Durch diesen erneuten Meinungsumschwung der Bundesregierung innerhalb kurzer Zeit wird das Vertrauen der heranwachsenden Ärztegeneration in sachlich begründete, von aktuellen politischen Strömungen unabhängige Auffassungen des Gesetzgebers über eine qualitativ hochstehende ärztliche Ausbildung erschüttert. [9]

Der Vorsitzende der Kassenärztlichen Bundesvereinigung, *Prof. Häußler,* konstatiert, daß die AiP-Zeit für die Qualifikation des zukünftigen Kassenarztes völlig wertlos ist. Die Folgen einer verfehlten Bildungspolitik müssen nun Krankenkassen und Versicherte bezahlen mit hohen Kosten durch mindere Qualifikation. [10]

Auf die juristischen Fallstricke, die den ausbildenden Ärzten drohen, weist *Prof. Hopf,* Universität Mainz, hin. Um nicht ins offene Messer zu laufen, sollten die Ärzte nach seiner Ansicht dem AiPler eigenverantwortliche Arbeiten nur in Ausnahmefällen und nach gründlicher Unterweisung und schriftlicher Absicherung übertragen. Gefahr drohe den ausbildenden Ärzten insbesondere in Ausnahmesituationen. Gerade im Nacht-, Bereitschafts- oder Notdienst könne es nämlich leicht passieren, daß der AiP auch kurzfristig Aufgaben übernehmen müsse, dessen Tragweite der ausbildende Arzt nicht vorhersehen könne und die für beide Seiten zu erheblichen juristischen Konsequenzen führen könnten. Da es für einen Notfall typisch ist, daß er nach Art und Schwere nicht vorhersehbar ist, darf der AiP deshalb auch nicht im Nacht- und Bereitschaftsdienst eingesetzt werden. Um sich daher so gut wie möglich abzusichern, sollten die verantwortlichen Ärzte nicht nur dafür Sorge tragen, daß der AiP optimal ausgebildet werde. Die Fertigkeiten des AiP sollten auch in einem schriftlich formulierten Katalog aller erlernten und beherrschten Fähigkeiten festgehalten werden. Der ausbildende Arzt könne dann im Schadensfall nachweislich dokumentieren, den AiP auch auf eigenverantwortliche Tätigkeiten vorbereitet zu haben. [11]

Man macht sich in der Ärzteschaft also – gezwungen vom Gesetzgeber – mehr Sorgen um die juristische Absicherung der Schadensfälle als um deren Vermeidung. Leid, Invalidität und Tod der Kranken durch Behandlungsfehler werden als selbstverständlich hingenommen, wenn nur die Abdeckung haftungsrechtlich sichergestellt ist. Strafrechtliche Verfolgung müssen Ärzte kaum befürchten, da der für eine Verurteilung erforderliche Kausalzusammenhang nicht mit Wahrscheinlichkeit, sondern mit Sicherheit vom Staatsanwalt nachgewiesen werden muß.

Dr. Kossow, stellvertretender Vorsitzender des Berufsverbandes der praktischen Ärzte, sieht eine Katastrophe für die Qualität der Krankenhausversorgung voraus, wenn die ohnehin knappen Assistentenstellen zugunsten von AiP-Stellen abgebaut werden. Es ist heute schon so, daß in viel zu vielen Fällen die Erstversorgung Schwerstkranker im Krankenhaus durch nicht hinreichend erfahrene Krankenhausärzte erfolgt, weil die Zahl der Oberärzte mit abgeschlossener Weiterbildung relativ klein, die Zahl der Assistenzärzte dagegen, die keine haben, relativ groß ist. Es ergibt sich sodann die bizarre Situation, daß ein Patient, der im ambulanten Bereich durch einen langjährig berufserfahrenen Spezialgebietsarzt betreut worden ist, ins Krankenhaus eingewiesen wird und dort von einem nicht hinreichend erfahrenen AiP, oft auch noch ohne jede Einsicht in seine mangelnde Erfahrung, behandelt wird. Kossow weist auch darauf hin, daß der AiP in erheblichem Maße Arbeitslosigkeit bei jungen Ärzten schaffen wird, weil diese Form der Ausbildung eben genau jene Erfahrungen nicht vermittelt, die nötig sind, um mit den bereits etablierten, leistungsfähigen Ärzten in freier Praxis konkurrieren zu können. [12]

Der bedeutende Medizinrechtler *Franzki,* Präsident des Oberlandesgerichts Celle, weist gerade aus haftungsrechtlichen Gründen darauf hin, daß der AiP in der Ausbildung stehe und nicht in der Weiterbildung. Deshalb werden irreparable Fehler, die dem AiP unterlaufen, nicht zu seiner eigenen Haftung, als vielmehr zur straf- und zivilrechtlichen Verantwortung der Ärzte führen, denen die Organisation des Bereitschaftdienstes einer Klinik obliegt. Dessen müssen sich alle, die über den Einsatz des AiP zu entscheiden und ihn zu beaufsichtigen haben, bewußt sein. Diese Verantwortung nimmt den leitenden Ärzten keine amtliche Begründung zur Approbationsordnung und kein Referentenschreiben aus dem Bundesgesundheitsministerium ab. Um das ganz besonders schutzwürdige Patienteninteresse ist bisher von seiten der Bundesregierung oder der Ärztekammer nicht die Rede gewesen. Die Krankenversorgung und der Notfalldienst gehen von der Voraussetzung aus, daß jedenfalls im Krankenhaus fachärztlicher Standard parat und gewährleistet ist. Es ist bedauerlich, daß hier Gesundheitsverwaltungen und ärztliche Standesvertretungen die Anforderungen der Rechtsprechungen entweder nicht zur Kenntnis genommen haben oder verdrängen, kommentiert *Franzki* die derzeitige Lage. [13]

APPROBATIONSORDNUNG – STAATLICHER DIRIGISMUS FÜHRT ZUM PSEUDOPERFEKTIONISMUS

In gar nicht weiter Zukunft werden also kaum ausgebildete Ärzte in Praxen niedergelassen sein. Am Arztschild kann man dies nur bei genauem Hinsehen erkennen. Auf dem Praxisschild steht nämlich „Dr.med. Name, Arzt" oder gar nur „Name, Arzt".
Immer mehr Mediziner verzichten am Ende ihres Studiums auf die Anfertigung einer Doktorarbeit und lassen sich als Ärzte ohne die Zusatzbezeichnung „Dr.med." nieder.
Nach Angaben des Präsidenten der Bayerischen Ärztekammer, *Prof. Sewering*, haben von den 25- bis 30jährigen Ärzten in Bayern über die Hälfte (59 Prozent) keinen Doktortitel. Die Gruppe der 31- bis 35jährigen wurde zu rund 38 Prozent nicht promoviert, in der Altersstufe zwischen 36 und 40 Jahren haben 22 Prozent der Ärzte keinen „Dr." vor ihrem Namen. *Sewering* sieht durch diese Tatsache das Arztbild in der Öffentlichkeit verändert, das „Massenstudium" an den Universitäten im medizinischen Bereich sei für die sinkende Promotionsrate verantwortlich. [14]
Dieser Verzicht ist nicht als vornehme Zurückhaltung des Praxisbetreibers zu werten. Das schlichte Wort Arzt bedeutet nämlich, daß sich hier ein Mediziner niedergelassen hat, der zwar nach dem Buchstaben des Gesetzes ausgebildet, der aber aufgrund dieser Ausbildung für die Versorgung der Bevölkerung ungeeignet ist. Die Gründer des Fachverbandes Deutscher Allgemeinärzte waren nicht gut beraten in der Auswahl des Wortes „Allgemeinärzte". Diese Herren wollten zunächst einen

„Facharzt für Allgemeinmedizin". Da dies aber doch etwas komisch klang (Spezialist für Nichtspezialistentum – Facharzt für Nichtfacharzt), haben die Allgemeinärzte durchgesetzt, daß es überhaupt keine Fachärzte mehr in Deutschland gibt. Wenn die Allgemeinärzte sich schon nicht Fachärzte nennen dürfen, so sollen dies auch nicht die Internisten und Chirurgen tun.

Die Folge war, daß alle Fachärzte sich nun Gebietsärzte nennen müssen. Die Druckereien und die Hersteller von Praxisschildern hat diese unsinnige Regelung natürlich erfreut.

Trotz dieser Ausführungen soll keine Kritik an den Allgemeinärzten geübt werden. Sie haben eine qualifizierte Weiterbildung.

Auf dem bereits erwähnten Internistenkongreß in Wiesbaden übte der Präsident des Kongresses, Vize-Präsident der Universität München, *Prof. Dr. Zöllner*, mit harten Worten Kritik an der Ausbildung der Ärzte. Zwar besitzen die jungen Ärzte nach seinen Angaben großes Wissen, sind jedoch völlig ungeübt, damit umzugehen. Trotz guter Absichten reagierten sie bei menschlichen Aufgaben oft hilflos. Hinter einem Pseudo-Perfektionismus der Ausbildung zum Arzt blieben Humanität und Wissenschaft auf der Strecke. Die Approbationsordnung sei ein schlimmes Beispiel für den staatlichen Dirigismus. Schuld an der unbefriedigenden, verfassungsrechtlich bedenklichen Approbationsordnung seien neben dem staatlichen Dirigismus ein falsches Zulassungsrecht und eine ungeeignete Prüfungsordnung. [15]

Diese Worte stammen von keinem Juristen, sondern von einem „hochkarätigen" Professor der Inneren Medizin. Dieser Arzt machte auch den Unterschied deutlich zwischen einem Mediziner und einem Arzt.

UNNÖTIGE SPEZIALKENNTNISSE IN DER AUSBILDUNG

Bildung im zwanzigsten Jahrhundert erfordert vor allem und zunächst die instinktsichere Abwehr überzähliger Informationen.

HANS KASPAR

98 Prozent aller chirurgischen Eingriffe sind allgemein-chirurgischer Natur oder unfallbedingt, erklärte *Prof. Schweiberer,* Chefarzt der Chirurgischen Universitätsklinik München Innenstadt. Nur zwei Prozent aller Operationen betreffen Herzklappen, Nierenverpflanzungen, Hirntumore, also Eingriffe, die ein höchstspezialisiertes Operationsteam erforderlich machen. Ein falscher Schwerpunkt der Ausbildung der Studenten und jungen Ärzte wird jedoch seit Jahren gesetzt, indem man den angehenden deutschen Ärzten völlig unnötige Spezialkenntnisse beibringt, die jungen Leute aber als angehende Chirurgen oder auch nach Erreichung der Facharztqualifikation oft nicht fähig sind, alltägliche Operationen und Unfallversorgungen vorzunehmen.

Es gilt immer noch die alte Regel: Häufig ist häufig, und selten ist selten. Dies war eine gern gebrauchte Redewendung von Ärzten der „alten Schule". Häufig weist *Prof. Schweiberer,* der frühere Vorsitzende der Vereinigung der bayerischen Chirurgen, jetzt gerade darauf hin, daß die Ausbildung der Medizinstudenten nicht den Erfordernissen für die Qualifikation eines Allgemeinarztes genüge, aber auch insbesondere im Hinblick auf das Fach Chirurgie die Weiterbildungsordnung mit überzogenen Spezialkatalogen es verhindere, daß es sozusagen vernünftige Chirurgen für den „Hausgebrauch" gibt.

Der Chefarzt *Prof. Saling* zur deutschen Ausbildungsmisere: „Schauen Sie sich die jungen Kollegen an, die sind im Grunde genommen Allround-Dilettanten, weil sie falsch ausgebildet sind und vieles lernen, was sie meist später nicht brauchen."[16] Mangelnde Kenntnisse werden den Ärzten in ihrer eigenen Fachpresse häufig vor Augen geführt, nicht als Vorwurf oder Kritik, eher als selbstverständliche Tatsache. „Patienten wissen mehr als Ärzte." Dieses Ergebnis einer Umfrage unter zuckerkranken Patienten und Ärzten wurde als Überschrift in einer Ärztezeitung zusammengefaßt. In einem Diabetes-Zentrum geschulte Patienten wissen über ihre Krankheit, die nötige Diät und mögliche Spätkomplikationen besser Bescheid als viele niedergelassene Ärzte. [17]

STAATLICH VERORDNETE ÜBERALTERUNG DER STUDENTEN

Ein Student beginnt in der Bundesrepublik sein Studium im Durchschnittsalter von über 21 Jahren. Der größte Teil der Studenten in England, wo es allerdings keine allgemeine Wehrpflicht gibt, ist in diesem Alter schon fertig. Die Medizinstudenten Englands, der USA, Schwedens, Frankreichs, der Schweiz und vieler anderer Länder beenden ihr Studium auch heute noch zwischen dem 24. und 26. Lebensjahr und sind dann voll approbierte Ärzte. Die deutschen Studenten dagegen beenden ihr Studium im Durchschnittsalter von 27 bis 28 Jahren. Dieser statistische Wert wird von den weiblichen Studenten gedrückt, die nicht zur Bundeswehr müssen. Die deutschen Studenten werden nach Einführung des AiP nahezu 30 Jahre alt sein, wenn sie ihre Approbation erhalten.
Das bedeutet:
● Verlust von für die Wissenschaft qualifizierten Ärzten zwischen dem 25. und 30. Lebensjahr.
● Verlust an wissenschaftlichem Interesse, da der 30jährige natürlich eher an den Aufbau einer Existenz in einer Praxis denkt, als er sich den Luxus wissenschaftlicher Arbeit leisten kann.
● Verlust an Interesse für Studienaufenthalte im Ausland, da diese nur Verzögerung bedeuten.
● Verlust an Interesse des einzelnen, für einige Zeit in Ländern der Dritten Welt zu arbeiten, was nicht nur aus humanitärer Sicht zu bedauern wäre. Im Hinblick auf die Arztschwemme wäre dies beispielsweise auch ein Ventil.
● Nicht zuletzt auch eine Brüskierung der Hochschulen, die für den Studenten den Unterricht unter der Bleiweste der bisherigen Verordnungen mit großen Anstrengungen aufrechterhalten haben.
Der „Arzt im Praktikum" wurde von der Bundesregierung be-

schlossen mit der Begründung, der deutsche Student würde nach wie vor zu wenig praxisbezogen ausgebildet. Das ist zwar richtig. Durch die Einführung des AiP wird jedoch der angehende Mediziner noch weniger praxisbezogen ausgebildet als bisher, er kann nämlich seine Pflichtzeit von 18 Monaten ab 1988 auch beispielsweise in einem bakteriologischen oder in einem pathologischen Institut absitzen.

Unterstellt man, daß der AiP dort auch etwas lernt, so werden ihm diese Kenntnisse als niedergelassenen Arzt nicht von großem Wert sein. Andererseits ist es auch sinnlos für interessierte Theoretiker, die ihre Fähigkeit in Laboratorien oder auch in der Industrie einsetzen möchten, wenn sie durch das Nadelöhr des AiP hindurch müssen.

Deutschland hält den Weltrekord an Ausbildungsdauer. Die Studienzeiten sind viel länger als anderswo. Diese Tatsache wird den jungen deutschen Ärzten, wenn es in Europa einen freien Binnen-Arbeitsmarkt gibt, erhebliche Karrierenachteile bringen. Selbst wenn man der Ansicht ist, es sei billiger und sinnvoller, Menschen studieren zu lassen, als sie mit Arbeitslosengeld oder Sozialhilfe zu unterstützen, weil sie keinen Job finden, müßte man denn nicht wenigstens schneller studieren können, wenn man es will? Denn selbst wer in der Bundesrepublik schnell Examen machen will, kann es oft nicht. Die lange Zeit bis zum Examen könnten wohl zuallererst die Hochschulen selbst verkürzen helfen. Die Studienpläne müssen entrümpelt werden, um die Studienzeit auf in der Regel vier Jahre zu verkürzen.

Die Verantwortung liegt nicht bei Personen. Sie liegt bei Institutionen, vor allem eben bei den Hochschulen selbst. Ein neuer Beleg dafür ist die gerade abgeschlossene Untersuchung des Wissenschaftsrates über die Studienzeiten. Sie stellt Unterschiede in der Fachstudiendauer zwischen den einzelnen Hochschulen fest, deren Ausmaß auch für Kenner des Metiers verblüffend ist. So benötigen Psychologen in Freiburg durchschnittlich 9,6 Semester bis zu ihrem ersten Abschluß, in Düsseldorf aber 14,9. Soziologen in Konstanz schaffen ihr Studium im Durchschnitt in 11,1 Semestern, in Hannover benötigen sie 15,8. Germanisten brauchen in Kiel 11,8 Semester, in Saarbrücken 16 Semester.

Sind aber Düsseldorfer Psychologen dümmer als jene in Freiburg? Neigen Soziologen in Hannover eher zum Bummeln als jene in Konstanz? Das kann wohl nicht sein. Also muß man an den Hochschulen selbst und in den Studienbedingungen nach den Gründen für solche Differenzen suchen.

Lediglich zehn Prozent der Studierenden schaffen einen Abschluß in der Regelstudienzeit.

Für sich genommen ist es ein Skandal, daß mit der Studie des Wissenschaftsrates auf Bundesebene die Studienzeit Fach für Fach, Hochschule für Hochschule verglichen werden kann.

Mehr noch aber muß einen gelegentlich die blanke Unkenntnis und das Desinteresse von Hochschulen und Fachvertretern an ihren eigenen Zahlen erstaunen. Viele werden nur wieder große Augen machen, wenn sie die Tabelle sehen, und sie werden laut ihre Zweifel äußern. Im Grunde zeigt das nur, wie wenig vor allem in den Universitäten die Lehre gilt. Seine Meriten erwirbt man sich in der Forschung und durch gescheite Aufsätze. Wer interessiert sich, frustriert durch Studentenmengen, noch für den Unterricht und die Vermittlung seines Wissens?[18]

Zehnmal so viele Medizinstudenten wie in den USA

Die meisten Studenten lernen nicht, um Einsicht zu erlangen, sondern um schwätzen zu können.
ARTHUR SCHOPENHAUER

Seit *Humboldts* Zeiten hat sich die Struktur des deutschen Bildungssystems wenig verändert – im Gegensatz zum Umfeld der Universitäten. Offiziell sind die Hochschulen der BRD für 850.000 Studenten ausgerichtet, doch es studieren 1,41 Millionen. Die Relation von wissenschaftlichem Personal und Studierenden beträgt heute 1 zu 15, im amerikanischen Stanford dagegen 1 zu 6.

Vorbild des jetzigen praxisbezogenen Gruppenunterrichts war die Unterrichtsform in den anglo-amerikanischen Ländern. Man hat jedoch in der Bundesrepublik Deutschland nicht berücksichtigt, daß eine mittelgroße Universität in den USA nicht mehr als 60–80 Studenten pro Studienjahr auszubilden hat. An der Universität München sind pro klinisches Studienjahr 600–700 Studenten am Krankenbett auszubilden.

Zwei Ziele müssen erreicht werden: Ausbildungsintensivierung für den einzelnen jungen Arzt und Erhalt der wissenschaftlichen Konkurrenzfähigkeit für die Medizin in Deutschland. Das Studium darf also nicht auf ein anödend langes Lebensviertel ausgedehnt werden, sondern muß – im Gegenteil – verkürzt werden.

Es gibt in Deutschland bereits zahlreiche Lehrkrankenhäuser, die in engem Verbund mit den Universitäten praktischen Unterricht übernehmen könnten und auch gerne übernehmen würden. Die Kapazitätsverordnung steht jedoch dem Bestreben im Wege, den praxisbezogenen Unterricht in allen Studienabschnitten in engem Verbund mit der Universität z.B. auf Städtische Krankenhäuser zu verteilen. In anderen Ländern, wie in der Schweiz, ist das selbstverständlich.

Mag auch der theoretische Unterricht an den deutschen Universitäten als hervorragend gelten, so nützt dies nichts, wenn der Gesetzgeber den praktischen Unterricht an bestens eingerichteten städtischen Krankenhäusern oder Kreiskrankenhäusern blockiert.

Eine Änderung der Kapazitätsverordnung dahingehend, daß der praktische Unterricht auf mehrere Krankenhäuser verteilt werden kann, würde den AiP überflüssig machen. Der AiP wird wie viele andere Reformen im Chaos enden. Deutsche Studenten werden dem Ausland gegenüber nicht mehr konkurrenzfähig sein, sie werden zu alt, sie verlieren verständlicherweise den Mut. Und die Universitäten verlieren durch das verlängerte Studium wertvolle junge Wissenschaftler.

Stellen für den AiP wird es nicht viel geben. Eine Umfrage der Fachschaftsinitiative Medizin ergab in Berlin bei 167 befragten verantwortlichen Ärzten, daß über 70 Prozent keine Möglichkeit sehen, eine Stelle für einen Arzt im Praktikum zu schaffen.[19]

Die Liste der Kritiker könnte fast unendlich lang fortgesetzt werden. Selbst nicht gerade einander freundlich gesonnene ärztliche Verbände wie der Hartmann-Bund und der Verband der niedergelassenen Ärzte (NAV) sind sich in seltener Harmonie in der Kritik an der Einführung des AiP einig. *Dr. Hirsch-*

mann in seinem Verbandsblatt zum 89. Deutschen Ärztetag in Hannover: „Wir dürfen nicht den Anschein erwecken, als ob wir glaubten, ein Arzt nach AiP-Zeit und Approbation sei in der Lage, selbständig in eigener Praxis tätig zu sein. Wer sich Derartiges vormacht, ist ein Illusionist."[20]

Prof. Lasch, Universität Gießen, sieht die zur Zeit gültige Studienordnung für Mediziner als vollkommen verfehlt und gescheitert an. Eine Erneuerung sei dringend notwendig. Er bemängelte, daß das Medizinstudium mit Stoff überladen sei und den Spezialisten zu sehr erlaubt werde, sich in den Vordergrund zu drängen.

Zudem kritisierte der Professor die „Unfähigkeit" vieler seiner Kollegen, den Studenten durch gute Hauptvorlesungen Wissen und auch eine Beziehung zum Patienten zu vermitteln.[21]

Schon wenige Zahlen, deren die Infratest-Gesundheitsforschung eine Menge auf gut 200 Druckseiten zusammengetragen und differenziert hat, machen deutlich, wohin bildungspolitische Versäumnisse geführt haben.

Zwei Drittel der befragten Hochschullehrer in den vorklinischen Kernfächern geben Ausbildungsengpässe wegen der räumlichen Ausstattung an und halten eine Erhöhung der studentischen Arbeitsplätze um 30 Prozent für erforderlich, um eine ordnungsgemäße Ausbildung zu gewährleisten. Um praktische Erfahrungen zu sammeln, sollten die Studenten in den Teilkursen des klinischen Untersuchungskurses mindestens 200 Patienten untersuchen. 25 sind jedoch die Regel.

Bei derzeitiger Unterrichtspraxis und jetzigen Studentenzahlen wird der einzelne Patient bis an die Grenze der Belastbarkeit für den Unterricht herangezogen. 47 Prozent der befragten Ärzte halten die vorangegangene Vorbereitung der AiPler für unzureichend, weit weniger wegen fehlender theoretischer als praktischer Kenntnisse.

Auf 10.000 Bundesdeutsche kommen derzeit 13,8 Medizinstudenten, auf die gleiche Zahl US-Bürger 2,8. Es gibt politischen Handlungsbedarf.[22]

Rette sich, wer kann. Wer es sich leisten kann, wird, wie in Schweden, ein Flugticket oder eine Fahrkarte für das benachbarte Ausland bereithalten. Die weitgehend abgeschaffte

Zweiklassen-Medizin wird wieder fröhliche Urständ feiern, der Privatpatient kann sich seinen Arzt im Ausland suchen.

Nicht nur um die Ausbildung der Ärzte ist es schlecht bestellt, auch das Ausbildungsniveau der Zahnärzte ist gesunken. Die Zahnarztausbildung in der Bundesrepublik Deutschland genügt nach Feststellungen des Medizinischen Fakultätentags derzeit in keiner Weise den Mindestanforderungen.

Der Vorsitzende des Zusammenschlusses der Medizinischen Fakultäten und Fachbereiche der Bundesdeutschen Hochschulen, *Prof. Kemper,* Münster, beklagte in Heidelberg den akuten Mangel an Hochschullehrern, Assistenten und Patienten für die Ausbildung. *Kemper* erklärte, daß 20 Prozent der Assistentenstellen an Zahnkliniken derzeit nicht besetzt werden könnten. Die Besetzungsschwierigkeiten bei den Professorenstellen seien in den höheren Verdienstmöglichkeiten niedergelassener Zahnärzte, aber auch darin begründet, daß die Arbeit an der Universität nicht attraktiv genug sei, weil zu wenig Zeit zur Forschung bleibe. [23]

Der Vorsitzende des Marburger Bundes, *Dr. Hoppe,* bringt im Streit um die Weiterbildungspflicht einen konstruktiven Vorschlag: Die Ausbildung der Ärzte soll nach dem Vorbild Österreichs geschehen, nämlich zunächst eine Grundausbildung an der Hochschule mit abschließendem Diplom, danach externe Spezialisierung und Approbation als Arzt für ein Spezialgebiet. Die Weiterbildungspflicht wäre damit systemimmanent.

Dazu müßten aber die Ärztekammern ihre Zuständigkeit für die Weiterbildung an den Bund abgeben. Der Abgabe von Kompetenzen werden die Ärztekammern in absehbarer Zeit nicht zustimmen. In der ärztlichen Presse wurde der Vorschlag *Hoppes* als Schlachten einer heiligen Kuh bezeichnet. [24]

Nicht direkt mit den Ausbildungsverhältnissen hat die Erkenntnis der *Medical Tribune* etwas zu tun: „Intelligenzquotient der Bevölkerung steigt – Abiturienten im Durchschnitt dümmer".

Das Ausbildungsniveau der Bevölkerung hat drastisch zugenommen. Parallel dazu sind die mittleren IQs angestiegen. Dagegen sind in den Gruppen mit der besten Schulbildung die Testergebnisse meßbar abgefallen. [25] „Honni soit qui mal y pense."

WARUM WIRD ES IN ZUKUNFT NOCH MEHR BEHANDLUNGSFEHLER GEBEN?

Selbst der Arzt muß produktiv sein, wenn er wahrhaft heilen will; ist er es nicht, so wird ihm nur hin und wieder wie durch Zufall etwas gelingen, im ganzen wird er aber nur Pfuscherei machen.

JOHANN WOLFGANG VON GOETHE

Soweit dem Autor bekannt ist, wurde diese Frage, die das Leben, das Leiden und den Tod unzähliger Menschen betrifft, weder in juristischen noch in medizinischen Aufsätzen befriedigend beantwortet.

Jeder von uns kann morgen einen Unfall erleiden, jeder morgen erkranken, jeder von uns muß sich vielleicht operieren lassen, jeder von uns kann Ärzten in die Hände fallen, die unfähig sind, die richtige Diagnose zu stellen, oder die unfähig sind, eine richtige Behandlung durchzuführen.

Woran liegt das?

Dem Medizinstudenten wird an deutschen Hochschulen die Möglichkeit gegeben, sich im Vergleich zu anderen Ländern ein sehr gutes theoretisches Wissen anzueignen. In Prüfungen wird von den Studenten Spezialwissen verlangt, welches sie im ganzen Leben als Arzt nie mehr benötigen, es sei denn, sie würden sich in einzelnen Gebieten der wissenschaftlichen Forschung widmen. Der Student lernt nicht mehr, ein Asthma von einer Bronchitis zu unterscheiden, er muß jedoch die biochemischen Formeln von Hormonen niederschreiben können und theoretische Kenntnisse über die seltensten Erkrankungen haben, die beispielsweise in der gesamten Weltliteratur nur einige Male beschrieben wurden. Der Student weiß nicht mehr zu unterscheiden, was häufige und alltägliche Erkrankungen sind und welche Erkrankungen er mit Sicherheit in seinem ganzen Leben nie an einem Patienten zu sehen bekommt. Er lernt auch kaum mehr, medizinische Zusammenhänge zu erkennen; sein Ziel ist, die schwierige Multiple-Choice-Prüfung zu bestehen. Er muß also lernen, möglichst viele richtige Kreuzchen auf dem Multiple-Choice-Bogen anzubringen. Die zu beantwortenden Fragen sind dabei teilweise auch sprachlich so formuliert, daß es zum Verstehen des Inhaltes angebracht wäre, einen Philologen und Juristen als Beistand zu haben.

Die praktische Ausbildung ist für alle Beteiligten, also für den Patienten, für den Hochschullehrer und für den Studenten unzumutbar und auch unzulänglich. 700 Studenten pro Jahr allein in München können in den Universitätskliniken nicht die Minimalausbildung für die benötigten ärztlichen Kenntnisse erlangen. Durch Änderung der sogenannten Kapazitätsverordnung wäre dem Mißstand Abhilfe zu schaffen, wenn man die Studenten in engem Verbund mit der Universität in Kreis- und Städtischen Krankenhäusern praktisch am Krankenbett ausbilden würde.

WEITERBILDUNG ZUM FACHARZT – ZWANG ZUR VORSÄTZLICHEN KÖRPERVERLETZUNG?

Man kann die Erkenntnisse der Medizin auf eine knappe Formel bringen: Wasser, mäßig genossen, ist unschädlich.
MARK TWAIN

Die Behandlungsfehler, die zu den schwerwiegendsten Beeinträchtigungen oder zum Tode des Patienten führen, sind jedoch meist nicht auf diese mangelnde Ausbildung zurückzuführen. Die schlimmen Behandlungsfehler werden überwiegend von Ärzten in Groß- und Universitätskliniken während der Weiterbildung zum Facharzt begangen. Die Weiterbildungsordnung zwingt geradezu den jungen Ärzten Behandlungsfehler auf.

§ 1 der Weiterbildungsordnung für Ärzte lautet: Ziel der Weiterbildung ist es, Ärzten nach Abschluß ihrer Berufsausbildung im Rahmen einer Berufstätigkeit eingehende Kenntnisse und Erfahrungen in den Gebieten, Teilgebieten und Bereichen zu vermitteln, für die neben der Berufsbezeichnung zur Ankündigung einer speziellen ärztlichen Tätigkeit weitere Bezeichnungen geführt werden dürfen. Das klingt gut und vernünftig. Wie jedoch sieht die Wirklichkeit aus? Die Chefärzte von Krankenhäusern erhalten je nach Ausrüstung des Krankenhauses und ihrer eigenen Qualifikation von der Landesärztekammer die Berechtigung, einen Arzt für eine bestimmte Zeit auszubilden.

Beispielsweise kann der chirurgische Chefarzt eines Kreiskrankenhauses eine Ausbildungsberechtigung für einen angehenden Chirurgen für drei Jahre erhalten, der Internist im selben Krankenhaus darf beispielsweise nur zwei Jahre einen Assistenten ausbilden. Der Assistenzarzt, der den Facharzt (Gebietsarzt) anstrebt, muß sich also zu Beginn seiner Tätigkeit vergewissern, welchen Zeitraum die Landesärztekammer ihm für die Ausbildung in diesem Krankenhaus anrechnet. Natürlich kann ein Assistenzarzt fünf Jahre in einem Krankenhaus tätig sein, auch wenn der Chefarzt nur die Weiterbildungsberechtigung für zwei Jahre hat. Es werden dann dem Assistenzarzt aber nur zwei Jahre für die Facharztausbildung angerechnet. Er muß also gezwungenermaßen seine Stelle wechseln oder sich von Anfang an bemühen, eine Assistentenstelle in einem Krankenhaus zu bekommen, das die volle Weiterbildungsberechtigung hat, damit die für die Gebietsarztbezeichnung notwendige Ausbildungszeit insgesamt in diesem Krankenhaus abgeleistet werden kann. Dies sind in aller Regel die Universitäts- und Großkliniken.

Für die wichtigsten Fachbereiche sind folgende Weiterbildungszeiten vorgeschrieben:

- Allgemeinarzt   4 Jahre
- Anästhesist   4 Jahre
- Augenarzt   4 Jahre
- Chirurg   6 Jahre
- Frauenarzt   5 Jahre
- Hals-Nasen-Ohrenarzt   4 Jahre
- Hautarzt   4 Jahre
- Internist   6 Jahre
- Kinderarzt   5 Jahre
- Neurochirurg   6 Jahre
- Neurologe   4 Jahre
- Orthopäde   5 Jahre
- Psychiater   4 Jahre
- Röntgenarzt   5 Jahre
- Rechtsmediziner   5 Jahre
- Urologe   5 Jahre

Dies sind die Weiterbildungszeiten für die häufigsten Fachgebiete. Insgesamt gibt es 64 verschiedene Gebiete, Teilgebiete und Bereiche der Weiterbildung. Für einen Gefäß- oder einen Unfallchirurgen beträgt die Weiterbildungszeit für dieses Teilgebiet dann noch zusätzlich zwei Jahre. Fast alle Teilgebietsbezeichnungen haben eine zusätzliche Weiterbildungszeit von zwei Jahren, bekannte Teilgebietsbezeichnungen sind bei den Internisten Kardiologie und Rheumatologie, bei den Röntgenärzten Strahlentherapie, um einige Beispiele zu nennen.

Der **Ausbildungskatalog,** insbesondere für die operativen Fächer, ist teilweise wirklichkeitsfremd und überzogen. Um die Facharztanerkennung zu bekommen, muß also der Assistenzarzt eine bestimmte Anzahl von Eingriffen und Operationen durchgeführt haben. Das sind diagnostische oder therapeutische Eingriffe, die nur an Großkliniken durchgeführt werden, sei es, weil die notwendige apparative Ausstattung dort vorhanden ist, sei es, weil der betreffende Chefarzt die Ausbildungsberechtigung hat. Fehlt also einem in der Facharztausbildung befindlichen Assistenzarzt im letzten Jahr seiner Ausbildung eine bestimmte Anzahl von abzuleistenden Operationen und Eingriffen, so wird er bemüht sein, wenn er endlich die gewünschte Ausbildungsstelle gefunden hat, diese für seine Facharztanerkennung notwendigen Eingriffe möglichst bald in der erforderlichen Anzahl durchzuführen. Ein angehender Neurochirurg muß also in sehr kurzer Zeit eine bestimmte Anzahl von Kontrastmitteluntersuchungen am Rückenmark vornehmen. Wie soll er nun die erforderliche Anzahl nachweisen, wenn eigentlich bei den vorhandenen Patienten dieser Eingriff gar nicht nötig wäre? Da wird die Indikation zu einem risikoreichen Eingriff natürlich sehr locker gestellt. Man teilt dem Patienten mit, daß dieser Eingriff nötig sei. Der Patient muß das glauben. Er wird sogar über die Risiken des Eingriffes korrekterweise aufgeklärt. Er wird jedoch häufig nicht darüber aufgeklärt, daß es andere, viel harmlosere Untersuchungsmethoden gibt, um eine Diagnose vorzunehmen.

Da kann es leicht passieren, daß plötzlich ein Arzt im Krankenzimmer auftaucht und erklärt, daß zur Sicherung der Diagnose eine Myelographie (Rückenmarksdarstellung) erforderlich sei. Ist ein Patient, der einen Unfall erlitten hat, zwar voll ansprechbar und versteht er auch die Ausführungen des Arztes, so weiß der medizinische Laie jedoch nicht, daß gerade bei einem Unfallpatienten eine Myelographie mit einem wesentlich höheren Risiko verbunden ist als bei einem anderen Patienten. Hat der Unfallpatient eine Erschütterung mit Schwellung des Rückenmarks erlitten und wird nun durch das Hineinpressen des Kontrastmittels in den Rückenmarkskanal der ohnehin erhöhte Druck noch gesteigert, so hat der Patient seine Querschnittslähmung durch den Eingriff bekommen. Völlig harmlos dagegen ist eine computertomographische Untersuchung. Dies ist, vereinfacht ausgedrückt, eine Röntgenuntersuchung, bei der Tausende in verschiedenen Ebenen und Tiefen aufgenommene Röntgenbilder über einen Computer zu einem Bild zusammengefügt werden.

Das ist das Bitterernste und Traurige an Großkliniken: Es müssen unnötige Eingriffe nur deshalb gemacht werden, weil die betreffenden Assistenzärzte ihren im Weiterbildungskatalog vorgeschriebenen Ausbildungsgang absolvieren müssen. Da werden dann solche Eingriffe auch sehr gerne in Abwesenheit des Chef- oder Oberarztes gemacht, in der Hoffnung, es werde schon gutgehen.

Kurz vor Mitternacht sollte bei einem Patienten auf der Chirurgischen Abteilung einer süddeutschen Universitätsklinik eine Myelographie durchgeführt werden. Der Patient lehnte den Eingriff ab und wies den nächtens erscheinenden Arzt darauf hin, er möge doch zuerst eine Computertomographie veranlassen, bevor er eine Myelographie an einem ihm unbekannten Patienten durchführe. Grußlos verließ der nächtliche Besucher im weißen Kittel das Patientenzimmer und ward nie wieder gesehen. Der Patient gab am nächsten Tag die nächtlichen Ereignisse bekannt und rechtfertigte sich für die Ablehnung der Myelographie mit dem Hinweis, daß diese nicht notwendig und daß die Computertomographie noch nicht durchgeführt worden sei. Der Chefarzt sagte zu dem Patienten: „Es war nicht richtig, daß Sie den Arzt fortgeschickt haben, Sie hätten ihn mit einem Fußtritt zum Fenster hinausbefördern sollen." Da hatte der Chirurg völlig recht, er wußte die Gefährlichkeit eines solchen Eingriffes gerade bei den Verletzungen dieses Patienten richtig zu beurteilen.

TAUSENDE UNNÖTIGER OPERATIONEN WÄHREND DER FACHARZTAUSBILDUNG

Heute würde Lazarus nicht mehr aufstehen, dazu hat die Medizin zu viele Fortschritte gemacht.

MARIO MARENCO

Ein jedermann einleuchtendes Beispiel dafür, wie absurd die Weiterbildungsordnung für Urologen ist, beweist der vorgeschriebene Operationskatalog für Nierenoperationen.

Bei weniger als einem Prozent aller Fälle von Nierensteinen ist es in Deutschland erforderlich, eine Operation vorzunehmen. Es gibt dafür jetzt die Nierensteinzertrümmerer. Das sind Apparate, mit denen der Stein in der Niere durch Stoßwellen ohne Operation zertrümmert wird.

Die Weiterbildungsordnung schreibt jedoch dem angehenden Facharzt vor, daß er eine hohe Anzahl von Nierenoperationen während seiner Facharztausbildung durchgeführt haben muß. Da diese Vorschrift nicht zu umgehen ist, werden jetzt Tausende von Patienten an der Niere operiert, nur weil der Chefarzt und der sich in der urologischen Facharztausbildung befindende Assistenzarzt die Weiterbildungsordnung befolgen müssen. Ganz listige Umgehungen hat man dann ersonnen; so werden Nierenpunktionen oder das Einführen einer Sonde durch die Haut in die Niere (also nicht über die ableitenden Harnwege) als Nierenoperation vom Chefarzt dem angehenden Facharzt bescheinigt.

Die Landesärztekammern sind offenbar nicht in der Lage, auf technische Fortschritte in der Medizin schnell zu reagieren, das Herausstreichen einer fast schon mittelalterlichen Operationsmethode aus dem Operationskatalog ist den Verantwortlichen nicht in der erforderlichen Schnelligkeit möglich.

Also müssen Tausende von Patienten teilweise unnötige Operationen über sich ergehen lassen, mit lebensgefährlichen Risiken verbunden, nur weil es in der Bürokratie Deutschlands nicht möglich ist, eine unsinnige Vorschrift abzuändern, wenn es der technische Fortschritt erforderlich macht.

Ein Patentrezept gibt es leider nicht, wie unnötige und gefährliche diagnostische Eingriffe vermieden werden können. Der Patient muß sich nicht nur über die Risiken eines Eingriffes aufklären lassen. Er muß auch danach fragen, ob es andere und ungefährlichere Untersuchungsmethoden gibt. Er muß auch immer danach fragen, warum gerade diese Untersuchungsmethode bei ihm zur Anwendung kommen soll. Natürlich ist das ein Problem für einen Patienten, der, aus dem täglichen Leben gerissen, in einer Klinik liegt, Angst vor der Diagnose einer lebensgefährlichen Erkrankung hat oder infolge eines Unfalls gar nicht in der Lage ist, die Situation richtig zu begreifen. Die Entscheidung des Patienten hängt ja gewöhnlich von den Ausführungen des Arztes ab. Der kann natürlich mit seinem medizinischen Sachverstand die Meinung des Patienten immer in die gewünschte Richtung lenken. Vor Ort, also am Krankenbett, sieht die Situation sowohl für den Arzt als auch für den Patienten jeweils anders aus als im nachhinein während eines jahrelangen Rechtsstreits.

Fairerweise muß man den Ärzten auch zugestehen, daß es häufig Situationen gibt, in welchen sehr schnell Entscheidungen getroffen werden müssen. Natürlich ist es später für Anwälte, Sachverständige und Richter nach jahrelangem Aktenstudium leichter, anhand eines mehrtausendseitigen Aktenbandes darzulegen, daß der betreffende Arzt einen Fehler gemacht hat. Die Kritik hier soll sich nicht gegen Ärzte richten, denen in einer extremen Situation ein Fehler unterlief, der bei vernünftiger Betrachtungsweise erst im nachhinein als Fehler erkannt werden konnte. Diese Kritik richtet sich aber ganz eindeutig an die Verantwortlichen in Großkliniken, die behebbare Mißstände als unabänderlich hinnehmen, gegen Ärzte und deren Vorgesetzte, die in unverantwortlicher Weise sich Eingriffe zutrauen oder Eingriffe von Anfängern ohne Aufsicht zulassen. Diese Assistenz-, Ober- und Chefärzte können sich nicht auf die Weiterbildungsordnung berufen. Ist diese in der Praxis nicht zu vollziehen, so müssen die Gesundheit und das Leben des Patienten trotzdem geachtet werden. Es darf nicht Leid und Tod in Kauf genommen werden, nur weil wie bei einer Rallye-Fahrt Punkte gesammelt werden müssen. Leider wird es in Zukunft noch schlimmere, vom Gesetzgeber zu verantwortende Mängel in der Ausbildung geben.

LEIDENDE NOTFALLMEDIZIN

Für eine Verbesserung der Notarztausbildung und einheitliche Lehrinhalte auf Bundesebene haben sich Notfallmediziner ausgesprochen.

Von der Bundesärztekammer sind zwar Empfehlungen zur theoretischen Ausbildung des Arztes im Rettungsdienst herausgegeben worden. Es ist jedoch Aufgabe der Landesärztekammern, für eine entsprechende Ausbildung der Notärzte und der fortbildungswilligen Ärzte zu sorgen. Notfallmediziner kritisieren das ausgesprochen zögernde Verhalten einzelner Landesärztekammern, die bis heute kein Ausbildungskonzept vorgelegt haben. Dadurch ist zahlreichen Ärzten wegen des fehlenden Fachkundenachweises der Eintritt in das Berufsleben – zum Beispiel in Niedersachsen – verwehrt. Gerade im Flächenland Niedersachsen werde der Rettungsdienst häufiger von kleineren Krankenhäusern getragen, in denen junge Ärzte Einstellungschancen hätten, wenn sie eine entsprechende Qualifikation für den Rettungsdienst mitbrächten. *Dr. Busse,* Universitätsklinik Göttingen, erklärte, daß nun entsprechende Fortbildungen von der Arbeitsgemeinschaft Norddeutscher Notärzte durchgeführt werden, um auch den niedersächsischen Notärzten das unbedingt notwendige Rüstzeug mitzugeben. Weiter erklärte Busse auf einem Fortbildungskurs, daß jedes Bundesland sein eigenes Süppchen koche, wobei einige Länder selbst damit nicht einmal begonnen hätten. [26]

ÜBERSPEZIALISIERTE CHEFÄRZTE – EINE FEHLENTWICKLUNG FÜR KLEINE UND MITTLERE KRANKENHÄUSER

Die medizinische Forschung hat so enorme Fortschritte gemacht, daß es praktisch überhaupt keinen gesunden Menschen mehr gibt.
ALDOUS HUXLEY

Die zunehmende Spezialisierung der Ärzte geht zu Lasten der Kranken. Auf diesen Nenner läßt sich die Kritik an herrschenden Klinikstrukturen bringen, die *Prof. Schettler* als Präsident eines Berliner Fortbildungskongresses geübt hat. Durch die weitgehend realisierte Spezialisierung werde die allgemeine Krankenversorgung sträflich vernachlässigt.

Mehr und mehr Chefarztpositionen in kleinen und mittleren Kliniken würden mit Spezialisten besetzt. Dies sei ein Irrweg. Die meisten Patienten litten nicht nur an einer Krankheit, sondern an zwei oder drei Krankheiten und gehörten daher auf allgemein-internistische Abteilungen. Es ist unmöglich, für alle internen Krankheiten Spezialstationen einzurichten.

Die Approbationsordnung und ihre verschiedenen Novellierungen seien Flickwerk, durch das sowohl die Krankenversorgung als auch Forschung und Lehre an Universitäten und Lehrkrankenhäusern erheblich beeinträchtigt werden. Mängel im Unterricht der Medizinstudenten am Krankenbett, in Kursen und in Praktika seien nur durch eine durchgreifende Reform der Approbationsordnung zu beseitigen.

Eine fortgesetzte Leistungskontrolle sei nicht nur für die Studenten erforderlich, sondern auch für Assistenten und junge Dozenten. Diese kämen ihren Lehrverpflichtungen nicht selten nur unwillig nach. In der Bundesrepublik Deutschland gebe es derzeit keine Überprüfung der Lehr-Effektivität.

Es sei kein Zufall, daß die AiP-Phase, die künftig Teil des Medizinstudiums sein soll, von Klinikleitungen, Standesorganisationen und Studenten nahezu einstimmig abgelehnt werde. Durch die Umwandlung von einer Assistenten- in drei AiP-Stellen würden die Arbeitsabläufe in der Klinik empfindlich gestört. Wenn Ärzte ausgebildet würden, ohne nach dem Bedarf gefragt zu haben, so müsse der Gesetzgeber dafür auch genügend Aus- und Weiterbildungsmöglichkeiten schaffen. Sogenannte kostenneutrale Reformen, die zu Lasten der Kranken und des Klinikpersonals gingen, seien entschieden abzulehnen.

Zu beklagen sei die wachsende Zersplitterung der großen Fächer wie Innere Medizin und Chirurgie. Die notwendige Spezialisierung, die auch weitgehend realisiert worden sei, habe dazu geführt, daß etwa in diesen beiden Gebieten die allgemeine Krankenversorgung sträflich vernachlässigt werde. An kleinen und mittleren Krankenhäusern Chefarztstellen rein auf Spezialkenntnisse bezogen auszuschreiben, sei ein Irrweg. [27]

Dr. Hoch, BPA-Bundesvorsitzender, beschreibt die Ernennung der Chefärzte in mittleren und kleineren Krankenhäusern: „Das Kreiskrankenhaus beruft nicht den breit gefächerten allgemein-chirurgisch versierten Oberarzt zum Chefarzt der chirurgischen Abteilung, sondern den Herrn Professor, der nach allerlei Anstrengungen und hervorragenden Leistungen auf dem Gebiet der Herzchirurgie nun doch keine Aussicht auf ein Ordinariat hat." [28]

BETTENMANGEL IN DER PSYCHIATRIE

In den allgemeinen Krankenhäusern gibt es einen Bettenüberhang, der mühsam Jahr für Jahr etwas abgebaut wird. Wenn die freien Bettenkapazitäten in den allgemeinen Krankenhäusern der Psychiatrie zur Verfügung gestellt werden, dann kommt die Psychiatrie aus den „alten Klöstern" heraus, aus unwürdigen Behausungen, hinein in „Fachabteilungen für Psychiatrie" an allgemeinen Krankenhäusern. Die Psychiatrie könnte in diesen Fachabteilungen auf den gesamten Service eines Krankenhauses zurückgreifen, ihre Patienten also auch allgemeinmedizinisch optimal versorgen.

Krankenhausträger, Chefärzte, Pflegedienstleitungen wenden sich strikt gegen eine solche Ausweitung ihres Hauses, weil sie meinen, es könnte so vieles passieren auf dieser Station, was die anderen Patienten erschrecken und vertreiben würde. Aber eigentlich ist es doch nur das Unverständnis diesen Kranken gegenüber und die Uneinsichtigkeit, daß auch psychisch Kranke eine gleichwertige ärztliche und pflegerische Versorgung brauchen, ja darauf ein Anrecht haben.

Dadurch, daß die Abteilungen für Psychiatrie an den Allgemeinkrankenhäusern wesentlich kleiner wären, könnte die ärztliche Versorgung intensiver und patientenorientierter gestaltet werden, aber auch das Pflegepersonal wird zu echteren Pflegepersonen. [29]

GEFAHRENQUELLEN IN GROSSKLINIKEN

Gerade in Großkliniken gibt es ganz typische Gefahrenquellen, Schaden an Gesundheit zu erleiden.

Es ist nicht immer der Arzt allein schuld, häufig ist es die gesamte Organisation der Klinik, daß Tausenden von Patienten unsägliches Leid zugefügt wurde. Dies wäre häufig zu vermeiden gewesen.

GEFÄHRLICHE ARBEITSTEILUNG

Eine große Schwachstelle ist die Arbeitsteilung in Großkliniken. Diese führt dazu, daß der einzelne Arzt sich nicht mehr für einen Patienten verantwortlich fühlt: er ist auch nicht verantwortlich. Das ist immer irgend jemand weiter oben. In Großkliniken wissen junge Assistenten ja nicht einmal mehr, wer ihr vorgesetzter Oberarzt oder Chefarzt ist. Umgekehrt wissen manchmal auch Chef- und Oberarzt gar nicht, welche Assistenten er beschäftigt. So mußte kürzlich bei einer Gebietsarztprüfung in einer Landesärztekammer die Prüfungskommission feststellen, daß einem Kandidaten von einem Klinikchef Tätigkeiten bescheinigt wurden, von denen der betreffende Arzt keine Ahnung hatte. Auf intensives Befragen hin gab dieser auch zu, daß er zwar die Bestätigung erhalten habe, bestimmte Untersuchungen einige hundertmal vorgenommen zu haben: er habe diese Untersuchungen niemals in seinem Leben durchgeführt. Dem betreffenden Klinikchef wurden von der Landesärztekammer Vorhaltungen gemacht, wie er als Chefarzt dazu komme, einem völlig unqualifizierten jungen Arzt zu bescheinigen, daß er einige hundert Spezialuntersuchungen vorgenommen habe. Die Antwort lautete: Bei der Größe seiner Klinik wisse er doch gar nicht, wie viele Assistenten er habe, er könne doch nicht jeden Arzt kennen. Die für die Gebietsanerkennung notwendigen Zeugnisse würden einfach von der Sekretärin entsprechend dem Katalog der Weiterbildungsordnung geschrieben.

MANGELNDE QUALIFIKATION DER MITARBEITER

Ich weiß nicht, wo ich für das Leben mehr gelernt habe:
Als Au-pair-Mädchen oder in einem hochspezialisierten Seminar
der Universität.

RITA SÜSSMUTH, EHEMALIGE BUNDESGESUNDHEITSMINISTERIN

Bis vor einigen Jahren hatten die Ärzte die Facharztanerkennung relativ leicht erhalten. Seit einigen Jahren werden nun die Gebietsarztprüfungen bei den Landesärztekammern abgenommen. Dabei können wenigstens die ganz unqualifizierten Ärzte ausgesiebt werden.

Gefahrenquellen an Großkliniken sind also die mangelnde Qualifikation der beteiligten Mitarbeiter.

Mangelnde Qualifikation heißt sowohl mangelnde Ausbildung als auch mangelnde Intelligenz. Bei den Facharztprüfungen in den Landesärztekammern zeichnet sich immer mehr der Trend ab, daß gerade Ärzte aus Universitätskliniken und Großkrankenhäusern über einen erstaunlich geringen Kenntnisstand verfügen. Ärzte aus kleineren Krankenhäusern zeigen meist ein wesentlich umfassenderes Wissen als Ärzte aus Großkliniken. Die Ursache hierfür ist, daß in Großkliniken häufig die auszubildenden Ärzte jahrelang auf ein und derselben Spezialabteilung bleiben und somit von anderen Gebieten der Medizin nichts mitbekommen.

In Großkliniken mit tausend Ärzten und mehr kümmert sich kein Chef- und kein Oberarzt um einen Assistenten, wenn dieser sich nicht selbst durch Fleiß, Ehrgeiz und Intelligenz auszeichnet.

Tut er dieses nicht und wird er nicht zufällig beim Diebstahl von silbernen Löffeln erwischt, so kann ein Assistenzarzt an einer Universitätsklinik jahrelang auf der Gehaltsliste stehen und dort seine Zeit absitzen.

Ganz anders ist dies in kleineren Kreiskrankenhäusern, in Landkrankenhäusern oder auch in Privatkliniken. Hier sind der Chefarzt und der Oberarzt darauf angewiesen, einen Mitarbeiter auszubilden, dem sie schnell Verantwortung übertragen können und der geeignet sein muß für die Aufgaben der Klinik. Da lernen die Assistenzärzte auch Notfälle des täglichen

Lebens kennen, eben jene, mit denen Patient und Arzt täglich zu tun haben. Natürlich lernt er dort nicht, wie eine Herzverpflanzung vorzunehmen ist. In kleineren Krankenhäusern wird auch noch auf die menschliche Qualifikation des Mitarbeiters geachtet. Der Chef kann es sich nicht leisten, daß seine Patienten von einem überheblichen und dummen Assistenzarzt beleidigt werden. Das erfährt nämlich dann sehr schnell der Land- oder der Kreisrat.

MANGELNDE KOMMUNIKATION UND KOORDINATION

In Großkliniken führt mangelnde Kommunikation zu täglichen Fehlleistungen. In einem kleinen Krankenhaus sagt der Stationsarzt abends seinem Nachfolger im Nachtdienst, was an Besonderheiten vorliegt. Er kennt auch die Stationsärzte der anderen Abteilungen mit einem anderen Fachgebiet.
In Großkliniken kennen die Ärzte einander nicht. Wird ein Arzt aus einem anderen Fachgebiet für einen Patienten in einer Großklinik benötigt, so wird ein entsprechender Untersuchungsauftrag geschrieben. Irgendwann gelangt dann dieser Untersuchungsauftrag in die andere Abteilung, irgendwann wird dann einmal der Patient, sollte er es noch erleben, auf dieser Abteilung untersucht. Eventuell kommt auch der zugezogene Arzt der anderen Abteilung zum Krankenbett. Der Stationsarzt sieht dann neugierig auf das Namensschild des Kollegen, fragt ihn, von welcher Abteilung er komme, und nickt verständig. Schriftlicher kurzer Bericht folgt.
In kleineren Krankenhäusern ist die Hinzuziehung von anderen Fachgebieten vertraglich geregelt. Da kommt der andere Facharzt innerhalb weniger Stunden an das Krankenbett, sei es, daß er von einer anderen Abteilung des Krankenhauses kommt, sei es, daß er als niedergelassener Arzt einen Vertrag mit dem Krankenhaus hat.
In einer Großklinik wie in München-Großhadern muß man 18 Tage lang warten, bis ein Chirurg kommt, wenn der Patient nicht auf der Chirurgischen Abteilung liegt. Auch tägliche Mahnungen und Erinnerungen des Stationsarztes bleiben er-

folglos. Verunglückt ein Reisender im Busch von Zentralafrika, so wird es kaum länger als zwölf Stunden dauern, bis dieser von einem Chirurgen untersucht wird.

Schlimm kann es jedem Patienten in einer Großklinik ergehen, der mehrere Fachärzte benötigt. Die Koordination zwischen den einzelnen Ärzten ist kaum möglich. Es werden dann Dutzende von Konsiliarscheinen und Untersuchungsaufträgen geschrieben, fast täglich werden dann die gleichen Untersuchungen von verschiedenen Ärzten wieder gefordert, der arme Patient muß also täglich Blutabnahmen und Röntgenuntersuchungen über sich ergehen lassen, auch wenn gerade diese Untersuchung tags zuvor bereits gemacht wurde. Das ist nicht böser Wille der anordnenden Ärzte, das liegt im System der Klinik.

Keine Stationsschwester und kein Stationsarzt geben ihren Krankenakt aus der Hand. Der Konsiliararzt ist jedoch häufig nicht bereit, die bereits vorliegenden Befunde auf einer anderen Station einzusehen. Da müßte er ja zu Fuß einige Meter zurücklegen und seine eigene Station verlassen. Also wird wieder angeordnet, daß die Untersuchung nochmals zu machen sei, damit das Untersuchungsergebnis auf seinem Schreibtisch landet und nicht auf dem Schreibtisch des Kollegen fünf Zimmer weiter. Den Kollegen anrufen geht schon allein deshalb nicht, weil man gar nicht weiß, welcher Kollege für den Patienten zuständig ist. Der hat zwar ein Namensschild am Kittel. Ob er aber in der Hierarchie der Weißkittel wirklich der Zuständige ist, das weiß keiner. Also versucht man auch gar nicht erst anzurufen.

In einer kleinen Klinik verlangt der Chefarzt oder auch der zuständige Stationsarzt, daß der Bericht des hinzugezogenen Facharztes innerhalb weniger Stunden im Krankenakt zu sein habe. Da ist auch eine persönliche Aussprache immer möglich, sie wird dort selbstverständlich unaufgefordert zwischen den behandelnden Ärzten geführt.

FALSCHE SELBSTEINSCHÄTZUNG

Eine weitere Gefahrenquelle in Großkliniken ist die mangelnde Einschätzung des ärztlichen Könnens der betreffenden Ärzte.

Viele Ärzte glauben, wenn sie beispielsweise auf einer Inneren Abteilung sind, daß sie die Leberpunktion ab dem Zeitpunkt beherrschen, ab welchem sie auf dieser Station eingestellt wurden. Andererseits ist auch eine Gefahrenquelle die mangelnde Zuständigkeit. Wie in einem Bahnhofslokal ("Kollege kommt gleich") ist immer jemand anders zuständig. Wer das jedoch ist und wo der Zuständige zu erreichen ist, das ist meist unbekannt. Oberärzte haben oft nur noch Interesse an einer bestimmten wissenschaftlichen Arbeit, um die Patienten kümmern sie sich nicht mehr. Ziert dann endlich der „Professor" den Namen, so kreisen die Gedanken meist nur noch um das Liquidationsrecht oder um Bewerbungen für eine Chefarztstelle.

DER CHEFARZT, EIN VERWALTUNGSBÜROKRAT

Der Chefarzt in einem Großklinikum ist mit Verwaltungsaufgaben, eventuell auch Lehraufträgen und unzähligen Mandaten, Ehrenposten der jeweiligen ärztlichen Vereinigungen ausgelastet. Da kann dann schon ein *Prof. Heberer* erstaunt sein, daß er von einem Patienten zu Weihnachten eine Kiste Wein bekommt und die Mitteilung, daß sich der Patient freuen würde, wenn er den Chefarzt auch mal zu Gesicht bekäme. Der Patient lag schon über hundert Tage in der Klinik. Die Ironie dieses Schreibens hat der Professor allerdings nicht erkannt. Er ließ sich für die Kiste Wein bedanken, hat aber dem Patienten mitgeteilt, daß seine Zeit sehr beschränkt sei. Gesehen hat der Patient den Chefarzt nicht mehr, lediglich dessen überhöhte Liquidation.

ABTEILUNGEN OHNE FACHARZT

Es muß auf jeder Station mindestens ein Arzt eingesetzt sein, der die Gebietsarztanerkennung hat und somit auch Verantwortung für sein Handeln trägt.

Es darf keine Station geben, die keinen zuständigen Stationsarzt mehr hat. Es geht nicht an, daß solche Stationen zwar täglich von irgend jemand in einem weißen Kittel besucht werden, daß derjenige aber nur deshalb Visite macht, damit die Präsenz eines Arztes juristisch vorgewiesen werden kann, dieser Arzt aber keine Ahnung hat, welche Patienten mit welchen Krankheiten im Bett liegen.

Sicher hat die Rechtsprechung versucht, die Krankenhausträger für Organisationsfehler zur Verantwortung zu ziehen. Es ändert sich dadurch natürlich letztlich gar nichts. Entweder bezahlt die Versicherung oder das beklagte Land als Träger des Klinikums. Zahlen muß damit letztendlich der Steuerzahler für die schweren Sorgfaltspflichtverletzungen der Großkliniken und deren Ärzte. Vor allem muß eine klare Abgrenzung der Arbeitsteilung gefordert werden.

DEZENTRALISIERUNG

Es muß eine umfangreiche Dezentralisierung der Verwaltung eingeleitet werden. Natürlich muß im Zeitalter der elektronischen Datenverarbeitung jeder Patient eine Nummer haben. Dies gibt der Klinik aber nicht das Recht, den Patienten nur als Computernummer zu sehen. Das kann nämlich auch den Tod eines Patienten bedeuten.

6. KAPITEL

ERSTATTUNG VON RECHNUNGEN DURCH PRIVATKASSEN UND BEIHILFE-STELLEN

RECHT GEGENÜBER PRIVATKASSEN

Nichts beschleunigt die Genesung so sehr wie regelmäßige Arztrechnungen.

SIR ALEC GUINESS

Eine muntere Quelle stetigen Ärgers für Privatpatienten sind die Abrechnungen der Privatkassen und Beihilfestellen.

Wie schon früher erwähnt, stellen der Arzt, das Krankenhaus oder z.B. der Masseur ihre Rechnung aufgrund eines soge-nannten „Dienstvertrages" und nicht aufgrund eines Werkver-trages, d.h. der Patient hat Dienstleistungen in Anspruch ge-nommen, für die es keine Gewähr für Erfolg gibt. Diese Regelung im Bürgerlichen Gesetzbuch ist auch vernünftig. Der Arzt muß auch dann bezahlt werden, wenn eine unheilbare Krankheit vorliegt. Die Begleichung der Rechnung kann nicht mit dem Argument verweigert werden, der erwünschte oder er-hoffte Behandlungserfolg sei nicht eingetreten. Auch der Pfusch muß bezahlt werden.

Schuldner ist der Patient. Er muß den Arzt bezahlen und nicht die Krankenkasse oder Beihilfestelle. Ob der Patient die Rech-nung, sofern sie nach der gültigen Gebührenordnung (GOÄ v. 1.11.1982) erstellt ist, von der Kasse erstattet bekommt, braucht denjenigen, der die Rechnung stellte, nicht zu interes-sieren. Der Patient hat mit dem Arzt den Behandlungsvertrag/ Dienstvertrag geschlossen und muß zunächst die Rechnung begleichen. Das Vertragsverhältnis zwischen Patient und Kran-kenkasse berührt nur den Versicherungsnehmer. Der Arzt kann nicht die Begleichung seiner Liquidation von der Kasse verlangen, da er in keinerlei vertraglicher Beziehung zur Kasse steht. Lediglich bei stationären Krankenhausbehandlungen wird häufig von der Verwaltung des Krankenhauses entgegen-kommenderweise mit der Privatkasse der Tagessatz abgerech-net, wenn bei der Aufnahme im Krankenhaus nachgewiesen wird, daß ein entsprechendes Versicherungsverhältnis besteht. Die Liquidationen der behandelnden Ärzte des Krankenhau-ses gehen dem Patienten dann gesondert zu, diese muß er be-gleichen. Vor einer stationären Behandlung sollte man mit der Verwaltung des Krankenhauses darüber sprechen, ob das Krankenhaus bereit ist, den Tagessatz mit der Krankenkasse abzurechnen. Eine Verpflichtung von seiten des Krankenhauses besteht dazu nicht. Der Pflegesatz in einer Universitätsklinik beträgt z.B. für ein Einbettzimmer 458 Mark pro Tag, bei einem Krankenhausaufenthalt von zwei Wochen müssen also nur für die Unterbringung ohne ärztliche Leistungen fast 6500 Mark bezahlt werden. Bei den oft sehr langen Bearbeitungszeiten der Krankenkasse kann ein Kranker in erhebliche finanzielle Schwierigkeiten geraten, wenn er bei einem längeren Krankenhausaufenthalt den Verpflegungssatz vorstrecken muß. Krankenhausverwaltungen, welche nicht mit den Krankenkassen direkt abrechnen, verlangen in der Regel innerhalb sehr kurzer Zeit die Bezahlung, d.h. zwischen acht und dreißig Tagen. Demgegenüber warten viele Ärzte relativ lange Zeit, in der Regel zwei bis drei Monate, bis sie eine Mahnung wegen einer unbezahlten Rechnung schicken. Man kann also ruhig abwarten, bis man von der Kasse das Geld bekommen hat, und dann erst den Arzt bezahlen.

Was aber ist zu tun, wenn die Privatversicherung die Erstattung der Rechnung um einen erheblichen Betrag gekürzt hat?

Es gibt mehrere grundsätzlich verschiedene Möglichkeiten, „Privatpatient" zu sein.

Es wird angenommen, daß der Patient in einer Privatversicherung mit 100 Prozent Kostenersatz versichert, also daß er nicht „beihilfeberechtigt" und kein „Freiwillig Versicherter" in einer Ersatzkasse ist.

Sollte jemand von seiner Privatkasse nicht den vollen Rechnungsbetrag erstattet bekommen haben und auch kein Schreiben, weshalb die eingereichte Rechnung nicht voll bezahlt wurde, so muß er sofort energisch von der Privatversicherung eine schriftliche Erklärung verlangen,weshalb gekürzt wurde. Die Mehrheit der Privatkassen erläutert ihre Abrechnung dem Patienten. Es gibt aber auch einige Privatkassen, welche kommentarlos einen Betrag überweisen, ohne die Abrechnung zu erklären. Man muß sich immer vor Augen halten, daß mit der Privatkasse ein Vertrag abgeschlossen wurde, welcher von den Krankenkassen erfüllt werden muß. Der Patient ist kein Bittsteller, er ist Vertragspartner und hat nicht die Krankenkasse zu bitten, daß sie gefälligerweise eine Rechnung bezahlen soll. Der Versicherte bezahlt seine Krankenkassenbeiträge pünktlich, somit hat er einen vertraglichen, einklagbaren Anspruch gegenüber der Krankenversicherung. Viele Privatkassen versuchen auch, ihren Versicherten einzureden, daß sie dankbar sein müßten, weil die Rechnung des Arztes kulanterweise beglichen wurde. Man sei diesen Krankenkassen gegenüber mißtrauisch. Man ist nicht auf eine Kulanzregelung angewiesen, sondern hat einen einklagbaren Anspruch aus dem Versicherungsvertrag.

DIE GEBÜHRENORDNUNG FÜR ÄRZTE (GOÄ)

Die Absaugmethode verstehen die Ärzte bevorzugt finanziell.
WERNER SCHNEYDER

Bis 1983 gab es relativ wenig Streitereien zwischen den Versicherten und den Privatkassen bei der Erstattung von Arztrechnungen, Rezepten usw. Das lag daran, daß im Versicherungsvertrag stand, ärztliche Leistungen, welche gemäß der Ärztlichen Gebührenordnung (damals GOÄ von 1965) berechnet wurden, müßten dem einfachen und sechsfachen Gebührensatz erstattet werden. Üblicherweise wurde zwischen drei- und sechsfachem Satz liquidiert, d.h. nicht, daß die Ärzte das Drei- oder Sechsfache des normalen Honorars verlangt haben, sondern daß das der normale Multiplikator für die tabellarisch angeführten Leistungen war. Kernsatz der alten Gebührenordnung war, daß der Arzt nach „billigem Ermessen" seine Rechnung stellen konnte.
Ganz anders ist das nun seit 1983.
Die alte Gebührenordnung war reformbedürftig, einerseits weil es durch den technischen Fortschritt in der Medizin eine Anzahl von Leistungen gab, welche darin nicht aufgeführt waren, andererseits, weil eine Korrektur des Honorars erforderlich war. So waren in der alten Gebührenordnung Laborleistungen extrem überbewertet, ärztliche Leistungen, wie z.B. ein Hausbesuch, waren mit 6 Mark angesetzt, d.h. selbst bei einem Multiplikator von 6 war das keine kostendeckende Bezahlung. In der neuen Gebührenordnung (GOÄ vom 1.11.1982, gültig ab 1.1.1983) wurde versucht, ein angemessenes Honorar zu ermitteln. Der Gesetzgeber hat es sich relativ einfach gemacht. Er übernahm die Gebührenordnung der RVO-Kassen (also z.B.

der Allgemeinen Ortskrankenkassen) und ließ bei Privatpatienten einen Steigerungssatz von 1,8fach bei technischen Leistungen und 2,3fach bei ärztlichen Leistungen zu. Als maximales Honorar ist bei den technischen Leistungen der Faktor 2,5 zulässig, bei ärztlichen Leistungen der Faktor 3,5. Beim Überschreiten des sogenannten Schwellenwertes von 1,8 bzw. 2,3 ist der Arzt jedoch verpflichtet, eine Begründung für die Höhe seiner Liquidation zu liefern.

Diese Begründungspflicht für das Überschreiten des Schwellenwertes birgt einen brisanten Sprengsatz in sich. Bisher wurde diese Brisanz der neuen Gebührenordnung kaum erkannt. Einige Versicherungen und auch Gerichte haben jetzt bemerkt, daß durch diese Regelung (in § 5 Abs. 2 der GOÄ) ein hochwirksames Mittel eingebaut ist, Arztrechnungen zu kürzen.

Der Patient soll immer die Rechnung des Arztes überprüfen, schon um sich vermeidbaren Ärger mit der Privatversicherung zu ersparen. Vertrauen ist gut, Kontrolle ist besser.

Die Arztrechnung, vornehmer ausgedrückt, die Liquidation, muß übersichtlich folgende Merkmale enthalten (§ 12 Abs. 2 GOÄ):

- das Datum der Erbringung der Leistung
- die Nummer der Gebühren
- die Bezeichnung der einzelnen berechneten Leistung
- den Betrag der einzelnen berechneten Leistung
- den Steigerungssatz (Multiplikator).

Bei den sogenannten Entschädigungen (Wegegeld bei Hausbesuchen, Reiseentschädigung) muß die Rechnung den Betrag, die Art der Entschädigung und die Berechnung enthalten. Bei Ersatz von Auslagen (Arzneimittel, Verbandmittel) muß der Betrag und die Art der Auslage in der Rechnung bezeichnet sein. Übersteigt die einzelne Auslage 50 Mark, ist der Beleg oder ein sonstiger Nachweis beizufügen.

Die Diagnose steht häufig auf der Rechnung, muß aber nicht angeführt sein. Natürlich muß der Arzt dem Patienten die Diagnose sagen, er muß diese jedoch nicht auf der Rechnung anführen. Das ist auch sinnvoll. Hat etwa ein Laborarzt nur Blutuntersuchungen vorgenommen, kann er nicht wissen, wegen welcher Krankheit sich der Patient in Behandlung befindet.

GERICHT BESTIMMT MULTIPLIKATOR
BEI ARZTRECHNUNG

*Also sollen wir wissen, daß zwei Arten der Ärzte sind: die aus
der Liebe handeln und aus dem Eigennutz.*

PARACELSUS

Wie die Rechnung eines Arztes vom Gericht zurechtgestutzt
werden kann, zeigt der folgende Fall auf. Es ging hier zwar nur
um eine relativ niedere Rechnung. Man sieht aber daraus, wie
im Prinzip bezüglich des Steigerungssatzes Streitigkeiten entstehen können und wie Gerichte dann urteilen.
Eine Mutter suchte mit ihrem Kind einen Arzt auf. Dieser
sollte den Sohn untersuchen und eine Bescheinigung für den
Kindergarten ausstellen. Der Arzt untersuchte das Kind auch
und stellte folgende Bescheinigung aus: „Hiermit wird bestätigt, daß das Kind körperlich gesund, insbesondere frei von Infektionskrankheiten ist."
Der Arzt berechnete aufgrund der Gebührenordnung folgendes Honorar:

Nr. 1 (Beratung)	2,3fach	16,56 DM
Nr. 65 (Untersuchung)	2,3fach	24,38 DM
Nr. 16 (Befundbericht)	2,3fach	20,93 DM
		61,87 DM

Die Eltern haben dem Arzt jedoch nur 15,45 DM bezahlt.
Der Arzt verklagte die Eltern auf Zahlung des restlichen Rech-
nungsbetrages in Höhe von 46,42 DM.
Das Gericht führte hierzu aus: Die Parteien haben einen ärztlichen Behandlungsvertrag abgeschlossen. Es ist unerheblich, ob
es sich um einen Dienstvertrag (§ 611 BGB) oder um einen
Werkvertrag (§ 631 BGB) handelte. In beiden Fällen kann der
Arzt seine Rechnung nach der GOÄ stellen. Das Gericht ist mit
den Eltern der Ansicht, daß sich die Rechnung des Arztes nicht
im Rahmen der GOÄ hält und daß der Arzt tatsächlich über
den bereits bezahlten Betrag von 15,45 DM nichts mehr verlangen kann.
Die Berechnung einer Untersuchungsgebühr nach Nr. 65 der
GOÄ ist nicht berechtigt. Danach kann ein Honorar nur verlangt werden für eine eingehende, das gewöhnliche Maß über-

steigende Untersuchung. Der Arzt hat das Kind zwar untersucht, um eine das gewöhnliche Maß übersteigende Untersuchung handelte es sich aber nicht.

Das Gericht hatte den Arzt als Zeugen vernommen. Dieser sagte aus, daß tatsächlich die Untersuchung nur wenige Minuten gedauert habe, und zwar insbesondere deshalb, weil er aufgrund seiner großen ärztlichen Routine schnell habe feststellen können, ob das Kind an Krankheiten litt oder nicht.

Gerade angesichts der Tatsache, daß es sich nur um eine routinemäßige Untersuchung handelte, liegt eine das gewöhnliche Maß übersteigende Untersuchung nicht vor.

Das Gericht sprach dem Arzt eine Beratungsgebühr nach Nr. 1 zu. Der Arzt kann aber keine 2,3fache Gebühr verlangen.

Gemäß § 5 Abs.1 GOÄ bemißt sich die Höhe der einzelnen Gebühr nach dem 1fachen bis 3,5fachen des Gebührensatzes.

Innerhalb dieses Gebührenrahmens sind die Gebühren unter Berücksichtigung der Schwierigkeit und des Zeitaufwandes der einzelnen Leistung, der Umstände bei der Ausführung sowie der örtlichen Verhältnisse nach billigem Ermessen zu bestimmen. In der Regel darf eine Gebühr nur zwischen dem 1fachen und dem 2,3fachen des Gebührensatzes bemessen werden.

Ein Überschreiten des 2,3fachen des Gebührensatzes ist nur zulässig, wenn Besonderheiten dies rechtfertigen (§ 5 Abs.2 GOÄ). Mit der Berechnung einer 2,3fachen Gebühr hat sich der Arzt deshalb schon am oberen Gebührenrahmen bewegt. Auch das erscheint angesichts der Tatsache, daß es sich nur um eine kurze routinemäßige Untersuchung handelte, nicht gerechtfertigt. Besondere diagnostische Schwierigkeiten bestanden nicht.

Ein längeres Beratungsgespräch mit den Eltern des Kindes hat nicht stattgefunden und war auch nicht notwendig.

Gerade weil der Arzt über einige Erfahrung verfügte, konnte er schnell und unschwer feststellen, ob das Kind unter Krankheiten litt oder nicht. Seine Leistungen können allenfalls nach dem unteren Gebührenrahmen berechnet werden. Das Gericht ist mit den Eltern der Ansicht, daß hier allenfalls ein 1,5facher Betrag gerechtfertigt ist.

Die einfache Gebühr für eine Beratung beträgt 7,20 DM, der 1,5 fache Betrag deshalb 10,80 DM.

Der Arzt kann auch keine Gebühr nach Nr.16 der Leistungs-
verzeichnisse berechnen. Diese kann verlangt werden bei
einem ausführlichen Befund oder Krankheitsbericht.
Es bedarf keiner weiteren Begründung, daß die denkbar kurze
Bescheinigung dem nicht entspricht. Der Arzt kann deshalb für
diese Bescheinigung nur eine Gebühr nach Nr. 14 GOÄ berechnen; eine einfache Gebühr beträgt 3,10 DM, eine 1,5fache
Gebühr, die die Eltern dem Arzt zubilligen, 4,65 DM.
Somit lautet die korrekte Rechnung:

Nr. 1 (Beratung)	1,5fach	10,80 DM
Nr. 14 (Bescheinigung)	1,5fach	4,65 DM
		15,45 DM

Dieses Urteil (Amtsgerichtsurteile werden nur selten veröffentlicht und kaum in der Literatur berücksichtigt, sofern sie nicht
eine überragende, die allgemeine Rechtsprechung interessie-
rende Urteilsbegründung aufweisen) stellt also erfreulicherweise klar, daß der 2,3fache Satz der GOÄ zwar der ungefähre
Mittelwert des 1fachen bis 3,5fachen Gebührensatzes ist, daß
aber dieser vermeintliche Mittelsatz in der Regel schon der
Höchstsatz ist. Denn in § 5 Abs. 2 der GOÄ wird ja ausgeführt,
daß ein Überschreiten des 2,3fachen des Gebührensatzes nur
dann zulässig ist, wenn Besonderheiten dieses rechtfertigen.[1]
Der gleiche Urteilstenor findet sich auch in einem kürzlich er-
gangenen Urteil eines Oberlandesgerichts. Das Urteil wird
richtungweisend für künftige Streitigkeiten aus Arztrechnungen sein.
Ein (nach den Bemessungskriterien) Fall von mittlerer Schwierigkeit, durchschnittlichem Zeitaufwand und normalen Umständen der Ausführung (Mittelfall) ist in der Mitte des Gebührenrahmens mit dem sogenannten Mittelwert (1,8- bzw. 2,3fa-
cher Satz) anzusetzen.
Es ist dem Arzt verwehrt, schematisch den Mittelwert von 1,8-
bzw. 2,3, den höchsten Satz der Regelspanne, zu berechnen.
Liegt ein Mittelfall noch nicht vor, hat der Arzt die Regelspanne des § 5 Abs. 2 GOÄ auch nach unten auszuschöpfen.
Der Mittelwert von § 5 Abs. 2 GOÄ stellt eine Beweislast-
grenze dar, Gründe für die Überschreitung des Mittelwertes
hat im Rechtsstreit der Arzt, Gründe für das Unterschreiten der
Patient darzulegen und zu beweisen.[2]

HÖCHSTSATZ NICHT AUTOMATISCH BEIM CHEFARZT

Eine Gesellschaft, in der das Geschäft mit der Krankheit zu einem der volkswirtschaftlich aufwendigsten und individuell einträglichsten hat werden können, ist selber krank.

KURT MARTI

Will ein Chefarzt für seine Leistungen den Höchstsatz der Ärztlichen Gebührenordnung (GOÄ) berechnen, muß er die besonderen Umstände dafür nachweisen. Nach einem Urteil des Bundesgerichtshofes setzt die Berechnung des sechsfachen Gebührensatzes voraus, „daß die Leistung besonders schwierig, der Zeitaufwand besonders hoch und die finanziellen Verhältnisse des Patienten besonders gut waren". In der Abrechnung muß dies einzeln belegt werden. Der besondere Zeitaufwand oder besondere Schwierigkeiten bei einzelnen Leistungen könnten nicht zu einer grundsätzlichen Erhöhung des Berechnungsfaktors für alle Leistungen führen.

Der BGH gab damit einer Patientin recht, die nach einem Sturz vom Pferd Hirnverletzungen erlitten hatte und mehrere Tage lang bewußtlos war. Trotz Komplikationen im Verlauf der Behandlung konnte sie in relativ kurzer Zeit „ohne neurologisch-intellektuelle Ausfälle oder Defekte" aus der Klinik entlassen werden.

Sie weigerte sich allerdings, die Krankenhausrechnung von 15.500 Mark zu bezahlen, unter anderem mit der Begründung, die nur nach den Ziffern der Ärztlichen Gebührenordnung aufgeschlüsselte Rechnung sei nicht verständlich. Auf die Klage des Chefarztes hin wurde sie jedoch sowohl vom Landgericht Bielefeld wie auch vom Oberlandesgericht Hamm zur Zahlung verurteilt. Das OLG Hamm begründete seine Entscheidung hinsichtlich der Gebührenhöhe unter anderem damit, daß der gute Behandlungserfolg eine Leistung sei, die „ihres Lohnes wert ist". Der BGH ließ dieses Kriterium allein aber nicht gelten. Vielmehr muß der Chefarzt jetzt die erschwerenden Umstände bei der Behandlung belegen.[3]

Die ab 1.1.1983 gültige Gebührenordnung für Ärzte (GOÄ 1982) wurde zum 1.7.1988 novelliert (GOÄ 1988). Im Gegensatz zur früheren Gebührenordnung (GOÄ 1965) kann der

372

Arzt (gemäß der GOÄ 1982/1988) die Rechnungshöhe nicht mehr nach den finanziellen Verhältnissen des Patienten ausrichten. Dies ist bei obiger Urteilsbegründung zu beachten. Dieses Urteil aus dem Jahr 1988 befaßte sich mit einer Rechnung aus dem Jahr 1982.

Obiges Urteil ist das erste des BGH zur Anwendung der ärztlichen Gebührenordnung. Da es zur Frage der Bemessung der ärztlichen Gebühr Stellung nimmt, die in vergleichbarer Weise in § 5 Abs. 2 der derzeit gültigen Gebührenordnung geregelt ist, setzt dieses Urteil des BGH auch insoweit Maßstäbe für die Anwendung der nun gültigen Gebührenordnung. Es ging im entschiedenen Fall um die Berechtigung zur Berechnung der sechsfachen Sätze, also der Höchstsätze der damaligen GOÄ. Vergleichbar sind die hierzu gemachten Ausführungen auf die Berechnung der Höchstsätze nach der geltenden Gebührenordnung, also des 3,5fachen des Gebührenverzeichnisses, anzuwenden. Die Berechnung des Höchstsatzes der Rahmengebührenordnung GOÄ setzt nach Meinung des BGH voraus, daß die Leistung besonders schwierig und der Zeitaufwand besonders hoch sind oder daß etwaige sonstige besondere Umstände in Betracht kommen, etwa ein besonders kostspieliges Verfahren für die Erbringung der ärztlichen Leistung oder besondere Erschwernisse bei deren Erbringung oder besondere Kenntnisse und Fähigkeiten des Arztes auf dem für die Behandlung erforderlichen Spezialgebiet. [4]

CHEFARZT MUSS HONORIERTE LEISTUNG SELBST ERBRINGEN

Die Medizin: Geld her und Leben!
KARL KRAUS

Der Chefarzt einer Klinik darf von seinen Privatpatienten kein Chefarzthonorar verlangen, wenn er selbst voraussehbar verhindert ist und die Operation vom Oberarzt ausführen läßt. Nach einer bereits rechtskräftigen Grundsatzentscheidung darf der zur höchstpersönlichen Behandlung verpflichtete Chefarzt die Operation allerdings dann an einen allgemeinen Stellvertreter – den Oberarzt – übertragen, wenn er durch ein „plötzliches, unvorhersehbares Ereignis" verhindert ist und die Operation nicht verschoben werden kann.

Im behandelten Fall habe jedoch von vornherein festgestanden, daß der Chefarzt an dem vereinbarten Operationstermin wegen einer Teilnahme an Ärztekongressen abwesend sein würde, urteilte das Gericht. Daraufhin hatte der Oberarzt die unstreitig fachgerecht ausgeführte Darmoperation vorgenommen. Die Erben der inzwischen verstorbenen Patientin weigerten sich, die Honorarrechnung des Chefarztes über die Krebsoperation von rund 6200 Mark zu zahlen. Das Oberlandesgericht gab ihnen im Gegensatz zum vorinstanzlichen Urteil des Landgerichtes recht. Der Chefarzt hat die der privaten Abrechnung zugrundeliegende Verpflichtung, die Operation persönlich auszuführen, nicht erfüllt. [5]

Erstaunlicherweise haben die verschiedenen, untereinander zerstrittenen ärztlichen Standesorganisationen den Kernpunkt der neuen Gebührenordnung gar nicht begriffen. Es wurden zwar Klagen beim Verfassungsgericht eingebracht, welche sich mit anderen Punkten der GOÄ beschäftigten (Abdingung, Höchstwert von Laborleistungen). Den Zündstoff haben jedoch die Herren der ärztlichen Standesvertretung sechs Jahre lang nicht erkannt. Ein großer Vorteil liegt nämlich darin auf seiten der Patienten, deren Anwälten und auch auf seiten der Versicherungen, daß es keine geschlossene Ärzteschaft gibt, sondern eine nach parteipolitischen Standpunkten und Facharztgruppen zerstrittene Schar von Funktionären, die es in erster Linie darauf anlegen, einander zu bekämpfen, und somit keine wirksame Arbeit leisten. Warum ist die GOÄ so unbefriedigend für den Patienten, für den Versicherten und auch für die Ärzte?

Der Arbeitsminister der Wenderegierung hat knapp drei Wochen nach Regierungsantritt die neue Gebührenordnung per Gesetz erlassen. Natürlich war Minister *Blüm* nicht so fleißig, innerhalb von drei Wochen eine neue GOÄ zu konzipieren, er hat die Änderungsvorschläge aus dem Schubfach seines Vorgängers Ehrenberg genommen. Allerdings hat Herr *Blüm* das relativ ausgewogene Konzept seines Vorgängers Ehrenberg in einigen Punkten geändert.

SCHWELLENWERT UND ABDINGUNG

Was die Ehre und das Gewissen der Ärzte betrifft, so haben sie davon soviel wie jede andere Menschenklasse, nicht mehr und nicht weniger. Und welche andere Menschenklasse wagt zu behaupten, sie sei unparteiisch, wo ein starkes Geldinteresse auf dem Spiel steht?

GEORG BERNARD SHAW

Die neue GOÄ läßt „Abdingung" nur für die Honorarhöhe zu, jedoch nicht für die gesamte GOÄ. Was heißt das nun im Klartext?

Man kann – aus welchen Motiven heraus auch immer – eine Unterschrift leisten, daß der behandelnde Arzt ein höheres Honorar verlangen darf, als es der Höchstwert der Gebührenordnung zuläßt, also einen höheren Faktor als 2,5 bei den technischen Leistungen und 3,5 bei den ärztlichen Leistungen. Hat man sich – gleichgültig, aus welchem Grund – zu einer Abdingung entschlossen, so gelten trotzdem alle Paragraphen der GOÄ, etwa die Höchstwertbegrenzung der Laborleistungen (nur vier Laborwerte pro Tag). **Dringend sei gewarnt, eine solche Abdingungserklärung zu unterschreiben.**

In den Jahren 1983 und 1984 verlangten fast prinzipiell alle Chefärzte von den Patienten, solch eine Abdingungserklärung zu unterschreiben, weil sie sonst nicht behandeln würden. In der Regel wurde auf den vorgedruckten Formularen vom Patienten das Einverständnis verlangt, daß die vom Chefarzt erstellte Rechnung z.B. mit dem Faktor 5 zu begleichen sei.

Durch massiven Druck der Finanzminister der Länder, welchen die Minister mit dem Instrument der Beihilfestellen ausüben konnten, wird von dieser Möglichkeit der Abdingung kaum mehr Gebrauch gemacht. Trotzdem wird man in vielen Kliniken gleich zur Begrüßung mit einem Abdingungsformular konfrontiert; hier soll unterschrieben werden, daß der Patient einverstanden ist, den in der Gebührenordnung erlaubten Höchstsatz von 2,5 bzw. 3,5 zu bezahlen. Warum eine Abdingungserklärung für einen Gebührensatz, den der Chefarzt laut Gesetz verlangen kann? Ganz einfach deshalb, weil er damit die Begründungspflicht umgeht, mitteilen zu müssen, warum seine Rechnung den Schwellenwert von 1,8 bzw. 2,3 übersteigt. Hier tickt die Zeitbombe der GOÄ. Die Ärzte müssen also begründen, warum sie auf der Rechnung des Patienten einen höheren Wert als den Schwellenwert – nochmals: technische Leistungen 1,8, ärztliche Leistungen 2,3 – verlangen. Begründet ein Arzt die Höhe seiner Rechnung (es gibt eine Menge vom Gesetzgeber erlaubte Begründungen), so entsteht hieraus nicht die Folgerung, daß der Patient oder seine Versicherung diese Begründung hinnehmen müssen. Man kann also Einwendungen gegen diese Begründung anführen. Erst jetzt haben einige Patienten und Versicherungen erkannt, daß es durchaus ihr gutes Recht ist, die Begründung anzuzweifeln. Solange die GOÄ in dieser Fassung weiter gilt, ist der Lebensunterhalt für die Rechtsanwälte gesichert, welche sich mit Streitigkeiten aus der GOÄ befassen.

Bei der früheren GOÄ konnte der Patient oder sein Versicherer keinerlei Einwendung gegen eine Arztrechnung anbringen, es sei denn, es wurde dem Arzt nachgewiesen, daß er die von ihm in Rechnung gestellte Leistung gar nicht erbracht hatte. Jetzt dagegen kann man jederzeit und auch mit gutem Erfolg die meist computergeschriebenen Begründungen anfechten. Eine der häufigsten Begründungen für den Ansatz des Höchstwertes z.B. bei Rechnungen von Chefärzten ist: „Lebensbedrohliches Krankheitsbild", „Erschwerte Differentialdiagnostik", „Besondere Umstände des Krankheitsbildes". Dies mag sicher für einige Fälle zutreffen, jedoch nicht, wenn ein Verletzter schlicht und einfach mit einem blutenden Finger in die Krankenhausambulanz marschiert, dort mit zwei Nähten seine Wunde versorgt wird und er einen kleinen Verband bekommt. Um es klarzustellen: Nicht die Größe der Verletzung ist entscheidend für die Höhe der Rechnung; auch ein komplizierter Oberschenkelbruch ist noch lange kein Grund für den Chefarzt der Röntgenabteilung oder Chirurgischen Abteilung, den Höchstsatz zu verlangen.

Weigern soll man sich insbesondere im Notfall, eine Abdingungserklärung zu unterschreiben, vor allem auch dann, wenn diese bereits nach der erbrachten Leistung präsentiert wird. So wird Verletzten im Klinikum Großhadern der Universität München als Privatpatienten häufig auch nach der erbrachten Röntgenleistung von einer freundlichen Sekretärin ein Papier zur Unterzeichnung überreicht, daß der Unterzeichner den 2,5fachen Satz für Röntgenleistungen zu bezahlen bereit ist. Dies ist die oben erwähnte Abdingungserklärung, damit sich

der Chefarzt der Röntgenologie nicht mehr bemühen muß, auf
der Rechnung darzulegen, warum er den Höchstsatz verlangt.
Sollte ein Patient trotzdem unter dem Eindruck des Unfalles
und der Schmerzen den Zettel unterschrieben haben, so kann
er sich später erfolgreich mit Hilfe seines Anwaltes auf seinen
Unfallschock berufen. Es ist schlichtweg unzumutbar, einen
Patienten, der unter Unfallschock steht und sicher andere
Dinge im Kopf hat, als die Tragweite dieser Abdingungserklärung zu erkennen, mit blutiger Hand den Blankoscheck für das
Chefarzthonorar unterschreiben zu lassen.
Sollte ein der GOÄ unkundiger Patient eine sogenannte Abdingungserklärung oder eine Honorarvereinbarung unterschrieben haben, so kann diese eventuell wegen eines Form-
fehlers ungültig sein, d.h., er braucht das vereinbarte erhöhte
Honorar nicht zu bezahlen. Die schriftliche Vereinbarung über
die abweichende Gebührenregelung muß nämlich von beiden
Vertragspartnern unterschrieben sein, d.h., auch vom Arzt, und
der Patient muß ein Exemplar dieser Vereinbarung erhalten.

HONORARVEREINBARUNG

Auch die Heilkünste der Natur und des Zufalls
stehen auf der Arztrechnung.
MICHEL DE MONTAIGNE

Ein Patient unterschrieb folgende Erklärung: „Bestätigung und
Honorarvereinbarung. Ich wünsche als selbstzahlender Patient
nachstehende Untersuchung und ärztliche Behandlung und
bin mit privater Berechnung unter Abänderung der jeweils geltenden GOÄ durch den Arzt einverstanden.
Es ist geplant: Computertomographie der Nieren.
Als Honorar wird ein Betrag in Höhe von 1600 Mark vereinbart.
Ich wurde darauf aufmerksam gemacht, daß Herrn Dr. X.
nicht bekannt ist, ob staatliche Beihilfestellen oder private
Krankenversicherungen Leistungen wie die oben aufgeführten
ganz oder teilweise in der berechneten Höhe erstatten."
Der Arzt schickte eine Rechnung über den vereinbarten Betrag

von 1600 Mark. Die Beihilfe und die Krankenversicherung bezahlten diese Rechnung nicht in voller Höhe, es verblieb insgesamt ein nicht erstattungsfähiger Betrag von 883,20 DM.

Da der Patient bereits den vollen Betrag an den Arzt bezahlt hatte, forderte er sein Geld zurück. Die Klage begründete der Patient damit, daß die Vereinbarung unwirksam sei. Der Arzt hätte nämlich darüber aufklären müssen, daß die Beihilfe und die Krankenversicherung höchstwahrscheinlich die Erstattung desjenigen Teiles ablehnen würden, der über den Sätzen der GOÄ liege. Das Gericht gab dem Patienten recht, jedoch mit einer ganz anderen Begründung.

Nach § 2 Abs. 2 GOÄ muß eine Vereinbarung in einem Schriftstück getroffen werden. Damit ist gemäß den einschlägigen Paragraphen des BGB (§ 126 Abs.1 und Abs.2) erforderlich, daß das Schriftstück sowohl vom Patienten als auch vom Arzt unterzeichnet sein muß.

Die Vereinbarung war jedoch nur vom Patienten unterschrieben. Da sie nicht von beiden Vertragspartnern unterschrieben war, ist sie nichtig (§ 125 BGB).[6]

Falls die Vereinbarung in zwei Exemplaren niedergelegt worden wäre, hätte es durchaus genügt, wenn jeder das für den anderen bestimmte Exemplar unterzeichnet hätte. Der Arzt hätte also das Papier mit der Unterschrift des Patienten, der Patient hätte aber auch ein Exemplar mit der Unterschrift des Arztes haben müssen.

Ein anderes Gericht verneinte in einem ähnlich gelagerten Fall ebenfalls die Zahlungspflicht des Patienten für das erhöhte Honorar, jedoch mit einer anderen Begründung.

Ein Arzt hatte mit einem Patienten schriftlich ein Honorar von 1120 Mark für ärztliche Behandlung vereinbart. Der Patient bezahlte nicht.

Das Gericht stellte fest, daß die Vereinbarung eines Pauschalhonorars für ärztliche Leistungen unwirksam ist. Es durfte nur der Betrag von 640 Mark in Rechnung gestellt werden. Zur Begründung führte das Gericht aus, daß zwar (gemäß § 2 GOÄ) durch Vereinbarung eine abweichende Höhe der Vergütung festgelegt werden kann. Es dürfe also nur hinsichtlich der Höhe der Vergütung von den Vorschriften der GOÄ durch Vereinbarung abgewichen werden, es könne jedoch nicht die

Regel über die Abrechnung der Vergütung nach Einzelleistungen und Steigerungssätzen gemäß § 12 GOÄ abgedungen werden.

In der Vereinbarung fehlte nämlich der Steigerungssatz. Der Arzt hätte durchaus wirksam ein Honorar von 1120 Mark vereinbaren können, wenn in dem Schriftstück aufgeführt gewesen wäre, welcher Steigerungssatz zur Anwendung kam. Es wäre gleichgültig gewesen, ob der Arzt den 3,5fachen oder den 10fachen Satz in Ansatz gebracht hätte, er hätte es nur dem Patienten schriftlich mitteilen müssen.

Es ist nämlich ausdrücklich genanntes Ziel der neuen GOÄ, die Transparenz der ärztlichen Vergütung für den Zahlungspflichtigen zu erreichen.[7]

WARNPFLICHT DES ARZTES BEI HONORARVEREINBARUNG

Bei einer Krankenhausaufnahme wurde einer Patientin ohne weitere Erklärung eine Honorarvereinbarung vorgelegt, die als Anlage zum Arztzusatzvertrag bezeichnet wurde. Die Frau unterschrieb. In dieser Vereinbarung wurde für sämtliche ärztlichen Leistungen der 4,5fache, und für medizinisch-technische Leistungen der 2,5fache Einfachsatz nach GOÄ als Berechnungsgrundlage angegeben.

Die Patientin wehrte sich später gegen die Schlußrechnung. Sie bekam insofern recht, als sie nicht den Betrag von 5589,93 DM nach der Honorarvereinbarung bezahlen mußte, sondern lediglich den aufgrund einer im Verlauf des Rechtsstreits ausgestellten Rechnung ermittelten Betrag von 5038,41 DM, der auf den Schwellensätzen der GOÄ beruhte. Der Arzt wisse, so das Gericht, daß der Patient sich gerade wegen der Höhe der hier vereinbarten Steigerungssätze im Regelfall fragen müsse, ob seine private Krankenversicherung überhaupt ein Honorar in dieser Höhe decke oder ob er andernfalls bereit sei, die Differenz aus eigener Tasche zu bezahlen, etwa um von einem bestimmten Arzt behandelt zu werden.

Dem durchschnittlichen Patienten sei diese Fragestellung nicht ohne weiteres bewußt. Unter diesen Umständen sei dem Arzt nach Treu und Glauben zuzumuten, den Patienten in geeigneter Weise – mündlich oder schriftlich – auf die problematische beziehungsweise nicht gegebene Erstattungsfähigkeit hinzuweisen, damit der Patient in die Lage versetzt werde, sich insoweit Gedanken zu machen, bevor er die ihm vorgelegte gesonderte Honorarvereinbarung unterschreibe.

Komme der Arzt dieser vorvertraglichen Hinweispflicht nicht nach, habe der Patient einen auf Befreiung von der Verpflichtung aus der Honorarvereinbarung gerichteten Schadenersatzanspruch. Die normale Liquidation nach der GOÄ müsse der Patient jedoch auch in diesem Falle bezahlen. Denn die Belehrungspflicht des Arztes gehe nicht so weit, bei privatversicherten Patienten jeweils die Versicherungsverträge zu prüfen, ob ärztliche Wahlleistungen generell noch vom individuellen Versicherungsschutz umfaßt seien oder nicht.[8]

Das Urteil ist bezüglich der vorvertraglichen Warnpflicht auf eine problematische Erstattungsfähigkeit durch private Kostenträger richtungweisend und nimmt eine in Kürze für diesen Bereich erwartete Gesetzesänderung vorweg.

In § 2 Abs. 2 der neuen, seit dem 1. Januar 1988 geltenden GOZ (Gebührenordnung für Zahnärzte) ist bereits festgehalten, daß eine Honorarvereinbarung zwischen Zahnarzt und Zahlungspflichtigem die Feststellung enthalten muß, daß eine Erstattung der Vergütung durch Erstattungsstellen möglicherweise nicht in vollem Umfang gewährleistet ist. Es wird erwartet, daß die GOÄ im Rahmen ihrer Weiterentwicklung in ihrem allgemeinen Teil im wesentlichen an den Änderungen im GOZ-Bereich ausgerichtet wird. Dies würde bedeuten, daß die vorvertragliche Hinweispflicht auch im Verordnungstext verankert ist.[9]

ZWEIBETTZIMMER FÜR KASSENPATIENT

Die Tochter eines Patienten hatte sich vor dessen Krankenhausaufenthalt nach den voraussichtlichen zusätzlichen Arztkosten erkundigt. Diese waren ihr mit 1200 bis 1500 Mark beziffert worden. Als der Arzt dann tatsächlich 2191,13 DM liquidieren wollte, überwies der Patient nur 1500 Mark.

Der Patient war Mitglied der „Barmer Ersatzkasse". Vor seiner stationären Behandlung erkundigte sich seine Tochter, ob nicht statt Unterbringung in einem Dreibettzimmer wegen Atemnot und Platzangst eine solche in einem Zweibettzimmer möglich sei. Ihr wurde, so heißt es in der Sachverhaltsklärung des Gerichts, erklärt, daß dies als sogenannte „Wahlleistung" nur in Verbindung mit einer Vereinbarung über gesondert berechenbare ärztliche Leistungen möglich sei, wobei zudem für diese besondere Unterbringung zusätzlich 52 Mark täglich zu den von der Kasse getragenen Kosten gezahlt werden müßten. Unter Berücksichtigung dieser Auskunft habe die Frau den Aufnahmevertrag für ihren Vater unterschrieben.

Nach seiner Entlassung bezahlte der Mann die vereinbarten Zimmerkosten und – wie erwähnt – 1500 Mark der Arztrechnung. Als der Chefarzt den Restbetrag einklagte, reagierte der Patient mit einer Widerklage in Höhe von 1500 Mark und bekam recht. Die zusätzliche Forderung des Arztes wurde mit dem Hinweis auf die Pauschalpreisabrede abgewiesen. Und außerdem stehe dem Beklagten ein Schadenersatzanspruch – gerichtet auf Rückzahlung – des an den Kläger gezahlten Arzthonorars von 1500 Mark aus dem Gesichtspunkt des Verschuldens bei Vertragsabschluß zu.

Worin aber besteht in diesem Fall die Aufklärungspflicht, welcher der Arzt in fahrlässiger oder gar vorsätzlicher Weise nicht nachgekommen ist? Das Gericht meinte, der Arzt habe nach Lage der Dinge der Zeugin bei Vertragsabschluß nicht erwidern dürfen, daß der Beklagte ärztliche Kosten in jedem Falle zahlen müsse, sobald er das Zweibett-Zimmer als Wahlleistung des Krankenhauses bezogen haben würde. Vielmehr wäre der Kläger verpflichtet gewesen, die Bevollmächtigte des Klägers darauf hinzuweisen, daß der Beklagte, wenn er keine besonderen Leistungen wünsche, die Kosten für die Operation nicht gesondert zu zahlen habe, weil er Kassenpatient sei und die Arztkosten von der „Barmer Ersatzkasse" getragen würden. Ohne diesen Hinweis habe der Kläger die Bevollmächtigte des Beklagten in ihrer falschen Rechtsansicht bestärkt, daß der Beklagte zum Abschluß eines ärztlichen Zusatzvertrages mit dem Kläger verpflichtet sei, wenn er ein Zweibettzimmer in Anspruch nehme. Daraus sei ihm ein Schaden in Höhe des gezahlten Honorars entstanden, das mithin zurückzuzahlen sei.[10]

DAS „KLEINGEDRUCKTE" DER KRANKENHÄUSER

Privatpatienten, die ins Krankenhaus müssen, können sich Ärger mit ihrer Versicherungsgesellschaft ersparen, wenn sie beim Unterschreiben des Aufnahmeantrages vorsichtig sind. Nach Informationen des Verbandes der privaten Krankenversicherung enthalten Aufnahmeanträge der Krankenhäuser manchmal „Fallstricke im Kleingedruckten", die Kosten verursachen, die nicht erstattet werden können.

So kommt es vor, daß Krankenhausleistungen auch dann berechnet werden, wenn der Patient für einige Tage Urlaub bekommen habe. Dies widerspricht aber der Bundespflegesatzverordnung. In einigen Aufnahmebedingungen finden sich Klauseln, nach denen Leistungen, die das Krankenhauspersonal erbringt, dem Patienten gesondert berechnet werden. Die Pflegesätze der Krankenhäuser decken sämtliche Leistungen des Krankenhauses ab. Eine zusätzliche Berechnung ist nur dann möglich, wenn Leistungen von Dritten nicht für das Krankenhaus, sondern auf ausdrücklichen Wunsch des Patienten erbracht werden, zum Beispiel die einer Krankengymnastin. Hierfür ist aber ein besonderer Vertragsabschluß erforderlich.

Besonders für jene Privatversicherten, deren Tarif auch eine privatärztliche Behandlung im Krankenhaus abdeckt, ist es bedeutsam zu wissen, daß sie nicht etwa verpflichtet sind, eine solche (Chefarzt-)Behandlung in Anspruch zu nehmen. Dies kann zum Beispiel der Fall sein, wenn Patienten zu einem Oberarzt mehr Vertrauen haben als zum Chefarzt. Soweit Aufnahmebedingungen eine privatärztliche Behandlung aller „Selbstzahler" zwingend vorsehen, sind sie unwirksam.

Die Ärzte sind gesetzlich verpflichtet, ihren Rechnungen die amtliche Gebührenordnung zugrunde zu legen. Eine Pauschalierung für privatärztliche Leistungen ist nicht rechtens.

Die Wahlleistungszuschläge – also der Aufpreis für die Privatstation – für die Unterbringung im Ein- oder Zweibettzimmer dürfen nicht berechnet werden, soweit sie nicht genutzt werden konnten, zum Beispiel während eines Aufenthaltes auf der Intensivstation.[11]

ÜBERHÖHTE ARZTRECHNUNG –
BEURTEILUNG DURCH ÄRZTEKAMMER

*Die geistlichen wie die leiblichen Ärzte sind freilich Pfleger der Gesundheit,
aber sie leben leider nur von der Krankheit.*

FRIEDRICH HEBBEL

An wen sollte der Patient, der glaubt, eine zu hohe Rechnung
erhalten zu haben, sich wenden?
Zunächst liegt es nahe zu glauben, daß es folgende vier An-
sprechpartner gibt:
● Arzt
● Versicherung
● Rechtsanwalt
● Landesärztekammer.

Der Arzt

wird eine häufig von einer Verrechnungsstelle erstellte Rechnung in der Regel nicht korrigieren. Ein einmaliger Telefonanruf kann versucht werden. Der Patient soll aber nicht in die
Rolle des Bittstellers verfallen. Sollte die Reklamation Erfolg
haben, ist dieses Vorgehen sicher das schnellste und das pro-
blemloseste. Der Anrufer soll aber unbedingt den Gesprächs-
partner (Arzt, Name der Sekretärin usw.) notieren, das Datum
und die Uhrzeit. Es könnte der Fall eintreten, daß in einem
späteren Mahnverfahren der Patient die telefonische Vereinbarung beweisen muß. Eine derartige Notiz wird in der Regel
vom Gericht als Beweis gewertet.

Die Versicherung

wird eine Anfrage häufig korrekt beantworten, allerdings na-
türlich in dem Sinne, daß die beanstandete Rechnung von der
Versicherung nicht in voller Höhe beglichen werden muß.
Diese Argumente können der Versicherte oder sein Anwalt
dann dem Arzt oder dem Gericht vortragen, sofern er und sein
Anwalt der Meinung sind, daß sie zutreffend sind.
Versicherungen kürzen Rechnungen jedoch auch zu Unrecht.

Der Rechtsanwalt

ist also auch hier unumgänglich und sicherlich der beste Ansprechpartner.

Die Landesärztekammer

als Ansprechpartner zu wählen ist – zumindest in Bayern – die
schlechteste der vier Möglichkeiten. Die Entscheidung, ob eine
Rechnung sachlich falsch oder unangemessen hoch ist, trifft
der Geschäftsführer der Landesärztekammer. Der Bescheid
wird nicht von der Schlichtungsstelle erlassen.
Unter *Bescheid* wird jeglicher Schriftverkehr verstanden. Eine
schriftliche Äußerung der Landesärztekammer, einer Körperschaft des öffentlichen Rechts, ist im juristischen Sinn als Bescheid zu werten.
Wie ein Geschäftsführer einer Landesärztekammer gleiche
Sachverhalte jeweils absolut gegensätzlich beurteilt, ist natürlich nicht allgemein bekannt. Warum kann man dieses un-
glaubliche Verhalten nicht unterbinden?
Zum einen hält der Präsident dieser Landesärztekammer seine
schützenden Hände über seinen Geschäftsführer. Zum anderen – dies ist noch viel schlimmer für den betroffenen Patienten
– ist eine Klage bei Gericht unnötig vergeudetes Geld, und es
ist schade um die Zeit, weil nämlich das Gericht dann gerade
diese Landesärztekammer, Körperschaft des öffentlichen
Rechts, als zuständige sachverständige Stelle mit einem Gutachten beauftragt. Es ist unschwer zu erraten, wer dann der
Verfasser des angeforderten Gutachtens sein und wie es ausfal-
len wird.

Hat ein Patient eindeutige Beweise dafür, daß ein Arzt betrüge-
risch abgerechnet hat, so läßt er durch seinen Rechtsanwalt
eine Strafanzeige bei der Staatsanwaltschaft erstatten. Dann
geschieht folgendes: Der Staatsanwalt übersendet mangels
Fachkenntnis der ärztlichen Gebührenordnung die Akten mit
dem Strafantrag zur Beurteilung an die Landesärztekammer.
Die Beurteilung der Falschabrechnung hängt dann für den betroffenen Arzt von den Beziehungen zur Ärztekammer ab.

384

Zum Verständnis der folgenden Fälle: Wird der Schwellenwert bei einer Rechnung überschritten, also ein höherer Multiplikator als 1,8 bzw. 2,3 angesetzt, so muß der Arzt das begründen.

Die alte Gebührenordnung stellte beim Ansatz des Multiplikators – abgesehen von den Einkommensverhältnissen des Patienten, welche heute überhaupt nicht mehr berücksichtigungsfähig sind – auf die Berücksichtigung der Umstände des Einzelfalles ab. Im Regelfall wurde früher der einmal festgesetzte Multiplikator für die gesamte Arztrechnung verwendet.

Anders ist es bei der neuen GOÄ. Hier ist für jede Einzelleistung der Multiplikator jeweils individuell nach den in der GOÄ genannten Kriterien zu bestimmen. Ein durchgehend gleichmäßiger Multiplikator ist nicht in Einklang mit dem Prinzip der Einzelleistungsvergütung zu bringen.

Eine Ärztin stellte einem Patienten eine Rechnung durchgehend mit dem Höchstsatz, also dem Multiplikator 2,5 und 3,5. Sie verrechnete auch nichterbrachte Leistungen. Der Staatsanwalt ermittelte deswegen, das soll aber hier nicht von Interesse sein.

Als Begründung für den Höchstsatz stand auf der Rechnung: „Aufwendige, zeitintensive Betreuung."

Diese kurze und allgemein gehaltene Begründung kann natürlich die Berechnung des Höchstsatzes niemals rechtfertigen, nicht einmal ein geringfügiges Überschreiten des Schwellenwertes kann mit dieser Begründung erklärt werden.Darüber sind sich Kommentatoren und Rechtsprechung einig.

Der Patient schrieb an die Landesärztekammer bezüglich der überhöhten Rechnung, die ihm die Internistin zur Begleichung ausgestellt hatte:

„Sehr geehrter Herr Geschäftsführer,
... mußte bereits meine Sekretärin zu Unrecht liquidierte Fahrtkosten in Höhe von nicht weniger als 800 Mark in Abzug bringen ... die Begründung (bzw. schlicht fehlende Begründung) für den Ansatz des höchstmöglichen Gebührensatzes verwundert ebenso wie die Berechnung technischer Leistungen in Abhängigkeit von der Schwere des Krankheitsbildes. Es ist doch wohl unzweifelhaft so, daß die Erstellung von Laborlei-

stungen immer mit den gleichen Kosten durchgeführt wird, völlig unabhängig davon, an welcher Krankheit der Patient leidet.

Meiner Meinung nach gilt dies auch für andere technische und ärztliche Leistungen. Oder soll die einmalige Begründung für die Überschreitung des Schwellenwertes – hier Höchstsatz – für sämtliche Positionen der Gebührenordnung gelten? . . .

Mit vorzüglicher Hochachtung"

Das Antwortschreiben der Landesärztekammer:

„. . . richtig ist, daß versehentlich für sogenannte ‚Familienbesuche' die jeweils volle Gebühr in Rechnung gestellt worden ist. Frau Dr. W. hat uns deshalb gebeten, den ihrem Schreiben beigefügten Verrechnungsscheck über 656,25 DM an Sie weiterzuleiten . . . die Überschreitung der Regelsätze ist im vorliegenden Fall aufgrund des besonderen Krankheitsfalles durchaus gerechtfertigt und von unserer Seite aus nicht zu beanstanden.

Die Landesärztekammer ist aufgrund dieser Schilderungen nicht gewillt, auf diese Angelegenheit weiter einzugehen. Sollten Sie weiterhin Zweifel an der Richtigkeit der Honorarforderungen haben, so dürfen wir Ihnen anraten, sich mit Frau Dr. W. – die, Ihr Einverständnis vorausgesetzt, Abdruck Ihres Schreibens erhalten hat – direkt in Verbindung setzen.

Hochachtungsvoll"

Der Stil („Die Kammer ist nicht gewillt, auf diese Angelegenheit weiter einzugehen") ist bezeichnend. Der Geschäftsführer übersandte zudem sein Schreiben der betrügenden Ärztin ohne Einverständnis des Patienten.

Der geschröpfte Patient hatte nun von der Ärztekammer schwarz auf weiß, daß diese Internistin genau das tun darf, was andere Ärzte nicht tun dürfen. Die einfache Begründung „Aufwendige, zeitintensive Betreuung" reicht in diesem Fall für den Ansatz des Höchstsatzes aus, so der Bescheid des geschäftsführenden Arztes der Landesärztekammer.

Der Patient hatte zwar bereits 800 Mark wegen doppelt berechneter Kilometergelder einbehalten und jetzt zusätzlich 656,25 DM wegen falsch berechneter Familienbesuche großzügig zugestanden bekommen. Den Löwenanteil wegen der Berechnung des Höchstsatzes (und wegen gar nicht erbrachter Leistungen) sollte der Geschröpfte tragen. Die Ärztin und der

Geschäftsführer wußten, daß der Patient in keiner Krankenkasse war, er somit also nicht die Möglichkeit hatte, die Rechnung von einer Versicherung überprüfen zu lassen. Übrigens: für eine dreimonatige Behandlung verlangte die protektionierte Internistin 11.510 Mark für ein Ehepaar.

Allerdings ist die Angelegenheit für die geschäftstüchtige Medizinerin und die Ärztekammer noch nicht ausgestanden. Dem Staatsanwalt wurden bei seinen Ermittlungen bezüglich des Strafantrages wegen Betruges (Az: 319 Js 12816/87 und 319 Js 13576/88, LG München) nur zögernd und nach Fristsetzung gutachterliche Stellungnahmen von der Landesärztekammer und von der Kassenärztlichen Vereinigung übergeben.[11a] Eine berufsaufsichtliche Beschwerde gegen den Geschäftsführer ist noch nicht verbeschieden.

Aber nicht nur Patienten erhalten Willkürbescheide von der Ärztekammer, sondern auch Ärzte. Dies mußte der offensichtlich bei seinen Standesfunktionären nicht beliebte, kritische Artikel schreibende Kolumnist der *Medical Tribune* erfahren. Dieser Arzt stellte eine korrekte Rechnung aus. Trotzdem beschwerte sich seine Patientin bei der Ärztekammer. Dieser wurde seitens der Ärztekammer in vollem Umfang recht gegeben und ihr schwarz auf weiß bestätigt, daß die Abrechnungsweise des Arztes unkorrekt und nicht statthaft sei und den Gesetzen der Gebührenordnung widerspreche. Das eindeutig falsche Urteil der Kammer nahm der Arzt nicht hin und zog zu Gericht. Dort wurde die Patientin verurteilt, die Rechnung zu zahlen einschließlich der Verzugszinsen. Die Rechnung wurde in vollem Umfange als korrekt bestätigt. Einen besonderen Rüffel jedoch bekam in der Urteilsbegründung die Ärztekammer verpaßt. Das Gericht drückte sein Erstaunen über die abgegebene Stellungnahme zugunsten der Patientin aus, von einer Institution, von der man an sich doch sachliche und fachliche Kompetenz zu erwarten hätte.[12]

PRIVATKASSEN FÜHREN SCHWARZE LISTEN

Die Kassen sind nicht die Kuh, die alle Ärzte melken können.
NORBERT BLÜM, BUNDESSOZIALMINISTER

„Neue Pfründe für Juristen", das ist die Überschrift eines Kommentars in der *Ärzte Zeitung*. Viel Arbeit gibt es in Zukunft für Rechtsanwälte, weil nämlich private Krankenkassen jetzt ziemlich scharf gegen Ärzte in den Praxen und auch gegen Kliniken vorgehen. Die Privatkassen achten zunehmend immer mehr darauf, daß sie die Abrechnungsregeln der neuen Gebührenordnung in ihrem Sinne auslegen. Es ist schon die Rede davon, daß die Privatkassen schwarze Listen über teure Ärzte führen sollen, um ihnen das Wasser abzugraben. Rechnungen von gewissen Chefärzten, die den Gebührenrahmen der GOÄ in ihrem Sinne zu großzügig anwandten, werden nicht mehr beglichen. Glaubt man Informationen aus juristischen und Versicherungskreisen, so muß die Zahl der „ausgesperrten" Ärzte wachsen. Die Juristen, die im Abrechnungsgeschäft zu Hause sind, stellen fest, daß es auf diesem Feld immer mehr zu verdienen gibt.[13]

Es muß nochmals darauf hingewiesen werden, daß der Patient dem Arzt oder Krankenhaus gegenüber Schuldner ist und nicht die Krankenkasse. Gerade aus diesem Grund empfiehlt es sich, zunächst die Abrechnung der Krankenkasse abzuwarten; es ist höchst unangenehm, wenn man ein paar hundert oder auch ein paar tausend Mark mehr an den Rechnungsaussteller bezahlt hat, als man von seiner Krankenkasse erhält. Der Patient ist dann in der unangenehmen Lage, seinem Geld nachlaufen zu müssen, d.h. er muß sich mit der Krankenkasse oder dem Chefarzt streiten, daß er den verauslagten Betrag zurückbekommt. Vernünftiger ist es, zunächst dem Arzt nur den Betrag zu überweisen, welcher von der Krankenkasse vergütet wurde. Dann muß nämlich der Arzt im Streitfalle den Patienten auf den Differenzbetrag verklagen, und der Patient erhält vielleicht Schützenhilfe von seiner Krankenkasse, wenn die Forderung des Arztes überzogen war. Wurde dagegen der Arzt bereits voll bezahlt, obwohl die Rechnung zu Unrecht in dieser Höhe erstellt war, so wird der Geschröpfte erhebliche Schwierigkeiten haben, den zuviel bezahlten Betrag wieder zurückzubekommen. Zumindest hat er eine Menge Ärger, Zeitverlust durch Inanspruchnahme eines Rechtsanwaltes und die Unsicherheit bezüglich der entstehenden Anwalts- und Gerichtskosten.

In welchen Fällen hat die Versicherung nun das Recht, die Rechnung des Arztes zu kürzen?

Die Versicherungen sind keine Wohlfahrtseinrichtungen, sondern kaufmännische Unternehmen, die Gewinne erzielen wollen. Der praktische Grundsatz jeder Versicherung lautet: „Im Schadensfalle wollen wir zunächst grundsätzlich nicht bezahlen." Bei der alten GOÄ konnte dieser Grundsatz von den Versicherungen wenig angewandt werden, da sie aufgrund ihres Vertrages die Arztrechnungen bezahlen mußten. Die meisten Versicherungen haben seit der neuen GOÄ ihre Verträge umgestellt, d.h. sie haben stillschweigend die neue GOÄ zur Kenntnis genommen, wie sie vom Gesetzgeber konzipiert wurde. Nach der alten GOÄ mußte die Versicherung den sechsfachen Satz bezahlen – ohne jegliche Begründung von seiten des Arztes. Nach der neuen GOÄ muß die Versicherung dagegen nicht immer den Höchstsatz bezahlen. – Sie muß ihn nämlich nur dann akzeptieren, wenn eine griffige Begründung vorliegt.

Hieraus ergibt sich nun eine Zwitterstellung der Versicherungen. Sie führen einen Zweifrontenkrieg, einerseits gegen ihren Beitragszahler und Versicherten, weil sie ihre Zahlung so gering wie möglich halten wollen. Andererseits führen sie auch Krieg gegen die Ärzte bezüglich der Höhe der Liquidationen. Da aber die Ärzte keine Vertragspartner der Versicherung sind, richtet sich das Gewinnstreben der Versicherung natürlicherweise gegen den Vertragspartner, also gegen den Patienten.

Die Versicherung kann sich weigern, den Rechnungsbetrag zu erstatten, wenn eine Abdingungserklärung unterschrieben wurde. Der ahnungslose Patient hat dann relativ schlechte Karten in der Hand, weil der Versicherer darauf hinweist, daß er gerne bereit ist, alle Leistungen gemäß der GOÄ zu vergüten, nicht jedoch Leistungen, die durch Unterschrift abgedungen wurden. Hier muß man der Versicherung auch recht geben. Der Versicherung fehlt nämlich dann die Kontrollmöglichkeit, warum gerade in diesem Fall z.B. für eine ganz einfache Röntgenaufnahme der Höchstsatz in Ansatz gebracht wurde. Selbstverständlich steht auch der Versicherung das Recht zu, Rechnungen zu kürzen, welche sachlich nicht gemäß der GOÄ erstellt wurden. Sehr häufig kommt dies bei Laborleistungen vor, d.h., wenn der Arzt an einem Tag zehn Laborwerte in Rechnung stellt. Nach der neuen GOÄ werden nur vier Laborwerte pro Tag vergütet, gleichgültig, ob aus medizinischen Gründen mehr benötigt wurden. Gerade zu diesem Punkt wird von den Ärzten richtigerweise geklagt: Hier hat ein Arbeitsminister Blüm nicht erkannt, daß es Patienten gibt, bei welchen aus dringenden medizinischen Gründen mehr als fünf Laborwerte pro Tag angefertigt werden müssen. Es geht hierbei nicht um einen Notfall, sondern um den Alltag: Tausende von Patienten leiden gleichzeitig an hohem Blutdruck, Zuckerkrankheit und erhöhten Blutfetten mit einer Fettleber. Der behandelnde Arzt darf nun nicht mehr wie früher drei Leberwerte, den Blutzucker, das Cholesterin, die Neutralfette, die Harnsäure und die Nierenwerte an einem Tag bestimmen.

Es gibt nur zwei Möglichkeiten: Entweder muß der Kranke an verschiedenen Tagen zur Blutentnahme kommen, völlig unnötig (das ist also fast vorsätzliche Körperverletzung), oder die notwendigen Kontrollen werden auch bei einem Privatpatienten nicht mehr durchgeführt. Die neue Gebührenordnung zielt ja darauf ab, daß der Privatpatient dem sozialversicherten Patienten weitgehend gleichgestellt werden soll, der bei der AOK versichert ist. Ideologie vor Sachkenntnis . . .

Sind nun z.B. mehr als vier Laborwerte an einem Tag auf der Rechnung angeführt, so hat die Versicherung durchaus das Recht, die über die Zahl vier hinausgehenden Laborwerte zu streichen. Es muß nämlich vom Arzt dann die Gebührenziffer für den Höchstwert der Laborleistungen in Ansatz gebracht werden, d.h. er darf nur ca. 4,5 Werte in Rechnung stellen, gleichgültig, ob er nun zehn oder zwanzig bestimmt hat. Fairerweise muß man nun auch zugeben, daß es nicht Aufgabe eines Arztes ist, kostenlos Laborwerte zu erstellen.

PRIVATKASSEN VERWEIGERN ZU UNRECHT KOSTENERSTATTUNGEN

Nicht erlaubt sind aber zum Beispiel folgende Handlungsweisen von Privatversicherern: Bei einer 90jährigen Patientin waren Hausbesuche erforderlich. Ihre Privatversicherung, die *Victoria-Gilde* in Düsseldorf, verweigerte der alten Dame das Wegegeld bei Hausbesuchen mit der Begründung, daß dies nach der neuen GOÄ nicht mehr berechnet werden darf. Genau das Gegenteil ist der Fall, eindeutig steht in der GOÄ (§ 8), daß der Arzt für jeden Hausbesuch ein Wegegeld berechnen kann, und zwar bei einer Entfernung bis zu 2 Kilometer 10 Mark. Es ist im übrigen auch gleichgültig, ob diese Entfernung mit dem Auto oder zu Fuß zurückgelegt wird. In *Medical Tribune* führte ein bekannter Rechtsanwalt richtigerweise aus, daß die Ansicht der *Victoria-Gilde* rechtlich völlig falsch sei und daß die Versicherungsgesellschaft ihre werbemäßig gemachten Zusagen, mit denen sie ihre Mitglieder zu einem Versicherungsabschluß bewogen hat, aufgrund schlechter Tarife nicht einhalte. Die Tarifgestaltung der *Victoria-Gilde* ist so spitzfindig, daß damit schon der Tatbestand eines arglistigen Verhaltens erfüllt ist.

Ein anderer Rechtsanwalt schreibt in der selben Zeitung: „Die Versicherung dieser Patientin verwechselt offensichtlich die Gebührenordnung der Ärzte mit ihren eigenen Tarifen . . ."(14)

Durch unsachgemäße Tarifgestaltung oder durch unsachgemäße Interpretation eines Tarifs wird in das Arzt-Patienten-Verhältnis Mißtrauen hineingetragen, ohne daß der jeweilige Arzt etwas davon merken kann. Leider gibt es ja auch viele Patienten, die den Ausführungen ihrer Versicherung Glauben schenken und der Meinung sind, der Arzt habe eine falsche Rechnung gestellt. Natürlich versuchen solche Versicherungen, ihren Patienten klarzumachen, daß die Versicherung im Recht sei und daß ein Arzt konsultiert wurde, welcher die neue Gebührenordnung nicht kennt . . .

Sollte dem Privatversicherten so etwas widerfahren, muß man ihm raten, seinen behandelnden Arzt davon in Kenntnis zu setzen; der kann nämlich dann erwägen, ob er eine Strafanzeige gemäß § 186 und § 187 StGB (üble Nachrede, Verleumdung) gegen die Versicherung erstattet.

Ein weiteres Beispiel für unzulässige Kürzungen bei der Privat-Versicherung: Die *Deutsche Krankenversicherung AG Köln/Berlin (DKV)* verweigert die Erstattung von ärztlichen Leistungen ihrem Versicherten mit der Begründung, daß der behandelnde Arzt, ein Internist, medizinisch nicht notwendige Leistungen erbracht habe. Der Patient fühlt sich nun doppelt geprellt, einerseits weil in ihm der Glaube geweckt wurde, daß er von dem Arzt durch die Berechnung „überflüssiger Leistungen" geschröpft wurde, andererseits, weil er von der Versicherung durch die Verweigerung tariflicher Leistungen hintergangen wurde. Die *Deutsche Krankenversicherung* maßt sich also an, daß sie am Schreibtisch, ohne den Patienten je gesehen, geschweige denn untersucht zu haben, und ohne eine Stellungnahme des Hausarztes, beurteilen kann, ob Laborleistungen nötig waren oder nicht.

Diese hellseherischen Fähigkeiten des Gesellschaftsarztes der *Deutschen Krankenversicherung* sind einmalig. Die *DKV* liefert damit fälschlicherweise dem Patienten den Rechtfertigungsgrund für eine Zahlungsverweigerung. Sie glaubte, eine Wirtschaftlichkeitsprüfung durchführen zu können, wie sie bei den gesetzlichen Krankenkassen in den Kassenärztlichen Vereinigungen alltäglich ist. Das Ungeheuerliche daran ist, daß die *DKV* die Überprüfung der Arztrechnung einer einseitigen Ein-Mann-Prüfstelle überläßt, mit der der Arzt in keinerlei Vertragsverhältnis steht. Bei der Wirtschaftlichkeitsprüfung für eine Kassenpraxis treten autonome Prüfgremien zusammen, d.h. sowohl Vertreter der Krankenkassen als auch Vertreter der Ärzte. Bei einer Verhandlung wird selbstverständlich der Arzt dazu geladen. Es wird also der Fall nach medizinischer und wirtschaftlicher Sachlage geklärt. Die *DKV* dagegen maßte sich an, Entscheidungen zu treffen, ohne den Arzt oder den Patienten anzuhören. Ihr Gesellschaftsarzt, also ein von der Versicherung bezahlter Gutachter, konnte aus der Rechnung den Schluß ziehen, daß medizinisch nicht notwendige Leistungen erbracht wurden. [15]

Wie die *DKV* sich unzulässig in die ärztliche Behandlung einmischt, zeigt folgendes Kabinettstückchen, über das man allerdings nicht mehr lachen kann:

Eine Sachbearbeiterin der *DKV* – ein Arzt war dafür gar nicht nötig – lehnte die Erstattung eines notwendigen Herzmedikamentes mit folgendem an den Patienten gerichtetem Schreiben ab: „Die von Herrn Dr. X. verordneten Medikamente *'Isoket'* und *'Adalat'* haben den gleichen Indikationsbereich: 'Coronare Herzkrankheit, Angina pectoris und Nachbehandlung eines Herzinfarktes' Beide Arzneimittel sind zur Langzeittherapie geeignet. Der Bescheinigung des Arztes ist zu entnehmen, daß Ihre Gattin wegen einer coronaren Herzerkrankung nach zwei Herzinfarkten regelmäßig *'Isoket'* benötigt. Das Attest enthält allerdings keine Angaben über die medizinische Notwendigkeit für den Bezug eines weiteren Medikamentes gegen gleiche Beschwerden. Wir können also für die Kosten von *'Isoket'* leisten, den Betrag von 72,90 DM für *'Adalat'* können wir nicht berücksichtigen.

Dies gilt auch für die mit unserer Leistungsabrechnung nicht erstatteten Kosten von 59,45 DM für *'Isoket'*, da wir für *'Adalat'* und *'Lanitop'* Leistungen zur Verfügung stellten.

Wir möchten erneut darauf hinweisen, daß wir bereit sind, anhand geeigneter medizinischer Unterlagen den Leistungsanspruch für die gleichzeitige Verordnung der genannten Medikamente zu prüfen."[16]

Die Sachbearbeiterin qualifizierte das Schreiben des behandelnden Hausarztes mit der Begründung der Notwendigkeit der Medikamentenverordnung offensichtlich als ungeeignete medizinische Unterlage ab. Die Patientin litt an einer schweren Erkrankung der Herzkranzgefäße, sie hatte bereits zwei Herzinfarkte durchgemacht.

Übrigens: die Herzmedikamente *'Isoket'* und *'Adalat'* sind in der Wirkungsweise so verschieden wie die Haushaltsgeräte Rasierapparat und Staubsauger.

Die Prüfung der medizinischen Notwendigkeit der abgerechneten Leistungen ist nicht die einzige Methode, mit der private Versicherer sich vom Begleichen der Rechnung drücken wollen.

Ein Internist erhielt ein Schreiben der *Europa-Versicherungen* Köln, daß „sein Patient durch einen speziellen Gruppenversicherungsvertrag krankenversichert sei". Weiter heißt es in dem Schreiben: „Im Rahmen dieses Vertrages ist die Absicherung der Krankheitskosten innerhalb bestimmter Höchstsätze festgehalten. Mit der Einführung der neuen Gebührenordnung (GOÄ 1982) sind auch die Bestimmungen dieses Vertrages geändert worden. Die bisherige Aussage, die Kosten der ambulanten Heilbehandlung bis zum 2,5fachen Satz der GOÄ zu erstatten, bezog sich auf die GOÄ von 1965. Entsprechend der GOÄ 1982 werden für Behandlungen ab dem 1.1.1983 folgende Sätze vergütet:

für die ärztlichen Leistungen der 1,5fache Satz der GOÄ 1982,
für technische Leistungen der einfache Satz der GOÄ 1982."

Hier versuchte das Versicherungsunternehmen, einem Arzt oder Patienten ein nicht-existentes Vertragsverhältnis zu suggerieren und den behandelnden Arzt zu verunsichern. Diesen interessiert überhaupt nicht, wie der Patient versichert ist. Er hatte seine Rechnung richtig erstellt. Der Patient hat auch keinerlei Verpflichtung, dem Arzt mitzuteilen, in welcher Versicherung er sei. Der von der *Europa-Versicherung* angesprochene Gruppenversicherungsvertrag (Partner des Gruppenversicherungsvertrages ist die *„Carl-Duisburg-Gesellschaft"*, die u.a. ausländische Regierungsstipendiaten – vorwiegend aus den Entwicklungsländern – betreut) besteht nur zwischen dem Patienten und der Versicherung. Der Brief an den behandelnden Arzt war unsinnig und kann als Versuch gewertet werden, den Behandlungsvertrag zwischen Patienten und Arzt zu stören. Der von dem Patienten abgeschlossene Gruppenversicherungsvertrag entbindet ihn natürlich nicht von der Zahlungsverpflichtung beim Arzt. Allerdings ist die Versicherung ihrer Pflicht zur Information des Versicherungsnehmers über die stark eingeschränkten Versicherungsleistungen wahrscheinlich nicht nachgekommen. Die vertraglichen Leistungen, also nur den einfachen Satz für technische Leistungen, den 1,5fachen Satz für ärztliche Leistungen zu bezahlen, stellen den Patienten fast gleich mit einem in der Ersatzkasse freiwillig Versicherten.[17]

KOSTENERSATZ FÜR KREBSHEMMENDES MEDIKAMENT

Bei einem Mann wurde ein Hauttumor am linken Bein festgestellt, der operativ entfernt wurde. Es wurde eine Nachbehandlung zur Verbesserung der Überlebenschance mit einer Chemotherapie vorgeschlagen. Die Ärztin wies den Mann darauf hin, daß es keinen Beweis für die Wirksamkeit der Chemotherapie gebe. Der Mann hat eine Chemotherapie wegen der Zweifel an der Wirksamkeit und des Risikos dieser Behandlung (Haarausfall, bleibende Leber-, Nieren- und Knochenmarksschädigung) sowie wegen der mit der Behandlung verbundenen Schmerzen abgelehnt. Statt dessen ist dem Mann auf Anraten eines anderen Arztes, eines Professors, das krebshemmende Medikament *Ney Tumorin* verordnet worden. Die Versicherung lehnte die Bezahlung der Medikamentenkosten und der Injektionskosten ab mit der Begründung, bei dem Medikament handele es sich um eines, das wissenschaftlich nicht allgemein anerkannt sei. Die Versicherung wurde zur Zahlung verurteilt. Die Berufung der Versicherung auf eine Klausel, die Bezahlung verweigern zu können mit der Begründung, das Medikament sei wissenschaftlich nicht anerkannt, wurde verwehrt. Die Berufung auf eine solche Klausel setzt nämlich voraus, daß sich eine wissenschaftlich allgemein anerkannte Methode überhaupt herausgebildet hat. Selbst wenn man zugunsten der Versicherung unterstellt, die Chemotherapie sei eine anerkannte Behandlungsmethode, kann sich die Versicherung dennoch nicht auf die Ausschlußklausel berufen. Der Versicherungsnehmer hatte triftige und anerkennenswerte Gründe, diese Methode als für seine Person nicht zumutbar abzulehnen. Wenn es um Gesundheit und Leben im Rahmen einer schweren Erkrankung geht, hat der Patient ein entscheidendes Mitspracherecht, welches sich aus dem allgemeinen Persönlichkeitsrecht herleitet. Je nach Erkrankung und Art der möglichen Behandlungsmethoden erscheint es verständlich und vertretbar, wenn ein Patient in Eigenverantwortung für seine Person bestimmte Behandlungsmethoden ablehnt. Die vorgesehene Nachbehandlung durch Chemotherapie ist mit Schmerzen verbunden. Der Erfolg ist zweifelhaft. Nebenfolgen wie Haarausfall und Nebenschädigungen an Organen sind zu befürchten und durchaus nicht unwahrscheinlich. Selbst eine tödliche Folge ist nicht auszuschließen. Die Entscheidung eines Versicherungsnehmers, eine derartige Behandlung als für ihn nicht zumutbar abzulehnen, kann nicht dazu führen, daß die Versicherung unter Berufung auf eine Klausel nunmehr von jeglicher Leistung frei wäre. Ein derartiges Ergebnis würde dem Sinn und Zweck der zwischen den Parteien vereinbarten Krankenversicherung zuwiderlaufen und eine einseitige Benachteiligung des Krankenversicherungsnehmers bedeuten. Auch wenn das Medikament nicht allgemein anerkannt ist, erscheint seine Anwendung zumindest vertretbar, weil das *Ney Tumorin* vom Max-Planck-Institut und von einer nicht unbeträchtlichen Anzahl namhafter Hochschulprofessoren anerkannt ist und empfohlen wird. Lehnt ein Versicherungsnehmer eine Chemotherapie ab und wählt er statt dessen eine Behandlung mit *Ney Tumorin*, welches erheblich billiger ist als eine Chemotherapie, wird die Gemeinschaft der Versicherten im Ergebnis geringer belastet als im Falle einer Chemotherapie.[18]

Richtigerweise verweigert die Privatkasse die Erstattung von Leistungen dann, wenn sie nicht zu den wissenschaftlich allgemein anerkannten Behandlungsmethoden zählen.

Eine Frau ließ sich von einem Facharzt für Lungenkrankheiten (!) wegen Migräne mittels Ohr-Akupunktur behandeln. Die Krankenkasse verweigerte die Erstattung der vorgelegten Rechnung über 250 Mark. Die Klage der Frau gegen die Krankenkasse war erfolglos. Das Gericht urteilte, daß die Krankenkasse zu Recht unter Hinweis auf ihre Allgemeinen Versicherungsbedingungen (AVB) die Zahlung verweigert habe. Trotz der für die Frau sehr günstigen Ausführungen des Sachverständigen gab das Gericht der Versicherung recht. Der Sachverständige legte in seinem Gutachten dar, daß an der von ihm vertretenen Universität seit 1970 Untersuchungen über die Wirksamkeit der Akupunktur durchgeführt würden. Zur Schmerzstillung sei man in fast tausend Fällen erfolgreich gewesen. Weitere Grundlagenforschungen würden in Wien betrieben. Die Studien würden auf Kongressen auf großes ärztliches Interesse stoßen. Die Universitäten Heidelberg und Hamburg seien dabei, sich einzuarbeiten, an fünf

Instituten und Krankenhäusern der Bundesrepublik Deutschland werde das Verfahren ebenfalls durchgeführt.

Das Gericht war der Meinung, daß das Gutachten beweise, daß die Methode der Akupunktur noch im Bereich des Aufbaues, des Experimentes und der Forschung stehe.[19]

Dies wäre ein Fall gewesen, in dem eine Privatversicherung im Kulanzwege dem Versicherungsnehmer die Rechnung hätte bezahlen können. Viele Privatkassen gehen diesen Weg. Sie verweisen auf die Kulanzregelung, zu der sie nicht verpflichtet sind.

KOSTENERSATZ NUR NACH OPERATION?

Über einen in der Rechtsgeschichte nicht alltäglichen Fall urteilte der BGH. Dabei handelte es sich nicht um die Kostenerstattung durch eine Krankenkasse, sondern um die Kostenerstattung durch eine Haftpflichtversicherung bezüglich einer nicht durchgeführten Narbenkorrektur: Bei einem Verkehrsunfall erlitt der Kläger Verletzungen und mußte am Dünndarm operiert werden. Es blieben unschöne Narben zurück.

Der Kläger verlangte von der gegnerischen Versicherung die voraussichtlichen Kosten für eine operative Korrektur der Narben am Unterbauch. Der Kläger argumentierte, daß auch bei beschädigten Kraftfahrzeugen die Versicherung die geschätzten Reparaturkosten zahlen müsse, auch wenn das Fahrzeug nicht repariert werde. Die Versicherung muß die Reparaturkosten auch dann bezahlen, wenn das Fahrzeug unrepariert fortbenutzt oder etwa beim Erwerb eines Neufahrzeuges unrepariert in Zahlung gegeben wird.

So ließ sich der Kläger einen Kostenvoranschlag auf der Grundlage eines Privatgutachtens anfertigen, die Narbenkorrektur sollte 10.668 Mark kosten.

Die Versicherung hat sich zur Übernahme der Operationskosten bereit erklärt. Sie weigerte sich jedoch, den verlangten Geldbetrag vor der Operation auszubezahlen.

Der Kläger verlor den Prozeß in allen Instanzen; die auf beschädigte Sachen angewandte Rechtsprechung läßt sich nicht auf Personenschäden übertragen.[20]

Anders in Österreich. Nach österreichischer Rechtsprechung

ist es grundsätzlich zulässig, daß der Verletzte die Kosten von Heilungsmaßnahmen verlangt, die notwendig oder zweckmäßig sind, aber noch nicht durchgeführt wurden, beispielsweise gerade die Kosten einer plastisch-chirurgischen Operation. Die Zahlung erfolgt vorschußweise. Der Betrag unterliegt der Rückforderung, wenn er nicht entsprechend verwendet wird. [21]

VORGEHEN GEGEN PRIVATKASSEN

Wie soll man sich nun bei einer vermuteten ungerechtfertigten Kürzung einer Rechnung durch die Privatversicherung verhalten?
Es gibt drei Möglichkeiten:
● Rechtsanwalt
● Ärztekammer
● Bundesaufsichtsamt für das Versicherungswesen.

Rechtsanwalt

Das Kostenrisiko ist zu bedenken, falls keine Rechtsschutzversicherung abgeschlossen ist.

Ärztekammer

Diese ist nicht nur für Behandlungsfehler zuständig, sondern auch für Streitigkeiten in der Gebührenordnung. Die Inanspruchnahme der Landesärztekammer ist zwar kostenlos, wie bei dieser Institution jedoch willkürlich entschieden wird, wurde dargelegt.

Bundesaufsichtsamt für das Versicherungswesen

(Adresse siehe im Anhang)
Jedermann kann sich auch an das Bundesaufsichtsamt für das Versicherungswesen wenden. Seine Inanspruchnahme kann

durchaus zu positiven Auskünften führen, jedoch greift es nicht direkt in den Regulierungsvorgang ein. Natürlich ist es leichter, den Anspruch gegen eine Versicherung durchzusetzen, wenn das Bundesaufsichtsamt eine für den Versicherten günstige Stellungnahme abgegeben hat. Trotzdem kann die Versicherung sich aber weigern zu bezahlen, bis ein rechtskräftiges Gerichtsurteil vorliegt.

ERSTATTUNG VON RECHNUNGEN DURCH BEIHILFESTELLEN

Anders ist zu verfahren im Umgang mit Beihilfestellen.
Wie ausgeführt, ist das Verhältnis zwischen Privatpatienten und Privatkasse zivilrechtlich durch den Versicherungsvertrag geregelt. Der Patient kann also die Einhaltung des Vertrages zivilrechtlich einklagen.
Die Rechtsgrundlagen des Beihilferechts basieren darauf, daß der Staat Beamten, Richtern, Berufssoldaten und Soldaten auf Zeit und deren Familienangehörigen in Krankheits-, Geburts- und Todesfällen Beihilfe in Form teilweiser Kostenerstattung für notwendige Aufwendungen gewährt.
Die Fürsorgepflicht des Dienstherrn, welche Anspruch auf Beihilfe begründet, ist gesetzlich im Beamtengesetz (BBG) geregelt. Diese Beihilfevorschriften gelten entsprechend den Landesbeamtengesetzen auch in einigen Bundesländern (Bayern, Berlin, Niedersachsen und Schleswig-Holstein). Die übrigen Bundesländer haben eigene Beihilferegelungen in Form von Rechtsverordnungen, die in wesentlichen Teilen mit den Beihilfevorschriften des Bundes übereinstimmen. Die Beihilfevorschriften des Bundes gelten auch für Postbeamte, jedoch nicht für die Mitgliedergruppe A, nicht für Bundesbahnbeamte.
Ab 1. Oktober 1985 gelten neue Beihilfevorschriften, die vermutlich jedem Beihilfeberechtigten zugegangen sind.
Folgende Änderungen sind vom Bundesminister des Inneren am 19.4.1985, gültig ab 1.10.1985, unterzeichnet worden:

● Einführung einer 100-Prozent-Begrenzung für Leistungen aus einer Krankenversicherung und der Beihilfe zusammen,

● Umstellung der Bemessungssätze auf personenbezogene Sätze, und zwar:

50 % für den Beihilfeberechtigten selbst, jedoch
70 % für einen Beihilfeberechtigten mit zwei oder mehr Kindern,
70 % für den berücksichtigungsfähigen Ehegatten,
80 % für jedes Kind,
70 % für Versorgungsempfänger (Pensionisten)

● Wegfall des Stationärzuschlages von 15 %.

Diese neuen Beihilfevorschriften wirken sich für die Berechtigten durchweg nachteilig aus.

Die Fürsorgepflicht des Dienstherrn wird verletzt, wenn dem Beamten eine nicht versicherbare Beihilfekürzung auferlegt wird. Aufgrund dieser Rechtslage empfahl der Bayerische Beamtenbund allen durch die 100-Prozent-Begrenzung betroffenen Beihilfeberechtigten, gegen entsprechende Beihilfebescheide Widerspruch einzulegen und zu beantragen, die Entscheidung über den Widerspruch auszusetzen, bis ein höchstrichterliches Urteil auch zur Beihilfeverordnung des Bundes vorliegt. Der Beamtenbund wollte in Musterprozessen zur 100-Prozent-Grenze klären, wie sich die Rechtslage künftig gestaltet. [22]

Das Urteil fiel jedoch nicht so aus wie angestrebt. Das rheinland-pfälzische Oberverwaltungsgericht in Koblenz entschied in drei Grundsatzurteilen in zweiter Instanz, daß die von der Bundesregierung getroffene Regelung, nach der Beamte nicht mehr auf dem Wege von Beihilfen an Krankheiten verdienen können, rechtlich in Ordnung ist. Mit der seit dem 1.10.1985 geltenden Regelung stehe dem Beihilfeberechtigten kein Pfennig mehr an Kostenersatz zu, als ihm tatsächlich Kosten für die ärztliche Behandlung entstanden seien. Die Koblenzer Richter widersprachen damit ausdrücklich einem Urteil des Bundesverwaltungsgerichtes vom Juni 1987, in dem für das nordrhein-westfälische Landesrecht eine gegenteilige Auffassung vertreten worden war. [23]

Der wesentliche Nachteil der neuen Beihilfevorschriften besteht darin, daß der Prozentsatz für viele Beihilfeberechtigte erhöht wurde. Damit erniedrigte sich der Prozentsatz der Krankenversicherung. Ein Pensionist erhält also bei einer Arztrechnung 70 Prozent von der Beihilfe und 30 Prozent von der

Krankenkasse. Der Beitrag zur Krankenversicherung, die ja nur noch 30 Prozent zu leisten hat, hat sich geringfügig gesenkt. Der Nachteil des hohen Prozentsatzes der Beihilfe liegt darin, daß der Patient leichter gegen die Krankenkasse vorgehen kann als gegen die Beihilfestelle.

UNERLAUBTE KÜRZUNGEN VON ARZTRECHNUNGEN DURCH BEIHILFESTELLEN

Die Beihilfestellen kürzen wesentlich rigoroser die Rechnungen als die Privatversicherer. Da jetzt aber für die Großzahl aller Beihilfeberechtigten der 70- oder 80-prozentige Beihilfesatz gilt (Ehegatten, Kinder, Pensionisten), muß man sich nun mit dem trägen Apparat der Beihilfestellen herumschlagen, die gar nicht zimperlich nach eigenen Regeln die Rechnungen kürzen. Das Unangenehme dabei ist, daß sich der Gesetzgeber je nach Lage die ihm passenden Beihilfevorschriften der Gebührenordnung selbst zurechtschustern und der Patient als Beamter manchmal nichts unternehmen kann.

Der Staat spart eine Menge Geld durch die Beihilfe ein. Für den Bund kommt die Zahlung von Beihilfe weitaus günstiger, als wenn er Beitragszuschüsse zur Krankenversicherung leisten würde. Der parlamentarische Staatssekretär im Bundesministerium der Finanzen, Dr. Friedrich Voß (CSU), belegte, daß die Beihilfe dem Staat jährlich 200 Millionen Mark erspart.

So hat der Bund 1982 insgesamt 599 Millionen Mark an Beihilfen ausgegeben. Hätte er entsprechend einen „Arbeitgeberanteil" als Beitragszuschuß zur Krankenversicherung gezahlt, wären es mindestens 803 Millionen Mark gewesen. Damit hat nun wiederholt die Bundesregierung deutlich gemacht, daß der Staat beträchtliche Finanzmittel spart, wenn er seinen Beamten die Eigenvorsorge im Krankheitsfall überläßt und durch Beihilfe seiner Fürsorgepflicht nachkommt.

Also spart der Staat prinzipiell schon dadurch ein, daß er Beihilfe gewährt und nicht einen Arbeitgeberanteil zur Krankenversicherung bezahlt. Die oben genannten Zahlen sind veraltet, sie stammen aus dem Jahre 1982. Inzwischen hat der

Staat eine neue Quelle erschlossen, Gelder einzusparen, nämlich die neue Ärztliche Gebührenordnung.

Beamte sind regelmäßig Privatpatienten. Nehmen sie ärztliche
Hilfe in Anspruch, wird die Privatliquidation auf der Grund-
lage der Gebührenordnung für Ärzte erstellt. Diese ist eine
Rahmengebührenordnung. Sie läßt je nach Schwierigkeit des
Falles und der weiteren (im § 5 Abs. 2 GOÄ aufgeführten) Be-
wertungskriterien eine Honorarfestsetzung vom Einfachen bis
Dreieinhalbfachen des Gebührensatzes zu. Bis zum 1,8fachen
bei medizinisch-technischen, des 2,3fachen bei rein ärztlichen
Leistungen bedarf es keiner Begründung. Werden diese
Schwellenwerte überschritten, muß der Arzt die Überschreitung begründen, die dann gerechtfertigt ist, wenn die Beson-
derheiten der Leistungserbringung dies erfordern.

Beamte sind beihilfeberechtigt. Die Höhe der ärztlichen Liquidation hängt zwar nicht unmittelbar davon ab, in welchem
Umfang der Beamte die Kosten einer ärztlichen Behandlung
durch die Beihilfe erstattet bekommt. Mittelbar ist diese Erstat-
tungshöhe aber von erheblicher praktischer Bedeutung. Erstattet werden von der Beihilfe nur die angemessenen Kosten. Im
folgenden Fall ging die Beihilfestelle davon aus, nur ein Gebührensatz von 2,3 sei angemessen, nicht aber die tatsächlich
geltend gemachten Gebühren für eine Hausentbindung mit
einem Steigerungssatz von 3,5.

Das OVG Bremen hat diese Einschätzung nicht gelten lassen.
Nach seiner Meinung ist die Höhe des einem Arzt für seine
beruflichen Leistungen zustehenden Honorars gesetzlich festgelegt mit der Folge, daß der Arzt auch ohne Honorarvereinbarung oberhalb des Schwellenwertes liquidieren darf, wenn die
entsprechenden Bemessungskriterien nach der ärztlichen Gebührenordnung vorliegen und die Liquidation ordnungsgemäß erstellt ist. Die Beihilfestelle hat in diesen Fällen keine
Möglichkeit, die Erstattung einer Liquidation oberhalb des
Schwellenwertes mit der Begründung abzulehnen, nur ein Satz
bis zum Schwellenwert sei angemessen. Die Ablehnung der Erstattung einer ärztlichen Liquidation oberhalb des Schwellenwertes, wenn sie angemessen und ordnungsgemäß erstellt
wurde, verstößt gegen die Fürsorgepflicht des Dienstherrn gegenüber dem Beamten.[24]

UNKORREKTES VERHALTEN DER BEIHILFESTELLEN

Unkorrektes Verhalten der Beihilfestellen bei der Abrechnung darf ungestraft öffentlich bekanntgegeben werden.
Eine Richterin am Amtsgericht, also selbst eine Beihilfeberechtigte, hat die öffentliche Anschwärzung der Praktiken der Beihilfestellen als nicht strafbare Handlung beurteilt.
Diese Richterin war in ihrem Beschluß sehr mutig, weil sie ausführte, daß die Anschuldigungen gegen die Beihilfestelle tatsächlich zutreffend sind. Hoffentlich ist damit nicht ihre berufliche Karriere beendet, zumindest in Bayern. Es wäre schade, wenn solche Richter kaltgestellt würden, z.B. mit einer langweiligen und gefahrlosen Tätigkeit am Grundbuchamt.
Was war vorgefallen?
Ein Münchener Arzt brachte in der ärztlichen Standespresse die Praktiken der Beihilfestellen an die Öffentlichkeit. Darüber hinaus hat er auch seinen Patienten entsprechende Schreiben in die Hand gegeben, welche ihm natürlich von seiten des Staates eine Strafanzeige einbrachten. Der Münchener Arzt schrieb: „Es hat sich bei den Beihilfen die rechtswidrige Praxis eingebürgert, Rechnungen, die gemäß den Richtlinien der GOÄ erstellt wurden, eigenhändig nach unten zu korrigieren.
Da eine gerichtliche Unterbindung dieses Fehlverhaltens mir aus prozeßtechnischen Gründen und auch wegen der fehlenden Kooperationsbereitschaft der Ärztevertretungen noch nicht möglich war, gebe ich meinen Privatpatienten folgendes Begleitschreiben mit:
Sehr geehrter Privatpatient,
aus gegebenem Anlaß möchte ich Sie darauf hinweisen, daß Kassen bzw. Beihilfestellen nach Inkrafttreten der neuen Ärztlichen Gebührenordnung eigenmächtig und widerrechtlich versuchen, Arztrechnungen, die in dem gesetzlich vorgegebenen Rahmen erstellt sind, nach unten zu korrigieren. Sollte auch in Ihrem Falle die Kasse sich weigern, den in Rechnung gestellten Betrag in voller Höhe zu ersetzen, so bitte ich Sie, mir dies umgehend mitzuteilen unter Angabe Ihrer Versicherungsnummer und der Anschrift Ihrer Kasse, damit ich die Angelegenheit persönlich regeln kann. Gerichtsverfahren zwischen

Ärzten und Kassen in dieser Angelegenheit sowie die Verfassungsklage gegen die GOÄ sind bereits anhängig. Sollte Ihre Kasse Sie schriftlich dazu auffordern, bei Ärzten vor Behandlung Kostenvoranschläge einzuholen, so möchte ich Sie bitten, da dies ebenfalls widerrechtlich ist und die freie Arztwahl beeinträchtigt, mir eine Kopie eines solchen Schreibens zukommen zu lassen.

Bitte überweisen Sie mir nur den Betrag, der nach Ansicht Ihrer Beihilfestelle erstattungsfähig ist; ich behalte mir Nachforschungen an die Beihilfestelle vor bis zur endgültigen rechtlichen Klärung."

Einer dieser Informationszettel fiel einem Beamten des Kultusministeriums in die Hände, der folgendes Abmahnschreiben veranlaßte:

„Vollzug der Beihilfevorschriften (BhV)
Sehr geehrter Herr Doktor X.
. . . Sie werden gebeten, diese Behauptung bis 15.7.1984 zu belegen oder zurückzunehmen mit der Erklärung, derartige Äußerungen künftig zu unterlassen.

Andernfalls behält sich das Staatsministerium für Unterricht und Kultus vor, gegen Sie geeignete Schritte einzuleiten . . ."

Da dem Arzt an einer gerichtlichen Klärung seiner gegen die Beihilfestellen gerichteten Vorwürfe gelegen war, wartete er also gespannt ab, was das Kultusministerium nach Verstreichen der Frist unternehmen werde. Es ließ seine selbst gestellte Frist verstreichen und unternahm nichts.

Daraufhin schrieb der Anwalt des Arztes an das Kultusministerium:

„Sehr geehrter Herr Ministerialrat,
. . . nachdem nunmehr die von Ihnen mit Schreiben vom 27.6.1984 gesetzte Frist zum 15.7. verstrichen ist und mein Mandant bislang den von Ihnen angekündigten Maßnahmen vergeblich entgegensehen mußte, bin ich beauftragt, auf folgendes hinzuweisen:

Die Ihnen vorgelegte Liquidation mit dem Begleitschreiben, welches Sie zu Ihrer Abmahnung veranlaßte, entspricht in vollem Umfang den gesetzlichen Bestimmungen der neuen GOÄ. Sie enthält gerade eine ausreichende Begründung im Sinne des

§ 5 Abs. 2 in Verbindung mit § 12 Abs. 2 GOÄ. Bei eindeutig alternativer Auflistung der abschließend genannten drei Bemessungskriterien hat der Gesetzgeber es in das Ermessen des Arztes gestellt, in welchem Umfang er die Regelspanne im Einzelfall überschreitet, und lediglich nach oben hin durch den 2,5fachen bzw. 3,5fachen Satz beschränkt ... Darüber hinausgehende Erläuterungen an Beihilfen sind unstatthaft, da diese notwendigerweise ganz oder teilweise diagnostischen Inhalts sein müssen. Dem steht jedoch einerseits die ärztliche Schweigepflicht gegenüber, andererseits erhielten die jeweiligen Personalabteilungen der Dienststelle über die ihnen angegliederten Beihilfestellen möglicherweise ungerechtfertigte Kenntnisse über den Gesundheitszustand des einzelnen Beamten vermittelt.

Abgesehen davon wäre dies mit den Bestimmungen des Datenschutzgesetzes nicht zu vereinbaren.

Jegliche Korrekturen der vorgelegten Liquidation sind mangels einer in der GOÄ enthaltenen Ermächtigungsgrundlage als eigenmächtig und widerrechtlich zu bezeichnen.

Bei Streitigkeiten über die Rechtmäßigkeit des Gebührensatzes ist im Einzelfall nach dem Willen des Gesetzgebers und der ärztlichen Standesvertretung die Landesärztekammer als Schiedsstelle anzurufen. Gleichwohl wurden sämtliche vorgelegten Liquidationen durch die Beihilfestellen zunächst wahllos mit jeweils unterschiedlicher Begründung gekürzt. Offensichtlich in Kenntnis der Rechtswidrigkeit einer solchen Handlung hat z.B. die Beihilfestelle der Postbeamten von ihrer Satzungshoheit zu Lasten ihrer B-Mitglieder Gebrauch gemacht und die nach dem GOÄ-Katalog festgeschriebenen Gebührensätze einer eigenen Leistungsübersicht unterzogen, die erheblich unter den in der GOÄ vorgegebenen Steigerungsmargen lagen, um sich auf diese Weise rechtsfrei zu stellen.

Mein Mandant legt Wert auf den Hinweis, daß eine Beanstandung seiner Liquidation seitens der Privatkasse in der Regel nicht erfolgt. Er wird auch in Zukunft seine Patienten in der vorgetragenen Weise informieren und sieht den von Ihnen angekündigten Maßnahmen mit Interesse entgegen, zu deren Konkretisierung ich Sie hiermit aufzufordern beauftragt bin."

Der Arzt wollte also das Kultusministerium zu einer gerichtlichen Klärung der Angelegenheit zwingen; Der Strafantrag folgte. Von Interesse ist nun der nachfolgend abgedruckte Gerichtsbeschluß:

„Betrifft: Strafsache gegen Dr. X., wegen Beleidigung
Beschluß:
1. Der Erlaß des von der Staatsanwaltschaft München I am 20.12.1985 beantragten Strafbefehles wird abgelehnt.
Das Hauptverfahren wird nicht eröffnet.
2. Die Staatskasse trägt die Verfahrenskosten und die notwendigen Auslagen des Angeschuldigten.
Gründe:
Die Staatsanwaltschaft beim Landgericht München I legt dem Angeschuldigten zur Last, durch einen Leserbrief in der Fachzeitschrift *Münchener Ärztliche Anzeigen* vom 10.11.1984 die Abrechnungspraxis der Krankenkassen und Beihilfestellen, insbesondere auch die des Bayerischen Staatsministeriums für Unterricht und Kultus, nach der neuen GOÄ in beleidigender Weise angegriffen zu haben.

So habe er in einem Leserbrief zur Kritik der Abrechnungspraxis folgende Formulierung ‚unkorrektes Verhalten der Beihilfen bei der Abrechnung‘, ’Fehlverhalten’, ‚eigenmächtiger und widerrechtlicher’ Versuch der Korrektur nach unten und ‚rechtswidrige Praxis’, ‚wahllose Kürzung’ gebracht, wobei zumindest die Verwendung des Ausdrucks ‚wahllose Kürzung’ eine Schmähkritik sei, die durch die Wahrnehmung berechtigter Interessen nicht mehr gedeckt sei.

Der Angeschuldigte hat sich dahin eingelassen, er habe mit dem Leserbrief nicht einzelnen Beamten unterstellt, sich unkorrekt, rechtswidrig, eigenmächtig usw. verhalten zu haben. Ihm sei von Anfang an bekannt gewesen, daß die sachbearbeitenden Beamten die Kürzung im Rahmen ihrer Treuepflicht gegenüber dem Staat vorgenommen hätten, da sie verpflichtet gewesen seien, Dienstanweisungen Folge zu leisten. Abgesehen davon, daß die von ihm gewählten Bezeichnungen ohnehin als Werturteile aus Laiensicht vom Grundrecht der freien Meinungsäußerung gedeckt werden, seien diese tatsächlich zutreffend. Tatsächlich sei es so, daß Beihilfestellen lediglich anfänglich eine gelegentliche Überschreitung des Schwellensatzes akzeptiert hätten. Inzwischen würden aber sämtliche Rechnungen wahllos auf den Niedrigstsatz zusammengestrichen. Es seien aber weder die Beihilfestellen noch der Patient befugt, die vom Arzt nach der GOÄ erstellten Rechnungen nach eigenem Gutdünken zu kürzen. Soweit die Rechtmäßigkeit einer Abrechnung in Zweifel stehe, sei zumindest zuvor die Landesärztekammer als Schiedsstelle anzurufen.

Ohne Einholung einer Stellungnahme derselben sei jede Kürzung eigenmächtig und somit rechtswidrig. Nach einer Auskunft der Privatabrechnungsstelle Hertwig, die 15 Kollegen betreut, wurde bei 4000 eingereichten Beihilferechnungen lediglich bei insgesamt 5 Liquidationen eine geringfügige Überschreitung des Schwellenwertes toleriert; die übrigen seien generell bis zum Schwellenwert ohne Angabe von Gründen und ohne vorherige Einholung einer Stellungnahme der Landesärztekammer zusammengestrichen worden.

Es bestehen bereits erhebliche Zweifel daran, daß die vom Angeschuldigten gewählten Formulierungen den Tatbestand des § 185 StGB erfüllen. Nicht ausreichend sind bloße Ungehörigkeiten; erforderlich ist eine eindeutige Abwertung der Betroffenen, die auch ein gewisses Gewicht hat.

Jedenfalls ist das Verhalten des Angeschuldigten durch die Wahrnehmung berechtigter Interessen gerechtfertigt, weil insbesondere die Frage, wann und unter welchen Voraussetzungen Kürzungen vorgenommen werden dürfen, bisher nicht eindeutig und für alle Beteiligten verbindlich geklärt worden ist.

Dem Angeschuldigten kann daher aus Rechtsgründen der Vorwurf der Beleidigung nicht gemacht werden, so daß der Erlaß des Strafbefehls aus rechtlichen Gründen abzulehnen war." [25]

Also darf man den Beihilfestellen unkorrektes Verhalten vorwerfen.

Nicht nur, daß die Beihilfestellen wahllos Rechnungen kürzen, nein, sie haben noch wesentlich andere Methoden entwickelt, den Beihilfeberechtigten die zustehende Beihilfe zu verweigern.

Eine beliebte Methode ist die, daß Medikamentenkosten nicht mehr erstattet werden. Teure Medikamente sind den Beihilfestellen ein Dorn im Auge.

So mußte eine beihilfeberechtigte, schwerkranke Patientin mit Erstaunen zur Kenntnis nehmen, daß ein in der Medizin unumstrittenes Medikament nicht beihilfefähig sei.

Die Bezirksfinanzdirektion München als Beihilfestelle verweigerte die Bezahlung für das Medikament *Actovegin* (Registriertes Warenzeichen der Firma *Hormonchemie* München). Das Medikament dient zur Behandlung von Durchblutungs- und Stoffwechselstörungen sowie zur Behandlung von Verbrennungen.

Die Beihilfestelle vertrat den Standpunkt, daß die Behandlung mit *Actovegin* nicht allgemein wissenschaftlich anerkannt ist und deshalb die Kosten hierfür nicht als beihilfefähig anzuerkennen sind. Diese Auffassung wurde aus einer Stellungnahme des Staatlichen Gesundheitsamtes München hergeleitet. Darin wurde ausgeführt, daß die Therapie mit *Actovegin* einerseits wegen des ausstehenden eindeutigen Wirksamkeitsnachweises, andererseits wegen möglicher schwerer Komplikationen nicht zu den allgemein wissenschaftlich anerkannten Methoden gerechnet werden könne.

Die Patientin legte unter Fristsetzung Widerspruch bei der Bezirksfinanzdirektion München ein.

Sie war auch über die derzeitige Rechtsprechung gut informiert, wollte sich aber nicht allein darauf verlassen, daß die Beihilfestelle ihrem Widerspruch stattgeben werde. Sie teilte dem behandelnden Arzt mit, daß die Beihilfestelle die Auslagen für das Medikament nicht ersetzt habe. Die Patientin müsse also daraus schließen, daß der behandelnde Arzt ihr ein untaugliches, wissenschaftlich nicht erprobtes Medikament verschrieben habe. Sie sei darüber sehr verärgert, nicht nur weil sie die Kosten für die Arznei nicht erstattet bekomme, sondern weil sie laut amtlicher Feststellung mit untauglichen Medikamenten behandelt wurde. Was ist nun hierauf die natürliche Reaktion des Arztes?

Er ist sich keiner Schuld bewußt und wütend auf die Beihilfestelle. Da er aber auf die Rechtsprechung von der Patientin hingewiesen wird, daß ihr der verschreibende Arzt den wirtschaftlichen Schaden zu ersetzen habe, wendet sich der Arzt sofort an seine Haftpflichtversicherung und an die Herstellerfirma des Medikamentes.

Jetzt hat die Patientin gleich drei Mitstreiter gegen die Beihilfestelle: Den verschreibenden Arzt, der sich wohl nicht gern von einem Sachbearbeiter nachsagen läßt, daß er untaugliche Medikamente verschreibe. Hilfe hat die Patientin auch von der Haftpflichtversicherung des Arztes zu erwarten, die Zahlungen aus fehlerhafter Behandlung und Sorgfaltspflichtverletzung der Ärzte leisten muß, aber sicher nicht gerne die Medikamentenkosten der Patienten übernimmt. Der dritte Verbündete ist das Herstellerwerk des Medikamentes.

Prompt kam nach zehn Wochen die Erkenntnis der Beihilfestelle, daß *Actovegin* doch ein wissenschaftlich allgemein anerkanntes Heilmittel und somit beihilfefähig sei. Dieser Lernprozeß wurde durch das Gesundheitsamt München mit Schreiben vom 9.10.1985 ermöglicht. Das Gesundheitsamt hatte seine eigene Stellungnahme vom 17.7.1985 innerhalb von knapp drei Monaten genau in das Gegenteil verkehrt. Überzeugendere Dokumente bezüglich staatlicher Begutachtung kann es kaum geben.

Auch Gottes Diener erkranken, müssen ärztliche Hilfe in Anspruch nehmen und die benötigten Medikamente nach ärztlicher Verordnung kaufen. Auch den Priestern bleibt nicht erspart, sich mit den irdischen Beihilfestellen um profanes Geld zu streiten. So lehnte der Landeskirchenrat der Evang.-Luth. Kirche in Bayern – Landeskirchenamt – als Beihilfestelle die Erstattung von Medikamentenkosten (es handelte sich wieder um das bereits erwähnte teure Präparat *Actovegin*) mit der Begründung ab: „Im Rahmen der Beihilfevorschriften werden Organpräparate nicht erstattet. Es handelt sich hier um Aufbaupräparate."

Dieser Ablehnungsbescheid war nach entsprechenden Einsprüchen unhaltbar und stand in Widerspruch zu Bescheiden von anderen Beihilfestellen. Das Landeskirchenamt als Beihilfestelle schrieb dann auch dem Pfarrer, daß „wir die Angelegenheit nochmals überprüft haben und zu dem Ergebnis gekommen sind, daß *Actovegin* als beihilfefähig anerkannt werden kann".

So einfach machen es sich also die Beihilfestellen.

Sie versuchen, den Patienten autoritär einzuschüchtern, indem sie behaupten, das verordnete Medikament sei wirkungslos und nicht erprobt. Man versucht damit natürlich, auch den verschreibenden Arzt anzugreifen. Geht das nicht, so erfolgt eine Umkehr ins Gegenteil, und plötzlich ist das Medikament doch ein gutes.

Tausende solcher Briefe werden täglich an die Beihilfeberechtigten von den Beihilfestellen abgeschickt, und wenige davon protestieren dagegen. Zum einen halten es die treuen Beamten nicht für möglich, daß der Staat die Fürsorgepflicht ins Gegenteil verkehrt, und glauben tatsächlich, daß ihnen wirkungslose oder nicht erprobte Medikamente verordnet wurden. Andererseits fürchten sich auch viele Beamte aus Angst vor Repressalien ihres Dienstherrn, Widerspruch gegen die Abrechnung einzulegen. Genau das ist falsch.

Der Beamte soll von seiner Beihilfestelle bei Unklarheiten der Abrechnung immer einen BESCHEID verlangen, damit er gegen diesen ein Rechtsmittel einlegen kann.
Prinzipiell hat zwar jede Äußerung der Beihilfestelle im rechtlichen Sinn Bescheidcharakter. Der Beamte soll jedoch bei seinem Widerspruch deutlich darauf hinweisen, daß er die Antwort der Beihilfestelle als „Bescheid" im rechtlichen Sinne wünscht. Der träge Sachbearbeiter wird in Zugzwang gebracht, weil er seine frühere Entscheidung begründen muß und nicht mehr autoritär vom Schreibtisch her behaupten kann, welches Medikament tauglich und welches untauglich sei. Es ist schon erstaunlich, daß sich Sachbearbeiter, die ihre medizinischen Kenntnisse aus einem Fachwörterbuch beziehen, anmaßen, beurteilen zu können, ob ein von einem Facharzt verordnetes Medikament wissenschaftlich anerkannt sei oder nicht. Bei diesen Sachbearbeitern sei der Vergleich mit den österreichischen Polizisten erlaubt, welche auch kraft ihres Amtes jede Geschwindigkeit eines Kraftfahrzeuges ohne Messung einschätzen können. Wie die Österreicher ja wissen, wurde vom Obersten Gerichtshof in Wien als letzter Instanz jedem jungen Gendarmen bescheinigt, daß er kraft seiner Ausbildung jederzeit die Geschwindigkeit eines Autos auch ohne Radarmessung genau einschätzen kann. Diese unübertrefflichen Fähigkeiten haben in Deutschland die Sachbearbeiter bei den Beihilfestellen in ärztlichen Dingen. Sie können also besser als Professoren und Fachärzte beurteilen, was für den Patienten richtig ist.
Die Erfahrung hat gelehrt, daß einem Großteil der Patienten, welche eine „bescheidmäßige Begründung" der Kürzung verlangt haben, kommentarlos der ihnen zustehende Betrag angewiesen wurde. Im rechtlichen Sinn ist dieses Verhalten korrekt, der Antragsteller hat gemäß seinem ersten Antrag, also dem

Einreichen der Liquidation, die Erstattung erhalten, somit erübrigt sich die Begründung des nun verlangten Bescheides wegen der Kürzung.

So weit, so gut, der Beamte hat sein Geld erhalten, die Sache kann also als erledigt gelten.

Die betroffenen Beamten sollten ihre Kollegen darauf hinweisen, daß fast routinemäßig zunächst versucht wird, die zustehende Erstattung zu unterlaufen. Nur so können die Beihilfestellen zu korrektem Arbeiten gezwungen werden.

Leider haben sich bisher die Beihilfestellen noch auf keinen Rechtsstreit eingelassen, welches Medikament nun für einen Patienten tauglich sei und welches nicht. Man hofft aber auch hierbei auf eine baldige Klärung, wer kompetenter ist, der verordnende Arzt oder der medizinisch ungebildete Sachbearbeiter bei der Beihilfestelle.

Eine neue Schikane ersann die Bezirksfinanzdirektion München als Beihilfestelle.

Millionen von Beamten haben über Jahrzehnte hin Fotokopien ihrer Belege (von der Apotheke quittierte Rezepte, Taxiquittungen und sonstige Kostennachweise) den Beihilfestellen zur Begleichung eingereicht. Die Originale erhalten vertragsgemäß die Krankenkassen.

Dieses Verfahren entspricht den Beihilfevorschriften, auch den neuesten, gültig ab 1.10.1985. In § 17 Abs. 3 der Beihilfevorschriften wird das Verfahren geregelt: Beihilfen werden nur zu den Aufwendungen gewährt, die durch Belege nachgewiesen sind, soweit nichts anderes bestimmt ist.

Bisher wurden immer von den Beihilfestellen Kopien als Belege im Sinne der Beihilfevorschriften anerkannt.

Die Bezirksfinanzdirektion München begnügt sich jetzt nicht mehr mit Fotokopien, sie verlangt beglaubigte Kopien.

Offensichtlich sieht die Bezirksfinanzdirektion München die Beamten in ihrer Gesamtheit als potentielle Betrüger an, wenn sie beglaubigte Kopien verlangt. Sie unterstellt damit, daß beihilfeberechtigte Beamte Urkundenfälschungen begehen. Daß dieses Verfahren für die Beihilfeberechtigten in Großstädten eine unzumutbare Schikane ist, dürfte den Verantwortlichen für diese „Erläuterung für die beihilfemäßige Sachbehandlung einzelner Belege des Beihilfebescheids" durchaus bekannt sein. Es ist für einen in einem kleinen Dorf wohnenden Beamten nicht sonderlich schwierig, die Kopien in der einzigen Apotheke am Ort nochmals stempeln zu lassen. Jedoch ist es für einen Beihilfeberechtigten in einer Großstadt unerträglich, eine stundenlange Rundreise anzutreten, um sich von den verschiedenen Apotheken, in welchen er die benötigten Medikamente bezog, den Stempel auf die Kopie drücken zu lassen.

Der Mann ging zum Zahnarzt und zum Orthopäden, die Frau suchte ihren Hausarzt und ihren Frauenarzt auf, und das Kind wurde vom Kinderarzt und einem Hautarzt behandelt. Sechs verschiedene Praxen in verschiedenen Stadtteilen haben Rezepte ausgestellt, welche in verschiedenen Apotheken eingelöst werden. Es gehört durchaus nicht zur Standardeinrichtung jeder Apotheke, ein Kopiergerät zu besitzen, so daß sofort eine Kopie angefertigt und beglaubigt werden könnte. Natürlich kann auch der Beihilfeberechtigte in einer Apotheke eine handgeschriebene Abschrift des Rezeptes vom Apotheker verlangen; daß dies sicher in einer vollen Apotheke bei Geschäftsschluß zu einer Störung des Betriebes und zur unfreundlichen Behandlung des Beihilfeberechtigten führt, abgesehen von dem für alle Beteiligten unnötigen Zeitaufwand eines handschriftlichen Abschreibens, liegt auf der Hand.

Wie soll ein schwerkranker Patient, der ein Taxi benutzen mußte, in Zukunft verfahren? Soll er wegen einer Fahrpreisquittung über 6 Mark zum Notar gehen und für die Beglaubigung der Quittung 50 Mark bezahlen? Soll er zu dem Taxiunternehmer hinfahren oder telefonisch den Taxifahrer erneut beauftragen, die Wohnung des Patienten aufzusuchen, um die Kopie seiner Taxiquittung zu beglaubigen?

Der Beihilfeberechtigte sollte nach § 17 Abs. 3 der Beihilfevorschriften bei Einreichung einer nicht beglaubigten Kopie die Beihilfestelle darauf hinweisen, daß nach dem Buchstaben des Gesetzes er als Beihilfeberechtigter der Meinung ist, daß eine Kopie ein Beleg im Sinne des Gesetzes sei. Der Gesetzgeber sprach nicht von beglaubigter Kopie. Das Ansinnen der Bezirksfinanzdirektion München, beglaubigte Kopien zu verlangen, ist zwar eine mögliche Auslegung des Bundesbeamtengesetzes, dies kann jedoch nur für berechtigte, im besonderen Fall auch zu begründende Einzelfälle gelten. Es geht nicht an, daß formularmäßig von allen Beihilfestellen beglaubigte Kopien verlangt werden. Es bleibt zu hoffen, daß ein Beihilfeberechtigter diese Auslegung des Gesetzes vom Gericht klären läßt.

Auf die Beschwerde eines Beihilfeberechtigten bezüglich dieses Verfahrens wurde von der Bezirksfinanzdirektion München hierzu auch ein anderes Verfahren vorgeschlagen. Der Beihilfeberechtigte könne ja auch den Originalbeleg an die Beihilfestelle einsenden.
Nach wochenlanger Bearbeitungszeit erhält er dann den Originalbeleg zurück und kann diesen seiner Krankenkasse einreichen. Sicher ist dieser aufgezeigte Weg zwar korrekt, der Beihilfeberechtigte muß dann im Durchschnitt aber mehr als zwei Monate auf die Erstattung seiner Auslagen warten. Die Krankenkasse benötigt auch eine Bearbeitungszeit von einigen Wochen.
Der Beamte soll nicht aus Angst vor Repressalien seines Dienstherrn oder auch nur aus Loyalität dem Staat gegenüber auf das ihm zustehende Geld verzichten. Die Treuepflicht dem Staat gegenüber geht nicht so weit, daß der Staat seine Fürsorgepflicht zu Lasten des Beamten unkorrekt handhaben darf.
Man kann nicht verstehen, warum eine Regierung „Dienern des Staates" häufig die ihnen zustehenden Leistungen verwehren will.
Denn was regelt der § 79 des Bundesbeamtengesetzes? Die Fürsorgepflicht des Dienstherrn. Es ist also von einer Pflicht die Rede, und zwar von einer Fürsorgepflicht.

Freude wird bei den Beihilfeberechtigten auch dann nicht aufkommen, wenn sie folgende kostendämpfende Maßnahmen zur Kenntnis nehmen müssen:
● Einengung der Voraussetzungen für Sanatoriumsbehandlung und Heilkuren,
● Begrenzung der Vergütung für Heilpraktiker,
● Wegfall der Beihilfefähigkeit der Aufwendungen für berücksichtigungsfähige Ehegatten mit eigenem Einkommen ab einer bestimmten Einkommenshöhe,
● Wegfall der Beihilfefähigkeit der Aufwendungen für nicht rechtswidrigen Schwangerschaftsabbruch und nicht rechtswidrige Sterilisation bei sozialer Indikation.

FREIWILLIG IN EINER ERSATZKASSE VERSICHERT – PRIVATÄRZTLICHE BEHANDLUNG MÖGLICH

Angestellte, seltener Arbeiter, waren viele Jahre in einer Ersatz-kasse pflichtversichert. Pflichtversichert heißt, daß Arbeitneh-mer unter einer bestimmten Höhe des monatlichen Einkom-mens, derzeit 4150 Mark, Mitglied einer gesetzlichen Kranken-versicherung sein müssen.

Es gibt folgende gesetzliche Krankenversicherungen:
- die RVO-Kassen, d.h. die Orts-, Betriebs-, und Innungskran-kenkassen
- die See-Krankenkassen
- die Landwirtschaftlichen Krankenkassen
- die Bundesknappschaft
- die Ersatzkassen.

Ist der Patient Mitglied einer Ersatzkasse und unterliegt nicht mehr der Pflichtversicherung, d.h., daß er ein derzeitiges Brutto-Einkommen von über 4150 Mark hat, so kann er von seiner Er-satzkasse die Kosten für privatärztliche Behandlung teilweise verlangen.

Es gibt folgende Ersatzkassen:
Barmer, Braunschweiger, Buchdrucker, DAK, Hamburg-Münchner, Hamburgische Zimmerer, Handelskrankenkasse Bremen, Hanseatische, Gärtner, KKH, Schwäbisch Gmünder, Techniker
Prinzipiell gilt für alle gesetzlichen Krankenkassen das Sachlei-stungsprinzip, d.h., daß der Patient nach Vorlage eines Kran-kenscheines kostenfrei von den sogenannten Kassenärzten (die Ersatzkassen sprechen von Vertragsärzten) behandelt wird. Der Patient hat also Anspruch auf ärztliche Behandlung, Abgabe von Medikamenten nach Vorlage des Rezeptes in der Apo-theke, einen Anspruch auf Sachleistungen wie Brillen, orthopä-dische Hilfsmittel usw.
Die gesetzlichen Krankenkassen gewähren grundsätzlich ihren Versicherten Naturalleistungen, der Versicherte hat keinen An-spruch auf Kostenersatz für selbstbeschaffte oder -bezahlte Lei-

stungen. Die Ersatzkassen ermöglichen ihren freiwilligen Mitgliedern, sofern deren Einkommen die jeweils geltenden Krankenversicherungspflichtgrenzen überschreitet, die Inanspruchnahme privatärztlicher Behandlung. Die Ersatzkassen erstatten ihren Versicherten die Arztrechnung in Höhe ihrer sogenannten Vertragssätze. Das sind die Gebühren, die bei der Inanspruchnahme der ärztlichen Leistungen in Form der Sachleistung, also bei Vorlage eines Krankenscheines, entstanden wären.

Man könnte glauben, daß doch dann gar kein Unterschied sei, ob die Ersatzkasse dem Versicherten eine Rechnung in Höhe von 300 Mark erstattet, oder ob sie diesen Betrag dem Arzt über die kassenärztliche Vereinigung gutschreibt.

Das ist ein großer Irrtum.

Die Krankenkassen rechnen nicht mit den niedergelassenen Ärzten ab. Die Ärzte haben mit den Krankenkassen keine Verträge und keinen Anspruch auf eine Vergütung ihrer Leistungen durch die Krankenkasse.

Sozusagen als Verrechnungsstelle ist zwischen den Krankenkassen und den niedergelassenen Ärzten die Kassenärztliche Vereinigung dazwischengeschaltet. Die Kassenärzte erhalten ihr Honorar von der Kassenärztlichen Vereinigung, diese bekommt das zu verteilende Geld von den einzelnen Krankenkassen.

Noch gilt in Deutschland das Prinzip der Einzelleistungsvergütung. Das heißt, daß der behandelnde Arzt auf dem Krankenschein die von ihm erbrachten Leistungen einträgt, also z.B. einen Hausbesuch, die Bestimmung des Blutzuckers, eine ärztliche Beratung. Sind also auf einem Krankenschein viele Leistungen abgerechnet, so wäre zu erwarten, daß der Arzt dafür mehr Geld bekommt, als wenn er nur wenige Leistungen erbracht hat. Theoretisch ist dem so, die Wirklichkeit sieht aber anders aus. Die Krankenkassen haben einen bestimmten Geldbetrag zur Ausgabe vorgesehen, diesen muß nun die Kassenärztliche Vereinigung verteilen. Die mit den Leistungsziffern versehenen Krankenscheine werden mit Computer zwar aufgearbeitet, dem Kassenarzt nützt es aber gar nichts, wenn er sehr viele Leistungen erbracht hat, er wird mit geringen Abweichungen auf den Durchschnitt seiner Fachgruppe heruntergeholt. Die kassenärztliche Tätigkeit ist also bezüglich des Honorares zweifach begrenzt.

Zum einen durch die Summe, die überhaupt die Kassen bzw. die Kassenärztliche Vereinigung zur Verfügung haben, zum anderen durch die Verminderung des angeforderten Honorares auf den Durchschnitt der Ärzte der gleichen Fachgruppe.

Nur Anfänger in einer Kassenpraxis versuchen, möglichst viele Leistungen zu erbringen und diese dann abzurechnen. Der erfahrene Kassenarzt weiß, wie viele Leistungen pro Quartal (3 Monate) er erbringen darf. Erbringt er mehr, so erhält er seine Leistungen nicht vergütet. Einen Ausgleich kann sich der erfahrene Kassenarzt dadurch schaffen, daß er auch Krankenscheine der Kassenärztlichen Vereinigung einreicht, auf welchen kaum eine Leistung eingetragen wurde, d.h. daß eventuell nur eine einzige Beratung, etwa die Ausgabe eines Rezeptes, eingetragen wurde. Der Kassenarzt kann also bei einem Patienten doppelt so viele Leistungen als im Durchschnitt erbringen, wenn er dafür einen weiteren Krankenschein hat, der nicht mit Leistungen belastet ist. Letztendlich ist dann jeder Krankenschein gleich viel wert, gleichgültig, was abgerechnet wurde. So erhält beispielsweise ein Allgemeinarzt pro Krankenschein und Quartal ca. 70 Mark, ein Internist mit Röntgenanlage 120 Mark, ein Kinderarzt 40 Mark.

Daraus ersieht der Patient, daß es in der Regel nicht sinnvoll ist, auf einem Krankenschein viele Leistungen abzurechnen. Denn der Arzt wird dann auf den Durchschnittswert der anderen Ärzte gekürzt.

Allerdings wird der Arzt nicht auf den Durchschnittswert angehoben, wenn er beispielsweise Krankenscheine einreicht, deren Abrechnung unter dem Durchschnitt seiner Fachgruppe liegt.

Jetzt wieder zurück zu den freiwillig versicherten Ersatzkassenpatienten. Geht der Patient mit dem Krankenschein zum Arzt, erhält dieser für seine Leistungen, ohne Rücksicht darauf, wie viele er erbracht hatte, immer den Durchschnittswert seiner anderen Kollegen, etwa 100 Mark, gleichgültig, ob er bei dem Patienten viele Leistungen erbrachte oder nicht.

Kommt dieser freiwillig versicherte Ersatzkassenpatient aber als Privatpatient in die Praxis, so wird wirklich nach Einzelleistungen abgerechnet, d.h. der Arzt übersendet dem Patienten eine Rechnung, auf welcher seine Leistungen aufgeführt wurden. Das hat auch den Vorteil, daß der Patient den Arzt überprüfen kann. Kam der Patient nur einmal im Quartal zum Blutdruckmessen, so wird die Rechnung 8 Mark betragen. Sind viele Leistungen angefallen, also Labor, Röntgen, EKG, Hausbesuche, so kann die Rechnung bei einem Ersatzkassenpatienten durchaus 300 Mark und mehr betragen.

Daraus ersieht also der Patient, daß es für den Arzt wünschenswert ist, daß der freiwillig versicherte Ersatzkassenpatient als Privatpatient behandelt wird, weil dann die Leistung ehrlich vergütet wird und nicht über ein Pauschalhonorar.

Wo liegt nun aber der Vorteil für das freiwillig versicherte Ersatzkassenmitglied, Privatpatient zu sein?

Zunächst einmal ist in allen größeren Praxen dafür Sorge getragen, daß die Privatpraxis als Bestellpraxis geführt wird, d.h., ein Termin wird telephonisch vereinbart. Die Wartezeiten sind also kürzer.

Der Hauptvorteil liegt aber darin, daß dieser Ersatzkassen-Privatpatient in einer anderen, nämlich besseren Weise behandelt wird. Dies hat nichts mit irgendwelchen Umgangsformen, ob höflich oder unhöflich, zu tun. Beim freiwillig versicherten Ersatzkassenpatienten kann der Arzt die notwendigen Untersuchungen, also z.B. Kontrollen der Blutfette, des Blutzuckers, der Leberwerte und der Nierenwerte veranlassen, ohne daß er Bedenken haben muß, daß er seine Leistungen doch nur über ein Pauschalhonorar vergütet bekommt. Der Arzt kann also durchaus im Sinne des Patienten und nicht im Sinne seines eigenen Geldbeutels eine bessere und umfassendere Diagnostik betreiben. Aber auch die Therapie wird eine bessere sein. Er kann nämlich dann auf Privatrezept das Medikament verschreiben, welches erforderlich ist, ohne Rücksicht auf Kosten. Das von der Apotheke quittierte Rezept wird mit der Arztrechnung bei der Ersatzkasse eingereicht. Die Strafe der Ersatzkasse für den Versicherten, daß er nicht den Krankenschein in Anspruch genommen hat, sondern als Privatpatient zum Arzt ging, ist die, daß die für Medikamente verauslagten Beträge nicht voll ersetzt werden. Die Krankenkasse zieht nämlich den ihr von den Apotheken gewährten Rabatt ab. Diesen Nachteil kann man aber getrost deshalb in Kauf nehmen, weil man die Gewähr hat, daß der Arzt nicht nur das billigste Medikament verordnet hat, sondern jenes, das für die Behandlung notwendig war. Kassenärzte und Vertragsärzte werden mit einem Regreß bestraft, wenn sie zu teure Medikamente verschreiben. Verordnet ein Kassenarzt zu teure Arzneien im Hinblick auf den Durchschnitt der anderen Kassenärzte, so werden ihm die Kosten der von ihm verordneten Medikamente bei seiner Vergütung für andere ärztliche Leistungen abgezogen. Der brave Kassenarzt, der nachts und an Sonntagen Hausbesuche fährt, erhält für diese Besuche kein Honorar, weil er anderen Patienten zu teure Medikamente verschrieben hatte. Dies sind also die Schwächen der gesetzlichen Krankenversicherungen.

Einerseits steht fast immer nur ein Pauschalhonorar den Kassenärztlichen Vereinigungen zur Verfügung, welches diese dann prozentual auf die abgerechneten Leistungen verteilen, andererseits muß aber ein durchaus korrekter und verantwortungsbewußter Kassenarzt Honorareinbußen deshalb hinnehmen, weil er schwerkranke Patienten mit teuren Medikamenten behandelt.

Die Vorteile für einen freiwillig versicherten Ersatzkassenpatienten liegen also klar auf der Hand. Er hat nur einen relativ geringen Verlust bei der Erstattung für Medikamente, der Verlust beträgt meist zwischen fünf Prozent und zehn Prozent der Medikamentenkosten.

Die Entscheidung des Bundessozialgerichtes bezüglich der Kostenerstattungsregelung bei freiwilligen Mitgliedern stellt eine Weichenstellung von weittragender sozialpolitischer Bedeutung dar. Das Urteil schuf in der Krankenversicherung eine echte Alternative zwischen gesetzlicher und privater Krankenversicherung. Es ist auch als positiv zu werten, daß eine Kostentransparenz für die Versicherten vorhanden ist; der Versicherte sieht also auf der Rechnung, was für Leistungen der Arzt erbracht und wieviel er dafür verlangt hat. [26]

ANHANG

Allgemeines Bürgerliches Gesetzbuch (ABGB) (Österreich)

§ 1295 *(Berechtigter, Verpflichteter; Schikane)*
(1) Jedermann ist berechtigt, von dem Beschädiger den Ersatz des Schadens, welchen dieser ihm aus Verschulden zugefügt hat, zu fordern; der Schaden mag durch Übertretung einer Vertragspflicht, oder ohne Beziehung auf einen Vertrag verursacht worden sein.
(2) Auch wer in einer gegen die guten Sitten verstoßenden Weise absichtlich Schaden zufügt, ist dafür verantwortlich, jedoch falls dies in Ausübung eines Rechtes geschah, nur dann, wenn die Ausübung des Rechtes offenbar den Zweck hatte, den anderen zu schädigen.

§ 1298 *(Beweislast bei Nichterfüllung)*
Wer vorgibt, daß er an der Erfüllung seiner vertragsmäßigen oder gesetzlichen Verbindlichkeit ohne sein Verschulden verhindert worden sei, dem liegt der Beweis ob.

§ 1299 *(Sachkunde)*
Wer sich zu einem Amte, zu einer Kunst, zu einem Gewerbe oder Handwerke öffentlich bekennt; oder wer ohne Not freiwillig ein Geschäft übernimmt, dessen Ausführung eigene Kunstkenntnisse, oder einen nicht gewöhnlichen Fleiß erfordert, gibt dadurch zu erkennen, daß er sich den notwendigen Fleiß oder die erforderlichen, nicht gewöhnlichen, Kenntnisse zutraue; er muß daher den Mangel derselben vertreten. Hat aber derjenige, welcher ihm das Geschäft überließ, die Unerfahrenheit desselben gewußt; oder, bei gewöhnlicher Aufmerksamkeit wissen können, so fällt zugleich dem letzteren ein Versehen zur Last.

§ 1325 *(Körperverletzung)*
Wer jemanden an seinem Körper verletzt, bestreitet die Heilungskosten des Verletzten; ersetzt ihm den entgangenen, oder, wenn der Beschädigte zum Erwerb unfähig wird, auch den künftig entgehenden Verdienst; und bezahlt ihm auf Verlangen überdies ein den erhobenen Umständen angemessenes Schmerzensgeld.

§ 1326 *(Verunstaltung)*
Ist die verletzte Person durch die Mißhandlung verunstaltet worden; so muß zumal, wenn sie weiblichen Geschlechtes ist, insofern auf diesen Umstand Rücksicht genommen werden, als ihr besseres Fortkommen dadurch verhindert werden kann.

Bürgerliches Gesetzbuch (BGB) (Deutschland)

§ 125 *(Nichtigkeit wegen Formmangels)*
Ein Rechtsgeschäft, welches der durch Gesetz vorgeschriebenen Form ermangelt, ist nichtig. Der Mangel der durch Rechtsgeschäft bestimmten Form hat im Zweifel gleichfalls Nichtigkeit zur Folge.

§ 195 *(Regelmäßige Verjährungsfrist)*
Die regelmäßige Verjährungsfrist beträgt dreißig Jahre.

§ 276 *(Haftung für eigenes Verschulden)*
(1) Der Schuldner hat, sofern nicht ein anderes bestimmt ist, Vorsatz und Fahrlässigkeit zu vertreten. Fahrlässig handelt, wer die im Verkehr erforderliche Sorgfalt außer acht läßt. Die Vorschriften der §§ 827, 828 finden Anwendung.
(2) Die Haftung wegen Vorsatzes kann dem Schuldner nicht im voraus erlassen werden.

§ 278 *(Verschulden des Erfüllungsgehilfen)*
Der Schuldner hat ein Verschulden seines gesetzlichen Vertreters und der Personen, deren er sich zur Erfüllung seiner Verbindlichkeit bedient, in gleichem Umfange zu vertreten wie eigenes Verschulden. Die Vorschrift des § 276 Abs. 2 findet keine Anwendung.

§ 611 *(Wesen des Dienstvertrags)*
(1) Durch den Dienstvertrag wird derjenige, welcher Dienste zusagt, zur Leistung der versprochenen Dienste, der andere Teil zur Gewährung der vereinbarten Vergütung verpflichtet.
(2) Gegenstand des Dienstvertrags können Dienste jeder Art sein.

§ 621 *(Ordentliche Kündigung von Dienstverhältnissen)*
Bei einem Dienstverhältnis, das kein Arbeitsverhältnis im Sinne des § 622 ist, ist die Kündigung zulässig,
(5) wenn die Vergütung nicht nach Zeitabschnitten bemessen ist, jederzeit; bei einem die Erwerbstätigkeit des Verpflichteten vollständig oder hauptsächlich in Anspruch nehmenden Dienstverhältnis ist jedoch eine Kündigungsfrist von zwei Wochen einzuhalten.

§ 631 *(Wesen des Werkvertrages)*
(1) Durch den Werkvertrag wird der Unternehmer zur Herstellung des versprochenen Werkes, der Besteller zur Entrichtung der vereinbarten Vergütung verpflichtet.
(2) Gegenstand des Werkvertrags kann sowohl die Herstellung oder Veränderung einer Sache als ein anderer durch Arbeit oder Dienstleistung herbeizuführender Erfolg sein.

§ 677 *(Pflichten des Geschäftsführers)*
Wer ein Geschäft für einen anderen besorgt, ohne von ihm beauftragt oder ihm gegenüber sonst dazu berechtigt zu sein, hat das Geschäft so zu führen, wie das

420

Interesse des Geschäftsherrn mit Rücksicht auf dessen wirklichen oder mutmaßlichen Willen es erfordert.

§ 823 *(Schadenersatzpflicht)*

(1) Wer vorsätzlich oder fahrlässig das Leben, den Körper, die Gesundheit, die Freiheit, das Eigentum oder ein sonstiges Recht eines anderen widerrechtlich verletzt, ist dem anderen zum Ersatze des daraus entstehenden Schadens verpflichtet.

(2) Die gleiche Verpflichtung trifft denjenigen, welcher gegen ein den Schutz eines anderen bezweckendes Gesetz verstößt. Ist nach dem Inhalte des Gesetzes ein Verstoß gegen dieses auch ohne Verschulden möglich, so tritt die Ersatzpflicht nur im Falle des Verschuldens ein.

§ 831 *(Haftung für den Verrichtungsgehilfen)*

(1) Wer einen anderen zu einer Verrichtung bestellt, ist zum Ersatze des Schadens verpflichtet, den der andere in Ausführung der Verrichtung einem Dritten widerrechtlich zufügt. Die Ersatzpflicht tritt nicht ein, wenn der Geschäftsherr bei der Auswahl der bestellten Person und, sofern er Vorrichtungen oder Gerätschaften zu beschaffen oder die Ausführung der Verrichtung zu leiten hat, bei der Beschaffung oder der Leitung die im Verkehr erforderliche Sorgfalt beobachtet oder wenn der Schaden auch bei Anwendung dieser Sorgfalt entstanden sein würde.

(2) Die gleiche Verantwortlichkeit trifft denjenigen, welcher für den Geschäftsherrn die Besorgung eines der im Absatz 1 Satz 2 bezeichneten Geschäfte durch Vertrag übernimmt.

§ 843 *(Geldrente und Kapitalabfindung)*

(1) Wird infolge einer Verletzung des Körpers oder der Gesundheit die Erwerbsfähigkeit des Verletzten aufgehoben oder gemindert oder tritt eine Vermehrung seiner Bedürfnisse ein, so ist dem Verletzten durch Entrichtung einer Geldrente Schadenersatz zu leisten.

(2) Auf die Rente finden die Vorschriften § 760 Anwendung. Ob, in welcher Art und für welchen Betrag der Ersatzpflichtige Sicherheit zu leisten hat, bestimmt sich nach den Umständen.

(3) Statt der Rente kann der Verletzte eine Abfindung in Kapital verlangen, wenn ein wichtiger Grund vorliegt.

(4) Der Anspruch wird nicht dadurch ausgeschlossen, daß ein anderer dem Verletzten Unterhalt zu gewähren hat.

§ 844 *(Ersatzansprüche Dritter bei Tötung)*

(1) Im Falle der Tötung hat der Ersatzpflichtige die Kosten der Beerdigung demjenigen zu ersetzen, welchem die Verpflichtung obliegt, diese Kosten zu tragen.

(2) Stand der Getötete zur Zeit der Verletzung zu einem Dritten in einem Verhältnis, vermöge dessen er diesem gegenüber kraft Gesetzes unterhaltspflichtig war oder unterhaltspflichtig werden konnte, und ist dem Dritten infolge der Tötung das Recht auf den Unterhalt entzogen, so hat der Ersatzpflichtige dem Dritten durch Entrichtung einer Geldrente insoweit Schadenersatz zu leisten,

als der Getötete während der mußmaßlichen Dauer seines Lebens zur Gewährung des Unterhalts verpflichtet gewesen sein würde; die Vorschriften des § 843 Abs. 2 bis 4 finden entsprechende Anwendung. Die Ersatzpflicht tritt auch dann ein, wenn der Dritte zur Zeit der Verletzung erzeugt, aber noch nicht geboren war.

§ 847 *(Schmerzensgeld)*
(1) Im Falle der Verletzung des Körpers oder der Gesundheit sowie im Falle der Freiheitsentziehung kann der Verletzte auch wegen des Schadens, der nicht Vermögensschaden ist, eine billige Entschädigung in Geld verlangen. Der Anspruch ist nicht übertragbar und geht nicht auf die Erben über, es sei denn, daß er durch Vertrag anerkannt oder daß er rechtshängig geworden ist.

§ 852 *(Verjährung)*
(1) Der Anspruch auf Ersatz des aus einer unerlaubten Handlung entstandenen Schadens verjährt in drei Jahren von dem Zeitpunkt an, in welchem der Verletzte von dem Schaden und der Person des Ersatzpflichtigen Kenntnis erlangt, ohne Rücksicht auf diese Kenntnis in dreißig Jahren von der Begehung der Handlung an.
(2) Schweben zwischen dem Ersatzpflichtigen und dem Ersatzberechtigten Verhandlungen über den zu leistenden Schadenersatz, so ist die Verjährung gehemmt, bis der eine oder der andere Teil die Fortsetzung der Verhandlungen verweigert.
(3) Hat der Ersatzpflichtige durch die unerlaubte Handlung auf Kosten des Verletzten etwas erlangt, so ist er auch nach der Vollendung der Verjährung zur Herausgabe nach den Vorschriften über die Herausgabe einer ungerechtfertigten Bereicherung verpflichtet.

Obligationenrecht (OR) (Schweiz)

Art. 47
Bei Tötung eines Menschen oder Körperverletzung kann der Richter unter Würdigung der besonderen Umstände dem Verletzten oder dem Angehörigen des Getöteten eine angemessene Geldsumme als Genugtuung zusprechen.

Grundgesetz für die Bundesrepublik Deutschland (GG)

Art. 2 *(Persönliche Freiheitsrechte)*
(1) Jeder hat das Recht auf die freie Entfaltung seiner Persönlichkeit, soweit er nicht die Rechte anderer verletzt und nicht gegen die verfassungsmäßige Ordnung oder das Sittengesetz verstößt.
(2) Jeder hat das Recht auf Leben und körperliche Unversehrtheit. Die Freiheit der Person ist unverletzlich. In diese Rechte darf nur aufgrund eines Gesetzes eingegriffen werden.

Art. 103 *(Grundrechte vor Gericht)*

(1) Vor Gericht hat jedermann Anspruch auf rechtliches Gehör.

(2) Eine Tat kann nur bestraft werden, wenn die Strafbarkeit gesetzlich bestimmt war, bevor die Tat begangen wurde.

(3) Niemand darf wegen derselben Tat aufgrund der allgemeinen Strafgesetze mehrmals bestraft werden.

Art. 104 *(Rechtsgarantien bei Freiheitsentziehung)*

(1) Die Freiheit der Person kann nur auf Grund eines förmlichen Gesetzes und nur unter Beachtung der darin vorgeschriebenen Formen beschränkt werden. Festgehaltene Personen dürfen weder seelisch noch körperlich mißhandelt werden.

(2) Über die Zulässigkeit und Fortdauer einer Freiheitsentziehung hat nur der Richter zu entscheiden. Bei jeder nicht auf richterlicher Anordnung beruhenden Freiheitsentziehung ist unverzüglich eine richterliche Entscheidung herbeizuführen. Die Polizei darf aus eigener Machtvollkommenheit niemanden länger als bis zum Ende des Tages nach dem Ergreifen in eigenem Gewahrsam halten. Das Nähere ist gesetzlich zu regeln.

(3) Jeder wegen des Verdachtes einer strafbaren Handlung vorläufig Festgenommene ist spätestens am Tage nach der Festnahme dem Richter vorzuführen, der ihm die Gründe der Festnahme mitzuteilen, ihn zu vernehmen und ihm Gelegenheit zu Einwendungen zu geben hat. Der Richter hat unverzüglich entweder einen mit Gründen versehenen schriftlichen Haftbefehl zu erlassen oder die Freilassung anzuordnen.

(4) Von jeder richterlichen Entscheidung über die Anordnung oder Fortdauer einer Freiheitsentziehung ist unverzüglich ein Angehöriger des Festgehaltenen oder eine Person seines Vertrauens zu benachrichtigen.

Zivilprozeßordnung (ZPO) (Deutschland)

§ 139 *(Richterliche Aufklärungspflicht)*

(1) Der Vorsitzende hat dahin zu wirken, daß die Parteien über alle erheblichen Tatsachen sich vollständig erklären und die sachdienlichen Anträge stellen, insbesondere auch ungenügende Angaben der geltend gemachten Tatsachen ergänzen und die Beweismittel bezeichnen. Er hat zu diesem Zwecke, soweit erforderlich, das Sach- und Streitverhältnis mit den Parteien nach der tatsächlichen und rechtlichen Seite zu erörtern und Fragen zu stellen.

(2) Der Vorsitzende hat auf die Bedenken aufmerksam zu machen, die in Ansehung der von Amts wegen zu berücksichtigenden Punkte obwalten.

(3) Er hat jedem Mitglied des Gerichts auf Verlangen zu gestatten, Fragen zu stellen.

§ 286 *(Freie Beweiswürdigung)*

Das Gericht hat unter Berücksichtigung des gesamten Inhalts der Verhandlungen und des Ergebnisses einer etwaigen Beweisaufnahme nach freier Überzeugung zu entscheiden, ob eine tatsächliche Behauptung für wahr oder für nicht wahr zu erachten sei. In dem Urteil sind die Gründe anzugeben, die für die richterliche Überzeugung leitend gewesen sind.

An gesetzliche Beweisregeln ist das Gericht nur in den durch dieses Gesetz bezeichneten Fällen gebunden.

§ 287 *(Schadensermittlung, Höhe der Forderung)*
(1) Ist unter den Parteien streitig, ob ein Schaden entstanden ist und wie hoch sich der Schaden oder ein zu ersetzendes Interesse belaufe, so entscheidet hierüber das Gericht unter Würdigung aller Umstände nach freier Überzeugung. Ob und inwieweit eine beantragte Beweisaufnahme oder von Amts wegen die Begutachtung durch Sachverständige anzuordnen sei, bleibt dem Ermessen des Gerichts überlassen. Das Gericht kann den Beweisführer über den Schaden oder das Interesse vernehmen; die Vorschriften des § 452 Absatz 1 Satz 1 Absätze 2 bis 4 gelten entsprechend.
(2) Die Vorschriften des Absatzes 1 Sätze 1, 2 sind bei vermögensrechtlichen Streitigkeiten auch in anderen Fällen entsprechend anzuwenden, soweit unter den Parteien die Höhe einer Forderung streitig ist und die vollständige Aufklärung aller hierfür maßgebenden Umstände mit Schwierigkeiten verbunden ist, die zu der Bedeutung des streitigen Teiles der Forderung in keinem Verhältnis stehen.

Strafgesetzbuch (StGB) (Deutschland)

§ 34 *(Rechtfertigender Notstand)*
Wer in einer gegenwärtigen, nicht anders abwendbaren Gefahr für Leben, Leib, Freiheit, Ehre, Eigentum oder ein anderes Rechtsgut eine Tat begeht, um die Gefahr von sich oder einem anderen abzuwenden, handelt nicht rechtswidrig, wenn bei Abwägung der widerstreitenden Interessen, namentlich der betroffenen Rechtsgüter und des Grades der ihnen drohenden Gefahren, das geschützte Interesse das beeinträchtigte wesentlich überwiegt. Dies gilt jedoch nur, soweit die Tat ein angemessenes Mittel ist, die Gefahr abzuwenden.

§ 185 *(Beleidigung)*
Die Beleidigung wird mit Freiheitsstrafe bis zu einem Jahr oder mit Geldstrafe und, wenn die Beleidigung mittels einer Tätlichkeit begangen wird, mit Freiheitsstrafe bis zu zwei Jahren oder mit Geldstrafe bestraft.

§ 186 *(Üble Nachrede)*
Wer in Beziehung auf einen anderen eine Tatsache behauptet oder verbreitet, welche denselben verächtlich zu machen oder in der öffentlichen Meinung herabzuwürdigen geeignet ist, wird, wenn nicht diese Tatsache erweislich wahr ist, mit Freiheitsstrafe bis zu einem Jahr oder mit Geldstrafe und, wenn die Tat öffentlich oder durch Verbreiten von Schriften (§ 11 Abs. 3) begangen ist, mit Freiheitsstrafe bis zu zwei Jahren oder mit Geldstrafe bestraft.

§ 187 *(Verleumdung)*
Wer wider besseres Wissen in Beziehung auf einen anderen eine unwahre Tatsache behauptet oder verbreitet, welche denselben verächtlich zu machen oder in der öffentlichen Meinung herabzuwürdigen oder dessen Kredit zu gefähr-

den geeignet ist, wird mit Freiheitsstrafe bis zu zwei Jahren oder mit Geldstrafe und, wenn die Tat öffentlich, in einer Versammlung oder durch Verbreiten von Schriften (§ 11 Abs. 3) begangen ist, mit Freiheitstrafe bis zu fünf Jahren oder mit Geldstrafe bestraft.

§ 193 *(Wahrnehmung berechtigter Interessen)*
Tadelnde Urteile über wissenschaftliche, künstlerische oder gewerbliche Leistungen, desgleichen Äußerungen, welche zur Ausführung oder Verteidigung von Rechten oder zur Wahrnehmung berechtigter Interessen gemacht werden, sowie Vorhaltungen und Rügen der Vorgesetzten gegen ihre Untergebenen, dienstliche Anzeigen oder Urteile von seiten eines Beamten und ähnliche Fälle sind nur insofern strafbar, als das Vorhandensein einer Beleidigung aus der Form der Äußerung oder aus den Umständen, unter welchen sie geschah, hervorgeht.

§ 203 *(Verletzung von Privatgeheimnissen)*
(1) Wer unbefugt ein fremdes Geheimnis, namentlich ein zum persönlichen Lebensbereich gehörendes Geheimnis oder ein Betriebsoder Geschäftsgeheimnis, offenbart, das ihm als
1. Arzt, Zahnarzt, Tierarzt, Apotheker oder Angehörigen eines anderen Heilberufs, der für die Berufsausübung oder die Führung der Berufsbezeichnung eine staatlich geregelte Ausbildung erfordert,
2. Berufspsychologen mit staatlich anerkannter wissenschaftlicher Abschlußprüfung,
3. Rechtsanwalt, ...
6. Angehörigen eines Unternehmens der privaten Kranken-, Unfalloder Lebensversicherung oder einer privatärztlichen Verrechnungsstelle
anvertraut worden oder sonst bekanntgeworden ist, wird mit Freiheitsstrafe bis zu einem Jahr oder mit Geldstrafe bestraft.

§ 216 *(Tötung auf Verlangen)*
(1) Ist jemand durch das ausdrückliche und ernstliche Verlangen des Getöteten zur Tötung bestimmt worden, so ist auf Freiheitsstrafe von sechs Monaten bis zu fünf Jahren zu erkennen.
(2) Der Versuch ist strafbar.

§ 222 *(Fahrlässige Tötung)*
Wer durch Fahrlässigkeit den Tod eines Menschen verursacht, wird mit Freiheitsstrafe bis zu fünf Jahren oder mit Geldstrafe bestraft.

§ 223 *(Körperverletzung)*
(1) Wer einen anderen körperlich mißhandelt oder an der Gesundheit beschädigt, wird mit Freiheitsstrafe bis zu drei Jahren oder mit Geldstrafe bestraft.
(2) Ist die Handlung gegen Verwandte aufsteigender Linie begangen, so ist auf Freiheitsstrafe bis zu fünf Jahren oder auf Geldstrafe zu erkennen.

§ 230 *(Fahrlässige Körperverletzung)*
Wer durch Fahrlässigkeit die Körperverletzung eines anderen verursacht, wird mit Freiheitsstrafe bis zu drei Jahren oder mit Geldstrafe bestraft.

§ 240 *(Nötigung)*
(1) Wer einen anderen rechtswidrig mit Gewalt oder durch Drohung mit einem empfindlichen Übel zu einer Handlung, Duldung oder Unterlassung nötigt, wird mit Freiheitsstrafe bis zu drei Jahren oder mit Geldstrafe, in besonders schweren Fällen mit Freiheitsstrafe von sechs Monaten bis zu fünf Jahren bestraft.
(2) Rechtswidrig ist die Tat, wenn die Anwendung der Gewalt oder die Androhung des Übels zu dem angestrebten Zweck als verwerflich anzusehen ist.
(3) Der Versuch ist strafbar.

§ 278 *(Ausstellen unrichtiger Gesundheitszeugnisse)*
Ärzte und andere approbierte Medizinalpersonen, welche ein unrichtiges Zeugnis über den Gesundheitszustand eines Menschen zum Gebrauch bei einer Behörde oder Versicherungsgesellschaft wider besseres Wissen ausstellen, werden mit Freiheitsstrafen bis zu zwei Jahren oder mit Geldstrafe bestraft.

§ 330c *(Unterlassene Hilfeleistung)*
Wer bei Unglücksfällen oder gemeiner Gefahr oder Not nicht Hilfe leistet, obwohl dies erforderlich und ihm den Umständen nach zuzumuten, insbesondere ohne erhebliche eigene Gefahr und ohne Verletzung anderer wichtiger Pflichten möglich ist, wird mit Freiheitsstrafe bis zu einem Jahr oder mit Geldstrafe bestraft.

Strafgesetzbuch (StGB) (Österreich)

§ 77 *(Tötung auf Verlangen)*
Wer einen anderen auf dessen ernstliches und eindringliches Verlangen tötet, ist mit Freiheitsstrafe von sechs Monaten bis zu fünf Jahren zu bestrafen.

§ 78 *(Mitwirkung am Selbstmord)*
Wer einen anderen dazu verleitet, sich selbst zu töten, oder ihm dazu Hilfe leistet, ist mit Freiheitsstrafe von sechs Monaten bis zu fünf Jahren zu bestrafen.

§ 121 *(Verletzung von Berufsgeheimnissen)*
(1) Wer ein Geheimnis offenbart oder verwertet, das den Gesundheitszustand einer Person betrifft und das ihm bei berufsmäßiger Ausübung der Heilkunde, der Krankenpflege, der Geburtshilfe, der Arzneimittelkunde oder Vornahme medizinisch-technischer Untersuchungen oder bei berufsmäßiger Beschäftigung mit Aufgaben der Verwaltung einer Krankenanstalt oder mit Aufgaben der Kranken-, der Unfall-, der Lebensoder der Sozialversicherung ausschließlich kraft seines Berufes anvertraut worden oder zugänglich geworden ist und dessen Offenbarung oder Verwertung geeignet ist, ein berechtig-

tes Interesse der Person zu verletzen, die seine Tätigkeit in Anspruch genommen hat oder für die sie in Anspruch genommen worden ist, ist mit Freiheitsstrafe bis zu sechs Monaten oder mit Geldstrafe bis zu 360 Tagessätzen zu bestrafen.

Strafprozeßordnung (StPO) (Deutschland)

§ 153a *(Vorläufiges Absehen von Klage; vorläufiges Einstellen)*
(1) Mit Zustimmung des für die Eröffnung des Hauptverfahrens zuständigen Gerichts und des Beschuldigten kann die Staatsanwaltschaft bei einem Vergehen vorläufig von der Erhebung der öffentlichen Klage absehen und zugleich dem Beschuldigten auferlegen,
1. zur Wiedergutmachung des durch die Tat verursachten Schadens eine bestimmte Leistung zu erbringen,
2. einen Geldbetrag zugunsten einer gemeinnützigen Einrichtung oder der Staatskasse zu zahlen,
3. sonst gemeinnützige Leistungen zu erbringen oder
4. Unterhaltspflichten in einer bestimmten Höhe nachzukommen, ...

§ 170 *(Abschluß des Ermittlungsverfahrens)*
(1) Bieten die Ermittlungen genügenden Anlaß zur Erhebung der öffentlichen Klage, so erhebt die Staatsanwaltschaft sie durch Einreichung einer Anklageschrift bei dem zuständigen Gericht.
(2) Andernfalls stellt die Staatsanwaltschaft das Verfahren ein. Hiervon setzt sie den Beschuldigten in Kenntnis, wenn er als solcher vernommen worden ist oder ein Haftbefehl gegen ihn erlassen war; dasselbe gilt, wenn er um einen Bescheid gebeten hat oder wenn ein besonderes Interesse an der Bekanntgabe ersichtlich ist.

§ 467 *(Kosten bei Freispruch)*
(1) Wird der Angeschuldigte freigesprochen oder die Eröffnung des Hauptverfahrens gegen ihn abgelehnt oder das Verfahren gegen ihn eingestellt, so fallen die Kosten des Verfahrens und die notwendigen Auslagen des Angeschuldigten der Staatskasse zur Last.
(2) Die Kosten des Verfahrens, die der Angeschuldigte durch eine schuldhafte Säumnis verursacht hat, werden ihm auferlegt. Die ihm insoweit entstandenen Auslagen werden der Staatskasse nicht auferlegt.
(3) Die notwendigen Auslagen des Angeschuldigten werden der Staatskasse nicht auferlegt, wenn der Angeschuldigte die Erhebung der öffentlichen Klage dadurch veranlaßt hat, daß er in einer Selbstanzeige vorgetäuscht hat, die ihm zur Last gelegte Tat begangen zu haben. Das Gericht kann davon absehen, die notwendigen Auslagen des Angeschuldigten der Staatskasse aufzuerlegen, wenn er
1. die Erhebung der öffentlichen Klage dadurch veranlaßt hat, daß er sich selbst in wesentlichen Punkten wahrheitswidrig oder im Widerspruch zu seinen späteren Erklärungen belastet oder wesentliche entlastende Umstände verschwiegen hat, obwohl er sich zur Beschuldigung geäußert hat, oder

2. wegen einer Straftat nur deshalb nicht verurteilt wird, weil ein Verfahrenshindernis besteht.

(4) Stellt das Gericht das Verfahren nach einer Vorschrift ein, die dies nach seinem Ermessen zuläßt, so kann es davon absehen, die notwendigen Auslagen des Angeschuldigten der Staatskasse aufzuerlegen.

(5) Die notwendigen Auslagen des Angeschuldigten werden der Staatskasse nicht auferlegt, wenn das Verfahren nach vorangegangener vorläufiger Einstellung (§ 153 a) endgültig eingestellt wird.

§ 469 *(Kostenpflicht des Anzeigeerstatters)*
(1) Ist ein, wenn auch nur zur außergerichtliches Verfahren durch eine vorsätzlich oder leichtfertig erstattete unwahre Anzeige veranlaßt worden, so hat das Gericht dem Anzeigenden, nachdem er gehört worden ist, die Kosten des Verfahrens und die dem Beschuldigten erwachsenen notwendigen Auslagen aufzuerlegen. Die einem Nebenbeteiligten (431 Abs.1 Satz 1, §§ 442, 444 Abs.1 Satz 1) erwachsenen notwendigen Auslagen kann das Gericht dem Anzeigenden auferlegen.

(2) War noch kein Gericht mit der Sache befaßt, so ergeht die Entscheidung auf Antrag der Staatsanwaltschaft durch das Gericht, das für die Eröffnung des Hauptverfahrens zuständig gewesen wäre.

Bundesbeamtengesetz (BBG) (Deutschland)

§ 79 *(Sorgepflicht des Dienstherrn)*
Der Dienstherr hat im Rahmen des Dienstund Treueverhältnisses für das Wohl des Beamten und seiner Familie, auch für die Zeit nach Beendigung des Beamtenverhältnisses zu sorgen. Er schützt ihn bei seiner amtlichen Tätigkeit und in seiner Stellung als Beamter.

Berufsordnung für die deutschen Ärzte

§ 12 *(Ausstellung von Gutachten und Zeugnissen)*

Bei der Ausstellung ärztlicher Gutachten und Zeugnisse hat der Arzt mit der notwendigen Sorgfalt zu verfahren und nach bestem Wissen seine ärztliche Überzeugung auszusprechen. Der Zweck des Schriftstückes und sein Empfänger sind anzugeben.

Gutachten und Zeugnisse, zu deren Ausstellung der Arzt verpflichtet ist oder die auszustellen er übernommen hat, sind innerhalb einer angemessenen Frist abzugeben.

Dies gilt auch für die Ausstellung von Zeugnissen für Mitarbeiter und Ärzte in Weiterbildung.

§ 15 *(Kollegiales Verhalten)*
(1) Der Arzt hat seinen Kollegen durch rücksichtsvolles Verhalten Achtung zu erweisen. Die Verpflichtung des Arztes nach

12 Satz 1, in einem Gutachten, auch soweit es die Behandlungsweise eines anderen Arztes betrifft, nach bestem Wissen seine ärztliche Überzeugung auszusprechen, bleibt unberührt. Unsachliche Kritik an der Behandlungsweise oder dem beruflichen Wissen eines Arztes sowie herabsetzende Äußerungen über seine Person sind berufsunwürdig.

Ärztegesetz (Österreich)

§ 26 *(Berufsgeheimnis)*
(1) Der Arzt ist zur Wahrung der ihm in Ausübung seines Berufes anvertrauten oder bekanntgewordenen Geheimnisse verpflichtet.
(2) Die im Abs. 1 vorgesehene Verpflichtung besteht nicht wenn,
1. die durch die Offenbarung des Geheimnisses bedrohte Person den Arzt von der Geheimhaltung entbunden hat,
2. die Offenbarung des Geheimnisses nach Art und Inhalt durch Interessen der öffentlichen Gesundheitspflege oder der Rechtspflege gerechtfertigt ist,
3. nach gesetzlichen Vorschriften eine Meldung des Arztes über den Gesundheitszustand bestimmter Personen vorgeschrieben ist,
4. Mitteilungen oder Befunde des Arztes über Krankheiten und Gebrechen des Versicherten an Träger der Sozialversicherung erforderlich sind.
(3) Außer im Falle einer behördlichen Anfrage nach Abs. 2 Z 2 kann der Arzt eine Erklärung darüber, ob ein Interesse der öffentlichen Gesundheitspflege an der Offenbarung des Geheimnisses vorliegt, von der Bezirksverwaltungsbehörde verlangen.
(4) Die im Abs. 1 vorgesehene Verpflichtung besteht weiters dann nicht, wenn die für die Honorarbzw. Medikamentenabrechnung gegenüber den Krankenversicherungsträgern, Krankenanstalten, sonstigen Kostenträgern oder Patienten erforderlichen Unterlagen zum Zweck der Abrechnung, auch im automationsunterstützten Verfahren, Dienstleistungsunternehmen überlassen werden. Eine allfällige Speicherung darf nur so erfolgen, daß Betroffene weder bestimmt werden können noch mit hoher Wahrscheinlichkeit bestimmbar sind. Diese anonymen Daten sind ausschließlich mit Zustimmung des Auftraggebers an die zuständige Ärztekammer über deren Verlangen weiterzugeben.

Gebührenordnung für Ärzte (GOÄ, 1.7.1988) (Deutschland)

§ 5 *(Bemessung der Gebühren für Leistungen des Gebührenverzeichnisses)*
(1) Die Höhe der einzelnen Gebühr bemißt sich nach dem Einfachen bis Dreieinhalbfachen des Gebührensatzes. Gebührensatz ist der Betrag, der sich ergibt, wenn die Punktzahl der einzelnen Leistung des Gebührenverzeichnisses mit dem Punktwert vervielfacht wird. Der Punktwert beträgt 11 Deutsche Pfennige.
Bei der Bemessung der Gebühren sind Bruchteile von Pfennigen auf volle Pfennigbeträge abzurunden.
(2) Innerhalb des Gebührenrahmens sind die Gebühren unter Berücksichtigung der Schwierigkeit und des Zeitaufwandes der einzelnen Leistung sowie

der Umstände bei der Ausführung nach billigem Ermessen zu bestimmen. Die Schwierigkeit der einzelnen Leistung kann auch durch die Schwierigkeit des Krankheitsfalles begründet sein; dies gilt nicht für die in Absatz 3 genannten Leistungen. Bemessungskriterien, die bereits in der Leistungsbeschreibung berücksichtigt worden sind, haben hierbei außer Betracht zu bleiben.

(3) Gebühren für die in den Abschnitten A, E, M, O und Q des Gebührenverzeichnisses genannten Leistungen bemessen sich nach dem Einfachen bis Zweieinhalbfachen des Gebührensatzes. Absatz 2 Satz 4 gilt mit der Maßgabe, daß an die Stelle des 2,3fachen des Gebührensatzes das 1,8fache des Gebührensatzes tritt.

§ 6 *(Gebühren für andere Leistungen)*

(1) Erbringen Mund-Kiefer-Gesichts-Chirurgen, Hals-Nasen-Ohren-Ärzte oder Chirurgen Leistungen, die im Gebührenverzeichnis für zahnärztliche Leistungen Anlage zur Gebührenordnung für Zahnärzte vom 22. Oktober 1987 (BGBl. IS. 2316) aufgeführt sind, sind die Vergütungen für diese Leistungen nach den Vorschriften der Gebührenordnung für Zahnärzte in der jeweils geltenden Fassung zu berechnen.

(2) Selbständige ärztliche Leistungen, die in das Gebührenverzeichnis nicht aufgenommen sind, können entsprechend einer nach Art, Kosten- und Zeitaufwand gleichwertigen Leistung des Gebührenverzeichnisses berechnet werden.

§ 6a *(Gebühren bei stationärer Behandlung)*

(1) Bei stationären und teilstationären privatärztlichen Leistungen sind die nach dieser Verordnung berechneten Gebühren um 15 % zu mindern, in diesem Umfang gilt 4 Abs. 3 nicht.

(2) Neben den nach Abs. 1 Satz 1 geminderten Gebühren darf der Arzt Kosten nicht berechnen; die §§ 7 bis 10 bleiben unberührt.

§ 12 *(Fälligkeit und Abrechnung der Vergütung; Rechnung)*

(1) Die Vergütung wird fällig, wenn dem Zahlungspflichtigen eine dieser Verordnung entsprechende Rechnung erteilt worden ist.

(2) Die Rechnung muß insbesondere enthalten:

1. das Datum der Erbringung der Leistung,
2. bei Gebühren die Nummer und die Bezeichnung der einzelnen berechneten Leistung sowie den jeweiligen Betrag und den Steigerungssatz,
3. bei Gebühren für stationäre und teilstationäre privatärztliche Leistungen zusätzlich den Minderungsbetrag nach § 6a,
4. bei Entschädigungen nach den §§ 7 bis 9 den Betrag, die Art der Entschädigung und die Berechnung,
5. bei Ersatz von Auslagen nach § 10 den Betrag und die Art der Entschädigung und die Berechnung, Auslage; übersteigt der Betrag der einzelnen Auslage 50 Deutsche Mark, ist der Beleg oder ein sonstiger Nachweis beizufügen,

(3) bei Erbringung stationärer oder teilstationärer privatärztlicher Leistungen den Minderungsbetrag nach § 6a Abs. 1.

Überschreitet die berechnete Gebühr nach Absatz 2 Nr. 2 das 2,3fache des Gebührensatzes, ist dies schriftlich zu begründen; das gleiche gilt bei den in § 5

Abs. 3 genannten Leistungen, wenn das 1,8fache des Gebührensatzes über-schritten wird.

Auf Verlangen ist die Begründung näher zu erläutern. Die Bezeichnung der Leistung nach Absatz 2 Nummer 2 kann entfallen, wenn der Rechnung eine Zusammenstellung beigefügt wird, der die Bezeichnung für die abgerechnete Leistungsnummer entnommen werden kann. Leistungen, die auf Verlangen er-bracht worden sind (§ 1 Abs. 2 Satz 2), sind als solche zu bezeichnen.

(4) Wird eine Leistung nach § 6 Abs. 2 berechnet, ist die entsprechend bewer-tete Leistung für den Zahlungspflichtigen verständlich zu beschreiben und mit dem Hinweis "entsprechend" sowie der Nummer und der Bezeichnung zu ver-sehen.

(5) Durch Vereinbarung mit den in § 11 Abs. 1 genannten Leistungsund Ko-stenträgern kann eine von den Vorschriften der Absätze 1 bis 4 abweichende Regelung getroffen werden.

Gesetz über die Entschädigung von Zeugen und Sachverstän-digen (ZSEG) (Deutschland)

§ 3 *(Entschädigung von Sachverständigen)*
(1) Sachverständige werden für ihre Leistung entschädigt.
(2) Die Entschädigung betragt für jede Stunde der erforderlichen Zeit 40 bis 70 Deutsche Mark. Für die Bemessung des Stundensatzes sind der Grad der er-forderlichen Fachkenntnisse, die Schwierigkeit der Leistung, ein nicht ander-weitig abzugeltender Aufwand für die notwendige Benutzung technischer Vor-richtungen und besondere Umstände maßgebend, unter denen das Gutachten zu erarbeiten war; der Stundensatz ist einheitlich für die gesamte erforderliche Zeit zu bemessen ...

Anschriften der Schlichtungs- und Gutachterstellen der Ärzte-kammern

Gutachterkommission für Fragen ärztlicher Haftpflicht bei der Landesärzte-kammer Baden-Württemberg
– für den Bereich der Bezirksärztekammer Nordbaden –
Keßlerstraße 1
7500 Karlsruhe 21
– für den Bereich der Bezirksärztekammer Nordwürttemberg –
Jahnstraße 32
7000 Stuttgart 70
– für den Bereich der Bezirksärztekammer Südbaden –
Sundgauallee 27
7800 Freiburg
– für den Bereich der Bezirksärztekammer Südwürttemberg –
Wächterstraße 76
7400 Tübingen

Schlichtungsstelle bei der Bayerischen Landesärztekammer
Mühlbauerstraße 16
8000 München 80

Schlichtungsstelle für Arzthaftpflichtfragen der norddeutschen Ärztekammern
Berliner Allee 20
3000 Hannover 1
(Ärztekammern Berlin, Bremen, Hamburg, Niedersachsen, Schleswig-Holstein)

Gutachterkommission für ärztliche Behandlungsfehler bei der Ärztkammer Nordrhein
Tersteegenstraße 31
4000 Düsseldorf 30

Gutachter- und Schlichtungsstelle bei der Ärztekammer des Saarlandes
Faktoreistraße 4
6600 Saarbrücken

Gutachter- und Schlichtungsstelle für ärztliche Behandlungsfehler der Landesärztekammern Hessen und Rheinland-Pfalz
Broßstraße 6
6000 Frankfurt am Main 90

Gutachterkommission für ärztliche Haftpflichtfragen bei der Ärztekammer Westfalen-Lippe
Kaiser-Wilhelm-Ring 4/6
4400 Münster

Bundesaufsichtsamt

Das Bundesausichtsamt für das Versicherungswesen
Ludwigkirchplatz 3-4
1000 Berlin 15

Anschriften von Patientenschutzverbänden und Vereinigungen, die sich für die Rechte des Patienten einsetzen

Allgemeiner Patientenverband e.V. (APV)
Postfach 1126
3550 Marburg

Arbeitskreis „Kunstfehler in der Geburtshilfe (AKG)" e.V.
c/o Ulla und Pejo Boeck
Düsseldorfer Straße 19

432

4600 Dortmund

Dachverband psychosozialer Hilfsvereinigungen e.V.
Graurheindorfer Straße 15
5300 Bonn 1

Deutsche Gesellschaft für Soziale Psychiatrie in der BRD e.V.
Hindenburgstraße 1
3050 Wunstorf 1

Deutsche Patientenschaft e.V. (DP)
Königstor 17
3500 Kassel

Deutscher Patientenschutzbund e.V. (DPS9
Adenauerallee 94
5300 Bonn

Interessengemeinschaft zum Schutz von Unfallgeschädigten und Behinderten
e.V. (ISU)
Kronberger Straße 27
6000 Frankfurt/Main 1

Deutscher Verbraucherschutzverband e.v. (DVS)
Fichtenstraße 2
6272 Niedernhausen

Kommission für Verstöße der Psychiatrie gegen Menschenrechte e.V.
Lindwurmstraße 29
8000 München 2

Patientenhilfe e.V.
Postfach 313
8000 München 22

PRO FAMILIA, Deutsche Gesellschaft für Sexualberatung und Familienplanung
Anschriften in zahlreichen Städten, siehe örtliches Telefonbuch

Vereinigung med.-chir. Geschädigter e.V.
Landsberger Str. 265
8000 München 21

„Zuflucht" Frankfurt Gemeinnützige Bürgerhilfe e.V.
Postfach 700754
6000 Frankfurt/Main 70

Abkürzungen

ABGB	Allgemeines Bürgerliches Gesetzbuch
AG	Amtsgericht
Az	Aktenzeichen
BGB	Bürgerliches Gesetzbuch
BGH	Bundesgerichtshof
BGHSt(Z)	Amtliche Sammlung der Entscheidungen des
BGH	in Strafsachen (Zivilsachen)
BVerfG	Bundesverfassungsgericht
DMW	Deutsche Medizinische Wochenschrift
GOÄ	Gebührenordnung für Ärzte
LG	Landgericht
LBG	Landesberufsgericht
LSG	Landessozialgericht
MÄA	Münchner Ärztliche Anzeigen
MedR	Medizinrecht
MMW	Münchner Medizinische Wochenschrift
NJW	Neue Juristische Wochenschrift
NStZ	Neue Zeitschrift für Strafrecht
OGH	Oberster Gerichtshof
OLG	Oberlandesgericht
OVG	Oberverwaltungsgericht
OR	Obligationenrecht
SG	Sozialgericht
StGB	Strafgesetzbuch
StPO	Strafprozeßordnung
VersR	Zeitschrift für Versicherungsrecht
ZSEG	Gesetz über die Entschädigung von Zeugen und Sachverständigen

Einige der den Kapiteln vorgestellten Zitate stammen aus:
Hönes, „Seit Äskulaps Zeiten", Drei Lilien Verlag GmbH, 1988

Quellennachweis

I. Kapitel: Medizinbetrieb und Rechtsprechung

(1) Medical Tribune, 11.4.1986
(2) Die Neue Ärztliche, 27.11.1985
(3) Arzt heute, 14.5.1986
(4) Medical Tribune, 27.3.1987
(5) Ärztliche Praxis, 10.10.1987
(6) Ärzte Zeitung, 3.7.1986
(7) Die Neue Ärztliche, 29.8.1988
(8) DER SPIEGEL 24 (1987) 134
(9) Schwimann/Harrer, Praxiskommentar zum Allgemeinen Bürgerlichen Gesetzbuch, Band 5
(10) Österreich:
Jarosch/Müller/Piegler, Das Schmerzengeld in medizinischer und juristischer Sicht
Hörzeringer/Ungeringer/ Zitta, Schmerzengeld und Verunstal tungsentschädigung
Deutschland:
Hacks/Ring/Böhm, Schmerzensgeld, Beträge
Kuntz, Schmerzensgeld
Schweiz:
Hütte, Die Genugtuung
(11) OGH, Urt. v. 03.12.1985 – 5 Ob 608/84
(12) Süddeutsche Zeitung, 6.11.1986
(13) Abendzeitung München, 10.5.1988
(14) Die Neue Ärztliche, 1.6.1988
(15) Die Neue Ärztliche, 29.7.1988 und 1.8.1988
(16) Die Neue Ärztliche, 8.4.1988 – Ärztliche Praxis, 12.11.1988; VGH München 3 B 87.02213
(17) Ärztliche Praxis, 13.2.1988
(18) Medical Tribune, 20.5.1986
(19) Arzt heute, 3.6.1986

(20) Ärztliche Kunst – Ärztlicher Pfusch?
Fernsehsendung BR 3, 8.9.1987
(21) Praxis-Kurier, 4.11.1987
(22) Deutsches Ärzteblatt 39 (1987) A-2505
(23) Wochenendschlampereien im Krankenhaus
Fernsehsendung ARD, 7.4.1988
(24) DER SPIEGEL 3 (1988) 76
(25) Bayerisches Ärzteblatt 5 (1988) 173 und MÄA, 21.5.1988
(26) Ärztliche Praxis, 7.6.1988
(27) Schweizer Medizinische Wochenschrift 116 (1986) 346
(28) Süddeutsche Zeitung, 18.6.1986
(29) Der Kassenarzt 33 (1987) 3
(30) Der Kassenarzt 20 (1987) 3
(31) Süddeutsche Zeitung, 30.1.1988 und 28.4.1988
(32) Ärzte Zeitung, 19.11.1987
(33) Horeyseck, Unfallchirurgie, Band 2, 123
(34) Ärzte Zeitung, 7.3.1988
(35) Ärzte Zeitung, 18.3.1988
(36) DER SPIEGEL 22 (1988) 60
(37) OLG Düsseldorf, Urt. v. 4.6.1987 – 8 U 113/85; NJW 1988, 2307
(38) Ärzte Zeitung, 28.6.1988
(39) AG Burgdorf, Urt. v. 15.10.1984 – 3 C 204/84; NJW 1985, 681
(40) Ärzte Zeitung, 3.6.1986 LG München, Urt. v. 8.11.1983 - 2 S 1327/83
(41) Medical Tribune, 7.3.1986
(42) MedWelt 33 (1982) 1265

(43) MedWelt 33 (1982) 1279
(44) Ärzte Zeitung, 24.2.1986
(45) Ärzte Zeitung, 27.5.1987
(46) BGH, Urt. v. 23.10.1979 – VI
ZR 197/78; NJW, 1980, 633
(47) BGH, Urt. v. 22.4.1980 – VI
ZR 37/79; NJW 1980, 1905
(48) MedR 1986, 14
(49) Die Neue Ärztliche, 17.8.1988
BGH, Urt. v. 28.6.1988 – VI
ZR 288/87; NJW 1988, 2946
(50) Ärzte Zeitung, 3.3.1988
(51) Wiegand, Arzt und Recht, Berner Tage für die juristische Praxis 1984
(52) Ärzte Zeitung, 21.10.1988
(53) Geigel, Haftpflichtprozeß
(54) MedR 1985, 109
(55) MedR 1985, 110
(56) Süddeutsche Zeitung, 14. und
15.7.1988
(57) Ärzte Zeitung, 15.8.1988 – AG
Berlin 265-158/87
(58) Ärzte Zeitung, 11.9.1987
(59) Die Neue Ärztliche, 25.3.1988
(60) NJW 1982, 680 und NJW
1983, 317
(61) Süddeutsche Zeitung, 4.1.1989
– QUICK, 1.2.1989, Seite
16 ff.
(62) KV Intern, Nr.90, Juni 1988
(63) SG München S 32 Ka 72/88
SG München S 33 Ka 73/88
SG München S 38 Ka 123/88
(64) Ruhr-Nachrichten, 20.12.1988
(65) Westdeutsche Allgemeine Zeitung (WAZ), 20.12.1988
(66) Der Funkstreifzug: Der Staatsanwalt im Sprechzimmer – Wie falsch rechnen Ärzte ab? Hörfunksendung, Bayern 1, 02.12.1988
(67) LG Frankfurt, Urt. v. 2.11.1984 – 2/10 O 215/83; NJW 1985, 2767
(68) Ärzte Zeitung, 11.9.1987
(69) KV Intern, Nr.90, Juni 1988
(70) Rieger, Lexikon des Arzt-

rechts, Rz 569 ff
(71) BGH, Urt. v. 7.5.1985 – VI ZR
224/83; NJW 1985,2193
(72) Münchner Ärztliche Anzeigen,
7.5.1988
(73) OLG Bremen, Urt. v.
31.7.1979 – 1 U 47/79 (b);
NJW 1980, 644
(74) BGH, Urt. v. 23.11.1982 – VI
ZR 222/79; NJW 1983, 328 –
BGH-VI ZR 76/88; Die Neue
Ärztliche, 2.2.1989.
(75) BGH, Beschluß v. 4.7.1984 –
VIa ZB 18/83; VersR 1984,
983
(76) OLG Hamburg, Beschluß v.
20.11.1984 – 1 W 39/84;
VersR 1985, 866
(77) MedWelt 31 (1980) 1563
(78) BGH, Urt. v. 20.9.1983 – VI
ZR 35/82; NJW 1984, 661
(79) Steffen, Neue Entwicklungslinien der BGH-Rechtsprechung zum Arzthaftungsrecht,
1984, 76
(80) MÄA 10 (1987) 16
(81) Arzt heute, 28.5.1986
(82) Ärzte Zeitung, 10.6.1988
(83) Ärzte Zeitung, 18.2.1988
(84) Die Neue Ärztliche, 25.8.1988
(85) BVerfG, Beschluß vom
25.7.1979 – 2 BVR 878/74;
NJW 1979, 1925
(86) OLG Celle, Urt. v. 14.10.1976,
VersR 1976, 1178
(87) BGH, Urt. v. 17.10.1961,
VersR 1961, 1118
(88) OLG Nürnberg, 19.1.1953 – 2
U 22/52
(89) OLG Düsseldorf, Urt. v.
3012.1985 – 8 U 198/84;
NJW 1986, 1548
(90) Die Neue Ärztliche, 3.5.1988
(91) LG Koblenz, Urt. v. 10.9.1987
– 3 S 476/86; NJW 1988,1521
(92) BGH, Urt. v. 11.6.1968 – VI
ZR 116/67
(93) BGH, Urt. v. 3.11.1981 – VI

ZR 119/80; NJW 1982, 699

(94) MedWelt 34 (1983) 184

(95) BGH, Urt. v. 10.3.1981 – VI
ZR 202/79; NJW 1981, 2002

(96) BGH, Urt. v. 27.9.1983 – VI
ZR 230/81; NJW 1984, 655

(97) BGH, Urt. v. 27.6.1978 – VI
ZR 183/76; NJW 1978, 2337
und BGH, Urt. v. 21.9.1982 –
VI ZR 302 80; NJW 1983; 333

(98) BGH, Urt. v. 6.11.1962 – VI
ZR 29/62

(99) BGH, Urt. v. 18.3.1986 – VI
ZR 215/84; NJW 1986, 2365

(100) BGH, Urt. v. 9.11.1982 – VI
ZR 23/81; NJW 1983, 332

(101) BGH, Urt. v. 11.10.1977 – VI
ZR 110/75; NJW 1978, 584

(102) Ärzte Zeitung, 4.9.1987 BGH
VI ZR 193/86

(103) Ärzte Zeitung, 19.10.1987

(104) Ärzte Zeitung, 20.10.1987

(105) Ärzte Zeitung, 27.1.1988 BGH
– IV ZR 147/86

(106) NJW 1986, 749

(107) MMW 127 (1985) 80

(108) status 23 (1985) 22

(109) MMW 127 (1985) 81

(110) status 23 (1985) 22

(111) Ärzte Zeitung, 18.2.1988

(112) LG Aurich, Beschluß v.
16.3.1984 – 6 O 58/84; NJW
1986, 792

(113) Abendzeitung München,
21.2.1984

(114) LBG München – Ä – 1/87

(115) Ärztliche Praxis, 27.2.1988

(116) Hamburger Morgenpost,
10.1.1984

(117) DER SPIEGEL 22 (1988) 88

(118) Ärzte Zeitung, 28.4.1988

(119) Die Neue Ärztliche, 6.2.1986

(120) NJW 1975, 1463

(121) Ärzte Zeitung, 20.10.1987

(122) Der Deutsche Arzt 2
(1980) 26

(123) Ärzte Zeitung, 3.7.1986

(124) Ärzte Zeitung, 13.9.1988

(125) Die Neue Ärztliche, 22.5.1986

(126) Süddeutsche Zeitung,
16.5.1986

(127) Ärzte Zeitung, 23.6.1987

(128) Der Frauenarzt 3 (1988) 283

(129) Deutsches Ärzteblatt 1987,
A-1643

(130) Zeitschrift für Allgemeinmedizin, 1988, 664

(131) Leukaf-Steininger, Kommentar zum StGB, § 78

(132) Dreher-Tröndle, Strafgesetzbuch, § 216

(133) Zeitschrift für Rechtspolitik,
1988, 1

(134) LG Ravensburg, Urt. v.
3.12.1986 – 3 KLs 31/86;
MedR 1987, 196

(135) Süddeutsche Zeitung,
8.10.1988

(136) Süddeutsche Zeitung,
20.10.1988

(137) BGH, Beschluß v. 8.7.1987 – 2
StR 298/87; NJW 1988, 1532

(138) Ärzte Zeitung, 2.2.1989

II. Kapitel: Behandlungsfehler

(1) Ärzte Zeitung, 18.7.1986

(2) BGH, Urt. v. 12.12.1967 – VI
ZR 71/66

(3) BGH, Urt. v. 11.10.1977 – VI
ZR 110/75; NJW 1978, 584

(4) BGH, Urt. v. 30.11.1982 – VI
ZR 77/81; MedR 1983, 104

(5) Ärzte Zeitung, 4.9.1987 – BGH,
VI ZR 257/86

(6) BGH, 1 StR 360/79

(7) BGH, Urt. v. 20.9.1983 – VI ZR
35/82; NJW 1984, 661

(8) Der Deutsche Arzt 9 (1986) 26

BGH, Urt. v. 29.10.1985 – VI ZR 85/84

(9) BGH, Urt. v. 9.11.1982 – VI ZR 23/81; NJW 1983, 332

(10) BGH, Urt. v. 9.5.1978 – VI ZR 81/77; NJW 1978, 1683

(11) BGH, Urt. v. 10.1.1984 – VI ZR 158/82; NJW 1984, 1400

(12) BGH, Urt. v. 27.9.1983 – VI ZR 230/81; NJW 1984, 655 und BGH, Urt. v. 7.5.1985 – VI ZR 224/83; NJW 1985, 2193

(13) BGH, Urt. v. 21.6.1960 – 1 StR 186/60

(14) MedWelt 31 (1980) 413

(15) Die Neue Ärztliche, 4.1.1989

(16) Die Neue Ärztliche, 29.6.1987 – LG Landau 2 O 86/84

(17) Ärzte Zeitung, 4.7.1988

(18) OLG Düsseldorf, Urt. v. 6.12.1984 – 8 U 224/81; NJW 1985, 685

(19) OLG Düsseldorf, Urt. v. 6.12.1984 – 8 U 207/82; NJW 1985, 685

(20) OLG Celle, Urt. v. 28.5.1980 – 1 U 32/79; VersR 1981, 684

(21) OLG Düsseldorf, Urt. v. 4.6.1987 – 8 U 113/85; VersR 1988, 40

(22) OLG Köln, Urt. v. 22.1.1987 – 7 U 193/86; VersR 1988, 44

(23) Medical Tribune, 9.6.1987

(24) Der Kassenarzt 25 (1986) 25

(25) Medical Tribune, 7.10.1988

(26) Die Neue Ärztliche, 22.4.1988

(27) Ärzte Zeitung, 8.6.1988

(28) Medical Tribune, 29.8.1988

(29) Ärztliche Praxis, 13.8.1988

(30) Medical Tribune, 28.10.1988 – LG Mainz 7 O 345/87

(31) AG Groß-Gerau, Urt. v. 30.7.1981 – 14 Js 37.888/79 – 3 Ls; NJW 1982, 709

(32) Die Neue Ärztliche, 6.5.1986 – LG Memmingen 2 O 258/84

(33) BGH VI ZR 68/86

(34) Fortschritte der Medizin 21 (1987) 52

(35) OLG Düsseldorf, Urt. v. 2.10.1985 8 U 100/83; NJW 1986, 790

(36) BGH, Urt. v. 3.2.1987 – VI ZR 56/86; NJW 1987, 1482

(37) OLG Düsseldorf, Urt. v. 15.11.1984 8 U 189/83; NJW 1985, 684

(38) Ärzte Zeitung, 27.1.1988

(39) Schweiz. Rundschau Med. (Praxis) 76 (1987) 1352

(40) BGH, Urt. v. 18.1.1983 – VI ZR 114/81; NJW 1983, 1371

(41) OLG Hamm, Urt. v. 27.4.1981 – 3 U 307/80

(42) BGH, Urt. v. 9.7.1985 – VI ZR 244/83; NJW 1985, 2752

(43) BGH, Urt. v. 27.11.1984 – VI ZR 43/83; NJW 1985, 671

(44) OLG Braunschweig, Beschluß v. 11.9.1979 – 2 W 82/79; NJW 1980, 643

(45) BGH, Urt. v. 18.3.1980 – VI ZR 247/78; NJW 1980, 1452

(46) LG Berlin, Urt. v. 17.1.1985 – 20 O 142/84; NJW 1985, 2200

(47) BVerfG, Beschluß vom 29.7.1988 – 2 BvR 898/88; NJW 1988, 2945

(48) OGH, Urt. v. 22. 6.1961 – 1 Ob 221/61

(49) OGH, Urt. v. 24. 2.1982 – 3 Ob 648/81

(50) OGH, Urt. v. 15. 2.1983 – 5 Ob 652/81

(51) DER SPIEGEL 22 (1988) 67

(52) BGE 105 II 284 (1980)

(53) Ärzte Zeitung, 25.8.1987 – LG Mönchengladbach 1 O 199/75

(54) Süddeutsche Zeitung, 19.3.1988

(55) Ärztliche Praxis, 9.8.1988

(56) LG Marburg – VII Js 9281/85

(57) Hessisches Ärzteblatt 9/1980

(58) BGH, Urt. v. 28.1.1986 – VI ZR 83/85; NJW 1986, 2367

(59) Hessisches Ärzteblatt 9/1980

(60) BGH, Urt. v. 3.4.1985 – 2 StR
63/85; NStZ 1985, 409
(61) BGH, Urt. v. 20.2.1979 – VI ZR
48/78; NJW 1979, 1248
(62) Deutsches Ärzteblatt 1975,
1694

(63) BGHSt 2,296,298
(64) Dt.Med.Wschr. 1963, 965,971
(65) Die Neue Ärztliche, 2.8.1988 –
LG Hanau – 1 O 580/88

III. Kapitel: Verstöße gegen die Aufklärungspflicht

(1) OGH, Urt. v. 19.12.1984 – 3 Ob
562/84
(2) OGH, Urt. v. 15.12.1964 – 8 Ob
342/64
(3) OGH, Urt. v. 25. 3.1955 – 7 Ob
111/55
(4) OGH, Urt. v. 17. 3.1982 – 6 Ob
564/82
(5) OGH Urt. v. 15. 2.1983 – 5 Ob
557/81
(6) NJW 1971, 241
(7) BGH, Urt. v. 24.2.1981 – VI ZR
168/79; NJW 1981, 1319
(8) LG Hannover, Urt. v. 4.2.1981
– 11 S 244/80; NJW 1981, 1320
(9) BGH, Urt. v. 22.2.1978 – 2 StR
372/77; NJW 1978, 1206
(10) BGH, Urt. v. 2.11.1976 – VI ZR
134/75; NJW 1977, 337
(11) OLG Stuttgart, Urt. v.
28.12.1984 – 1 U 136/82
(12) BGH, Urt. v. 24.6.1980 – VI ZR
7/79; NJW 1980, 2751
(13) BGH, Urt. v. 22.1.1980 – VI ZR
263/78; NJW 1980, 1333
(14) BGH, Urt. v. 15.5.1979 – VI ZR
70/77; NJW 1979, 1933
(15) BGH, Urt. v. 3.4.1984 – VI ZR
195/82; NJW 1984, 2629
(16) OLG Frankfurt, Urt. v.
12.1.1983 – 9 U 10/82; NJW
1983, 1382
(17) OLG Düsseldorf, Urt. v.
6.12.1984 – 8 U 224/81; NJW
1985, 685
(18) OLG Düsseldorf, Urt. v.
6.12.1984 – 8 U 207/82; NJW
1985, 685

(19) OLG Celle, Urt. v. 28.5.1980 – 1
U 32/79; VersR 1981, 684
(20) BGH, Urt. v. 27.9.1977 – VI ZR
162/76; NJW 1978, 587
(21) OLG Celle, Urt. v. 17.8.1977 1
U 8/77; NJW 1978,593
(22) OLG Hamm, Urt. v. 26.11.1975
– 3 U 64/75; NJW 1976, 1157
(23) BGH, Urt. v. 7.2.1984 – VI ZR
174/82; NJW 1984, 1397
(24) BGH, Urt. v. 7.2.1984 – VI ZR
188/82; NJW 1984, 1395
(25) OLG Koblenz 1 U 1399/84
(26) BGH, Urt. v. 26.2.1985 – VI ZR
124/83; NJW 1985, 2192
(27) BGH, Urt. v. 28.2.1984 – VI ZR
70/82; NJW 1984, 1807
(28) Die Neue Ärztliche, 28.7.1988 –
LG Gießen – 4 O 551/84
(29) LG Lübeck, Urt. v. 13.11.1984 –
2 O 611/82; NJW 1985, 2197
(30) Süddeutsche Zeitung, 15. November 1988; BGH – 2 StR
93/88
(31) OLG München, Urt. v.
28.7.1983 – 1 U 1459/83; NJW
1984, 1412
(32) Medical Tribune, 9.5.1986
(33) BGHZ 29,176
(34) BGH, Urt. v. 1.2.1983 – VI ZR
104/81; NJW 1983, 2630
(35) Ärzte Zeitung, 30.4.1986
(36) AG Köln, Urt. v. 6.6.1980 – 120
C 154/80; NJW 1980, 2756
(37) BGH, Urt. v. 27.10.1987 – VI
ZR 288/86; NJW 1988, 759
(38) DER SPIEGEL 35 (1987) 63

(39) Die Neue Ärztliche, 9.6.1987
(40) Ärzte Zeitung, 30.9.1987
(41) Ärzte Zeitung, 3.3.1988
(42) Ärzte Zeitung, 15.4.1988
(43) Die Neue Ärztliche, 2.11.1988
(44) BG vom 16.5.1986, BGBl 293, über Maßnahmen gegen die Verbreitung des erworbenen Immundefektsyndroms (AIDS-Gesetz)
(45) MedR, 1988, 217
(46) Ärzte Zeitung, 31.8.1987
(47) Ärzte Zeitung, 15.2.1988
(48) Ärzte Zeitung, 13.6.1988
(49) Süddeutsche Zeitung, 17.11.1987
(50) Süddeutsche Zeitung, 5.11.1988 BGH, Urt. v. 4.11.1988 – 1 StR 262/88
(51) Die Neue Ärztliche, 11.3.1987
(52) Die Neue Ärztliche, 28.4.1988
(53) Süddeutsche Zeitung, 14. und 15.07.1988

IV. Kapitel: Medikamente – Nebenwirkungen und Erprobung

(1) Münch.med.Wschr. 123 (1981) 448
(2) Deutsches Ärzteblatt (1988) A-2905
(3) Die Neue Ärztliche, 20.4.1988
(4) Münch.med.Wschr. 127 (1985) 17
(5) Der niedergelassene Arzt, 15.2.1988
(6) NJW 1977, 1094
(7) NJW 1978, 1182
(8) NJW 1979, 2329
(9) Süddeutsche Zeitung, 7.3.1988
(10) Arzt heute, 4.4.1986
(11) Ärzte Zeitung, 30.4.1986
(12) Die Neue Ärztliche, 21.4.1986
(13) Fernsehsendung ORF 2, 25.3.1988 Betrifft: Gefährliche Arzneien – Der mißbrauchte Patient
(14) Medical Tribune, 15.5.1987
(15) Deutsches Ärzteblatt 23 (1987) A-1643
(16) LG Konstanz – 5 O 74/72
(17) BGH, Urt. v. 27.10.1981 – VI ZR 69/80; NJW 1982, 697
(18) OLG Celle, Urt. v. 2.5.1983 1 U 37/83
(19) Die Neue Ärztliche, 24.10.1988

V. Kapitel: Staatlicher Dirigismus führt zu mangelhafter Ausbildung

(1) Medical Tribune, 9.5.1986
(2) Ärzte Zeitung, 25.10.1988
(3) Ärzte Zeitung, 29.7.1987
(4) Ärztliche Praxis, 29.9.1987
(5) DER SPIEGEL 10 (1988) 63
(6) Deutsches Ärzteblatt 1988, C-141
(7) Ärzte Zeitung, 10.2.1988
(8) Ärzte Zeitung, 9.3.1988
(9) Deutsches Ärzteblatt 1988, C-409
(10) selecta, 26.12.1988, 3616
(11) Ärzte Zeitung, 14.6.1988
(12) Ärzte Magazin 33 (1988) 9
(13) Anästhesiologie und Intensivmedizin 5 (1988) 140 Frankfurter Allgemeine, 1.12.1988

(14) Der Kassenarzt 51 (1986) 3
(15) Ärzte Zeitung, 7.4.1986
(16) Ärzte Zeitung, 16.6.1988
(17) Die Neue Ärztliche, 12.10.1988
(18) Süddeutsche Zeitung, 29.4.1988
und 30.7.1988
(19) Ärzte Zeitung, 7.7.1986
(20) Der niedergelassene Arzt,
7.6.1986
(21) Ärzte Zeitung, 16.2.1988

(22) Der niedergelassene Arzt,
15.2.1988
(23) Ärzte Zeitung, 3.6.1986
(24) Ärztliche Praxis, 8.3.1988
(25) Medical Tribune, 15.5.1987
(26) Ärzte Zeitung, 3.6.1986
(27) Arzt heute, 21.5.1986
(28) Ärztliche Praxis, 8.11.1988
(29) Ärztliche Praxis, 13.2.1988

VI. Kapitel: Erstattung von Rechnungen durch Privatkassen und Beihilfestellen

(1) AG Braunschweig, Urt. v.
1.10.1984 – 119 C 2119/84;
NJW 1985, 689
(2) OLG Koblenz, Urt. v. 19.5.1988
– 6 U 286/87; NJW 1988, 2309
(3) BGH, Urt. v. 26.4.1988 – VI ZR
37/87; NJW 1988,2304
(4) BGH, Urt. v. 26.4.1988 – VI ZR
37/87; MedR 1988, 255
(5) OLG Karlsruhe, Urt. v.
20.2.1987 – 15 U 160/86;
NJW 1987, 1489
(6) LG München, Urt. v.
19.12.1984 – 31 S 7642/84
(7) LG Stuttgart, Urt. v. 12.10.1984
– 6 S 16/84; NJW 1985, 688
(8) OLG Hamburg, Urt. v.
25.6.1987 – 3 U 221/86; NJW
1987, 2937
(9) Ärzte Zeitung, 8.1.1988
(10) LG Hamburg, Urt. v. 1.4.1987 –
4 S 65/86; NJW 1987,2301
(11) Die Neue Ärztliche, 5.5.1988
(12) Medical Tribune, 28.10.1988
(13) Ärzte Zeitung, 13.5.1986
(14) Medical Tribune, 13.7.1984

(15) Medical Tribune, 27.5.1983;
Hartmannbund 5/83
(16) Medical Tribune, 16.1.1987
(17) Medical Tribune, 27.5.1983
(18) AG Saarbrücken, Urt. v.
11.3.1986 – 5 C 521/85; NJW
1987, 718
(19) AG Neuss, Urt. v. 4.8.1977 – 37
C 198/76
(20) BGH, Urt. v. 14.1.1986 – VI ZR
48/85; NJW 1986, 1538
(21) Schwimann/Harrer, Praxiskommentar zum Allgemeinen
Bürgerlichen Gesetzbuch, 1325
Rz 10
(22) Das Gymnasium in Bayern 11
(1987) 12
(23) Süddeutsche Zeitung, 12.3.1988
OVG Koblenz, 2A 32/87, 2A
125/86
(24) OVG Bremen, Urt. v. 18.2.1986
– 2 BA 40/85; 7/86;
MedR 1988, 198
(25) MÄA 8 (1986) 15
(26) Arzt und Wirtschaft 8 (1982) 39
– BSG, 3 RK 58/79

REGISTER

444